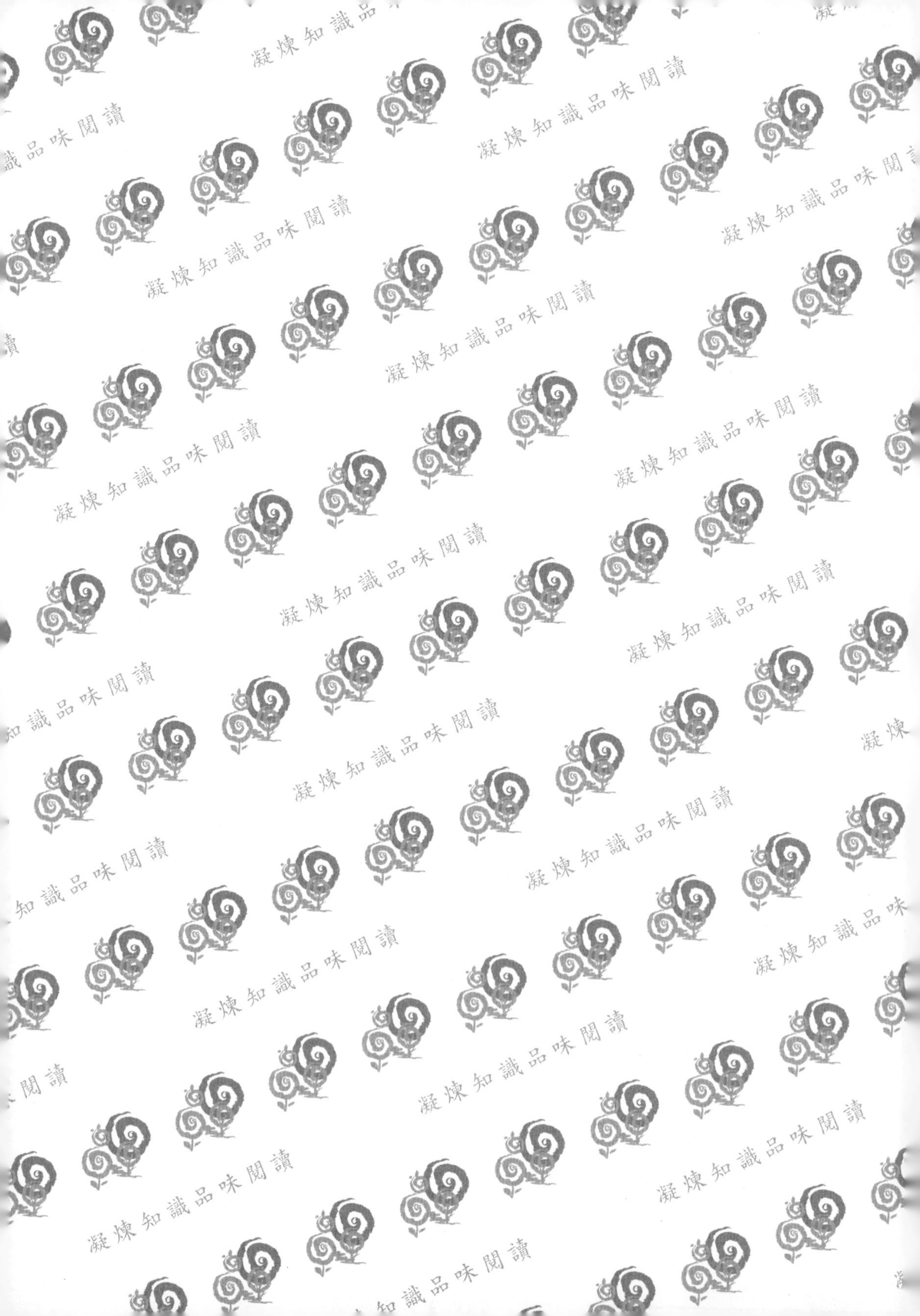

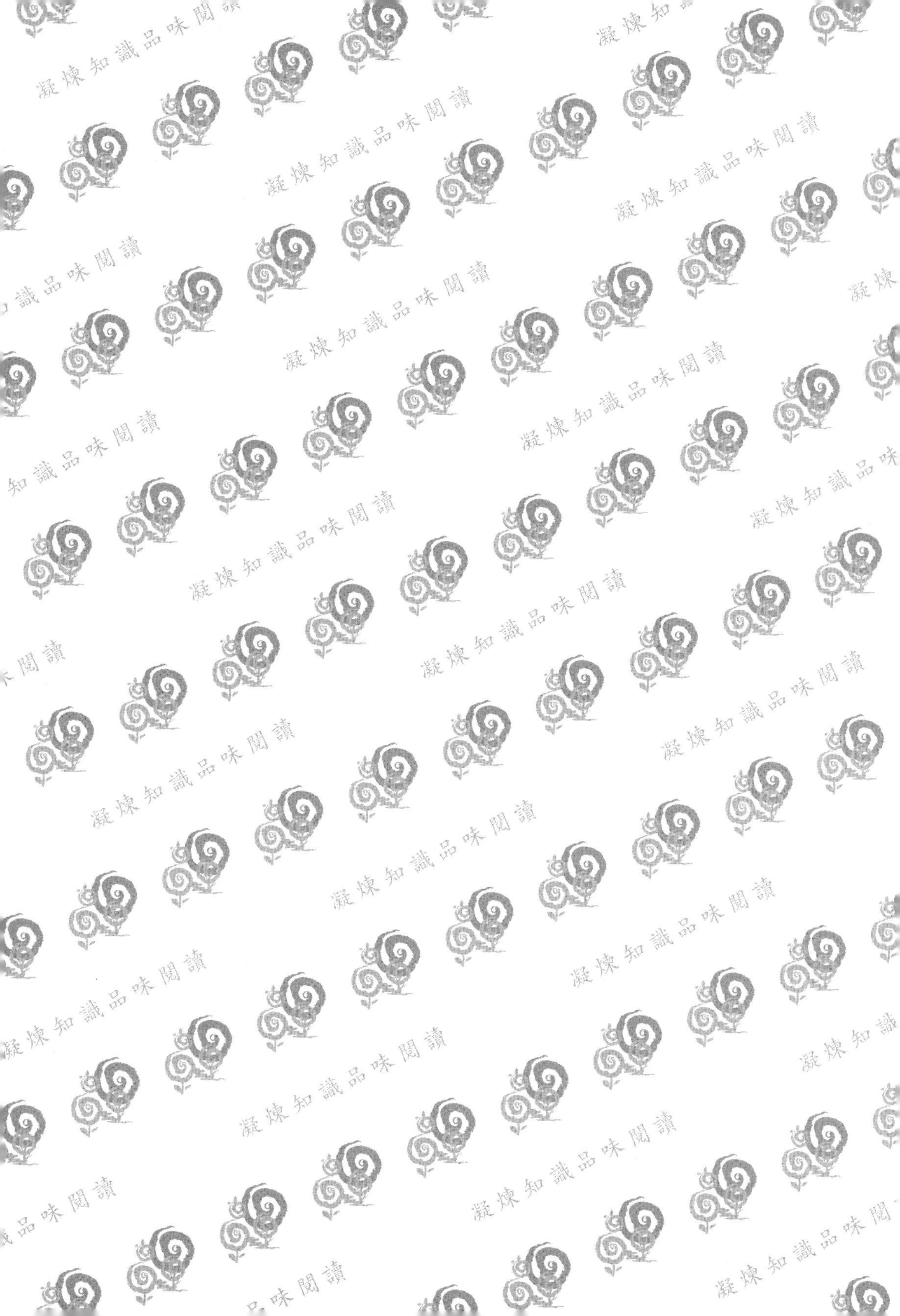
凝煉知識品味閱讀

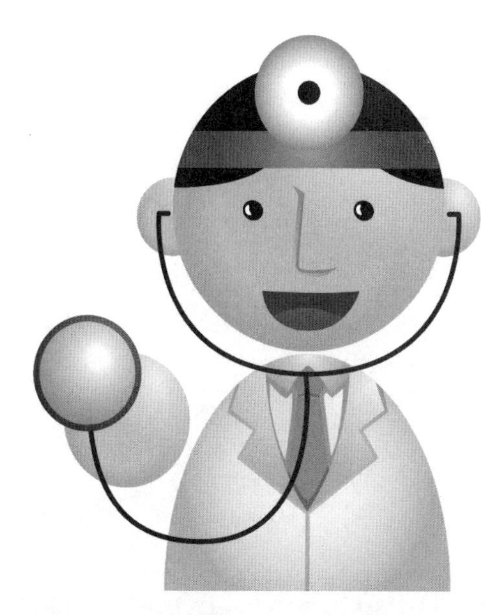

醫病關係

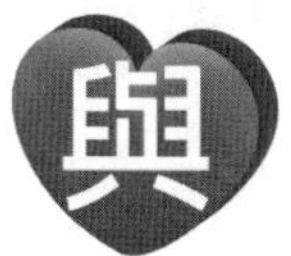

法律風險管理防範

施茂林◎編著

五南圖書出版公司 印行

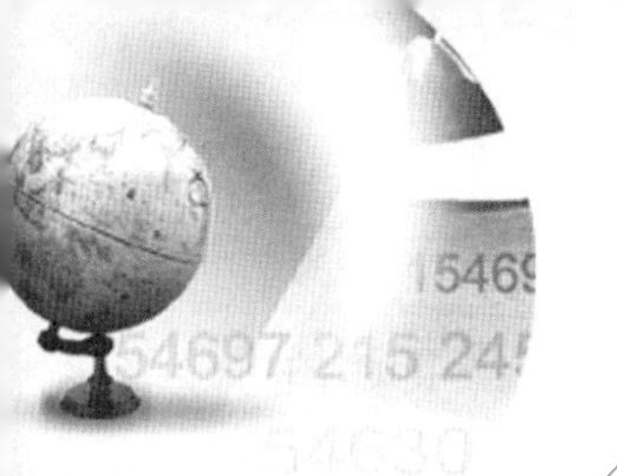

【代序言】解讀醫療與法律暨風險管理之象限

施茂林

壹、醫療與生活

生命、生存、生活構成人類「三生現象」，生命之延續使生存得以軌跡運作，生存則爲生命體之必要基底，而生活更是生存之張本與生命之循環力，因之任何人不論從事何種職業，從事何種工作，均賴此驅動向前邁進，而生活之類別，包括職業生活、家庭生活、休閒生活、情感生活、日常生活以及醫療生活等，其中醫療生活常成爲生活之主要重點，尤其身心不健康、體弱多病、年老體衰時，醫療更成爲生活之重心。

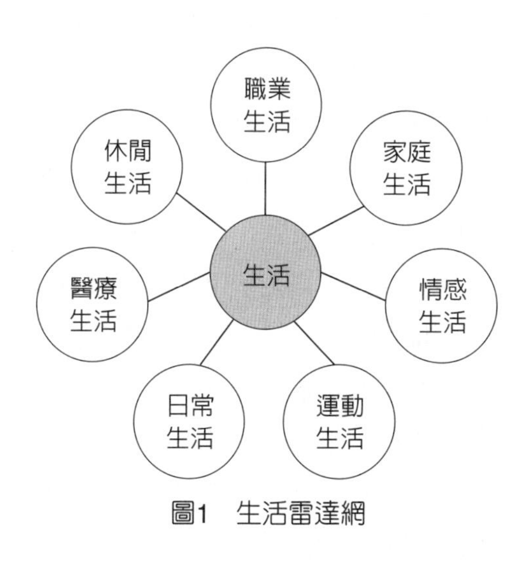

圖1　生活雷達網

又人無百事樂，亦難有百日順之情況，生活中各種不同活動，常有疾病、病痛等現象，不得不到醫院求治診療，甚而有人以醫院構築成所有生活之重心點而向外輻射反應，例如：發生車禍必須送醫院急救；在工廠發生職業災害，需經醫院治療；在家庭碰到燙傷、跌倒等意外事故，也需至醫院診治；因中風、急症等情況，當赴醫院救治，即如預防保健，亦會前往醫院體檢，凡此均道明醫療行為穿透及影響生活，無人可以例外。

健康與生活密不可分，任何人對於健康身體與旺盛生命力是殷求之目標，醫師正是促導此目標達成之關鍵力量，不論醫治疾病、預防保健、身心障礙保護、健康教育以及社區復健，亦不論是個人心理健全、生理健康、體能充沛、預防體檢等，均仰賴醫師及醫療團隊之照護治療，是以醫師為任何人生命之貴人，是生存之保護神！

在醫師問診之診斷階段，由病人陳述病況及過去病歷報告，推定其所患疾病之名稱，再酌量決定醫療診治方式及施給藥劑。於醫療過程中，診斷乃治療之先行行為，唯有正確之診斷，才能作出適當之治療，故診斷為非常重要之步驟，一般臨床診斷方法，分為問診、視診、打診、聽診、觸診、各種臨床醫學檢查及試驗等，足見診斷在醫療過程之重要地位。

又為使醫療判斷更為精準，檢查與檢驗工作，為醫療行為之重要部分，通常醫師於藥方開立或作任何診斷前，皆需憑賴為病人所作之檢驗報告，諸如X光攝影、血型檢驗、電腦斷層攝影、心電圖、生化試驗……等等皆是，方能使醫療行為對症下藥，實施有效之治療。

病人在接受醫師問診及判斷後，常需要實施手術，對病患之身體直接施以切割或穿刺，藉以診療病人疾病之醫療行為。按人之身體結構特殊複雜，任何手術之進行，皆伴隨有或然性之危險，故無論醫師或病人，對此醫療行為，均採謹慎之態度，尤其於外科醫療範圍內，手術更位居非常重要之地位。為減低手術進行之阻力，通常於手術前，醫師需善盡說明義務，取得病患及其家屬之信賴與同意，並於事前作有詳細之檢驗，謹慎為之。

注射常伴隨醫療診斷後之施行方式，利用注射儀器將藥液或流液導入人體之血管或肌肉或其他部分之醫療方法。一般醫學上採用注射行爲，係於病人意識不清、胃腸黏膜無法吸收藥劑、病人呈嘔吐噁心狀況而不能採取口服方法時爲之。雖注射行爲較易吸收藥性，但未必皆較口服之方法爲佳，就醫學之分類，注射分有八種：皮內注射、皮下注射、肌肉注射、靜脈注射、腰椎注射、小腦延髓池注射、神經節注射、胸骨腔注射等，依病情之需要而施打。

任何人從出生到死亡，以及生存賴以維護之健康，在在顯示與醫療行爲息息相關，更牽涉許多法律事項，例如權利能力之始終、行爲能力之判別、身分之取得、辨別事理能力之判斷、精神障礙或心智缺陷之鑑識、強制治療之制定、摘取器官移植之腦死判定、人工流產之辨識、繼承之發生、遺產之分割、各種保險之給付標準、各類社會扶助救助基準、行政補助之認定、傷亡與善後處理之作業、稅捐之負擔、侵權行爲賠償之條件、精神慰藉金之審酌、重傷之認定、凌虐與妨害自然發展之程度、保外就醫之判別，均與醫療行爲密切關聯，可謂醫療行爲與生命始終存續與權利義務之變動，密不可分。

醫師與醫療人員身負病人醫治、復健及照護之重責大任，其心理之壓力與工作之負荷繁重，不可言喻，而且醫療環境中，存有許多外界不了解之危險因子，例如：開刀房內，與手術過程中，因使用雷射、超音波刀、單極或雙極電燒儀器切割、灼燒病灶等，均產生多種有毒煙霧包括：甲醛、生物氣熔體、苯、氰化氫、多環芬香烴碳，同時會有死去或存活之病菌與病毒，致醫療人員罹癌率可能高達百倍，又從事心導管、化學電療，照射X光線，會有輻射線等問題，對醫療人員之健康有不利之影響；再而醫師值班，經常連續二天不眠不休處理病人病情，沒有時間休息睡覺，傷極辛勞，當碰到重大手術或複雜手術或手術中發生變化，則手術時間可能長達8小時、10小時或20小時，其心力交瘁，可想而知，更有醫師全心投入醫療工作，連身體檢查均無暇處理，當發現身體有異狀時，已事態嚴重，而醫師忙於治療照顧病人，疏於自我健康調理，英年早逝，令人感嘆不捨，因此病人或家屬，對於醫師等醫療人員之辛苦要心存感動，對於用心醫治之醫療人員應心存感謝，對於身心康復時，更需多多感恩，不必因醫療上一些無關重點之小細節，百般挑剔，如同大家期許醫療人員應有包容心一樣，多予包容體諒，當醫療上稍有不順或醫師已盡全力而未能符合期待時，無需以最嚴格之檢驗標準，責難怪罪，甚而有語言或肢體之暴力，畢竟醫療人員以救人治病為職志，以其醫學專業，發自本心全力投入醫治病情，其心可嘉，其情可佩!

貳、醫療法規圖像

醫療關係涉及層面甚廣，其權利義務恆以醫療契約為準。醫療契約係指醫師提供之醫療技術、技能而與病患約定為其診治疾病之契約。通常係由病人以要約之意思表示，委請醫師診斷病患之癥結所在，再由醫師承諾為其實施治療行為。就此醫療契約之性質，眾說紛紜，或謂為委任契約、或為僱傭、承攬、或準委任契約等。目前我國實務及通說仍採委任契約說，認為醫療契約乃勞務給付契約，醫師憑己身專業技能而自由裁量診治病患，並以無必要診斷之時為契約之終期，而該醫療行為，又不以有償為必要。一般醫療契約之特性，多具有業務專門性、信賴性、及濟世性，因醫療內容之不同，則可分類為一般醫療契約、健康檢查契約、強制醫療契約、特殊醫療契約等。此醫療契約成立後，醫師與病患雙方即發生債之關係，互負有履行契約給付義務。

又健康檢查契約係指醫師僅就病患之身體狀況為診察判斷是否有疾病徵兆之醫療契約。此健康檢查契約係以發現通常疾病為目的，並不包含醫療行為，故一旦發現疾病後之診治，原則上仍須成立另一醫療契約，例如入學、考試、工作、保險前之健康檢查皆屬之，近年來，社會重視健康檢查，醫療界已為此建立預防醫學系統。

就醫病關係而言，以醫療行為為中心。所謂醫療行為係指以治療、矯正或預防人體疾病、傷害、殘缺為目的所為診察診斷及治療或基於診察、診斷結果以治療爲目的，所爲之處方、用藥、手術或處置等行爲之全部或一部之總稱。就此涵義，醫療行爲之範圍相當廣泛，諸如診察、診斷、治療、處方、手術、麻醉、注射、給藥、把脈、針灸、拔牙、補齒、口腔外科、接生、換藥、拔罐……等等，皆屬之，固之醫師、牙醫師、中藥師均適用之（參照行政院衛生署81.8.11衛署醫字第8156514號函，83.11.28衛署醫字第83068006號函，84.7.18衛署醫字第84032858號函，84.12.1衛署醫字第84068278號函，85.7.18衛署醫字第85038723號函等）。

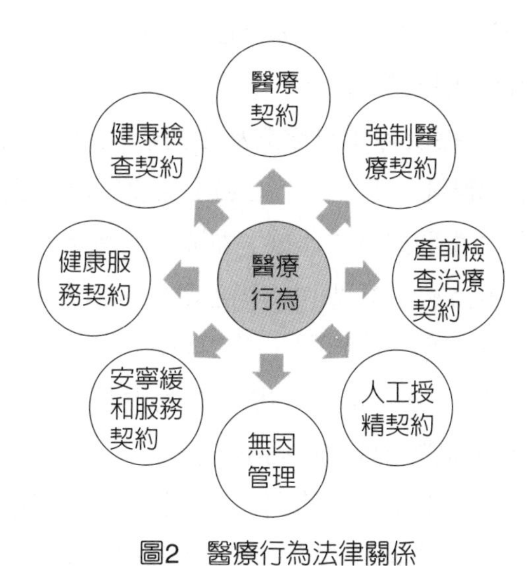

圖2　醫療行為法律關係

又有類似醫療行爲則指非以疾病診斷爲目的，但相類似之治療行爲。一般民間或有流傳之藥方療效可幫助人調養身心、強健骨骼，然大抵不具以診斷疾病之目的，故並非醫療行爲，而僅能稱之爲類似醫療行爲。例如：傳授內功、道術、推拿、指壓、點痣、空手道、柔道整腹術、單純配戴近遠視或老花眼鏡……等等皆屬之，但因常附帶或附隨有治療行爲，衛生主管機關近年來已採較爲嚴格之認定，明列不得從事之醫療行爲。

醫療業務係以醫療行爲爲職業而言，不問是主要業務或附屬業務，凡職業上予以機會，爲非特定人之醫療行爲均屬之，且醫療業務之認定，並不以收取報酬爲必要（參照行政院衛生署83.11.28衛署醫字第83068006號函，84.7.18衛署醫字第84032858號函，85.7.18衛署醫字第850387235號函，85.8.7衛署醫字第85042155號函），又醫療工作之診斷、處方、手術、病歷記載、施行麻醉等醫療行爲，應由醫師親自執行，其餘醫療工作得在醫師指導下，由輔助人員爲之，其非醫師，又未在合格醫師指導下從事醫療行爲，涉及違反醫師法第28條規定，由於民間常有許多民俗療法，按摩、推拿等行爲，行政院衛生署曾予規整，指明屬醫療行爲之範疇，以供參據。

有關醫療業務係指依各類醫療業務之主體區分爲不同之醫療業務範圍。可分爲：(一)醫師（西醫師）之醫療業務範圍：概指利用西洋醫學理論基礎，輔以使用西洋醫療器械，並開立西藥藥方而爲病人治病。(二)中醫師之醫療業務範圍：以中國傳統藥學、陰陽五行調和之理，復加配合經脈生理學，以望、聞、問、切之診斷方法，開處中藥爲病人治病。(三)牙醫師之醫療業務範圍：指根據牙科醫學之理論智識，對人體口腔部分、牙齒、或牙周所致之疾病予以治療。

醫療法規係指規範醫療業務範圍、人員資格、及其他相關之法律規章及行政命令之總稱。廣義之醫療法規，泛指約束醫事人員及從事醫事活動之規範，例如：醫療法、精神衛生法、緊急醫療法、醫師法、藥事法、助產士法、護理人員法、醫事檢驗師法等。

現行有關醫療之法規甚爲龐雜，並無醫療法之單一法規，其涉及醫療事務之內容，涵蓋民事法、刑事法、訴訟法、行政法領域，包括：醫療法規類、藥物法規類、保健防疫法規類、健康保險法規類、醫療補助法規類、醫事人員法規類，甚而衛生主管機關爲推動醫療行政事務，先後制頒有各類行政法規。

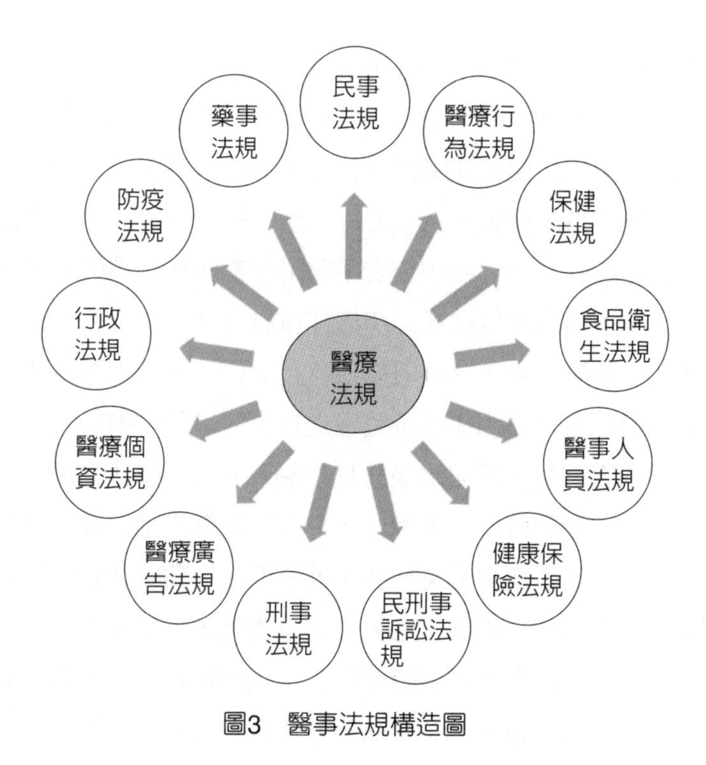

圖3　醫事法規構造圖

當前台灣地區醫院之規模越來越龐大，建築物越來越壯觀，各管理群竭盡心力投資經營以凸顯其特色，並講究良好設備、先進科技、優秀醫療人才、充沛醫護人力，倡導優質醫療技術、完備管理制度以及有效率之支持系統，使醫院業務蒸蒸日上，追求更高目標。惟細究其經營與管理體系，對於醫療場所設備之基準，各醫療系統之配合，醫療資源之協調，管理系統之整合，醫療品質之提升，則需賴法律規章作爲連貫媒介體，以建立標準化流程，有秩序規整其運作，因之在醫院管理實務上，對於醫院內部之人事、設備利用、儀器操作、看病流程、檢查要領、取藥需知、病患追蹤等，均各研訂諸多規章以供遵循執行，實務驗證結果，亦可了解規章越完備可行，醫療秩序更容易維持與規律，而衛生主管機關亦訂頒諸管理醫療院所設備，人員培育訓練，證照取得與考核、藥物使用、醫療人性化、醫院評鑑等法規，以維護國民健康，多年來已逐步建構以法律規章爲主軸之醫療安全體系。

科技日益精進，帶來生活之舒適便利，醫療技術亦隨之精良精緻與精準，促發臨床技術或基礎醫學日有驚奇之研發與成果，舉凡基因改造、遺傳工程、生命複製、試管嬰兒、切下墮胎兒當卵子製造技術、人工生殖、人體試驗、器官移植、安寧照護、安樂死、尊嚴死等，均有非凡之成果，導引科學家以技術之突破作爲研發之導向，其直接間接之影響深遠無比。深層思考，各該醫學新科技之作法，對人類生活、生存有非常正面之價值，然亦明顯涉及嚴肅之社會、宗教、道德、倫理、文化等觀念與價值之調整，更與法規息息相關，大大衝擊傳統法學領域與法律制度之內容，變動傳統人權價值，甚而改變個人權利義務之迄止與具體內涵；如親子關係與身分之變動，醫病關係與醫療契約之質變，病患手術安全辨識之責任，捐贈器官要件之客觀性，保持病患隱私之保護與處罰，因之，任何與醫療事務有關者，均需嚴肅思考法律上涉及之議題，使法律與醫療新技術融合，重視社會道德倫理之平衡。

再以生殖醫療科技而言，1799年英國醫生John Hunter 完成人類第一個人工授精成功之案例、1978年世界上第一個試管嬰兒在英國出生，一連串醫學突破帶給全世界巨大之震撼，此後，人工生殖技術從人工授精（intra-uterine insemination, IUI）、輸卵管內精卵植入（Gamete Intra-Fallopian Transfer, GIFT）、試管嬰兒胚胎植入（In Vitro Fertilization, IVF）、單一精子卵質內顯微注射（Intra Cytoplasmic Sperm Injection, ICSI）乃至冷凍胚胎（cry preservation of embryo）等等人工生殖技術快速發展，從此「生命不再出於偶然」，醫師更扮演上帝造人的角色。傳統醫療以治療疾病、除去痛苦爲目的，現代醫療則更包括畸形的修復、美容整形、器官移植、變性手術、人工受精、體外受精、甚至複製人等等，明顯不再侷限於「治療」，使法律規範產生重大質變。法律也被迫需快速調整以資配合。但其間存有諸多法律問題需予克服。如：無性生殖。1953年由人類細胞核染色體解析出DNA，1997年複製羊成功，

2002年人類基因定序完成，其後複製動物與器官變成可能的任務。現已可用部分組織、器官造福無數病患（如中風、巴金森氏症、老年癡呆、肌肉神經萎縮症、糖尿病、心臟病等），人之平均壽命將無限延期。又胚胎面臨「不可承受之重」之救人目的而加以培養，法律上如何處理？是否開放醫療性複製？有不同之觀點，一般均認為現階段不宜開放。聯合國教科文組織擬定「人類基因組織與人權宣言」（Universal Declaration on the Human Genome and Human Rights）第11條第1項：「人類之再生複製違反人性尊嚴之實踐，不該被允許」，凡此均需從道德、人性尊嚴與價值出發，避免商品化，以達治病救人之基本目的。

再者，人工受精卵、胚胎之技術已相當成熟，不僅涉及醫學倫理與道德，其在法律上亦面臨下列法律課題：

(一)孤雌生殖技術活化之未受精人類卵子，其法律定位為何？

(二)人類胚胎何時具有發育成生物成體能力？

(三)人類胚胎何時可認為具備人之能力？

(四)人類胚胎技術之專利保護為何？

(五)受精卵是否已有生命？

(六)可否視為既已出生？

(七)可否繼承？

(八)盜取受精卵是否犯罪？

(九)殺害受精卵是殺人罪或毀損罪？

同時，試管嬰兒胚胎植入方式有：(一)體外受精胚胎植入（In Vitro Fertilization Embryo Transfer, IVF/ET）(二)輸卵管內胚胎植入術（Tubal Embryo Transfer, TET）等，其法律關係亦將發生法律之定位問題，其一，未婚女子或寡婦由第三人受胎，與生母關係是否視為婚生子女？又與精液提供者關係是否不生任何法律關係？而體外受精、試管嬰兒者，以人工方法將精子與卵子取出置於培養皿（試管）結合受精，再將受精卵置於女性子宮著床，其婚生子女之認定是如何？很難從單純之學理見解或解釋處理，需立法加以解決。

對於臨近死期之不治病人，爲紓緩或消除其強烈之肉體痛苦，在法律領域內，如何在合於法律規範，得以安祥平和方式結束其生命，有安樂死與尊嚴死之說，前者可能涉殺人罪責，不能主張阻卻違法，後者係對於無回復希望之末期病患終止無益之延命醫療，使病患在人性尊嚴下迎接自然死亡。現行之安寧緩和醫療條例第3條，明指安寧緩和醫療是爲減輕或免除末期病患之痛苦，施予緩解性、支持性之醫療照護或不施行心肺復甦術，並對心肺復甦術言明係指對臨終、瀕死或無生命象徵之病人，施予氣管內插管、體外心臟按壓、急救藥物注射、心臟人工調頻、人工呼吸或其他救治行爲，其概念與尊嚴死相近。

安寧緩和醫療固可減輕末期病人之痛苦，但也有嚴肅之法律問題，本人在吳盈光醫師著作《送君遠颺：安寧病房的送行曲》乙書之序言中，指出安寧緩和與醫療存有需深入思考之尖銳而難解的問題：

(一)安寧緩和的醫療行爲，是否爲慈悲與衷心關懷的表達？

(二)當死亡已迫在眉睫，撤除末期病人的維生設備，是謀殺，還是允許死亡？

(三)在醫病關係緊張之今日，醫師該尊重病人不插管的意願，抑或該依從家屬之要求，強行插管急救？

(四)以愛爲名，究竟可以做到什麼程度而不違反法律界線？

(五)尊嚴死是否確爲人具有死亡之權利？

醫界及支持者鑑於醫療刑事訴訟對醫院、醫師及其他醫療人員造成相當大之壓力，多年來，經常提出「醫療刑責明確化、合理化」或「醫療刑責除罪化或除刑化」等訴求，法律界則大多採保留態度，衛生主管機關與醫界及支持者仍尋求可行之解決方式，如修正醫療法第82號之1，研訂「醫療糾紛處理及醫療事故補償法」等，均涉及醫療法與刑事法律體系之衝突，尚有待深入研究尋得醫法兩界可接受之方案。而衛生主管機關亦另起爐灶，推行生產風險事故補償等方法，以紓解醫療糾紛解決而無何後遺症。

參、醫療司法實務觀察

醫師於治療診斷時，需對病人向其報告病情與治療等，此報告義務攸關著病人是否就診治療之決定權之行使，病人對醫師所抱持之信賴感，亦繫於說明義務之履行。一般認爲說明義務之內容，含指說明病人病徵之診察結果、診察後採醫療行爲之理由及對患者侵襲結果之說明、醫療過程中可能伴隨發生之危險性程度說明。但醫師不是神、不是上帝，對於醫療上之狀況僅能盡其專業上之注意義務，設法防止危險性之發生。

事實上，每個人身體構造殊異，初期診斷結果與複診也有差異，而醫學領域之不確定性及技術之有限，誤診率在所難免。既無法完全排除上述困難，則於醫師已依醫學知識技能所容許之方法進行診斷，並盡有相當注意義務者，不幸危險性發生，不能過於苛責。

診斷應採取手術之醫療方法時，醫療人員需準備手術進行時所需之相關設備儀器及適當之藥劑選擇……，待程序完備時，始得進行手術。於手術過程中，並應愼防異物殘留、止血不當、傷口發炎之情況，尤其於手術完成後，更應觀察病患之各種反應，避免醫療風險發生，是手術醫療團隊應有風險控管能力。

醫療上所稱之危險性或失敗率，乃醫療上難以掌握之狀況與結果，要歸責於醫療人員實強人所難，有人謂之爲上帝管轄，有其道理，但危險性、危險率、失敗率必須醫療行爲並無疏失而仍產生危險之機率，此不包括醫療人員之疏失所致之比例，是以醫療上縱有此機率，而醫療上有疏失時，仍不得作爲卸責之藉口。

近年來，各級醫療人員於執行醫療業務上，先後發生：1.插管消毒不實感染患者，2.施行不必要亦不當之多顆牙齒拔牙手術，3.將肌肉鬆弛劑當B型肝炎疫苗注射死亡，4.把降血糖藥誤當成感冒藥交與病人服用，5.將患者推錯而誤予手術，6.多次超音波未發現惡性腫瘤，7.正顎手術，咬合更不正，8.盲腸破洞化膿，住院9天無人發現，9.看婦科鴨嘴內診弄破處女膜，10.美容整形失敗，11.頸椎手術失敗致全身癱瘓，12.疝氣手術麻醉疏失致氣絕身亡，13.醫師插管誤插食道壓迫橫膈膜併發肺衰竭不治，14.子宮不當切除，15.摘除子宮領取殘廢給付，16.不必要之剖腹手術生產，17.針灸扎頭，忘記拔針，18.牙疼長期治療無效果，婦人穿紅衣褲跳樓，19.六旬男想重振雄風，進行陰莖增長、增大等手術，因胃部大量出血死亡……等事件，當中，部分事件甚至引發重大爭議與風波，震撼社會，令人深深體會醫療技術不單只有專業，醫療判斷不單純只是專門技術，需要有史懷哲精神，醫療人員更需有人文涵養、關懷價值觀以及細心、耐心、專心之態度，同時擁有相當法律知識，備具法律風險意識，必能使醫療行爲更爲嚴謹、成熟，減少不必要之醫療爭議。

醫療糾紛係指病人或家屬，對於醫療過程、醫療內容、醫療方式、醫療服務、收費、服務態度及醫療品質，結果不滿、不甘所發生之糾紛；又醫療事故爭議係指病人、家屬與醫療人員或醫療機構間，在醫療過程因侵害身體、殘廢或死亡之事故所生之爭議；至醫療過失則指醫師、醫療人員於執行醫療行爲時，因怠於必要之注意義務，而發生構成犯罪之事實。又因醫療人員乃從事於特定業務身分之人，致病人受到損害而構成刑法上犯罪事實要件，多成立業務上之過失，而負有民刑事之過失責任。是三者之概念與範圍不儘相同，其中有醫療糾紛或醫療事故爭議，未必有醫療過失。

就我國實務以觀，醫療業務之訴訟案件，或因攸關人命，故醫療人員通常多以謹慎之態度從事業務；或因醫學專業領域，一般人較難舉證；或因此類事件多以和解圓場，因之從實質上觀察，醫療訴訟占全部醫療行爲之比例尚不算高。另就醫療訴訟之標的而言，醫療責任分有民事責任及刑事責任，如所涉爲民事責任，則循民事訴訟程序爲之；如涉及刑事責任，則應採刑事責任程序追究之。再者，有醫療訴訟事件，醫療人員並不當然有民事或刑事責任，其中有諸多案件經司法機關判決無罪或不需負擔侵權賠償責任。

根據法務部統計資料，從2002年1月1日起至2013年6月30日，醫療糾紛因醫師業務過失致死案件1,165件，業務過失傷害案件1,397件，合計2,562件，起訴件數分別為125及和88件共213件，平均每年約起訴20件，平均起訴率8.31%，而醫師業務過失傷害而聲請簡易判決共4件，緩起訴處分4件，不起訴處之事件共1,292件，足見起訴率並不高。再依行政院衛生署統計至2011年底全國醫師40,002人，中醫師5,570人，牙醫師11,992人，共57,564人。自2002年至2013年6月底偵結情形，醫師因醫療行為遭偵辦之件數共2,562件，如以1件1人計，占醫師總人數57,564人之4.45%，其比例亦比外界認知為低。

又民事訴訟事件，最為關鍵之舉證責任問題，司法實務上趨向依民事訴訟法第277條第1項但書，命醫師負舉證責任。其理由係以該法條但書修正之意旨，認於法律別有規定或依其情形顯失公平時不適用，由被害人負舉證責任之原則規定。查於侵權行為損害賠償時，病人的同意乃醫療人員從事醫療行為阻卻違法之事由，自屬對醫療人員有利事項，而病人的同意則須基於醫生的說明，而此項說明與醫生醫療義務有密切關係，依醫療法第63、64、81條及醫師法第12條之1規定，明定醫師有說明義務，此項規定係屬保護他人之法律，依民法第184條之第2項規定，推定醫師有過失，是依舉證責任分配原則，均應由醫生負舉證責任。至於不完全給付之契約責任時，依上開但書意旨，由醫師負舉證已盡說明義務之責，且說明義務既為醫師之契約義務，則主張此項義務業已履行之義務人即醫師，依民事訴訟法第277條本文，亦應負舉證之責。

以醫界最為關心之刑事過失責任而言，有其嚴格之要件。按刑法上之過失，其過失行為與結果之間，在客觀上有相當因果關係始得成立。所謂相當因果關係，係指依經驗法則，綜合行為當時所存在之一切事實，爲客觀之事後審查，認爲在一般情下，有此環境、有此行爲之同一條件，均可發生同一之結果者，則該條件即爲發生結果之相當條件，行爲與結果即有相當之因果關係。反之，若在一般情形下，有此同一條件存在，而依客觀之審查，認爲不必然發生此結果者，則該條件與結果不相當，不過爲偶然之事實而已，其行爲與結果間即無相當因果關係（最高法院100年台上字第5381號刑事判決）。

多年司法實務經驗，發現醫療訴訟案件有諸多深刻之印象，先行敘述三個事例，以明醫療糾紛之關鍵因素：

(一)有位醫師一向醫術精湛，望重杏林，成爲各方敬重之名醫，病人源源求治，應接不暇，名醫亦來者不拒，後來體力精神負荷過多，問診對話及互動時間逐漸縮短，態度漸漸欠缺親和力，甚而不耐煩提問，斥責病人或家屬，終致許多病人申訴投訴，經媒體報導，聲譽受到嚴重影響，一代名醫之形象重挫。

(二)某主治醫師治療外傷病人，進行X光檢查、檢驗及診斷未實施電腦斷層檢查，致未發現爲多發性外傷，腹內積血，雖予急救不治死亡，病人之長子與次女向檢察官提出告訴，偵查後提起公訴，病人之長子與次女一再向法官求情，指醫師盡心盡力、細心照護，是父親命乖，與醫師無關，並謂次子、三女自父親住院以來，未曾探視，並不知醫治過程，所說的都是自己推斷的，法官不必相信，後來主和派透過長輩協調，主戰派表示是一場誤會，不告訴了。

(三)公立醫院一工友夜間值班，睡覺中，凌晨3時多被叫起來推車，送發燒到41度之病童至相關科檢查與檢驗，心中相當不甘願，推車時慢條斯理，令心急如焚之父母大發雷霆，雙方發生爭吵，工友一氣之下，越推越慢，又故意推錯方向，後來病童高燒不退，不治死亡，其父母未告訴醫療人員，反而以工友過失致死提出告訴，偵查中，檢察官訊以工友未曾參與醫療行爲，是何部分有過失責任，未料，病童父母明白表示：檢察官如何認定，我們沒有意見，只是希望檢察官每週傳訊一次，讓他跑法院二十次，他才會學乖，不然工友惡習不改，不知還有多少人受害。

從上述之例子中，顯示醫療過程之服務態度與互動關係至爲重要，醫療人員若有友善態度，親切問診，細心診療，則醫病關係必是良好，溝通必然順暢，無形中當可化解醫療糾紛之發生，是以所有醫療人員之風險認識，當以此爲軸心，警惕自我。

肆、醫療技術之極限

2015年5月27日造訪日本廣島市，參觀廣島平和紀念資料館與原爆地點，感觸良多。1945年（昭和20年）8月6日上午8時15分，美軍在廣島投下原子彈，死傷慘重。當時原子彈爆破造成人員重大傷亡，大批受傷民眾湧入醫院治療，家屬心急如焚，醫師及護理人員因病人過多，應付不及，加上初次面臨前所未經驗之病狀，醫治有其困難度，病人與家屬抱怨連連，而病人也大量陸續死亡。藉此場景，說明涉有下列法律議題：

(一)死亡之結果究係歸日本或美國或同盟國家？

(二)醫院如因面對未曾經歷之輻射感染而無力醫治，其責任究係醫院或造成事故之人？

(三)醫師無法同時處理大量病人，已涉疏於醫治致死之，是否有過失責任？或構成義務衝突之事由？

(四)醫療人員第一次碰到原子彈輻射受傷，而無法處理治療，是否屬醫療無能而有可歸責之處？

(五)日本爲戰爭當事人，爲盟軍所炸，具傷亡是否應自負賠償責任？

全球交通便捷，人際間之頻繁交流，公共衛生問題隨之而起，新興疾病之疫情而讓人怵目驚心，而且擴散快速，常出乎意外。從2013年12月開始，在奈及利亞出現伊波拉感染，擴及鄰國獅子山及賴比瑞亞，西非伊波拉疫情乃爆發開來，到目前爲止已經造成至少7千多人感染，奪走超過3千多人生命，爲歷年最大規模疫情。查伊波拉病毒感染於1976年，首次在赤道附近蘇丹西部省分與800公里外之剛果同時出現有600多個病例，死亡率爲55%至70%，因病毒兇猛多變，尚乏有效疫苗，且感染致死率高，被稱爲「新世紀黑死病」，世界衛生組織（WHO）於2014年8月8日宣布將此波疫情列爲國際應該關注之公共衛生緊急事件，並呼籲各國共同防範，但在疫情無國界之情況下，各國都無法排除境外移入可能性，如美國出現境外移入病例，西班牙更發生本土病例。檢視本次西非地區及其他國家伊波拉疫情，除醫療資源是否充裕外，醫護人員及民眾對疾病認識或警覺性不足，影響防疫工作。又根據報導，本次美國醫院評估病人時，忽略其來自疫區之旅遊史，未在最早時間做出正確的診斷，故錯過最佳防疫時機，也顯示風險管理之重要性，更提醒世人疫情常非人力診斷能控制，醫師有其知能與技術之極限。

十二年前，SARS侵襲台灣時，引發社會、政治、經濟之連鎖反應，回憶當年情境，幾乎草木皆兵，所幸醫療、防疫、衛教全面努力與民眾配合，在相當短的時間內有效控制，僅成爲國人記憶中之經驗，而因經此操練與體驗，在醫療體系方面，依SARS防疫經驗建立傳染病醫療網與指揮體系、防疫醫師等制度，近年來也經歷了H1N1、H7N9新型流感等疫情之考驗，係此體系發揮其作用，嗣後伊波拉病毒肆虐國外時，衛生福利部迅速提升國內應變等級，強化四大策略，第一是出境衛教、第二是入境檢疫、第三是國內整備演練、第四是國際合作，持續監控疫情發展，適時調整防疫作爲，以確保國內防疫安全。由此足證諸多醫療技術與方法係在接受新疾病，新疫情挑戰後，方能克服困難，成功完成有效果之醫療行爲，若誤以現有之醫療技術必能應付新發生之病毒、疾病，不僅與醫療科技之進展有不合，亦屬失眞失準。

自2013年發爆發中東呼吸症候群冠狀病毒感染症（MERS-COV）以來，一直擴散，在中東或部分歐洲地區發生感染事件，在亞洲地域以南韓最爲嚴重，已造成多人死亡，數百名確診，全世界超過24個國家通報14個以上病例，有4百個人死亡，因尚乏有效藥，引發大恐慌，MERS通常爲有限性傳播，多是患者親密接觸者或醫護人員，但在南韓卻是短期內造成多人感染，相當特別，有專家指出，南韓警覺性不足，未立即採取正確醫療與隔離措施，爲防疫失分最主因，客觀而言，此種疫情也爲新興突發之疾病，現有治療方法顯然無法立即並且有效防制。

面對此等類新疾病，常處在未知狀況，包括：1.人力所不能防，2.事先明顯無法預測，3.超越醫療知能而不易掌握，4.醫療技術難以控制而有其窮，5.醫療人員自陷危險環境而無從脫免等，是以醫療團體無法立即、快速及有效控制疫情，成爲醫療世界不得不承認之事實，則病人或家屬與外界以醫療人員未能有效治癒該突發之新疫病，乃指摘醫療有疏忽過失，顯失公平，亦強人之難。

2015年6月27日，新北市八仙樂園粉塵爆炸時，僅容600多人之場地，擠進4,000多人，致逃生困難，造成495人受傷，近500個家庭受害，當時，現場凌亂，受傷人數太多，無法靠近現場，搶救困難，且器材不足，尙得使用泳圈救人，在場及搶救人員表示「瞬間爆炸，3秒鐘成爲火池」、「到處哀嚎、哭叫、淒厲」、「現場都是B.B.Q的味道」、「水柱一停，地上都是人皮」、「地上一片片宛如紙張的肉色紙，竟然是手皮或腳皮」、「池水染紅，分不清是血或是水」、「目睹驚悚的災禍現場，這是地獄嗎？」、眞是「爆燃慘狀，有如煉獄」，令人不勝唏噓！

這起台灣最嚴重之燒燙傷意外，多數受傷的家庭將面臨對後續複雜且難熬之復建過程，身心與財務均承受嚴重壓力與負擔，而傷者更是承受一輩子痛苦，對醫院也是沉重之負荷，當時醫院召回休息、休假、輪休之醫護人員投入搶救工作，全省共有數千名醫護人員全力參與救命，許多醫護人員發揮無比之愛心與毅力，堅守崗位，護理人員下班後，累癱在辦公桌上，敬業精神令人感佩，而參與搶救之醫護人員目睹急救場景感嘆：「湧進大量傷患，真的很震撼」、「病床上張張驚慌的臉孔」、「病人痛到哀嚎、發抖，令人心酸」、「處處哀嚎，處處脫落皮膚，我見識過地獄」、「換藥時，醫療人員與病人都在流淚」，因此「全力搶救與死神大拔河」、「值班輪了又輪，無從休息」、「已盡了力，不知還能撐多久？」。

當大批消防、醫院等人員投入救災與搶救醫療工作，新北市政府、衛生福利部等也全力協調、結合救援工作，積極辛勞，惟病人、家屬及社會仍有許多質疑聲音：「政府未依災害防治法啓動災防機制，喪失先機」、「質疑搶救機制與應變能力差」、「衛生主管機關事先未建立跨領域及醫療救護支援系統」、「救護車不足、動線不佳，救援緩慢」、「主管機關未及時協調中南部醫護人員投入搶救」、「燒燙傷病床嚴重不足，只能繼續在加護病房觀察」、「衛生福利部協調南皮北送，不夠迅速」、「大體皮膚早已進口，竟延誤二日方討論分配方式」、「大體皮膚分配，以重症患者或存活率高者優先，有失公平」、「搶救燒燙傷病人，致其他重症患者未能送入加護病房」、「衛福部不同意外國醫療團從事醫療協助，食古不化」、「公權力未能快速反應與整合，放任家屬將情緒發洩在醫護人員身上」、「有醫院主管平日向社會侃侃而談醫德，竟以沒有燒燙傷病房，作壁上觀」、「北部一大型醫院拒納急救醫院，引發批評：見死不救」、「政府對塵爆之處理過程，讓人懷疑心存『反正不會發生大災難之僥倖心理』」。

本次塵爆搶救事件，不僅凸顯應變搶救暴露之問題，其間雖有諸多過於苛責或失真之批評指謫，事實上在短暫時間搶救以及燙傷病人過多一時不易處理，諸多搶救與醫護人員均已盡其全力，但綜合各界之反應，在法律上仍有諸多值得探討之處：

(一)消防與衛生單位依據傷患實施分類檢傷，將重傷者先行送醫，若未送醫者變化成重傷，有無法律責任？

(二)送醫急救時，未送至有燒燙傷病床之醫院，發生嚴重變化，是否有可究責之處？

(三)急救中，一般醫師未用燒燙傷專科醫師之技術或方法治療病人，若有變化，法律上可否究責？

(四)無燒燙傷病床之醫院一直留住病人診療，發生惡化，是否可歸責？

(五)醫療資源給予治療存活率最高之病人，如何決定始符實情及公平？

(六)皮膚不足，由燒燙傷醫學會、整形外科醫學會評估病人情形，提供最需要醫院，如有誤判、誤醫治時機，責任歸咎如何判定？在人力、醫料、皮膚不足下發生腔室症候群，是否有醫療上之疏失？

(七)重症病人無法進加護病房，致病情加重，究應歸責何機關或人員？

(八)醫院以搶救燒燙傷爲重，忽略其他病人，是否侵害其權益？

(九)緊急重大災難時，外國醫師之搶救醫療行爲是否有緊急醫療法之適用？有無阻卻違法之事由？

(十)衛福部主張外國醫師僅能以學術交流爲名，同意有條件參與醫療，是否過於嚴格？

(十一)全台灣只有128張燒燙傷病床，主管機關是否未盡其職責？

眾所皆知，任何人幾乎難以防免有疾病疼痛之發生，即係同一血緣，住居同一環境，或生活同一水平條件，每個人亦各有其不同之疾病，在治療痊癒之過程亦各有其快慢、痊癒程度等出現差異性，且以同一藥品針劑使用在對病情相近之病人上，亦有不同之效果，本質上雖以等質等量評價，仍發生異狀或變化，亦有其不同之效果，職是，以統計或粗樣解析或病情對比觀察，均未必能得其實情，是則病人或家屬不滿意醫治過程之現象顯示，或者治療結果，指責必爲醫療人員之疏失，似亦過於武斷，由此足徵疾病之治療涉及之層面與各人之特質極爲複雜，此亦彰顯醫療之困難度與盲點存在。

有醫師一次門診200人，甚且600人，有醫師上午門診需看病至下午3時，下午診療到晚上1時多；有手術醫師手術長達15小時、20小時，有醫師處理重大災難病人長達30小時未休息，似此顯然超過人力所能負荷，人之體力、精力有限，如此折磨，非常人所能應付，是以醫療上要求面面俱到、處處兼顧，談何容易，由此彰顯出超過醫療能力之極限。

按醫療過失係指對於醫療行爲，按其情節應注意，能注意而有不注意之情形，一般而言，在醫療民刑事案件中，對於應注意之依據、標準與程度極爲注意，有關有無不注意之情事，更爲醫病雙方攻防之重點，訴訟當事人均卯足全力，引經據典，根據醫療情境詳爲論述，至於能注意部分也會有所著墨，但不必然成爲論據之重心，縱然醫療技術有極限性、疾病有不可預測性、高度變化性、以及人力無法掌握性以觀，應加強能注意之闡發論述，加強法院審理之基本認識，有益於認同醫療人員之弱勢觀念之形成，進而不致於倒向同情病人，以利維持訴訟之公平性。

伍、風險管理

宋詩人呂蒙正在〈破窯賦〉曰：「天有不測風雲，人有旦夕禍福。」道出風險常在，風險事故必會發生，而有名的「墨菲定律」，強調該來還是會來，，指出不好之機率再少，還是會發生，提醒大家不要忽略風險之到來；另「黑天鵝效應」（Black Swon Theory）描繪出事件發生機率很少，一旦發生，將顛覆以往累積之經驗，更能體會凡事欠缺風險意識，缺乏危機感與敏銳度，將面臨不可預期之局勢以及不能預測之損害，專家乃一再提醒風險管理是控管風險之重要關鍵。

朱熹、呂祖謙合著《近思錄》有言：「變，天下之理，終而復始。所以恆而不窮，恆非一定之謂也，一定則不能恆矣。惟隨意變易，乃常道也。」、「惟聖人爲能通其變於未窮，不致使於極也」、「變不可輕易，好語變，終有患」、「行止不能以時，而定於一，其堅強如此則處世乖戾，與物睽絕，其危甚矣」，道盡風險、危機、變易之軌跡與機理。

又佛家常言：「無常」，老子曰：「禍兮福所倚，福兮禍所伏」、「天下難事，作作于易，天下大事，必作于細」，陶朱公曰：「六歲穰，六歲旱，十二歲一大肌」、「歲至金鑲；水，毀；火旱」，蘇東坡〈水調歌頭〉曰：「人有悲歡離合，月有陰晴圓缺，此事自古難全」；〈定風波〉謂：「風起，雪淡炎海變清涼」，闡明天地、自然、人事之風險、起伏，以及常與不常，變與不變之連動奧妙。

風險係指人類各類活動過程中所存在之不確定性與變異性，乃產生自然破壞經濟損害、財務損失或生命身體傷亡之結果，此威脅之結果，造成生命、身體、資訊、運轉、環境或財產可能之損害。風險基本上可概分爲自然風險與人爲風險二大類，其中人爲風險，如營運、行銷、會計、稅捐、人事風險，常會涉及法律風險，而自然風險因來自非人爲之天然風險，如：颱風、暴雨、地震等，表面上非人力所爲，但對自然風險之預防、處理及復原若有人爲之疏忽，亦會有法律之責任，是以自然風險與人爲風險均無法脫免法律風險責任。

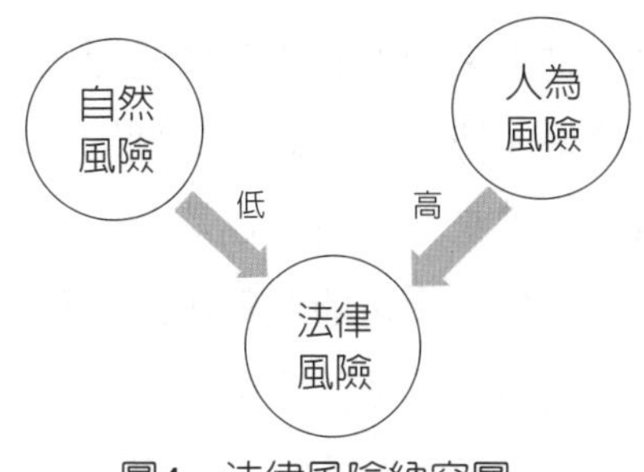

圖4　法律風險納容圖

風險之種類繁多，因公私部門或業務類別而有不同，甚至醫療事業與科別，亦有其不盡相同之風險，茲就一般性之風險以圖示意。

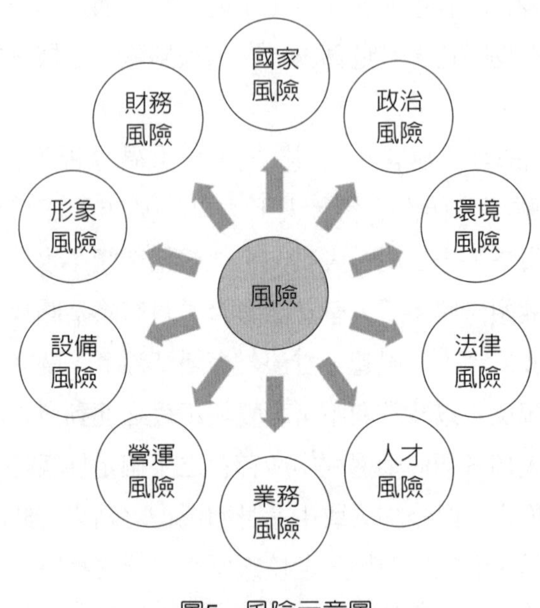

圖5　風險示意圖

風險概念有兩種想法，一種是以機會觀點出發的個別（Individualistic）概念，而另一種是以價值觀點出發的群生（Communal）概念，而且在不同之學科上，因觀點與立據之不同，亦有不同之觀念：

(一)保險學：風險是未來預期損失可能之變異。

(二)財經學：風險是未來預期報酬可能的變動。

(三)法律學：風險是法律責任（賠償、刑罰、行政罰）。

(四)心理學：風險是未來期望可能之落差。

(五)文化理論：風險是未來可能偏離規範之現象。

(六)統計學：風險是發生可估計之機率。

風險之發生，有其機率性，可作評量與預測，從風險事例觀察所得，85%之風險是可預測，即所稱之「85-15法則」，因之管理風險有其法則，風險管理即是運用科學方法技術，有系統、有條理評量控管，以處理未來不確定之風險，減少或迴避風險造成之損失，追求效益最佳狀態之平衡點。申言之，以科學方法技術，在可接受之成本範圍，對可能影響關鍵性之因素進行風險評估、控管及降低或予以排除之過程。進而言之，風險管理之意涵：

(一)係訂定和執行使意外損失對組織機構之負面效應最小化之所有決策過程。

(二)係利用科學技術方法處理未來之不確定性，減少或規避風險所造之損失或侵害。

(三)係有秩序、有效率以減降風險發生機率，並做好損害控管。

又風險管理的理念，可以下列模式表示：

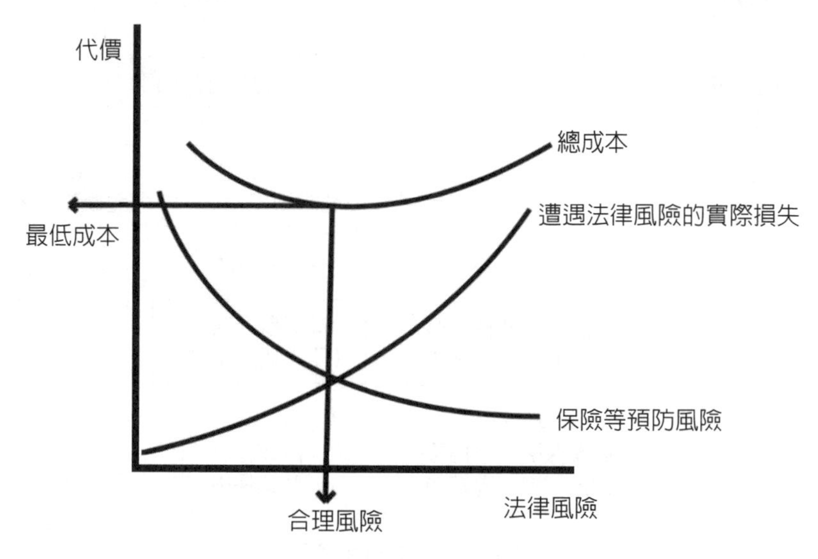

圖6　風險管理成本效益圖

風險管理過程中，風險評鑑相當重要。所謂風險評鑑，乃對關鍵性財產及人身的威脅、衝擊及弱點及其發生可能性之施作評鑑，經由系統性與科學性之評鑑，可以實際測得風險機率、風險值與可能發生之風險現象，進而評估風險胃納，釐出可以接受之風險範圍，採取因應與防範策略。

風險管理貴在預防管理工作，乃以科學管理方法降減風險之發生，因之，風險之分析爲最基本之工作。

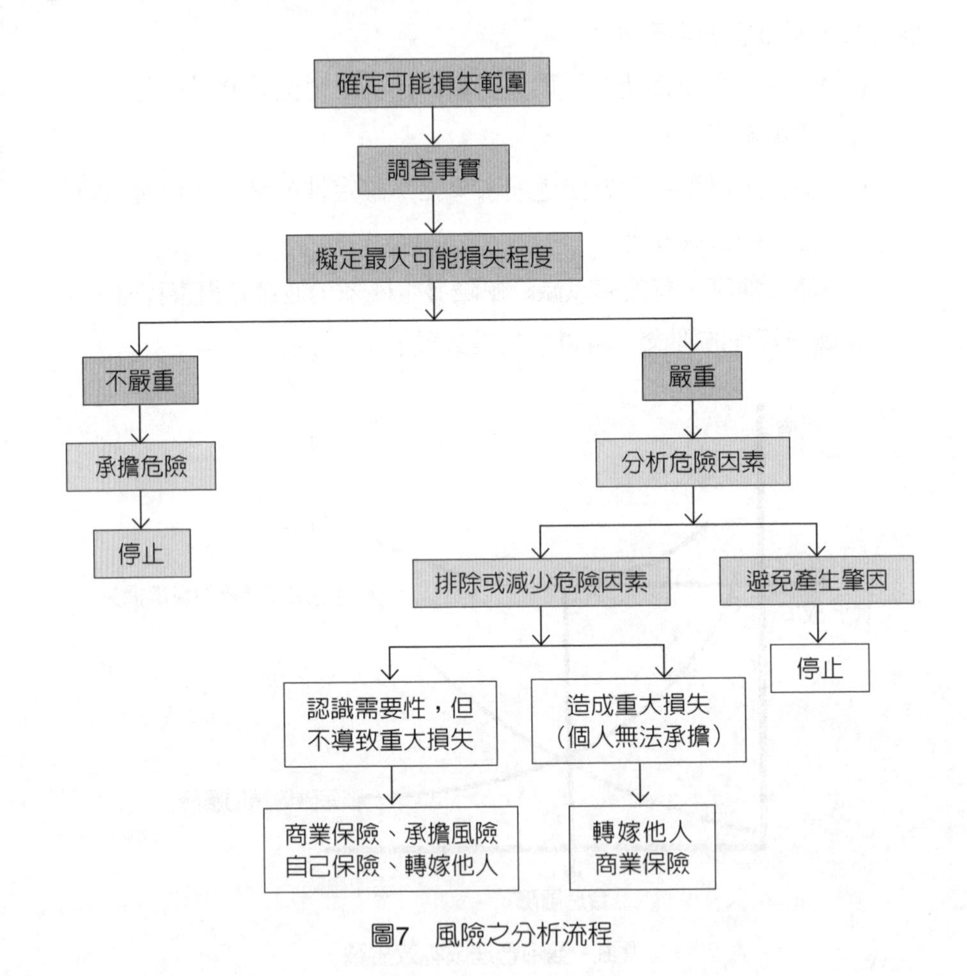

圖7　風險之分析流程

近年來，風險管理已逐漸爲工商企業界重視，在內部逐漸培養風險管理觀念，形塑風險管理文化，積極實施踐行、稽核與檢討，使風險能在預測評量中予以掌握，防阻風險之發生，部分企業也成立風險管理小組或部門，建構風險管理機制，減少風險損失，提升營運利潤，甚且有選拔傑出工商企業人士之報名表與決審考核表中列明參選人事業管理部分要有風險管理之實績，表徵風險管理接受度正在企業增強中：

(一)是否遵循當地法規、依法繳稅。

(二)有無風險防範機制。

(三)如何形塑企業風險文化。

(四)未來風險承擔能力等。

有一上市公司對於風險管理工作相當重視，規劃一套管理機制，董事會積極扮演重要角色協助公司辨認及管理經濟上的風險。而且風險管理組織定期於審計委員會議中報告公司所面臨的千變萬化的風險環境、風險管理重點、風險評估及因應措施，審計委員會主席並於董事會報告討論重點，讓董事會充分了解風險管理之推廣情形與實際效果，對於營運管理有相當助力。

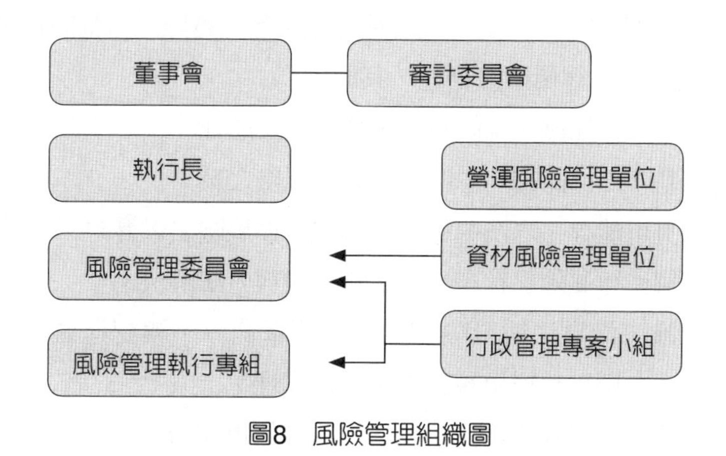

圖8　風險管理組織圖

從其實際運作以觀，顯然係針對一般風險推行風險管理，並未將法律之風險列為重心，或許其公司涉及法律事項較少，經評估不必作特別處置，惟以目前司法實務案例解析，諸多企業因疏於注意或忽視，致觸法網，企業實在不能漠視其重要性，如因公司規範、事務性質、營運方式、管理措施等，使法律風險之問題降低，當可不必成立專門部門專組專人處置，但仍要有機制，由重要之主管擔任指揮督導角色，做好法律風險管理之工作。

陸、法律風險衡量與管理

法律風險（Legal Risk）為近幾年方逐漸被提出及引用之觀念，因觀點論述之角度，尚乏一致性之見解，而從法律規範之各項法律責任規定，可簡明謂法律風險即為法律責任之風險，若無法律規範之責任，顯然不會有法律風險，是以法律風險為個人、企業或社會機構團體以及政府機關在處理公私事務上面臨法律上可能規範約制之法律責任，其規範包括損失、賠償、增加費用、稅賦、法律效果、法律制裁及民刑事與行政責任。

工商企業對於管理功能知之甚詳，輒依不同之組織、任務、目標而採取不同之管理型態，並對風險管理之運用越來越熟悉，惟評估各項風險時，卻常忽視法律風險之存在，其原因為：

(一)缺乏法律知識，未能看出法律風險之所在。

(二)有基本法律認知，忽略法律責任風險之威力。

(三)預見可能存在之法律風險，仍視法律風險之影響力。

(四)了解法律風險之存在，無足夠資源與方法解決。

(五)認識可能之法律風險，但心存觀望僥倖，誤認運氣不會如此差，有則等法律風險到來，再行處理。

(六)處理法律風險不得法，致法律風險加重或擴大。

法律風險管理，乃以科學方法管理法律風險，避免法律責任風險發生，減少法律風險之責任與損害，很顯然以法律責任為重心，多面性與跨領域橫向科技整合風險管理之觀念，藉由事前預測，評定規劃與適當措施，防範法律責任風險之出現，是以法律風險管理乃係法律學與管理學之跨領域融合之研究與運用，而與管理有關之理論與架構中，以風險管理最爲直接，因之，法律風險管理一般係由法律與風險管理兩大領域探究關聯與納融。由於法律風險多樣化，而風險管理範圍擴廣，兩者各有其天地，交互運作有其交集，以簡圖示之。

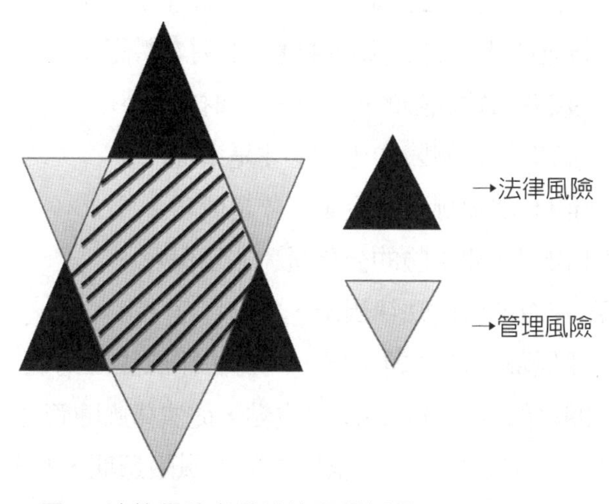

圖9　法律風險與風險管理關係圖

法律風險管理爲尚在發展中之新觀念，爲了解其體系與構造，從性質、定位、日時、策略、方法等說明如下：

(一)性質上：具有雙重性，將法律與管理作連結性整合，發揮其實益性。

(二)定位上：具有雙軌性，包括管理控制、支援服務二端，協助公私部門做好管理工作。

(三)目標上：具有雙層性，將法律之合法性與違法行爲匯集研析，利於釐定預測、評估、掌握、防範等策略。

(四)策略上：具有多元性，包括從減少成本支出，減控損害發生以及增加利潤及制定風險管理策略。

(五)方法上：具有多端性，整理出法律風險之一般型、常規型、標準型、特殊型及變異性，方便採取合適之管理措施。

(六)階程上：採三階段性作法，分別爲事前預防之預防管理，事中處理之危機管理以及事後防範之復原管理，防阻法律風險再發生。

對於法律風險之認知程度，攸關管理思維與作法，從實際法律風險事例與效應觀測，對法律風險應有下列之體認：

(一)沒有法律風險的財富，才是財富。

(二)沒有法律風險的生活，才是幸福。

(三)沒有法律風險的企業，才是成功。

(四)沒有法律風險的公務員，才是保身。

(五)沒有解決的法律風險，才是盲茫。

法律風險管理課題極廣，凡對法律風險之防範、控制、避讓、規避等有關之部分均爲其研議之重點，從法律風險管理之內涵解析，其要素含括：1.風險機率，2.風險成本，3.風險週期，4.管理技術，5.利潤所得，6.實現效益，7.所得價值等。

法律風險值與管理成本衡量息息相關，要計算其正確數目並不容易，基本上可從下列各點評估：

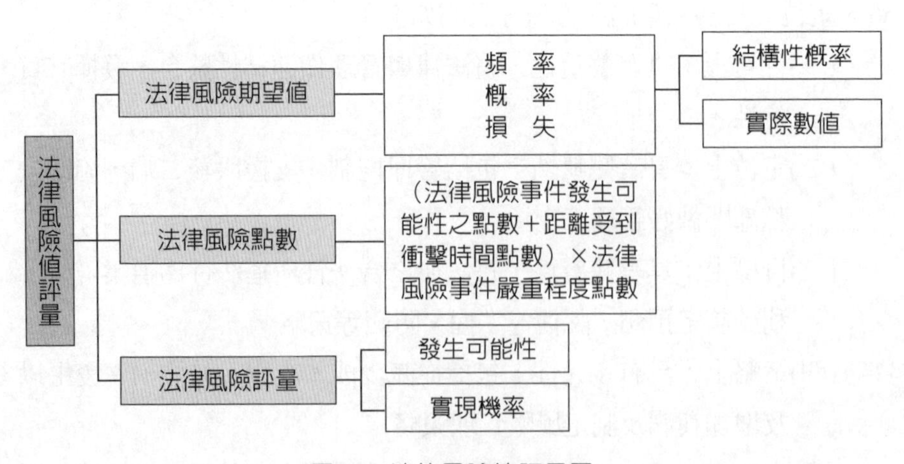

圖10　法律風險值評量圖

法律風險管理過程，對於法律風險成本要有所認識，確實衡量，方能計算其價值效益，此在法律風險管理策略之制定時，占有重要地位，也才能正確評量法律風險管理方法之有利對策。

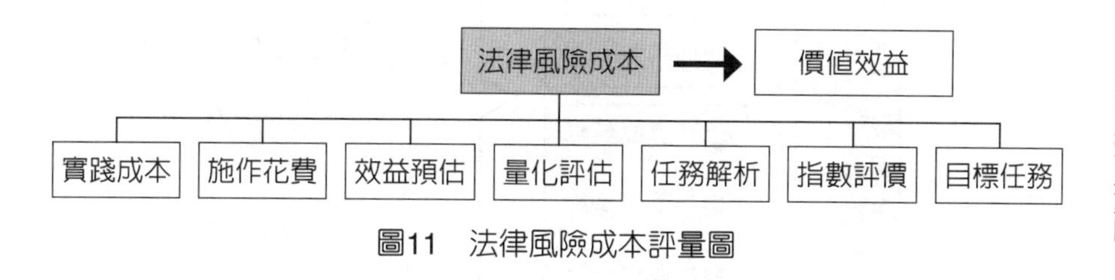

圖11　法律風險成本評量圖

再者，在衡量法律風險管理必要程度與方法時，風險機率值爲關鍵因素，使工商企業研判其實施之程度：

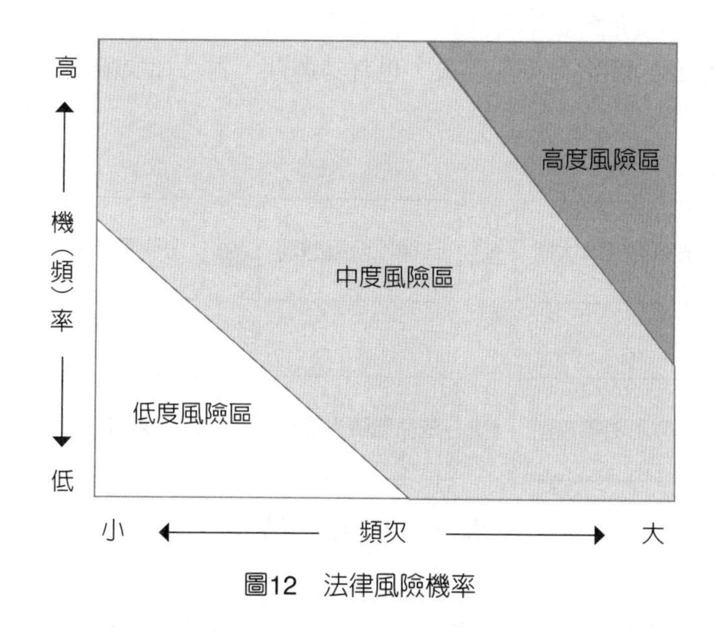

圖12　法律風險機率

工商企業活動項目眾多，營運方式廣泛，其工商事務所涉及之法律種類多樣，企業必須對於企業活動之事務做好法律風險之識別，了解其法律風險之嚴重程度，以利採取因應對策。

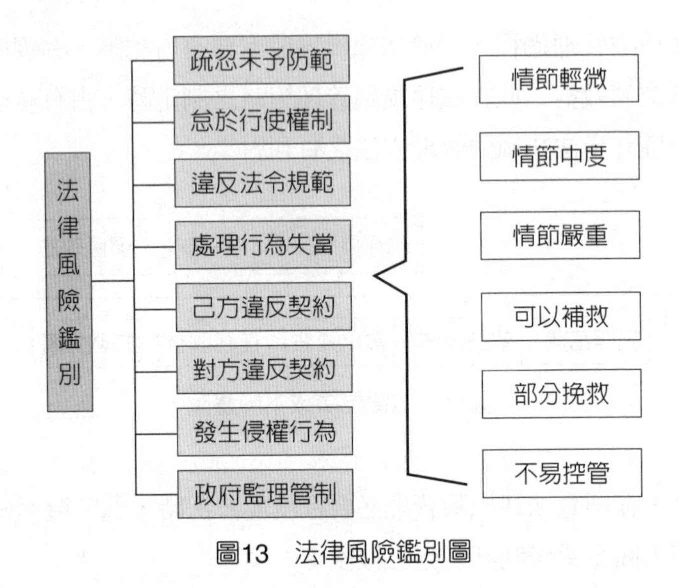

圖13　法律風險鑑別圖

天地萬物間常存平衡現象，也有其週期，對法律風險而言，亦有其週期性。

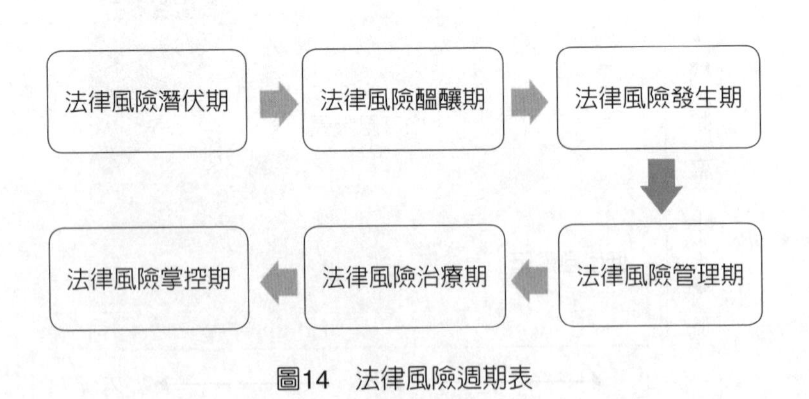

圖14　法律風險週期表

法律風險管理之模組與方法有不同之處理對策，而配合法律風險管理之階段，可從預防管理、危機管理以及復原管理切入予以說明：

(一)法律風險的預防與管理階段

—認知

—評量（斷）

—評估、回應

—鑑測、確定

(二)法律風險危機管理歷程

—確認

—回應

—防阻、執行

—迴避

(三)法律風險復原管理作法

—監督

—檢討

—防斷、阻絕

—重建復生

—新對策

法律風險管理因行業、組織體、規模、營運模式、企業目標而有其不同之對策，何者最為適當、最具實效性、可參擇下列圖例取捨：

損失頻率
低
高
損失幅度
高
低
1.保險
2.風險轉移
3.損失預防或抑制
1.風險避免
2.損失防禦或抑制（如何能）
1.風險自留
2.損失預防或抑制（如代價合理）
1.損失預防
2.損失抑制（如代價合理）
3.風險自留（代價過高）

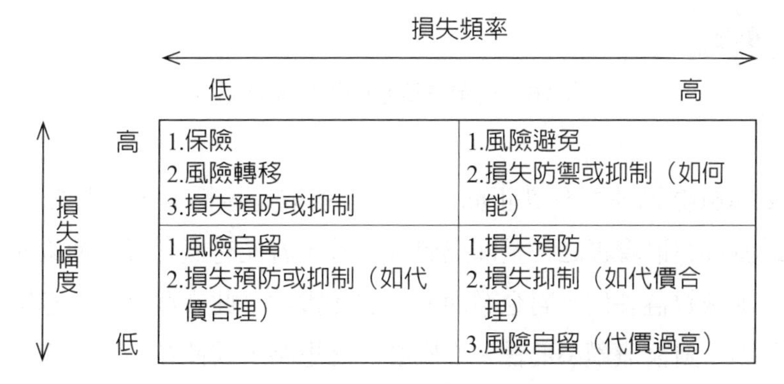

圖15　法律風險管理對策應用策略圖

企業法律風險管理之模式，有不設管理方式，至簡易型，以迄常用模式、進而客製化，再而爲精緻管理模式，以至完備型，其間所發揮之效果，亦因模組之不同而迥異：

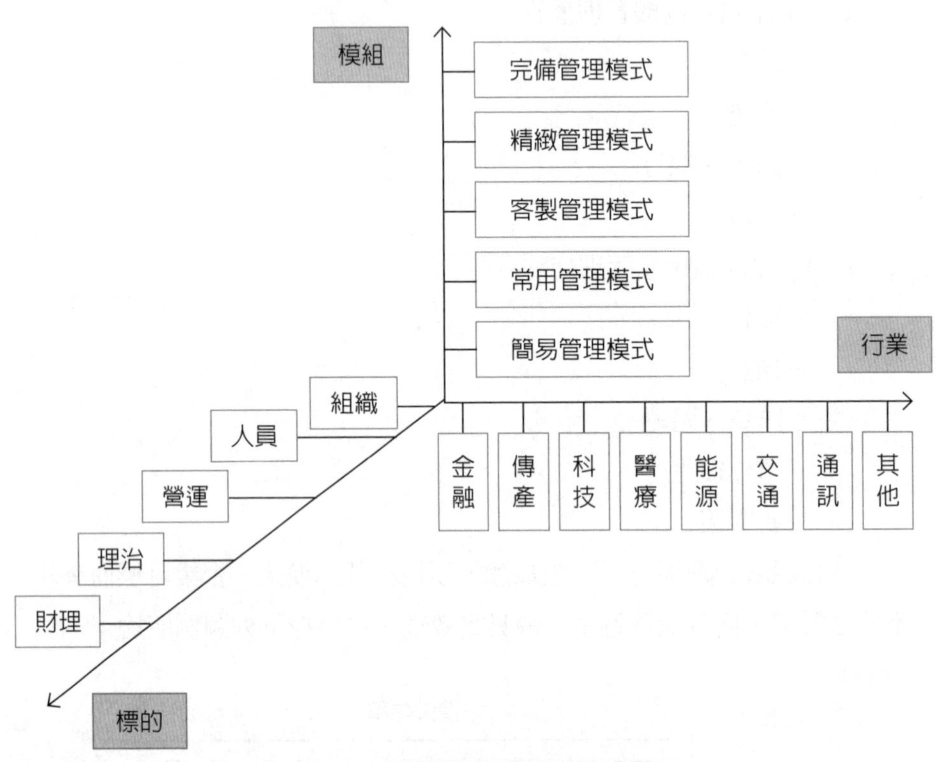

圖16　企業法律風險管理矩陣圖

法律風險管理固有其正面價值，但企業是否採取，常繫於有無效益，最直接與最現實之考量即爲風險績效，若僅有概念式、抽象式、想像式之風險效益評估，對企業而言，並無實益，此亦爲企業未必採用之主要原因。對醫療體系而言，亦屬必然之思路，因此在制定法律風險管理型態與模式時，必然將風險績效列爲重要內容，並從多角度衡量：

(一)需採取法律風險管理，乃因有一定之績效。

(二)願投入成本、增加費用，係因可從績效回報。

(三)醫療經營之成效，則以績效之良窳爲關鍵因素。

(四)建構法律風險管理文化，培養員工清楚認知，必有良好績效。

綜上所述，法律風險管理有其價值，有其貢獻，任何企業均不能忽視其重要性，就醫療事務而言，醫療行爲正是法律風險管理最具典範之標的，醫院及醫療團隊，在觀念上應有正確、適當之認知，析言之：

(一)主動而非被動：法律風險管理爲必要元素，需正面接觸與處理。

(二)積極而非消極配合：對法律風險管理應採正面積極之對應，充分體認法律風險管理不是裝飾品，也非附屬品，更不是祭品，斯乃爲管理成效之關鍵。

(三)可以感覺推展：法律風險管理之效益，可直接立即查悉，認知其重要性與幫助性，直接作正面回應。

(四)有正面價值：法律風險管理乃在管理法律風險，如有技巧與方法之運用，更可增加效益。

(五)數字可以量化顯示：85%之法律風險可以預測，經詳細評估，可得其規避防範方法，減低損害。

柒、醫療法律風險與管理

統計醫事審議委員會受理委託醫事鑑定案件，從1987年至2011年間，共有7,829件，其中刑事6,179件，民事案件占1,255件。在醫療科別上，外科2,684件占34.30%，內科2,169件占27.72%，婦產科1,145件占14.63%，兒科623件占7.96%，合計84.62%，再由2002年計至2011年各年度之案件，2002年爲456件，2003年爲457件，2004年爲443件，2005年爲373件，2006年416件，2007年367件，2008年爲450件，2009年爲546件，2010年486件，2011年爲566件，其間各年度之受託鑑定案件，固然非逐年增加，但明顯未大幅降低，而自2008年起，醫療糾紛案件則有相對增加趨勢。

本人在撰寫有關醫療訴訟事件期間，廣泛搜尋一、二、三審民事及刑事判決，查知台灣地區有相當多之大型醫院被訴損害賠償事件，並有醫師、住院醫師、實習醫師、護理人員等因醫療過失致死，致重傷或傷害罪提起公訴，且賠償金額由數十萬至數百萬元，有一千多萬元、二千多萬元，甚至三千多萬元不等，部分醫師與醫院需負連帶賠償責任，對醫院及醫療人員都成爲重大負擔，引發一般醫療人員心理之壓力與擔憂，連帶而來，爲保護自己，防禦性（防備性）之醫療行爲乃因之產生，顯非病人之福。

從病人對醫療行爲之期待，以至醫療結果間，常因期待之滿足程度，而有下列之不同反應：

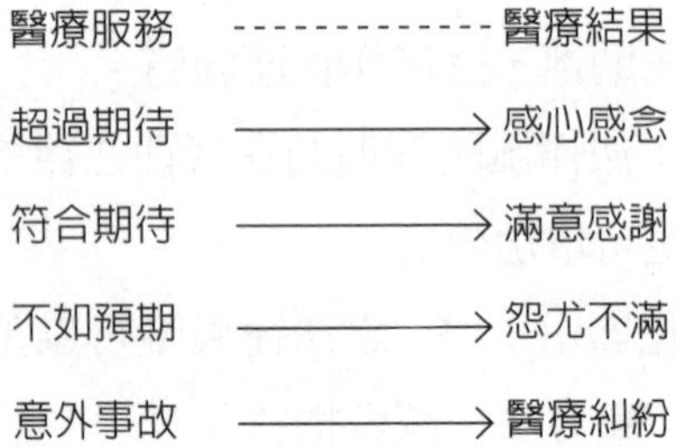

醫療服務 ------------- 醫療結果

超過期待 ⟶ 感心感念

符合期待 ⟶ 滿意感謝

不如預期 ⟶ 怨尤不滿

意外事故 ⟶ 醫療糾紛

圖17　醫療照護過程與結果關聯性

針對人之生命與身體，從事各種診療、醫治、檢查、檢驗、照攝、手術、復原等醫療工作，具有相當多面性：

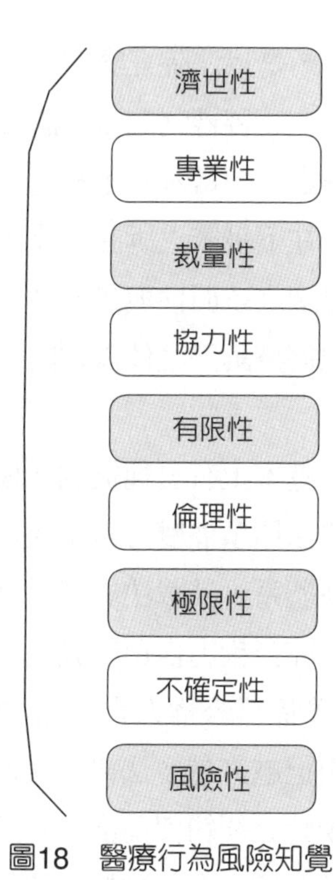

圖18　醫療行為風險知覺

醫師治療行爲存在不確定風險，只能依病人病情、自身身體狀況，給予病人治療，治療結果可能會出現預想不到之併發症與副作用，而發生醫療風險（Medical Risk），但因醫師並非神仙，實無法保證就診之病人必能完全痊癒，如病人或家屬提出爭議時，會涉及民事訴訟法、刑事訴訟法、行政訴訟法等程序法律，醫師、護理人員宜先了解醫療行爲疏失，會產生何種法律責任？有何法律效果？達到風險管理預防的成效。

有法律規範，必有風險，有關法律之解釋，會帶來風險，而法律之適用，亦會產生風險。蓋法律解釋，可能因解釋方法、解釋角度、解釋者法學修養與主觀意思或爲一般性解釋或屬有權解釋而有不同，基於適用時，常因不同見解出現相異看法或因個案之差異性而有不同解讀，凡此均常給當事人相當風險，是以法院三審定讞之案件，對不利一方已屬法律風險實現，其尚在一、二審審判之醫療訴訟案件，各審級之法律解釋與適用，亦屬風險知覺之一，當裁判不利時，風險到來，縱屬事後由上級審予以救濟改判，其在下級審之訴訟程序，乃為風險歷程。本書作者為使參閱者了解法律風險之多面性與多元性，常將司法曾出現之裁判見解列述，提醒遇有類似醫療訴訟案件需預防該法律見解被採用，做好攻防工作。

法律事件之解決方式基本上有三種機制或模式，其一為藉由國家權力設置之司法機關以裁決法律事件雙方當事人之法律糾紛及衝突，如普通法院、行政法院與檢察體系，其裁決之基礎常源於過去之經驗或既有之判決模式，其二為藉由非公權力作用所設置之機構協商、調解或仲裁等ADR制度，此種調處等係無公權力介入而以平和、雙方當事人接受之方式得到解決方案，現已越來越多法律糾紛循由此種模式協商解決，其方法貴在協議式解決現時之糾紛與衝突，其三則透過事前規劃、契約設計、違法防阻，遵法機制等，有效預控法律糾紛與危害之發生，其特色乃在解決未來可能之法律風險損害，本書強調之法律風險管理之宗旨即在此，對於醫療行為之法律風險管理亦本此意旨，以強化預防管理之推廣。

醫療糾紛事件發生後，已無從作預防管理，只能進行危機管理，採取最適當之解決途徑與方案，更重要者，乃是採取復原管理，並同步規劃新的預防管理。

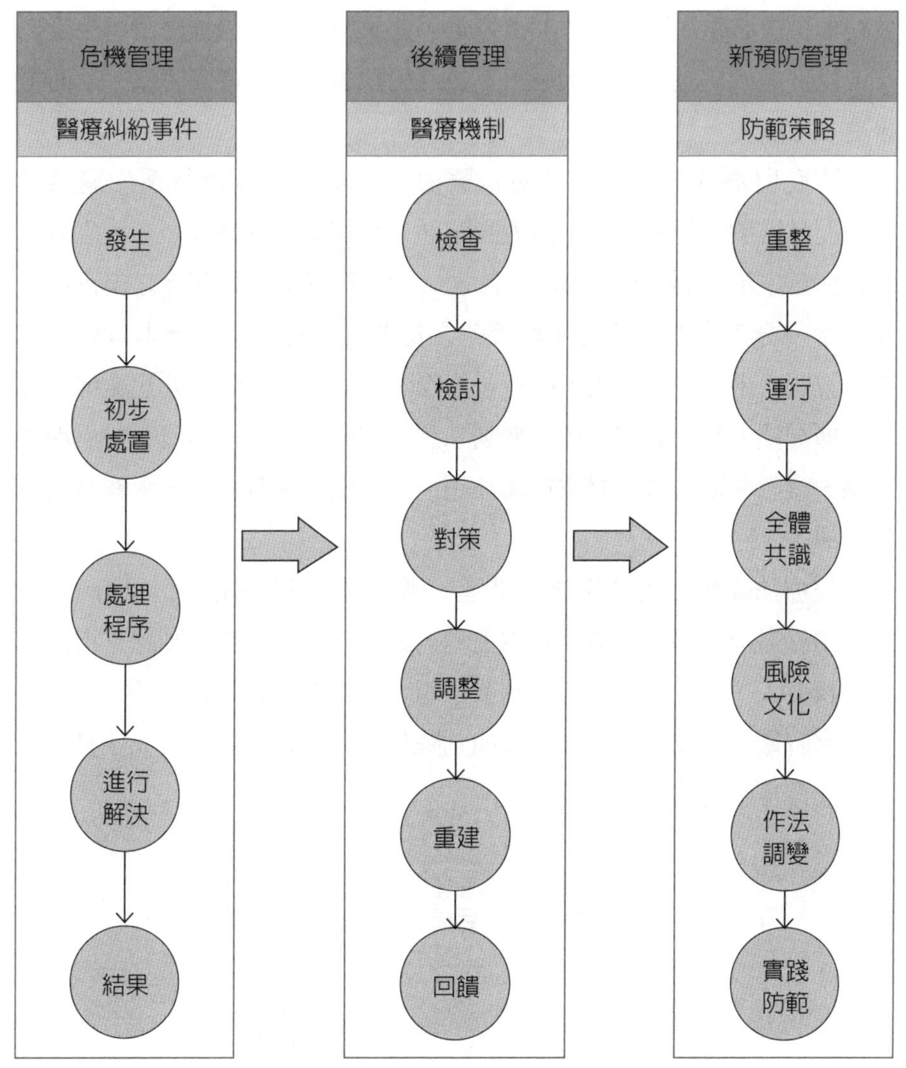

圖19　危機管理長尾處理圖

醫療訴訟常歷經相當長久時間方行終結，對病人或家屬而言，歷經千辛萬苦與時間之折磨，即使勝訴獲得賠償，也只是遲來的正義，未必如其所預期，更換不回親人之生命或健康；就醫師而言，時間寶貴，花費時間與心力在民刑事訴訟中，並無實益，若過失成立，則民刑事責任並在，損失必重，因此從時間上考量，醫病雙方以簡易程序及可接受方案或條件達成協議，實屬上策，不必過於執著或喪失協商時機，反而帶來更多之壓力。

防範醫療糾紛事件，當然以醫療技術精良，醫療行爲妥適爲重要，而且醫療工作基本上由醫療團隊通力合作完成其歷程，在垂直分工上要注意主治醫師→住院醫師→護理人員之指揮服從與配合之緊密度，而在水平分工上亦需注意無縫接軌之重要性。在司法實務上有許多案例，說明水平分工之漏失，同時醫療團隊如同各類球隊，要想贏球，必須發揮團體力量，關鍵在於有無團隊意識與嚴正紀律，如沒有醫療團隊意識，縱然名醫成群，醫療技術高超，亦無法發揮其實力，影響醫院整體形象。

醫療法律風險管理工作之推進，需要建立法律風險管理機制或體系。由於醫療機構以醫療事務爲主軸，固然不易設立專門團隊，指派專責之負責人，但必須有管理機制或小組，由相當層級主管專任，以所接觸之醫院觀察，由層級高之主管如副院長負責主持監督，其成效良好，對防止醫療糾紛之助益良多。

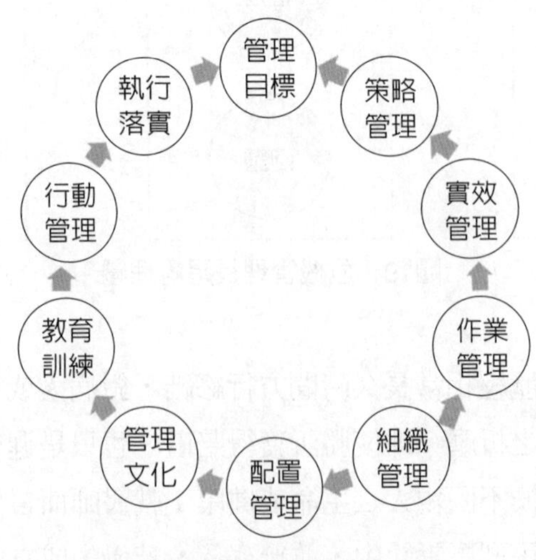

圖20　法律風險管理流程圖

醫院經營越久，會有其團隊與工作之習性，也容易僵化與制式作法，對推動醫療改革必有阻力，即使規劃推廣法律風險管理文化，亦困難重重，從管理學角度，組織變革爲改變之最佳途徑：

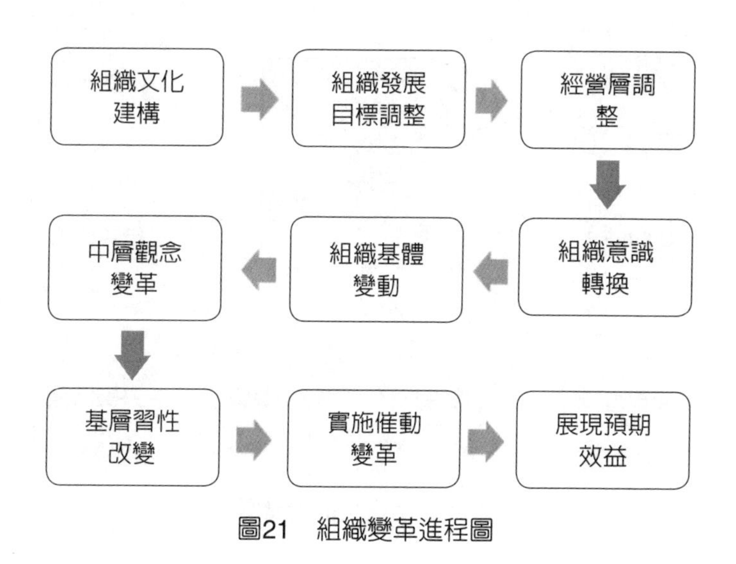

圖21　組織變革進程圖

就法律風險管理文化之構層面而言，有諸多視角與效益，對醫療機構會有正向效應，減少醫療糾紛之發生，達致預防與防範醫療爭議之目標。

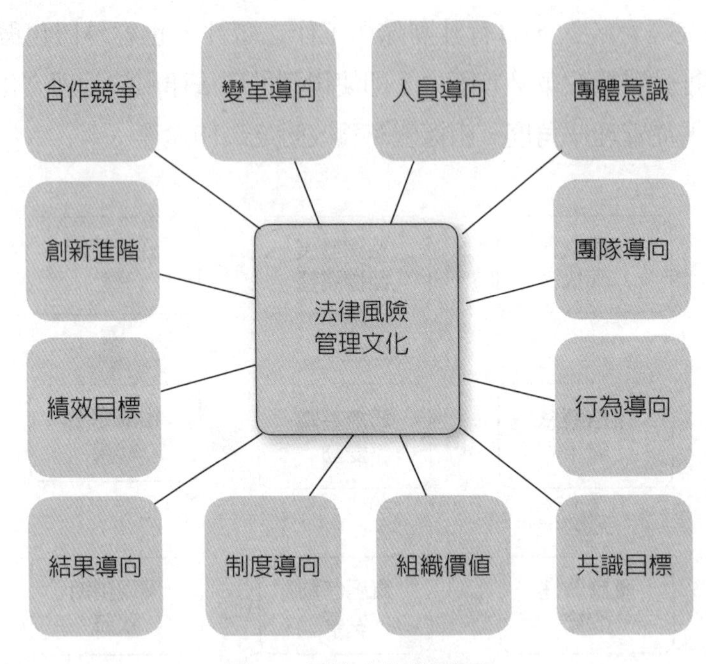

圖22　組織文化構層面

關於法律風險管理文化之推展，以簡圖列述如下：

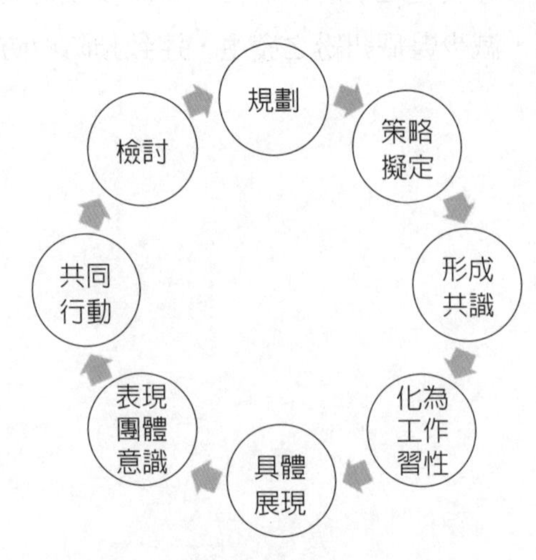

圖23　法律風險管理文化之推展

捌、同理心乃化解醫療糾紛之良方

醫療人員治療照護病人相當辛苦，蒙受重大壓力，幾乎所有之醫療人員均戰戰兢兢、負責盡職、守分用心、實心任事，贏得病人、家屬及社會之讚賞與肯定，但因工作負荷過重，壓力過大，病人與家屬要求多、品質高，其中難免有情緒、壓力、醫病互動之反彈或衝擊，少部分會發生態度與溝通上之障礙與不良。依個人在訪談、及從陳述、陳情、投訴、訴訟等事例中，發現有小部分態度與溝通有其問題。

一、急診室場景

(一)場景一

病人：我的傷口好痛、好痛。
護士：歐吉桑，傷口當然會痛。
病人：眞的好痛，受不了了。
護士：你是男人，怎麼一點痛就叫。
病人：傷口很深，又發紅（台語），也會抽痛。
護士：再忍一忍，痛久了，就不會痛了。
病人：實在忍不住，麻煩請醫生來看。
護士：你眞的煩人（轉身就走）。

(二)場景二

病人家屬：我兒子發高燒，請趕快看一下。
醫師：我現在不是在看了嗎？
病人家屬：昨天帶他去玩，還好好的，不知爲何半夜發燒？
醫生：你們這種父母，貪圖玩耍，也不顧小孩狀況。
病人家屬：我們夫妻是帶他去兒童樂園玩。

醫師：去哪裡都一樣，你們還不是想玩。

病人家屬：到底我小孩何時會退燒？

醫師：該退燒就會退燒。

病人家屬：你開的藥如果不退，是否要再來？

醫師：我開的藥一定有用，你是看不起我了！

病人家屬：我不是這個意思，我是很急。

醫師：很急我也沒辦法。

(三)場景三

病人家屬：我太太車禍，一直頭暈想吐，怎麼辦？

醫師（診療後囑咐觀察，打電腦）：有看診了。

病人家屬：會不會腦震盪？

醫師（一直看著電腦）：嗯。

病人家屬：需不需要做檢查？

醫師（一直看著電腦）：嗯。

病人家屬：是要照超音波嗎？

醫師（一直看著電腦）：嗯。

病人家屬：那要抽血嗎？

醫師（一直看著電腦）：嗯。

病人家屬：那不知道是什麼時候做檢查呢？

醫師：等一下小姐會跟你說。

病人家屬：醫生，這可能是什麼問題？

醫師：不知道，等報告出來再看。

病人家屬：何時才能知道詳細情況？

醫師：不是告訴你，報告出來就知道。

病人家屬（很委屈）：你又沒告訴我大概時間。

醫師：這個我也不知道。

病人家屬：你們比較知道作業情形，給我一個時間嘛！

護士（插嘴）：你眞是囉嗦，沒看醫師很忙嗎？

(四)場景四

醫師：小姐，妳有什麼不舒服？

病人男友：（代答）我女朋友在婦產科手術後，常常喊痛，現在又復發，很難過。

醫師：好，我立即看診。

病人男友：情況如何？

醫師：沒有什麼大狀況，是她忍受度問題。

病人男友：不能這樣講，可能手術有問題。

醫師（不高興）：手術有問題也不是我的事。

病人男友：如痛得受不了，麻煩你再開點止痛藥。

醫師：她的情況，其實不必吃止痛藥。

病人男友：她對疼痛眞的很敏感，我常帶她去看醫師。

醫師：這種小問題，也要常看醫師，眞奇怪？

病人男友：拜託，請趕快開藥或打針，我受不了她的態度。

醫師：這種人這麼沒用，你也要她嗎？

二、門診場景

(一)場景一

病人家屬：我爸爸很不舒服，可不可以請醫師先看。

跟診護士：照規矩來，不要煩我。

病人家屬：小姐，請幫幫忙，通融一下吧！

跟診護士：大家都拜託我，我去拜託誰！

病人家屬：我爸從昨天就一直不舒服，我很急，請告訴醫生。

跟診護士：來看病的人都很不舒服，又不是只有你爸爸不舒服。

(二)場景二

病人：我一直咳嗽，人很不舒服，可能感冒了。

醫師（不以為然）：感冒當然不舒服。

病人：平常也會咳嗽，不知是否感冒。

醫師：不能確定是感冒，就不要亂猜。

病人：請醫師幫我診斷一下。

醫師：不必了，你年歲這麼大，我就相信你。

病人：我不僅感冒，還會流鼻水，眼皮澀澀的。

醫師：就當作感冒好了，藥吃不好再來看，護士，看下一位了。

病人（狐疑）（這有診斷方式嗎？）：……。

(三)場景三

病人：我手指頭很緊，沒辦法彎曲，不知什麼原因？

醫師（手指頭扳動）：不是能動了嗎，幹嘛窮緊張！

病人：眞的很緊，不舒服。

醫師：你做哪一行？

病人：我是國中老師。

醫師：老師最會懷疑東、懷疑西。

病人：是不是我長期寫黑板的原因。

醫師：我也有上課，你看我的手指不是好好的。

病人：眞的不舒服很久了。

醫師（翹著腳，手上轉著筆，轉過頭向後方的實習醫師說）：同學，寫黑板會有關係嗎？我教你們的時候不是也用到寫黑板嗎？

(四)場景四

病人：我這兩天都睡不好，頭很重。

醫師：以前會這樣嗎？

病人：不常這樣，但會頭暈、心悸、臉部紅紅的。

醫師：有沒有做紀錄？是否可以說清楚點。

病人：沒有紀錄，時間、症狀就差不多這樣。

醫師：既然感覺有問題，也不做紀錄，眞不知愛惜生命。

病人：那就麻煩醫生詳細診斷。

醫師（聽診）：我醫術很好，可以了。

病人：這樣能診斷出毛病嗎？

醫師（不耐煩）：你不要再煩了，後面還很多病人要看。

(五)場景五

病人家屬：這是我媽媽在甲醫院申請的住院病歷、還有抽血報告、還有X光報告……（還沒講完）。

醫師（盯著電腦螢幕）：你沒看見我已經在看了嗎？

病人家屬（不死心）：（繼續講甲醫院報告）。

醫師（抬頭盯病人家屬）：你放著我會看。

病人家屬（很緊張）：醫師，你看我媽病情如何？

醫師（頭也不抬）：你一直囉嗦，是要我隨便看是嗎？

病人家屬（很委屈）：那麻煩醫師詳細看！

醫師（看完了）：你們爲何不來我們醫院檢查？

病人家屬：因我們住在別的地方，趕來趕去，捨不得媽媽勞累。

醫師：別家醫院的報告，我不太敢做判斷。

病人家屬：那醫院是名醫院。

醫師：名醫院又如何？

病人家屬：我媽媽情況很急迫，請先處理好了。

醫師：等所有檢查完再說。

病人家屬：拜託，先診斷處理。

醫師：就這樣，不要再煩我了！

三、手術與住院場景

(一)場景一

病人：我要做的是右乳房切除，爲什麼手術及麻醉同意書都寫是左乳，是不是弄錯了？

醫師：沒有錯，是右乳房手術。

病人：會不會手術房登記錯誤？

醫師：應該不會。

病人：是不是先更正。

醫師：不會出錯的。

病人：我很害怕。

醫師：沒關係，妳不必緊張，手術當天，我會提醒開刀房同仁。

病人：（一直忐忑不安）。

(二)場景二

病人：開完刀後，一直睡不好。

醫師：是你自己緊張。

病人：不是，是很痛，一直抽痛。

醫師：是麻醉後的反應。

病人：護士說是我體質敏感。

醫師：她們沒告訴我。

病人：我家人告訴護士，她們說會處理。

醫師：護士應該是認爲那只是暫時不舒服而已。

病人：你們醫院這樣很不負責任。

醫師：你有覺不睡，我一大早下開刀房都還沒有睡。

病人：對不起。

醫師：你們病人有點小問題就一直抱怨，眞是不知感恩！

(三)場景三

病人家屬：醫師，阿嬤怎麼都還沒清醒，要不要緊？

醫師：我看看。

病人家屬：情形怎樣？

醫師：還好。

病人家屬：有沒有危險性？

醫師：再看看。

病人家屬：求你給我一點比較具體的答案。

醫師：大家都知道，在加護病房就是在鬼門關前打滾，還要一直問我。

病人家屬（不死心）：醫師，我阿嬤是不是沒有好轉？

醫師：我不知道。

病人家屬（再三懇求）：我們在外邊等得都很著急，我等下也要告訴外面親友。

醫師：你們越急，我越不敢告訴你們。

四、護理站

(一)場景一

病人家屬A：檢查報告寫錯病人姓名，怎麼辦？

護士B：名字改掉就好了，報告是你的沒錯！

病人家屬A：會不會弄錯。

護士B：我自信沒有問題。

病人家屬A：請妳核對一下。

護士B：一定不會錯。

病人家屬A：（內心惶恐不安）。

(二)場景二

病人家屬甲：報告護士小姐，點滴瓶上面姓名不對。

護士乙：我看看，哦，寫錯了。

病人家屬甲：怎麼辦？

護士乙（直接撕掉名條）：好了，好了。

病人家屬甲：現在正在打的這個點滴是否我先生的？

護士乙：應該是。

病人家屬甲：請妳去確認一下。

護士乙：我們常處理，不會有事。

（病人家屬七上八下）

(三)場景三

病人家屬（電話）：我爺爺的點滴快滴完了，請妳趕快過來一下！

護士黃：我現在正在忙。

病人家屬：可是點滴快打完了。

護士黃：好了，好了，我去就是，大驚小怪。

病人家屬：我爺爺說他肚子很痛，請妳過來一下。

護士黃：現在在交班很忙，忍一下。

病人家屬：已過10分鐘，是否麻煩你們來處理。

護士黃：肚子痛，又不會死人，催什麼！

從上述之各種場景以觀，容易造成醫療關係之緊張與衝突，病人與家屬在不滿、不甘之餘，向所屬醫院或主管之衛生局、衛生福利部、健保局或媒體或民意代表申訴、投訴、陳情，要求調查與處分，甚而以訴訟表達內心之怨尤，其藉由司法訴訟程序或損害結果給予時間、心理及法律責任之壓力，或牽制醫療人員促其改變與調整醫療服務態度及溝通技巧。

從醫院處理醫療糾紛之人員經驗，常有病人或家屬對於醫療過程與結果不滿，係因醫師或其他醫療人員之態度不佳所引起，直接表示要醫師道歉或弔祭致歉，當醫師不願意配合時，很難達成和解。從多件司法案件之觀察，部分病人家屬心知肚明醫師並無疏忽，僅因醫師態度不好，一再找出理由，指摘醫師未盡心盡力，部分認醫師對病人不友善或不尊重，遂以種種醫療上之問題責難，形同找碴，有則表明不是要醫師坐牢或賠償，只是要讓醫師明白其醫療態度替自己帶來官司，甚而曾見一病人家屬開門見山，強調辦不辦醫師沒意見，只希望法院多多開庭，好好訓他，給他教訓，諸如此類，對醫師造成無限困擾、氣餒，對照態度親切、友善和藹醫師，縱有醫療上之失當，病家仍願原諒，不會涉訟，眞有天壤之別。

曾有一內科主治醫師態度和善，有一病人求治，主訴胸腹部不適，經問診及檢驗，告以胰臟發炎，開立處方給藥，囑其排隊照MRI，二個月排到；一經斷層攝影，加上血液抽驗，研判爲胰臟癌末期，即囑住院觀察，一個月後不治死亡，家屬不滿提出告訴，醫師與醫院詳細解釋前來治療時，已屬癌末，縱當天發覺亦回天乏術，家屬求助民意代表發聲，經媒體報導，引起其他病人與家屬群起反彈，上萬人透過臉書、簡訊、網路及打電話聲援醫師，指明醫師問診仔細、態度親切、視病如親，該病人無理取鬧，病人家屬見狀改口只是要了解詳情，不是有意找醫師麻煩。

又檢視醫療司法訴訟事件之發動背景，有不同原委，有著重在釐清眞相、找出原因，有則訴之司法，給予醫療人員法律責任之制裁，有則在請求損害賠償，亦有部分則因醫療過程之態度與溝通不良所致，而且在各類司法訴訟事件中，也會因醫療與服務之態度與溝通之良好與否，影響訴訟攻防過程之力道，以及雙方能否退讓和解之重要因素，是以態度與溝通可謂爲預防管理之關鍵因子，更是醫療糾紛是否發生之危險因子，職是從法律風險管理視角，必須充分重視及評量醫療與服務之態度與溝通之重要性。

醫療院所在推動法律風險管理體系或機制時，當以醫療人員之態度與溝通爲教育重點，強調以人爲本理念，提醒所有同仁要培養良好友善態度，以及誠懇溝通之能力，在醫療行爲之基礎上，以平和、包容、柔軟方式與病人互動，相信語言與肢體必能讓病人感受春風徐來，信賴必能相隨，事實上，病人並非醫療人員之仇敵，也不是對立之當事人，多幾分關心、加幾許關切，必能得到病人之感動與感佩。

在醫療人員養成教育過程，常會要求醫療人員體驗病人之心境與感受，培養關愛、包容、體恤之修持，其實醫病之互動過程，只要以「同理心」（Empathy）去體察感受病人之痛苦、無奈與惶恐，必能做出最好之醫療行爲。蓋同理心係站在對方立場設身處地思考的一種體驗方式，能夠體會他人之情緒與想法、理解他人之立場和感受，並站在其角度，了解其個人感覺，進而爲適當之處理方法。申言之，同理心主要體現在情緒自控、換位思考、傾聽對方感受以及表達尊重等，如此之醫療行爲必能引起病人共鳴與認同，自然容易建立對醫療團隊之信心、對病人而言，更有助於治癒效果之達成。

建立良好醫病關係，正是樹立醫師本身形象與口碑之基石，醫師要在醫界建制專業權威，當以培養優質之看病習性爲上：

(一)在服裝儀容上：穿著整齊、乾淨、端莊、合宜，不宜不修邊幅，使人觀感不佳，連帶會給病人專業度不足之感覺。

(二)在動作表現上：姿態正當、面向病人、距離適當，能稍微前傾、表現注意聽、認眞聽，效果最佳。

(三)在肢體表達上：聽診觸診、身體檢查、影像說明、親近自然、手勢優雅、肢體比喻適切。

(四)在眼神接觸上：直接注視、溫馨眼神、關懷表示、避免表現出犀利、不信任、輕蔑等神態。

(五)在聲音語氣上：依病人年紀、身體狀況、接受需要等，音量大小適當、口吻尊重、語氣和善。

由上述諸多說明，可以了解醫病關係之問題，牽涉甚廣，不單純只有「醫療專業」一項，所有醫療團隊由下圖即可明白改善（進）之方向與作法。

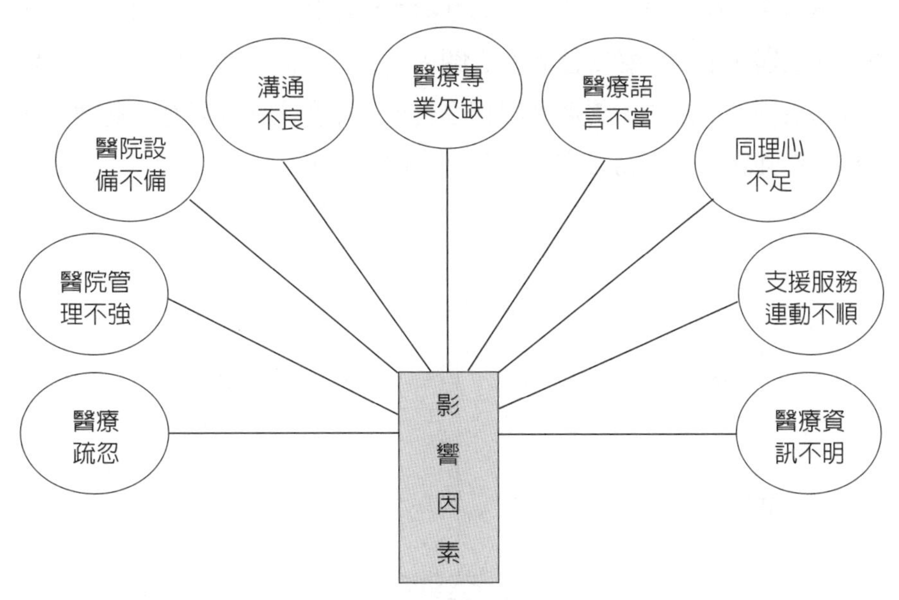

圖24　影響醫病關係圖

目前許多醫院爲培養及改善醫療人員之態度與溝通知能，聘請假病人以供實習及臨床驗證，亦有試辦以標準化病人扮演魔鏡，讓醫師看到自己問診技巧與臨床專業上之盲點，得以檢討改進，又另有以實習醫師扮演病人親自體會生活之痛苦，診療之心境，以及主治醫師醫治之態度與技術，凡此均以實際之情境供醫療人員觀察、體會與思考及檢討，對培養同理心、建立正確看病態度、提升溝通能力，有相當大之裨益。

同理心在運作過程，醫師先則了解病人病痛程度、心理狀態、環境影響、親人態度等，繼而表達對病人病情與感受之反應，以及看法想法，進而使病人知悉醫師之感覺與認識，領受到醫師真心誠意想治療好病人之病情，因而在雙方同理心基礎上，相互傾聽領悟，醫病雙方之實際情感與感覺，醫師也更容易對症下藥，如此「易位體會、換位思考」、彼此感覺以及同理心情等作用，必可減少醫病雙方之誤會，增進醫病雙方良好互動。

醫療專業越來越重視病人主體性與服務成效，自然會將醫療導向迥異以往之醫療環境，影響醫病間之關係。若以工商事業之作法，係以顧客導向爲經營之主軸，對醫療服務必有更大更多之連動效應，此效應是否爲醫界強調提升服務之本旨，容有探微之處。

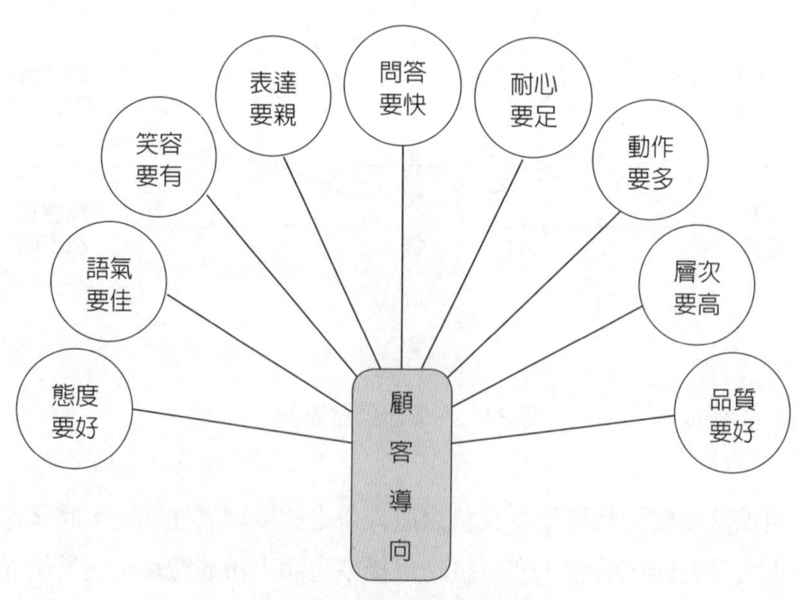

圖25　顧客服務導向圖

又病人與家屬求治心切，對於醫療團隊之要求必高、醫療要快、醫病要好，但有無「同理心」去感受醫師與醫療人員之情境，如工作負荷是否重？病人是否多？醫師之時間是否足？各病人陳述是否明確？各種病人之病情是否複雜？病人或家屬之要求是否高？在短時間決定醫治方法是否壓力大？凡此種種，若能觀察思考，對醫療人員之處境必能多幾分體諒，在自身就醫時，以較貼心、謙和之方式與醫師互動，而非一味要求醫療人員，甚而態度惡劣、肢體動作不當或任意指摘診療過程，是以同理心亦爲病人或家屬對醫療團隊之必要修持，減少醫病間無謂之衝突。

玖、醫療糾紛解決新機制芻議

醫療糾紛事件發生，對醫師或病人都是沉重負擔，經過長時間之訴訟，雙方常常都是輸家，如何解套，一直是各方重視之問題，衛生福利部及前身行政院衛生署也積極研議在其職責內有無解套之方案，例如曾推出「生育事故救濟試辦計畫」，對生育事故者給予救濟，最高爲200萬元，自2012年起，實施三年，有276件補償案，認同者表示能解決部分醫療糾紛之發生。

又醫界爲解決醫療糾紛長期帶給醫師之壓力，多年來一直積極推動醫療紛爭合理解決方法，思考如何發展建立醫病雙贏的醫療糾紛解決之機制，包括刑事責任之減免或強化調解機制，或補償制度等，其中刑事責任部分，有諸多意見，如除罪化、除刑法或去刑法或限縮醫療刑事過失責任成立之要件，或者以刑責明確化規範醫師刑事責任，或者以刑責合理化減輕醫師刑事過失責任，或者以刑責嚴格化，明確規範醫師刑事責任，或以民事責任代替刑事處罰。

在各方提出之修法意見中，有主在醫療法第82條之1增訂：「醫事人員執行業務，致病人死傷者，以故意或重大過失爲限，負刑事責任。」「前項所稱重大過失，係指嚴重違反注意義務且偏離醫療常規之行爲。」「醫事人員執行業務，因重大過失致病人死傷者，處五年以下有期徒刑或拘役，得併科五十萬元以下罰金。」；又有主張增訂醫療法第82條第3項：醫事人員執行業務，致病人死傷者，以故意或明顯違反醫療常規且情節重大者爲限，負刑事責任。行政院2012年12月13日院會通過，於12月18日送立法院審議之醫療法第82條之1修正草案：「醫事人員執行醫療業務，以故意或違反必要之注意義務且偏離醫療常規致病人死傷者爲限，負刑事責任，但屬於醫療上可容許之風險，不罰。」「前項注意義務之違反，應以該醫療領域當時之醫療水準、醫療設施及客觀情況爲斷。」法律界包括法務部認爲：修改刑法涉及全民權益，應廣納及傾聽各界意見，再行評估修法之必要性及條件之論調，邏輯上有可受公評之處，而且因醫療過失起訴率及定罪率都低，醫師因判刑而服刑者鮮少，再從法之整體性以觀，不應爲醫界除罪，避免有不符合平等之原則，而且世界許多國家如德國、日、韓等，仍有醫療刑事責任之處罰，醫界認爲除罪才能確保醫療品質，理由不合理。醫界則強烈要求醫療刑事責任合理化，其論點甚多，有認爲不限縮醫師刑事責任，將出現「醫師跑法院、律師跑醫院、病人在醫院法院間奔走」之奇特現象，因之強調「醫療糾紛」與「健保體制」，是造成醫療體系逐漸崩解的主因。除重大疏失外，不應走刑事，循民事才是正確途徑。而且，期盼修法加強民法侵權行爲的救濟。醫療刑責合理化不會顛覆刑法體系；相反的，有助於解決目前醫病關係緊張，讓醫師無後顧之憂，減少防禦性醫療，改善五大皆空之窘境。巨觀而言，對大多數民眾有利的，微觀來看，即便發生醫療糾紛之家屬，也是利多於弊。而且，縱使在傷害發生後，亦可經由合理的風險補助得到配套解決，減緩日益增加之醫療爭議事件，改善醫病關係促進社會和諧。

又行政院於101年12月13日通過「醫療糾紛處理及醫療事故補償法」（草案），（下稱醫糾法），於12月18日送請立法院審議，本草案係以「促進病人權益保障」爲核心，分別以「調解制度」及「補償制度」兩大機制作爲解決醫療糾紛之模式，而且以「調解前置」之訴訟外解決醫療糾紛之方式疏減訟源；並參酌紐西蘭及北歐等國所採之「不責難制度」，規劃頗具本土色彩之補償制度。

有關調解前置原則，在第10條規定，立法院已初審通過，「病人或其他依法得提起民事訴訟之人，未依法申（聲）請調解者，不得提起醫療糾紛事件之民事訴訟。」「未依前項規定申（聲）起請調解逕行起訴者，法院應移付管轄之調解會先行調解，或依民事訴訟法第424條第1項規定辦理。」「時效應依第8條第2項申請調解而中斷者，應於調解不成立後六個月內未起訴者，視爲不中斷。」，另行政院版第11條：「檢察官偵查或法院審判之刑事案件涉及醫療糾紛爭議時，應函請或移付管轄之調解會先行調解。但經被害人、告訴人或自訴人明示不同意者，不在此限。」

又補償機制部分，行政院第31條規定：「醫療事故之補償，以中央主管機關作成審議決定時，有相當理由可懷疑醫療事故之發生非因醫事人員之故意或過失，亦非醫事人員無過失爲限；有下列各款情事之一時，不予補償：

一、應依藥害、疫苗預防接種或依其他法律所定申請救濟。

二、屬於病人原有疾病之病程進展致生意料中之死傷。

三、非以治療疾病目的之美容醫學醫療行爲。

四、同一醫療事故已提起民事訴訟或刑事案件之自訴或告訴。但下列情形，不在此限：

(一)民事訴訟前於第一審辯論終結前撤回起訴。

(二)告訴乃論案件於偵查終結前撤回告訴或於第一審辯論終結前撤回自訴。

(三)非告訴乃論案件於偵查終結前以書面陳報不追究之意，並獲檢察官處分不起訴確定。

五、申請補償資料虛僞或不實。

六、本法施行前已發生之醫療事故。」

第32條第1項規定：「給付補償後，有下列情形之一者，中央主管機關應以書面作成處分，命受領人返還：

一、有具體事實證明依前條規定不應補償。

二、同一醫療事故於補償後，提起民事訴訟或刑事案件之自訴或告訴。」

另立法院初審時，新創調解前初步鑑定程序，於第7條增設：「中央主管機關應自行或委託專業機構或專業團體辦理下列事項之初步鑑定：

一、醫療行爲與不良結果有無具有因果關係。

二、醫療行爲有無符合醫療常規。

醫療（事）機構於進行關懷時，應主動告知病人、家屬或其代理人有關初步鑑定之資訊。

病人、家屬或其代理人得檢具病歷複製本並支付費用，向第1項機構或團體申請初步鑑定。

第1項醫療糾紛事件初步鑑定，應確保公正、客觀，並以雙向匿名方式處理。」

台灣台中地方法院對於改善醫療糾紛制度甚爲重視，於2012年5至8月間密集與衛生福利部、台中市政府衛生局、台中縣市醫師公會、台中榮民總醫院、中國醫藥大學附設醫院、中山醫學大學附設醫院及彰化基督教醫院等研商解決醫療爭議試辦制度，於8月起推動三項新制：1.試辦醫療調解，2.試辦醫療專家諮詢，3.試辦醫療鑑定，由各醫學中心推薦醫療調解委員、醫療諮商委員及醫學中心擔任初步鑑定，試辦以來，有相當成效，對釐清醫療行爲之事實，醫病雙方之溝通和解，大有助益，其由醫療專家協助，可補足法官或調解委員醫學專業之不足，獲得高度肯定，其後逐漸爲台北、新竹、彰化、高雄等法院採用，或試辦一項或二項或三項新措施，是此新試辦制度，對解決醫療糾紛有正面功能。

醫療糾紛處理及醫療事故補償法草案公開後，醫界、法界與社會大眾爭論不休，迄未能達成共識，贊成者認爲通過後有助於處理醫療糾紛，病人可適度得到補償，可以保障病人權益；反對者，認爲許多醫療糾紛意在追出眞相，不給眞相，不能解決問題，有補償機制，醫療糾紛可能不減反增，對醫病和諧無所助益，還可能摧毀急性醫療體系。

臨床醫療上，治療工作具備高度不確性、差異性、風險性，而且病人間相同疾病亦常有不同之反應與變化，造成難以預期又不易克服之副作用，有許多國家乃重視投保醫師責任險，實施風險避讓，在美國、法國、北歐、紐西蘭等國家，立有不責難補償制度，對病人之醫療風險給予適度之救濟措施。

大型醫院醫療人員工作上負責的病人多、負荷重、壓力大，並無力拒絕，致醫院乃有「血肉醫院」、「黑心醫院」之說法，由於成大醫師過勞猝死、奇美醫院醫師過勞傷害、長庚醫院醫師過勞腦傷等發生，接著傳出住院醫師如同戰神，護理師有如戰鬥陀螺，藥師如同機器人，令人同情，逐漸出現「醫護過勞，病人不保」、「醫師過勞死傷，病人不安」等聲浪，目前台灣之醫療體系已逐漸大型化，集團化與財團化，個人診所與小型醫院之存在空間日爲緊縮，大型醫院主控大部分醫療資源，應思考如何幫助醫療人員，其方法諸多，爲醫療人員投保使其安於工作，斯乃重要之德政。

上述醫糾法能否得到共識？ 是否可立法完成？有不少不同聲音，2015年5月31日全國醫師聯合會召開「全國醫師共識會議決議，醫糾法草案疑慮深，歧見多，立法程序不宜繼續進行」，再衡之現時氛圍尙需相當時間，從風險管理角度，做好醫療風險預測評量，實施醫療風險預防管理爲上上策；再者，危機管理機制亦應強化，規劃一套完整之作業，萬一發生醫療糾紛時，立即啓動協助醫療人員，能有秩序、有方法收拾善後，減少與降低醫護人員之困擾與負擔，相信是給其他醫院同仁安心丸，讓同仁深刻體會醫院與同仁站在同一條線上，能同甘共苦、分勞解憂，相對地也更願投入工作，盡其所學所能，服務社會。

拾、醫療法律教育與研究

個人對於醫療法律有相當興趣，曾花費時間研讀，學而有所得，應聘在大學擔任教席，曾先後講授醫療法規、醫事法規、公共衛生法律及醫療政策與法律等課程，學生有醫學系、公共衛生學系、醫療產業學系及研究所，逐漸對醫療領域之法規有相當之認識，並有整體性結構觀念。

又撰寫文章是興趣之一，本於對醫療法規之研究，先後論述有「醫療法律經絡圖像」、「認識醫療風險，創造醫病多贏化」、「藥害救濟，減少醫病訟累」、「醫療文書之法律效果」、「醫療契約，掛號就生效」、「重專業輕法律，小心吃官司」、「簽保證書，不一定掛保證」、「醫院管理要有法律風險意識」、「認識醫療風險，創造醫病多贏」、「友善醫療互助，預防醫療糾紛」、「醫療過失高額賠償法律解碼」、「仲裁協議，解決糾紛不必打官司」、「藥物濫用之在監費用與醫療費用比較分析」、「生醫科技研發應用，重視法律風險」、「科技發展與法律風險評斷」、「生技大躍進，法律迎挑戰」「醫學倫理與醫療法律風險」等相關文章，分別收錄在法律簡單講、法律風險防身術及《聯合報》作家部落格內。

有關醫療相關法律議題，甚為廣泛，本人近幾年來，將研究之結果先後在台灣省婦科學會、台灣醫院協會、台中市醫事法學會、中華談判管理學會，以及台灣大學醫學院、中國醫藥大學、中山醫學大學、振興醫院、逢甲大學等舉辦之研討會，論壇等，報告「醫療新科技與法制發展」、「醫療糾紛與醫師自我保護」、「醫療擁抱法律之深度思維」、「無機成長管理與醫院經營策略」、「醫病關係與風險管理」、「跨領域科技整合與專業異質融合初論—以法律實用學為例」、「新科技法律議題」、「醫療法律與風險管理」、「醫師責任與法律風險」、「醫病關係與法律風險衡量」等。

中國醫藥大學、中山醫學大學、高雄醫藥大學、台灣護理人員協會、台灣大學附設醫院、台中榮民總醫院、彰化基督教醫院、中山醫學大學附設醫院、中國醫藥大學附設醫院、台中市醫師公會、彰化縣醫師公會等，曾前後邀請本人專題演講，其題材包括：「醫療契約與病患權益」、「醫病關係與法律風險控管」、「醫病權益關係與法律責任」、「醫病關係與風險預測」、「醫病關係與法律風險預測」、「醫療行為的風險管理」、「醫院管理與法律風險避讓探微」、「從醫療案例談法律風險防範」、「醫藥學群與法律專業對話」、「醫療世界與法律風險連動論證」、「醫學倫理與醫療法律風險」、「醫療與科技應用法律實務」、「當前科技法律訴訟實務」、「科技法發展與法律風險評斷」、「醫療司法程序與訴訟攻防心法」、「醫療鑑定在司法訴訟之運作與實務」、「醫療資訊與法律」、「醫病關係法律風險意識」、「醫師法律責任風險」、「醫療鑑定與司法實務」、「醫院組織公司化之發展趨勢」等。

近幾年來，主持中華法律風險管理學會，以及以往擔任地檢署檢察長期間，曾與基隆市醫師公會，台北市醫師公會，高雄市醫師公會、桃園縣醫師公會、新北市醫師公會、台中市醫師公會、台中縣醫師公會、大台中醫師公會、中山醫學大學附設醫院、中國醫藥大學等共同舉辦法律與醫療研討會、醫事法學及醫學倫理、醫療與法律風險、醫療法律研討會、醫療民事糾紛與紛爭預防與醫病關係、醫病關係協調處理研討會、醫療法律研討會等，並多方闡釋醫療法律責任、醫療糾紛、司法訴訟實務等課題，讓醫療與法律有更多接觸與對話。

本書之推出係中華法律風險管理學會成立以來，繼出版《法律風險管理跨領域融合新論》、《工商事業活動與法律風險管理》二書後，出版之第三本專論，其間為使醫療事務與法律風險管理議題得以較全面性與基本問題之闡釋，經由同仁再三研究確立方向，邀請司法界、律師界、學界及實務專家著手研究撰稿，經過一年時間，各學者專家陸續撰寫完畢，經審查送請原作者增修調整，使本書更具參考價值。

醫病關係爲當前醫界、法界及社會最爲關注之議題，本書即以醫療事務與法律風險管理防範爲主軸，深入探究醫療事務、醫療業務、醫療行爲與醫病關係之法律風險課題，首先以「解讀醫療與法律暨風險管理之象限」代序言起頭，接著論述「從醫療過失案例探索法律適用與訴訟之風險實務」，以明司法實務之見解與醫界需注意之法律風險問題，繼而申論「告知後同意原則於臨床上使用之探討—過度簽署同意書之風險議題」，指出簽署醫療上常用同意書之涉及問題，再「從司法裁判檢討過失共同侵權行爲概念與醫療危險責任之分配」，而醫法關注之存活率問題，以「醫師對病患損害賠償之風險評估—談存活或治癒機會喪失」乙文詳予說明，其次醫療糾紛之處理與解決方向爲各方所重視，乃以「醫療糾紛的法律風險管理思考」、「醫療糾紛法律風險與醫療責任保險」、「由法律面論醫療機構處理醫療糾紛之風險管理」分別從不同視角提供解決思路與方法；再者，近幾年來法院對於解決醫療糾紛越來越重視，有諸多法院推動新機制，其中台中地區試辦成效良好，遂以「改善台灣民事醫療訴訟制度芻議」，詳細解說台灣醫療糾紛現況、台中地院醫療糾紛處理試辦制度省思，提出改善民事醫療訴訟制度之作法。同時，防範醫療糾紛發生，做好醫療糾紛之處理事務，爲各醫療院所極爲重要之工作，乃以「醫病關係與法律風險衡量防範」，提供法律風險管理對策，防範醫療糾紛具體作法以及處理醫療糾紛之方略，末則收錄「醫療個資與隱私權之法律風險防範管理」，探索醫療個資保護、隱私權保護及資訊安全之衡量防範事項，使醫療事務與法律風險管理之連動有完整之輪廓，相信各該論述，已足顯現醫療事務最重要部分與醫病關係及醫療糾紛控管治理之圖景。

醫病關係之法律問題與醫療糾紛處理，近年來一再引起社會高度重視，本書之論述可使社會一般人、病人與家屬以及醫界從業人員全面性了解醫療事務法律規範、醫病法律關係、醫療糾紛處理及醫療司法訴訟法等方方面面，而爲聚焦視角，主要從醫師角度研究，對於病人端之問題不列爲重點，以凸顯醫療事務圖像，期待關心醫療問題之有識之士，得以了解其全貌，共同爲減少醫療糾紛、提升醫療品質努力，而爲利於研讀，本書各篇文章之敘述，以一般人能了解之語言說明，不以艱澀之法律專業語言闡述，俾能擴大閱讀推廣之目標。

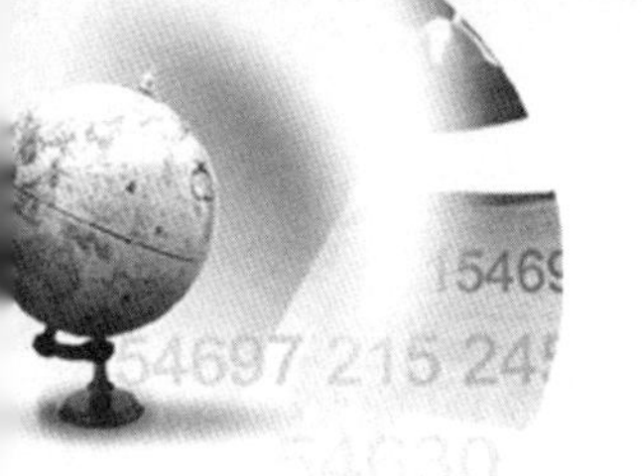

目　錄

第一章

從醫療過失案例—探索法律適用與訴訟之風險實務

施茂林、陳維鈞*

壹、醫療法律風險觀測

貳、醫療過失與司法案例解析

參、醫師說明告知義務之法律風險

肆、認定醫療過失之風險評量

伍、醫療過失損害賠償責任與法律風險分析

陸、司法訴訟攻防與證據之風險圖譜

柒、踐行法律風險管理—代結語

摘要

醫療爭議（糾紛）案件可謂係醫病雙方最沉重的負擔，經多年訴訟，對醫病更是長期精神壓力，簡直是一場夢魘。從台灣近五十年之司法案例觀察，醫療事故之案例層出不窮，代表醫療科技再如何進步，醫療技術再如何提升，仍難免有醫療過失之發生，亦即醫療法律風險之出現，成爲不可避免之問題，從醫療過失案件認識醫療行爲之疏失、原因、法院認定標準，有正面之意義與價值。

醫療司法案例中，有判決有罪或需民事賠償責任，也有判決醫療人員不需負過失責任，其中關鍵何在？可由判決理由中尋得其脈絡，了解究係過失情節明確、舉證不足或訴訟風險警覺性缺乏或攻防方法無方，進而闡述風險對策，提醒醫界需培養醫療人員具有法律風險意識，踐行法律風險管理制度，防範法律風險責任實現。

醫療過失之司法裁判涉及面相甚廣，本文乃擇其最重要之法律與訴訟風險論述。其一爲醫師說明告知義務之實踐程度與法律風險情況，其二爲民刑事案件對於過失責任之判定標準與論據，以及其於訴訟中之風險評量，其三爲民事過失損害賠償之範圍，請求項目金額與趨向，並解析其法律風險所在，其四爲論陳司法訴訟攻防與證據之風險圖譜，以及鑑定之風險知覺，俾參閱者深刻體悟訴訟生死鬥與克敵制勝之法門。

司法民刑事判決，所涉及之醫療業務之類別甚爲多樣，各法院對同類醫療行爲之法律見解，亦多岐相異，雖大部分判決並非判例，其拘束力有限，惟從法律風險管理角度觀之，各民刑事判決之審理結果與判決見解，代表法官對醫療事故案件之看法，就類似案件，存一定法律風險，而不同見解更是法律風險源，對了解法院認定醫療過失之標準有其意義，也提供醫界從不同觀點體會法律風險之多面向，做好預防管理最爲上策。

關鍵字：說明告知義務、醫療過失、損害賠償、舉證責任、鑑定醫療法律風險管理

壹、醫療法律風險觀測

當醫病關係發生衝突或互動不和諧時，常有醫療訴訟，此醫療爭議（糾紛）案件可謂係醫病雙方最沉重的負擔[1]，對病家而言[2]，短期之理論及爭取公道，沒有想像的容易解決，長期之訴訟中，充滿了諸多無奈，內心有無數憤怒、痛心與不滿，或多或少存有許多心理陰影[3]，外界則在檢視醫療爭議案件中，發現病人得到民事賠償之案件不如預期之高，金額亦不多，直覺認爲白色巨塔之資源較爲豐富，也直批醫療主管機關不負責，而就醫院與醫護人員角度，認爲醫療有太多不確定性與風險機率，醫師不是上帝，也不是神，以人做神之工作，總非人之能力所及，病人常利用各類管道施壓、申訴、要求、索賠，若不滿意時，以刑逼民，告訴醫療人員刑事犯罪，而且訴訟時間冗長，長達二、三年之久[4]，造成醫療人員長期精神壓力，簡直是一場夢魘[5]。

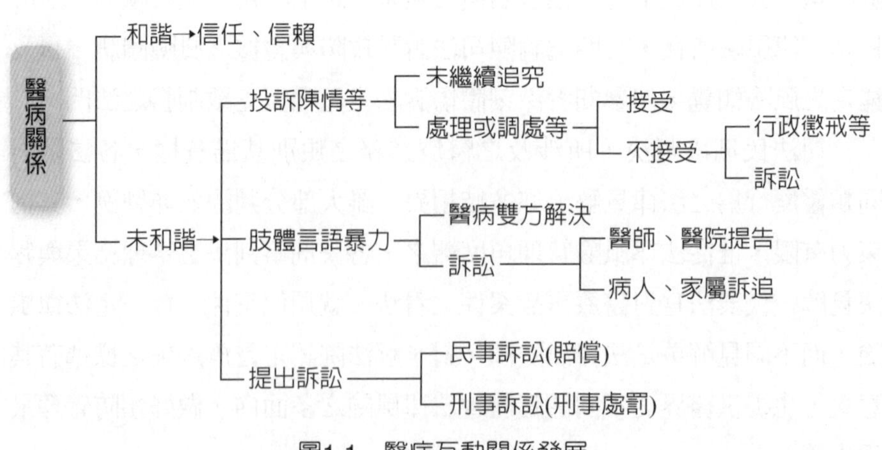

圖1-1　醫病互動關係發展

醫療關係處理出狀況或醫療行爲有閃失或病人與家屬有所疑義，常會發生醫療糾紛，從個人長期觀察，醫療糾紛之主訴原因致爲：(一)醫療不當；(二)診療錯誤；(三)延誤治療；(四)延誤轉診；(五)用藥失誤；(六)接生不當；(七)手術不當；(八)術後服務不良；(九)急救不當；(十)護理不當（不周）及其他原因等，其中有者因醫療過失所致，部分則未必係醫療行爲有疏忽[6]。

再從醫療糾紛之原因種類與背景分析，與下列各情況有關[7]：

(一)服務不周、態度不佳所引起。

(二)收費過高或家屬不滿意收費所引發。

(三)不明第三人之行爲而導致就診治療所引發。

(四)診療過程未詳爲告知所引起。

(五)誤診、漏診所引起。

(六)不滿意醫療程序所引發。

(七)醫療或手術有疏失不當之處引起。

(八)醫病關係信賴不足所促發。

(九)醫療知識進步、不滿醫療品質所引起。

(十)第三者介入所引發[8]。

由之可知醫療糾紛相當複雜化，在處理醫療糾紛時，其醫療過失有關者，需尋根究源，找出其不滿、不服與不甘之源頭，對症下藥，有效處理，避免步上訴訟之路。

又由司法、醫療事故之案例觀之，經法院判決，不負過失責任之醫療糾紛多端，僅提出下列情形供參[9]：

(一)死亡之原因與治療行爲無關。

(二)死亡原因，爲意外之事故（呼吸衰竭、突發性心臟病、低體重兒）。

(三)手術治療已盡力，並囑轉至設備較佳醫院救治。

(四)手屬前，患者不同意，又不依醫師囑咐轉院致惡化。

(五)死因爲瀰散性亞急性間質性肺炎併局部急性發作，致敗血病休克死亡，推斷爲病毒性感染，目前醫學上無特效藥物可以治療。

(六)病童父母未告知吃花生阻塞呼吸，醫師疑爲肺炎併發膜炎未及時移除，致膜病變癱瘓。

(七)意識清楚，生命徵象不穩定，急診施以插管治療，已依衛福部訂定感染管制查核標準執行，且加護病房設備合乎標準，配置人力與設備，合於當時醫療水準，感染力較之先進國家相當，並無過失。

(八)產婦剖腹產死因爲羊水栓塞併子宮傷口持續出血，此泛發性血管內血液凝固症出血休克併呼吸衰竭，非產後失血過多之因，醫師生產及施救過程均合醫學常規。

(九)甲狀腺機能亢進合併甲狀腺癌非常少見，簡易診療不易發現，醫師處置合於醫師常規。

(十)胎兒肢體缺失畸形LRD，不是產前超音波檢查所造成。

(十一)心臟患者問診，輸血太多產生心臟衰竭，判決認爲輸血正當，速度亦正常。

(十二)產前超音波檢查受限於胎兒姿勢、羊水量等因素，難以檢出（左上肢）畸形。

(十三)爲39週孕婦施打催生素致昏迷，羊水栓塞，連同胎兒死亡，判決認爲羊水栓塞爲過敏反應，催生合於醫療常規。

(十四)羊水栓塞症、麻醉突發症、腹膜炎合併腸麻痺症等，無法預防。

(十五)病人自行跳樓，與設備無關。

(十六)未參與醫療行爲。

(十七)死因不明，無法認定治療有過失。

足見醫療事故案件，仍需有故意或過失方有民刑事責任，而醫院與醫護人員均心存善念，以救人為職志，謂其有故意情事，難令人置信，故醫護人員要有信心，充分發揮智能，使醫病雙方達致雙贏局面。

長久以來，醫病互動關係係社學學者關注之主題，有關醫病關係是共向或對向，是共識或衝突，是平等或不對等，均值得深入探討，無可諱言，醫療自主與醫療管制之事實，使醫病關係成為不平等關係，病人常屬弱勢一方，要使雙方接受之模式以醫病共同參考為要，由醫師協助病人促其自主自立，病人則參與討論，配合醫療任務，藉醫師專業解決病痛，如此醫病協商調合，讓病家清楚了解醫療過程，可減少醫療上之誤會[10]，藉此可減少衝突之風險。

這是個風險社會，風險長存於公私生活領域中，任何人無法避免風險之來襲，最重要的是要能做好風險管理，擁有正確之風險意識。就醫療業務而言，要如塔雷伯（Taleb N. N.）所言，別認為沒有波動，就沒有風險，平常就需小心風險數據表達之意涵，與風險共存榮，以降低醫療風險之發生[11]。

醫療業務在解除減少病人疾病與痛苦，常面臨不可預期性與突發性，具有相當之醫療風險問題，是一項艱鉅之挑戰，若發生醫療上變動，產生醫療疏失，必帶來法律風險，醫院與醫護人員對於法律風險需要能予辨識，進以衡量風險（Measurement and Andysis），選擇法律風險對策，進行法律風險避免、控制、損害降低、風險移轉等措施[12]。

法律風險管理旨在制定策略，識別確認影響組織潛在危險，進而管理法律風險使其在可接受之風險冒險（Risk Appetite），合理擔保法律風險治理之目標，其操作上可分三個階段：法律風險預防管理、危機管理及復原管理、可避免風險實現，設法降低風律風險之損失[13]。換言之，醫院本此意旨，應管理好法律風險，而非讓風險管理牽絆住，做好醫病關係之法律風險預測、評量、隔離、防阻等工作，減少醫療糾紛之發生[14]。

又醫療糾紛為醫院參考避免之風險，有關其影響之深度不能忽略，認識越深，體會越多，必更願作法律風險管理工作：

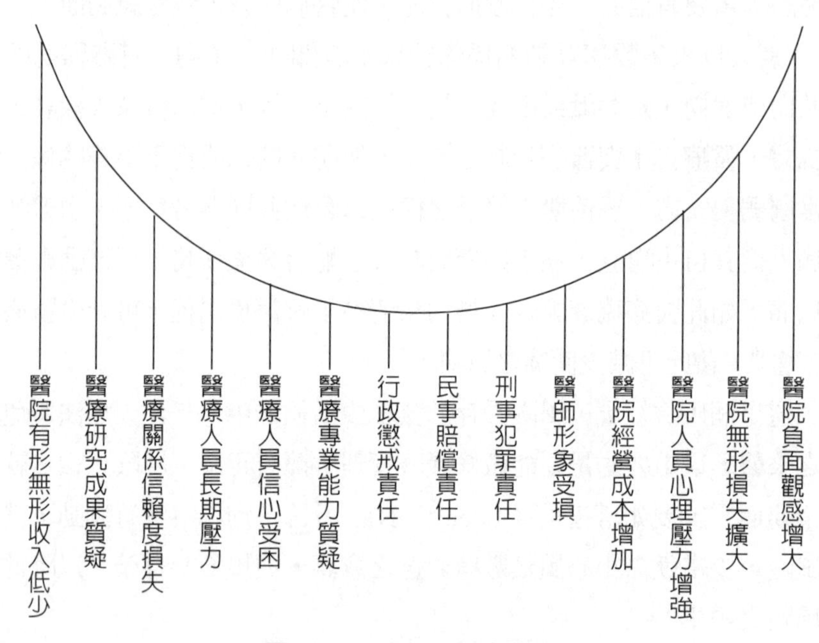

圖1-2　醫療糾紛影響面向

從法律險管理角度，醫療糾紛發生，不能輕忽，需採取正面、正向及積極態度作回應，迅速採取有用之處理對策。

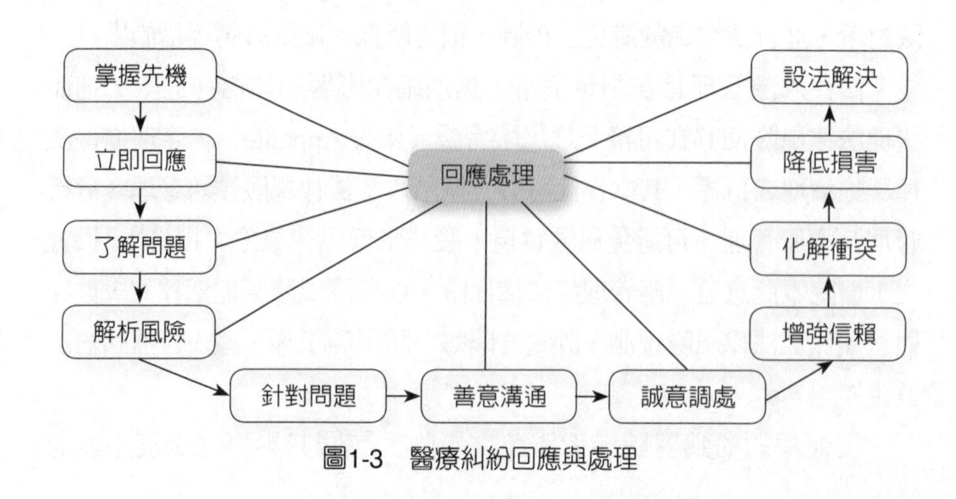

圖1-3　醫療糾紛回應與處理

醫療產業風險管理，如同風險管理體系，係一全面性、系統性之策略與方法，設法成爲醫療體系之特有價值，形成優質之風險文化，有相同之法律風險意識，降低醫療事故發生機率，以減少法律風險事故之發生，爲團體共同目標[15]，而降減醫療事故之方式諸多，如就醫院本身發生醫療過失案件好好檢討、盤點、釐出過失原因、關鍵及處置失當處，進而尋改善與預防之作法，形成新的法律預防管理，正是最好之法律復原管理，而由其他醫療體系發生之醫療過失事例借鏡，經由檢視分析、辨識等探得其醫療過失之源由、原因、存在危機、現有作法盲點與過失之所在，印證自己醫院之操作方式，相信他山之石可以攻錯，尋得有利於醫院防範法門，也呈法律預防管理體現。

當醫學糾紛發生後，如何處理，以減少醫病雙方困擾與壓力，有不同之論據，當以功能性、便捷性與實益性之考量，可採下列作法：其一是採無拘束之協商試行化解衝突，其二採如現行調處先行方式，緩和醫病爭議；其三爲直接進行調解，調停醫病關係差距，儘早和解落幕，其四則爲先行鑑定，釐清醫療爭執點，由醫療之疏忽與否，利於雙方各自考量可接受方案；其五爲進行訴訟，不論檢察官告訴或逕行提起民事訴訟，在訴訟進行中進行調解，最爲直接快速有效率，而爲便於協議，仍先研究、辨明未能治癒與死亡等原因與責任歸屬，使雙方容易直接切入主題磋商解決或便於偵審終結，其中之處理過程，可用在法律風險管理之模式靈活運用。

本文廣泛蒐羅論列之民刑事醫療事故案件，包括第一審、第二審及第三審民刑事判決，所涉及之醫療業務之類別甚爲多樣，各法院對同類醫療行爲之法律見解，未必相同，且大部分判決並非判例，其拘束力有限，惟從法律風險管理角度觀之，各民刑事判決之審理結果與判決之見解，代表法官對醫療事故案件之看法，就類似案件，存有法律風險，而不同見解更是法律風險源，對研究司法機關認定醫療過失之標準有其意義，也提供醫界從不同觀點體會法律風險之多面向。

貳、醫療過失與司法案例解析[16]

人非萬能，凡人為作用或多或少均有差錯發生，其在醫療行為上，何其不然，從台灣近五十年之司法案例觀察，醫療事故之案例層出不窮，雖然醫療事故是否負民刑事責任，以醫師有無故意或過失為斷，而且尚需審認醫師是否具備違法性之認識[17]，但醫療事故之案件未曾減少，代表醫療科技再如何進步，醫療技術再如何提升，仍難防免醫療過失之發生，亦即醫療法律風險之出現，成為不可避免之問題，這代表從醫療過失案件去認識醫療行為之疏失，有其正面意義與價值。

為了解醫療事故中，涉及醫療過失情形，經多年來蒐羅之案例，擇其重要與具代表性案例，分門別類列述如下[18]：

一、治療不當

1. 未詳細了解病史，作必要之檢查，輕率診斷投藥。
2. 未使用聽筒，只憑經驗，診斷為感冒，經注射退熱針及強心針，以致死亡。
3. 以雷射為人去疤，因治療不當致顏面潰爛。
4. 兒童玩耍跌傷，醫師未發現玻璃刺入後腦，致病情惡化不治。
5. 未妥適縫合切除之胃及大腸手術，致腹膜炎死亡。
6. 對服用比林西等藥物而中毒現象之嬰兒，未注意脫水狀態，及時予以解毒而死亡。
7. 取下心電圖貼片，未能及時觀察病情變化，搶救不及死亡。
8. 技術拙劣，誤插管入其他器官致死。
9. 未為子宮弛緩出血產婦注射止血針、子宮收縮劑及紮緊動脈，致失血過多死亡。
10. 明知胎兒難產，仍連續注射催生針。
11. 產婦生產過程中，不注意生產過程，造成產婦大量出血與胎兒均告死亡。

12.產婦生產後，未注意子宮內殘留有胎盤，乃予縫合致大量出血休克死亡。

13.拔牙致血流不止死亡。

14.誤診而拔錯牙齒。

15.智齒拔牙，注射麻醉劑量與方式不當，成爲植物人。

16.未進行切片檢查，誤診爲乳管癌予以治療。

17.變性手術，以固定綳帶綑綁左大腿過失，造成左足下垂。

18.內診使用擴診器撐開陰道檢查，造成處女膜破裂流血。

二、診斷錯誤

1. 誤爲盲腸炎予以開刀。
2. 誤爲顱內出血而予手術。
3. 未辨明患者爲蜂窩性組織炎（腿部疾病），誤爲急性潰傷，未加適當治療，致敗血症。
4. 未診斷清楚，致其處方用藥不合於病症及體質。
5. 幼童因腸炎中毒，致排出多量水分、電解質而誤診爲胃炎。
6. 肝臟破裂誤爲橫膈膜破裂。
7. 子宮外孕誤爲腸炎。
8. 心肌梗塞誤診爲胃潰瘍，進行無效醫療。
9. 未注意子宮外孕，二日後劇痛始行發現，疑大量出血，方進行人工流產。
10. 誤將唐氏症之染色體誤判爲正常染色體，致孕婦未實施優生保健墮胎，產下唐氏兒。
11. 手術後未診斷有感染，致左眼無光感。
12. 病人身材無肥胖，疏未注意而開減肥藥服用，昏迷致死。

三、手術不當或失誤

1. 將紗布、手術刀、針線或毛巾等留在體內引起感染。
2. 粗心致開刀部位錯誤。
3. 手術操作粗糙，損傷組織或器官。
4. 胸腔手術中，誤切斷乳糜管。
5. 依錯誤之檢驗結果手術。
6. 誤掛病人名牌致工作人員推錯而予開刀。
7. 不依標準作業流程，致手術失敗。
8. 出血過多，致患者失血性休克死亡。
9. 止血不當。
10. 手術不當，發生空氣栓塞。
11. 手術縫合不良。
12. 手術右鼻腔，割斷視神經及動眼神經，致右眼失明。
13. 甲狀腺腫瘤手術後，致反喉神經麻痺失聲。
14. 做心內膜切片檢查時，造成心肌穿刺，大量出血。
15. 隆乳、隆鼻等失敗受傷。
16. 醫師指示助手開刀，因技術不良切斷大動脈，血流不止死亡。
17. 接生嬰兒時，將嬰兒肩膀拉出脫臼殘廢。
18. 結紮後仍受孕。
19. 爲病人開刀；操作不當，致固定對極板之大腿焦黑。
20. 切除左側卵巢，竟連右側卵巢一起切除。
21. 胃切除後，誤接小腸下端迴腸處，造成腸呼吸不良，器官萎縮消瘦死亡。
22. 乳房重建手術後，一大一小，無法穿戴胸罩。
23. 中醫推拿，造成四肢癱瘓。
24. 右手食指骨折手術，變成僵硬無法運用自如。

25.手術切除子宮肌瘤，將子宮、子宮頸、卵巢一併切除。

四、麻醉不當

1. 麻醉方法錯誤，致休克。
2. 使用麻醉量過多致死。
3. 病人爲特殊體質，未予測試致死亡。
4. 全身麻醉病人尚未恢復穩定即送回病房，發生狀況死亡。
5. 病人體能不堪負荷全身麻醉，疏爲第二次麻醉致死。
6. 未事前檢驗對麻醉藥品有無過敏體質，致心律不整死亡。

五、消毒不當

1. 消毒不良致患處浮腫化膿。
2. 縫合不妥、消毒不良，引發腹膜炎死亡。
3. 器械消毒過期，造成感染。
4. 器具消毒不良，致注射葡萄糖中惡性顫慄，急救無效。
5. 爲無痛分娩注射時，因消毒不完全，致葡萄球侵入，形成硬膜外膿瘍及壓痛性脊椎炎。
6. 重複使用血液透析醫療器材，消毒不當，發生感染。
7. 糖尿病人牙科手術治療，消毒不全發生感染。

六、未做過敏或其他醫藥上必要試驗

1. 注射盤林西林、康必安、安比西林未予試驗，引起過敏性反應。
2. 皮膚病患另有糖尿病、肺結核等，疏未注意，致注射後藥物中毒。
3. 病歷上載明藥物過敏，仍予授藥，引發過敏。

4. 施打Ampiclox抗生素，引發立即性過敏反應休克死亡。
5. 腎結石就診，護士查問得知打顯影劑有過敏反應，仍予注射致過敏死亡。

七、注射不當

1. 注射時誤打中腓骨神經、三叉神經致受傷。
2. 靜脈注射而注入動脈，導致壞死。
3. 未注意幼兒因疼痛及害怕，會扭動身體，致針頭折斷留存體內。
4. 誤近神經注射，不顧患者叫痛繼續爲之，致藥液浸潤神經，造成右腕橈骨神經麻痺。
5. 未仔細讀取藥物標籤，將冰箱內藥瓶容量、標籤顏色、英文字母均迥然相異之麻醉注射劑當成疫苗注射，致一死六傷。

八、輸血錯誤

1. 血型輸血錯誤，患者因重症黃疸死亡。
2. 將感染梅毒、肝炎之血液輸與病人。
3. 將含有AIDS之血液輸與患者。

九、誤投藥物

1. 氰酸鹽混入外用藥內。
2. 使用過期藥，產生副作用。
3. 藥效與用藥標示錯誤。
4. 人工流產陰道黴菌進入血流，流至眼睛，用錯藥物，而致失明。
5. 護士誤將糖尿病用之降血糖藥放入感冒藥罐內，造成多人吃錯藥。

6. 將氰酸鹽混入外用藥內。
7. 誤將止血劑當麻醉劑打入剖腹生產孕婦，致一屍兩命。

十、誤用針劑或疫苗

1.. 注射葡萄糖，未注意是否引起發熱性副作用。
2. 爲人隆鼻，未注意所注入之人造脂肪、硫胺劑量物作用。
3. 使用過期疫苗，致嬰兒過敏死亡。
4. 護士誤將肌肉鬆弛劑當作B肝疫苗注射，致嬰兒死亡。

十一、延誤治療或轉診

1. 爲難產婦人接生，延誤處理，致胎兒腦部缺氧。
2. 子宮穿孔破裂，未緊急手術，亦未令轉院，至產後異常大量流血，未作適當救治死亡。
3. 孕婦呈出血性休克，未囑其轉院。
4. 腸管破裂誤爲膀胱破裂，以致延誤開腹手術之時機。
5. 對危急重病之患者，藉故推諉拒收，延誤治療，發生不良後果。
6. 健康檢查時，醫師未發現及診斷出末期胸腹腫瘤，致生存有機會從一期90%，降至四期25%，減少65%生存機會。
7. 逕自認定頭部裂傷，而太慢使用斷層掃描，傷重死亡。
8. 醫師批示轉院，未聯絡他醫院，將病患推至80公尺外路上，佯充病倒路人，不治死亡。
9. 白內障手術後追蹤診療遲緩，造成失明。
10.腦幹中風，遲延檢查急救死亡。
11.罹患鼻咽癌，醫師治療一年始終未發現，致遲緩手術。
12.醫師胃鏡檢查，告以胃潰瘍，實已末期胃癌，致延誤診治時間，癌細胞已擴散死亡。

十二、護理不週

1. 護理人員交接不清，致護理照顧不當。
2. 餵食嬰兒不愼，致棉被重壓窒息死亡。
3. 使用電器爲嬰兒保溫，受電灼傷。
4. 護士疏未注意，讓體衰之病人獨自入浴溺斃。
5. 投藥打針輸血時，未核對名牌，致對象錯誤。
6. 投射針劑時，誤取他病患之藥物予以注射，致休克死亡。
7. 疏未注意產婦即將生產，致嬰兒無人接生，墜地死亡。
8. 情況發生變化、未即時報告醫師急救處理。
9. 護理不週，致引流管、氣切管、注射線等脫落堵塞，窒息死亡。
10. 護士將福馬林誤爲外用鹽水倒入缸內，致醫師以此擦拭傷口，嚴重損毀眼球致失明。
11. 護士誤取碳酸作爲鹽水，爲病人灌腸致全身麻痺，搶救無效死亡。
12. 早產兒睡保溫箱處理不當失明。
13. 未注意熱水裝置，致燙傷昏迷之肺炎患者。
14. 兩位護士扶持半身不遂患者，一半未扶好致患者受傷。
15. 注射靜脈輸液露出皮下，造成局部組織壞死。

十三、檢查不當或錯誤

1. 檢驗結果報告誤繕病人姓名，致醫師判斷錯誤。
2. 檢驗、病理、放射、同位素等檢查錯誤，致研判病情失誤。
3. 血型檢查不實，誤輸不同型血型。

十四、設備與維護瑕疵

1. 簡單診所輕率收容急症患者，致設備欠週無法為妥善醫療。
2. 未將癲癇病人之病房四周牆壁及地上裝置柔軟而富有彈性之設備，導致受傷。
3. 床邊欄柵太寬，以致幼兒頭部被挾住死亡。
4. 地面光滑，病人滑倒骨折。

十五、行政管理[19]

1. 管理鬆散，醫院工友誤送不必開刀之病人至手術房手術。
2. 病人手術後在術後恢復室休息，麻醉提早解除，摔落重傷。
3. 拿錯其他病患資料，未能察覺而予手術。
4. 病患農藥中毒，未褪去衣服，致繼續吸入毒藥，加速衰竭死亡。
5. 精神病患多次自殺，就醫時家屬已特別說明，竟疏未注意，上吊自殺。
6. 疏忽致無力照顧自己之病人跌落床下受傷。
7. 灌食、餵食不當致噎死。
8. 任由非醫師手術，因技術不佳，致手術失敗。
9. 照顧不周，病人跳樓或服毒自殺。
10. 醫院環境不潔，未撲殺野鼠，咬傷病人顏面。

十六、其他

1. 判斷腦死不合法、錯誤或不當。
2. 移植人體器官不依法行事或錯誤。

醫療科技與技術與時俱進，法律也隨著經濟發展、財經變動以及社會進步有所調動，對於醫療事故案件之審理也多少會有所連動，為了解近年來法院認定醫療過失之態度與標準，特就近幾年來之案例予以分析與解碼，藉以體悟過失認定之最新見解，有助於醫療爭議事件之處理，並作爲醫療法律風險之參考。

一、誤判為大腸癌予以手術及照護不良[20]

(一)事實：病人至醫院求診，經內科醫師在病理切片檢驗未確定前，判定罹患大腸癌，後由主治醫師表示除切除外，別無他法，旋進行大腸60公分腸段手術，發生急性腹膜炎症狀，主治醫師始於翌日進行小腸之迴腸處拉出，製造人工肛門手術，卻因技術不良，致該腸灶傷口縮緊狹窄，糞便無法順利排出，遺有頻尿頻便之後遺症，痛苦不堪，須賴嗎啡止痛，請求醫院與內科醫師、主治醫師連帶賠償醫療費用、不能工作損失、喪失勞動能力損失，看護費用及精神慰撫金等。

(二)判決情形：第一、二審均認定上述醫療行爲有過失，應賠償病人損害，第三審法院判決部分廢棄，部分駁回，在理由中指出本件醫療過程有疏失。

(三)風險鑑析

1. 病人之病理切片之檢驗結果，僅係罹患「類澱粉沉積症」，無須切除大腸，內科醫師率予強調是大腸癌，即貿然切除60公分腸段，復疏未適當之醫療措施，致術後之感染擴大，推諉並無疏失之處，難令人接受，是醫師於手術前須考量是否先做病理切片檢驗，且於檢驗結果確定後，方行評斷是否手術，否則草率行事，風險機率自然增高。
2. 主治醫師抗辯：伊考慮病人之臨床症狀疑似大腸癌，又已造成腸阻塞，才安排開刀，縱屬大腸類澱粉沉積症，仍須切除腸段，手術後「大腸及小腸吻合處癒合不良」，乃屬可容許之風險，其產生之併發症，爲大腸類澱粉沉積症之進程結果，無法避免，縱爲完全康復，乃本身疾病所致，但法院認爲此前提需確定罹患大腸癌，不然所抗辯僅係卸責之理由。

3. 手術後之復原照護攸關手術之成功與否，本件病人於手術後，發生大腸與小腸接口、腹部傷口紅色及顏色較深有惡臭，分泌物從傷口冒出，解血便及腹痛，而有腹膜炎之症狀，第三天發燒，第七天出現意識不清之現象，主治醫師始決定進行第二次手術，顯然未盡診療上之注意，是以術後照護過程需充分注意手術傷口等變化，隨時採取必要醫療措施，不能忽略術後風險控管，以致發生不良變化。
4. 本件病人請求賠償看護費用、不能工作損失、外國房屋被拍賣與傢俱下落不明損失、喪失勞動能力損失、增加生活上需要及精神慰藉金等，是一典型醫療糾紛賠償各類項目之案例，目前民眾權益意識高漲，法律資訊靈通，逐漸會完整提出請求，即使以往需求不高之精神慰藉金，也求償1,000萬元，提醒醫界要有此法律認識。
5. 當前各地醫療機構處於多變、競爭及醫療科技進步神速之環境下，醫院經營面臨諸多挑戰，每一醫院卯足全力訂立目標向前衝進，大部分以開發及運用所有可能之資源爲最重要方法，鮮少注意到醫療品質與醫療糾紛事件之影響力，需知醫療形象之塑造工作在於服務過程以及防範可能之醫療疏忽，當競爭環境中，醫院之口碑與減少醫療糾紛相當重要，如病人常是走的進去，抬出來的多，或醫師口出惡言，一再指責病人「有病是自找的」云云，口耳相傳，相信當地民眾前往求治之機率必低，因之，形塑醫院形象，不能忽略防範醫療過失之工作[21]。

二、病人中耳炎成為植物人[22]

(一)事實：病人因中耳炎施行手術治療後，在恢復室尚未完全清醒，突發狀況造成病人嚴重之後遺症，並因此造成其後續之心肺衰竭、敗血性休克併急性呼吸窘迫症之損害，導致死亡。

(二)判決情形：第一、二審判決認定醫療行爲有疏失，判決醫院應賠償殯葬費、精神慰撫金等，最高法院判決駁回上訴確定。

(三)風險鑑析

1. 本件病人家屬主張醫院之主治醫師過失行爲致病人死亡，依民法第184條第1、2項前段、第188條1、2項規定，請求醫院爲侵權行爲賠償，又主張本件醫療行爲成立醫療契約關係，依醫療契約約定，本應依約善盡注意義務爲病患治療疾病，惟其受僱人醫師於手術施行過程中，因麻醉疏失造成病人變成植物人，進而導致其死亡，顯然未能依照契約履行，而有債務不履行之情形，依民法第224、227、227條之1規定，請求醫院負債務不履行之損害賠償責任。是醫院與醫師均需認知醫療行爲之過失將發生兩種請求權之競合；而病人若未對主治醫師請求損害賠償，則由醫院負賠償之責，實質上，醫院是賠償責任之最後與最重之重擔者。
2. 在手術恢復發生突發狀況之情形，並非少數一、二件，手術恢復室既非一般病房，其作用在於手術必須觀察是否造成病人之不適或其他排斥等情況而加以觀察之病房，應屬整體手術之一部分，病人護送至手術恢復室，意識又處於麻醉後微醒狀態，不能掉以輕心，負責照護同仁務必有風險意識，醫院亦需有緊急處理之SOP及急救之設施，最好能予防範，發生突發事況，能有效處置解決。

3. 病人因體質與反應之相差，對於麻醉之回應亦有不同，在醫療實務上，曾因小病接受麻醉，不到5分鐘猝死，家屬無法認同，在法庭上醫院提出諸多論據說明其不可預測性，家屬仍不願接受，因此麻醉爲風險科別，需依麻醉實施流程之作法施作，常保警覺之心，防範麻醉風險發生。

三、攝護腺手術導因檢體錯置[23]

(一)事實：病人至醫院進行攝護腺檢查，施行針刺切片手術經進行病理判讀，告知罹患攝護腺癌，爲緩和病情，病人乃赴美國加州接受機械人協助之根除性攝護腺全切除手術，惟系爭手術後之切片病理檢查結果顯示，並未發現任何癌細胞，經病人告知醫院詳查及DNA檢查結果，始確認係該院將他人之攝護腺檢體與病人之檢體錯置之過失所致。

(二)判決情形：第一、二審法院認定醫師有過失責任，判決賠償生活上需要費用及非財產上損害，第三審部分廢棄，發回二審法院，其餘上訴駁回。

(三)風險鑑析

1. 當病人切片檢體取下時，如何封存保管及輸送，醫院需有風險概念，不能有所錯失，更不能與其他病人檢體混淆誤放，除需訂有SOP作業流程外，平常之教育訓練中需再三強調提示，防免錯置之憾事發生。
2. 實施手術療程，非僅在開刀階段，尚包括前置工作，例如辨認身分、病情、是否需手術之本人以及檢查問診麻醉等過程，不容忽略，負責手術之醫師需盡責指揮醫療團隊通力合作，謹慎施行手術。本件施行針劑之醫師未指揮及監督技術員，確實將切片檢體放入福馬林液盒內，又共同核對檢體及標籤是否相符，沒有盡到注意義務及應負責任。而切片手術後，有關檢體則交由另一醫師進行病理判讀，竟均誤將攝護腺切片檢體與該院其他病人之攝護腺切片檢體錯置，致告知病人罹患攝護腺癌，因而切除全攝護腺，顯見醫師對於檢體錯置難辭過失責任，因之醫療團隊不能忽略相關前置與附隨工作，主治醫師更應盡督導之責。

3. 醫院訂定各科之作業流程、工作規範時，固得依員工負責之職務訂定個別之作業規範準則等，但應訂出整體性之工作準則與作業規範，以約束各種醫療行為之所有參與工作之同仁，包括醫師、護理人員、檢驗人員、檢查人員、技術員及協助人員等，避免有疏漏，萬一有醫療事故時，其內部管理規範等有漏失，成為過失之論據，本件之醫院訂頒有泌尿科技術員工規範適用之對象為泌尿科技術員，並不及醫師，其後又訂定檢體處理是檢體作業流程，適用之對象均為醫事助理、解剖助理及解剖病理科所有接觸到檢體相關作業人員，如此是否完備？不無探究之餘地。

4. 又損害賠償之金額，病人或家屬常會儘量擴張請求，本當事人進行原則，醫院及醫師需考量風險控制、降低損害，就法律上與事實上之事由盡力攻防，如同本件病人之配偶，子女及父親，主張因錯置檢體，不法侵害彼等基於與病人既有之上述關係身分法益，且屬情節重大，病人請求賠償非財產上損害，醫院抗辯：病人縱使受害，但其配偶等之身分法益，並未因此受害，即或受有損害，其情節亦非重大，均不得請求非財產上損害賠償，法院審酌抗辯認定：僅係單純病人基於人夫、父及子之個人身體或健康法益，並非直接導致其配偶等與病人間基於配偶、父女及父子之權利及義務，處於無法行使及負擔，且屬長期性的無法行使權利及負擔義務之重大情節，乃予駁回[24]。

四、注射抗生素針劑致病人過敏性休克死亡[25]

(一)事實：診所醫師於病人就診時，疏未注意病人無明顯發燒及細菌感染跡象，原不應施打Ampiclox抗生素，且疏未注意縱給予抗生素，亦應先給予口服劑型，較不致引發立即性過敏反應，竟貿然給予病人Ampiclox抗生素靜脈注射針劑，造成病人出現立即性過敏反應，二日後即因過敏性休克不治死亡。

(二)判決情形：第一審判決無罪，第二審被判業務過失致人於死，第三審以程序駁回上訴而確定，主要論述為：

1. 病人病歷表記載其體溫攝氏37度，並無支氣管炎之記載，足見病人無明顯發燒及細菌感染跡象。本無給予Ampiclox抗生素靜脈注射針劑之必要，而給予口服劑型應即可有效控制。
2. 經過考試及格之主治醫師當知悉上述情事，且無不能注意情形，竟疏未注意而貿然對病人施以Ampiclox抗生素靜脈注射針劑，造成病人出現立即性過敏反應，終至過敏性休克死亡。肇致病人死亡確有過失。
3. 上訴意旨謂採用口服或注射，宜依病人當時情況，由醫師專業判斷之，再以過敏性休克無法預測，上述人何來應注意而未注意之過失？判決認為非但與上述被害人病歷表記載不符，亦未針對原判決前開論斷具體表明究竟如何違背法令，殊非合法之第三審上述理由。本件上述違背之程序，應予駁回。

(三)風險鑑析

1. 過敏性休克無法預測，只有使用後出現症狀才能診斷，相同藥物可能在第一次使用時無明顯過敏反應，但第二次就會有強烈的過敏反應，口服劑型抗生素與針劑型抗生素相比，較不會引發立即性過敏反應，醫師於給藥前需作法律風險評估，慎重決定。

2. 病歷記載係事後研判醫護人員有無過失之重要證據，需詳明登載，且依法不得有虛假之記載，於糾紛後，亦不得填載原本未有之內容，以免涉及業務上登載不實文書罪。
3. 目前最高法院對於上述第三審之刑事案件審核甚爲嚴格，如上述理由書狀並未依據卷內訴訟內容，具體指摘原判決不適用何種法則或如何適用不當，或所指摘原判決違法情事，顯與法律規定得爲第三審上述理由之違法情形，不相適合時，均認其上述爲違背法律上之程序。
4. 現代醫院經營面對激烈競爭，極爲重視績效管理，精準評量員工績效，激發其發揮最大效用，進以達到醫院目標，但發生醫療疏忽時，對醫院形象不佳，亦將付出鉅額賠償費用，從管理角度，需有技巧釐出有醫療過失風險機率之員工，給予有效輔導，促其改善醫療方法，改變不良醫療習性，減少醫療疏忽之產生[26]。

五、未及早診斷出病人腹部出血[27]

(一)事實：病人酒後騎乘機車肇事受傷醫院急救，有外傷性休克，主治醫師對因腹腔出血導致腹部腫脹，並未盡一切醫療檢查程序，迅速查明病人有無內出血，並爲及時之救治，以腹部超音波檢查病人可能休克原因，因未注意，致未及早診斷出病人腹部出血以致死亡。

(二)判決情形：二審判決有罪，第三審判決上訴駁回，理由如下：

1. 第二審本於調查所得心證，分別就卷內證據予以論述認定及說明清楚。
2. 病人之存活率經計算結果，換算爲百分比之九十八，臨床解讀爲在普及的醫療救護下，此病人應有98%之存活機會，上訴人於被害人之醫療過程中，因疏忽未及早尋求出血性休克的原因，導致延誤診斷及後續可行的救命治療，業務上過失與被害人之死亡間有相當之因果關係。

(三)風險鑑析

1. 醫師需充分了解病人狀況，分析其病情顯示問題，採取必要之檢查、檢驗、觸診等醫療行爲。
2. 提出之醫學期刊、教科書、專科學會公函、研討會論文等需與本案醫療行爲有相當關聯性，以免輕易被駁回。
3. 本案醫師提出之證據不足爲有利之認定，法院認係與判決結果無關之枝節證據，於事無補，因之訴訟上之證據，需具體明灼，以實自己抗辯之說詞。
4. 與過失認定有關之可容許之危險，係指行爲人遵守各種危險事業所訂規則，並於實施危險行爲時，盡其應有之注意，對於可視爲被容許之危險，得以免其過失責任，反之未遵守事業規則，盡其應有之注意，不得主張以被容許之危險而負責[28]，在實際上，可審視具體情形主張阻卻違法。

六、未實施電擊致心肌梗塞併發死亡[29]

(一)事實：病人身體不適，表示胸悶，診斷懷疑爲急性心肌梗塞，後病情危急轉至加護病房，由主治醫師負責，發現心室頻脈，詎疏未注意以心臟電擊，而僅指示護理人員給予Tridil、Digosin等心臟用藥，及施以心臟按摩，致病人心室頻脈持續進行，終因急性心肌梗塞併心因性休克死亡

(二)判決情形：二審判決有罪，第三審上訴駁回，其理由如下：

1. 上訴人在加護病房對病人救治時，既已發生心室頻脈現象，而第三次鑑定復均認在醫療處置上，應施以電擊，始符合醫療常

規，此乃上訴人應注意，並能注意之事項。

2. 第三次鑑定且說明「若施以電擊，病人仍有存活之可能」、「期預估死亡率爲5%」、「但不施以電擊，死亡率大於90%」。而上述人於救治過程，沒有對病人之頻脈爲適切之電擊處理，讓頻脈現象持續進行，導致死亡，其執行業務，已明顯違反醫療常規，爲有過失。且其不作爲，與病人之死亡結果，有相當因果關係。

(三)風險鑑析

1. 本件病人死亡時，並未經檢察官相驗，亦未經解剖屍體，惟相驗及解剖所爲驗斷，僅爲認定犯罪事實之證據之一，並非唯一之證據方法。在病人死亡後，未及或無從相驗之情形下，法院仍應依據其他證據資料，本於確信認定被害人之死因，非謂未經相驗，其死因即絕對不能認定，在觀念上需有此認識。
2. 醫療病人之方法常有多端，何者最爲適當，主治醫師應本病人狀況，發病徵候、身體健康情形、檢查結果、檢驗數據等採取最適合病人之方法治療醫治，此爲預防風險之有效方法。
3. 病人因心肌梗塞併有心室頻脈，首選爲電擊，而當時之處置，並未加以電擊，未給以抗心室頻脈之藥物。病人幾乎無法存活，若當時施以電擊，病人尙有存活之可能，此爲依據高級心臟救命術（ACLS）之處置原則，此已行之多年，爲確立之醫療常規。若未依此處理，當被作爲判定過失之參據。
4. 在心理學上有所謂心理預防機制，指人爲應付心理壓力或挫折、適應環境所使用之策略，以安其心，減輕壓力、焦慮或痛苦，其作法包括否認、曲解、隔離、轉移等機制，此活用在醫療糾紛上，可依對方心理傾向特質，所提要求，目的等探測其用意，再針對此採取合適對策[30]，例如病人有多名子女，其中某位子女愛表現，凸顯自我，又很少探視其父母，將是危險因子，印證實際狀況，常有其出現時，百般挑剔指責；又如子女服侍生病父母，一時疏忽致其父跌落床下，百般強調是病床不牢、護士未加強巡視等等，並威脅訴之司法，凡此醫護人員均應提高警覺。

參、醫師說明告知義務之法律風險

依醫療法第81條規定，醫療機構診治病人時，應向病人或其法定代理人、配偶、親屬或關係人告知其病情、治療方針、處置、用藥、預後情形及可能之不良反應。醫療機關實施手術時，應向病人或其法定代理人、配偶、親屬或關係人說明手術原因、手術成功率或可能發生之併發症及危險，並經其同意，簽具手術同意書及麻醉同意書，始得爲之，爲同法第63條第1項所明定。又實施中央主管規定之侵入性檢查或治療時，依醫療法第64條第1項規定，應向病人或其法定代理人、配偶、親屬或關係人說明，並經其同意，簽具同意書後，始得爲之。前二類同意書之簽具，病人爲未成年人或無法親自簽具者，得由其法定代理人、配偶、親屬或關係人簽具。又第65條第1、2項規定「醫療機構對採取之組織檢體或手術切取之器官，應送請病理檢查，並將結果告知病人或其法定代理人、配偶、親屬或關係人。」「醫療機構對於前項之組織檢體或手術切取之器官，應就臨床及病理診斷之結果，作成分析、檢討及評估。」再參據醫師法第12條之1規定「醫師診治病人時，應向病人或其家屬告知其病情、治療方針、處置、用藥、預後情形及可能之不良反應。」足見醫師於醫療時，負有說明義務。又安寧緩和醫療條例[31]、優生保健法[32]、精神衛生法案亦有告知規定。上述醫療法案其告知說明義務包括：一、病情告知；二、手術原因與風險說明；三、侵入性檢查、治療說明；四、病理檢查結果告知。如未遵守上開規定簽具同意書，因該規定係為保護病人之法規，會推定有過失[33]。

醫療法第81條第1、2項但書規定所稱之情況危急，係指病人病情危急，其配偶、親屬或關係人並不在場，不容許取得上述親人同意，亦無法取得病人本身之同意，需立即實施手術，否則將立即危及病人生命安全之情況下，為解救病人性命，醫院可逕予實施必要之手術及麻醉[34]。至病人意識不清或無行為能力，而無緊急情況者，醫院實施手術，仍應取得其配偶、親屬或關係人之同意，始得為之。

又醫療法第63條所稱之手術，包括身體、四肢、皮膚，各類器官之手術，有則為侵入性之治療，或者非侵入性之手術，醫療主管機關認為手術範圍，不包括「經內視鏡逆行性膽道攝影」及「經皮穿肚膽道攝影及引流」，及大腸完全檢查行為，以及牙醫診所之根管治療，所為鑽孔、麻醉、抽神經與血管、牙科齦齒、生齒之拔除手術等[35]

醫師告知義務之演變，可說從有無同意階段，轉到有無說明，以迄是否講清楚進程，所以醫師執行醫療業務時，務必體認其本身之告知義務已從要說明，進到「說清楚、講明白」，再進入病人「有聽並且明瞭」程度，其內容包括病人病症之輕重、痊癒之可能性、決定醫療行為之性質、理由、內容、預期治療效果、醫療方式、難易度、對病患身體侵奪範圍及危險程度等項，所使用告知之方式，應以醫療上通用方式加以說明，俾病人充分了解該醫療行為對身體可能產生之侵害，加以斟酌，用以決定是否同意接受該項醫療之實施。

有關告知後同意法則，乃係病人在得悉相關醫療資訊後，本其自主權，自我評量，決定承受其醫療行為之一定風險，而同意進行醫療行為，在醫療行為發生損害結果時，醫師之侵害行為因欠缺違法性而免責；換言之，病人之同意，並非在承擔醫師過失行為所生之風險，而僅承擔在無醫療疏失下，仍不可避免之固有風險，若醫師有醫療上疏失，仍須負過失責任[36]。

接醫療關係上告知說明義務究係何種性質，論者有不同闡述，有主告知義務，附屬於侵權行爲法定專門職業人員義務[37]，另有認爲爲契約上之給付義務或附隨義務[38]，告知義務已明定在醫療法與醫師法，成爲法定義務，不論係從侵權行爲法則或契約法之角度，其注意需盡最大注意能事，此在個人診所之醫師實質上之差異性並不大，而在大型醫院如教學醫院與區域醫院則與個人診所有所不同，對各科別醫師係從侵權行爲法上評斷，當以該醫師個人是否盡到有經驗各科醫師專業知能之注意義務爲斷，而對綜合性醫院除應考量實際執行醫療行爲之醫師是否已盡注意義務外，尚需醫院對於病人是否進行科別之會診、聯繫、合作與分工間有無疏失，以及整體醫療行爲有無不足失錯之處，其注意義務顯然較高較大[39]，從而病人或家屬主張告知之說明義務爲契約法上之義務，其實益性較高。

最高法院99年台上第2428號民事判決對於告知從同意法則，有明確說明：修正前醫療法第46條（現行法第63條）第1項前段規定……尋繹上揭有關告知後法則之規範，只在經由危險之說明，使病人得以知悉侵入性醫療行爲之危險性而自由決定是否接受，以減少醫療糾紛之發生，並展現病人身體及健康之自主權。是以醫院由其使用人即醫師對病人之說明告知，乃醫院醫療契約提供醫療服務，爲準備、確定、支持及完全履行醫院本身之給付義務，而對病人所負之從給付之義務。於此情形，該病人可獨立訴請醫院履行，以完全滿足給付之利益，倘醫院對病人未盡其告知說明義務，病人得依民法第227條不完全給付之規定，請求醫院賠償其損害。

現衛生機關有關手術與麻醉等醫療行爲，曾公告醫療機構施行手術及麻醉告知暨取得病人同意指導原則[40]，對醫師告知程序，醫師給予病人充分時間詢問及討論，記入醫師之處方、簽具手術同意書，在施行手術等有詳細規定，且在其他部分，指示病人若病情危急，而病人之配偶、親屬或關係人不在場，亦無法取得病人本身之同意，需立即實施手術，否則將危及病人生命安全時，爲搶救病人性命，依醫療法規定，得先爲病人進行必要之處理。手術進行時，如發現建議手術項目或範圍有所變更，當病人意識於清醒狀態之下，仍應予告知，並獲得同意，如病人意識不清醒或無法表達其意思者，則應由病人或法定代理人、配偶、親屬或關係代爲同意。無上述人員在場時，手術負責醫師謀求病人之最大利益，得依其專業判斷爲病人決定之，惟不得違反病人明示或可得推知之意思，醫院爲病人施行手術後，如有再度爲病人施行手術之必要，除有情況緊急外，仍應取得病人或其配偶、親屬或關係人之同意，並再簽具手術及麻醉同意書，始得爲之[41]。何謂關係人，可包括與病人有特別密切關係，如同居人、摯友等，由於醫療法對於告知同意之對象，並無男女性別之分，不論同志已否合法登記，解釋上可包括同性伴侶在內，衛生福利部也於104年7月認同此看法。

又病人已出院再就診時，醫療機關宜告知病人相關重大之病情報告，使病人有所了解[42]。又部分病人本身無法簽屬，又無配偶、法定代理人或親屬時，上揭手術或麻醉同意書得由關係人簽具，是以如療養院之病人、榮家之榮民、遊民所之遊民等，得由各該機構人員以關係人身分簽具；又病人不識字，又無配偶、親屬或關係人可簽具同意書，在病人同意下，得按指紋代簽名，依民法第3條之規定，應由其他醫院人員證明之，以杜爭議[43]。

從病人知的權利思考，醫師告知及說明義務，成爲醫病權利義務之重要內容，如醫師未盡說明義務，成爲過失之原因。曾有病人吊單槓摔落，胸椎骨折，僅告知開刀，未告知風險與替代療法，手術後併發腦中風死亡，法院認定有過失判決需賠償450萬元。又任何醫療行爲需要求醫師說明，有其困難或不太需要，下列情形免除告知義務[44]：

(一)法律所訂之強制醫療。

(二)緊急情狀下就多重療法之選擇。

(三)爲防止病人面臨死亡危險或重大危害完全說明，造成重大負擔。

(四)病人對於治療內容有充分知識與認知者。

(五)病人表示不需說明或對醫師之診斷、治療、在醫療過程中於一定侵奪程度內，依通常智識、經驗可預見者。

(六)輕微侵入之傷害者等。

醫療團隊之醫師並不僅只有一位，只要有醫師向病人或家屬爲告訴，難謂違法，而解說之醫師又不限於主治之醫師，而整體醫療行爲向由主治醫師負責。果爾，團隊中之某醫師對病人實施插管手術，手術同意書係其親自簽名，惟實施手術之醫師未必即爲病人之主治醫師，從而，病人之手術同意書，縱由其簽名並爲風險之告知，亦難據此認定即爲病人主治醫師。因之，醫院與醫師對此需有所認識，尤其主治醫師不宜認爲其非告知者，其責任上較輕[45]。

當前各醫療院所業務繁重，病患人數增加，醫師負荷奇重，診療手術之前，固會向病患、家屬查問病情，了解病患狀況，並說明醫師診治方式與作法，以及手術之情形，但是是否詳實精細告知解說，使病患或家屬確實了解，不僅如此，加上時間受限，可能只作簡明、簡要或簡單之敘述，即使診所看診時，也未必詳盡解說，病人或家屬不易全盤了解，認識病情、病況與醫師診療手術之實情，如病人事後有意見時，爭議必起。

又醫療院所在實施手術，採取組織檢體前或手術切取器官送請病理檢查前，常會將同意書等交與病人或家屬簽具，以證明有告知或取得同意，惟實際上，常未加以解說，告明原委以及醫療作爲，有時又因時間短暫，病人或家屬簽署，未必了解其中內涵與關鍵性問題，以致發生醫療上之變化，指責醫師等解說不清不楚或未能告知，延伸諸多紛爭。

一般而言，當病人或家屬簽具同意書前，醫師會解說本次醫療行爲之病因、病情、致病關係、治療手術方式與選擇以及風險、副作用等情形，病人與家屬有疑問時，會向醫師請教，雙方進一步討論，甚且醫師會保留相當時間供病人或家屬間溝通及向其他醫師等請教，經充分了解後，決定醫師之醫療行爲，方行簽署同意書，如此處置，不容病人或家屬隨意否定或推翻[46]。但司法實務上，有不同見解，認爲醫師爲病人手術，令病人或其家屬書立同意書，以圖事後免責乙事，爲公眾周知之事實，惟按醫師係一從事醫療業務之專業人員，其對病人之是否接受手術，或重複接受手術，應有相當之認知及獨立判斷之能力，而原告僅係一病人，醫療常識已較醫師貧瘠，假設醫師縱曾就該次手術後果，向原告說明，病人究是否得以領悟，非無疑義，且觀病人係因醫師先前所爲之人工水晶植入手術不適，眼部已受害情況下，仍願書立手術同意書，其心境之無奈及煎熬，應可探知，是自難遽引病人所立手術同意書，即遽認兩造就該次手術可能發生之後果，已作詳細溝通，並得執爲被告免責之依據[47]。另有刑事判決亦認爲手術同意書上之簽名，未必等同於告知後同意。手術同意書如係由護士交予病人及上訴人簽名，雖其上載有應告知事項之內容，並不必然代表主治醫師已盡告知義務[48]。職是醫院及醫護人員就此要有法律風險意識，萬勿以爲病人或家屬已簽署同意，即可高枕無憂，自認已足證明醫師竭盡告知之義務，否將延伸告知義務已否確實履行之問題，此爲法律風險之一。

醫療涉及高度專業，於執行醫療過程，對病人之身體與生命有直接影響力，是否能治療或改善，有其危險性，本病人知的權利原則，病人與家屬有權知悉醫療行爲之必要性、方法、效果及風險，醫師應詳細對病人與家屬說明，讓病人與家屬充分了解，以同意醫療行爲，保障病人身體自主權，否則難以認爲醫師已盡說明之義務。而且病人當時之病況，依一般醫界所共認之實證醫學或常規，已無任何有效之治療方式，僅能以提高病人之免疫力、抵抗力或求生意志等一般保養方式爲之，亦應明白告知病人或家屬，以免被認爲未盡告知之責[49]，此爲醫師法律風險之二。至如醫師檢查發現病人有傳染病，依刑法第316條負有保密之不作爲義務，但爲避免院內人員遭受感染，亦有告知之作爲義務，此時發生作爲與不作爲之義務衝突，屬緊急避難問題，在符合利益衡量原則，可阻卻違法[50]。

醫師說明義務，係在使病人與家屬了解醫療行為之必要性、可行性及風險性，當然病人需充分了解自身及發展之全盤概況，是以在醫病爭執醫師有無盡說明義務時，法院乃從實質審究[51]，因之，醫師若僅簡單告知或草率解說，病人或家屬依其自身知識程度並不了解醫療行為之狀況及危險率，顯難以病人與家屬已簽具同意書，即可認定醫師已盡說明義務[52]，此為法律風險之三，而衛福部公告之同意書上有見證人一欄，容易引發病家與醫護人員疑惑，必要時宜予說明其用意僅在見證有無告知之事實，不致因之即當然負有法律責任，否則反增加誤解之風險[53]。

依醫療法第81條規定，醫師診療病人時其告知之內容，涵蓋病情、治療方針、處置、用藥、預後情形及可能不良反應，但其具體之綱項、範圍及程度，並未規範，其中所提之治療方針、處置方式及預後情形之實際內涵亦乏明文，當賴醫師於個別病歷中，依據診療之必要性予以解說明白，從醫師之角度，部分醫療動作、方式、實施步驟以及現場狀況變動之評斷，係屬醫療專業之問題，不必向病人或家屬做如此細部或枝節之描述說明及徵求同意，縱未詳作層層解述，亦非未盡告知義務，但司法實務上，曾認為醫師對病人進行冠狀動脈繞道手術有三種方法，既關乎病人評估風險之選擇權益及對侵入性治療行為接受與否之自主決定，即非僅屬醫療上內部之技術層面問題，不能因簽具手術同意書及麻醉同意書前，被告已依醫療法第63條第1項前段規定，向病人及上述人說明手術原因、手術成功率或可能發生之併發症及危險，乃認以何方式夾斷分枝血管乃「手術步驟之細節」，無再予以說明之必要[54]，是以告知之內容究竟需在何種程序，方符合法定要求，為法律風險之四，醫界宜就此者有所警惕，儘量就全盤狀況予以解說，避免成為疏忽之源[55]。

據觀察當前有許多醫療院所對於與說明義務有關之同意書、志願書，或切結書，基於防衛性醫學角度，認為有此書面，即為盡告知義務之證據，因此常將其相關資料書寫詳盡，有同意書類、身心調查表、檢查表或手術前評估表、病患須知、衛教手則等，五花八門，病人或家屬實無從閱讀審知或探微，客觀上來說，同意書表內容多，相關事項廣，病人或家屬在情況危急下，常未加審閱即予簽署，事後發生爭執，能否以病人或家屬已同意爲由，反推醫院業已盡說明義務，不無疑問，在司法實務上，不論病人或家屬或承審司法官以病人家屬接到同意書表，予以解說在簽署之時間長短，必使已否詳爲說明之圖景露餡，因之各該同意書類種類越多、內容越多，越說明醫師越不可能詳爲說明，反陷不利之境[56]，此爲法律風險之五。

醫護人員普遍知悉說明義務之重要，在形式上之證據，實施一套近似一致性之程序；深入檢視，有其盲點存在，最高法院94年台上字第2676號刑事判決認定醫師之說明義務包括：

(一)診斷之病名、病況、預後即不接受治療之後果。

(二)建議治療方案及可能之替代治療方案暨其利弊。

(三)治療風險、常發生之併發症及副作用雖不常發生，但可能發生嚴重後果之風險。

(四)治療之成功率（死亡率）。

(五)醫院之設備及醫師之專業能力等事項。

因此，僅求有形式上之同意書類，並不能證明醫師確已盡說明之責，況且醫師雖有裁量權，乃應受病人同意原則之限制[57]，並非有形式上告知即爲適法，此爲法律風險之六，醫師仍需依個別醫療行爲作必要合適之說明。

說明義務，重在確實說明及病人家屬眞實認清醫師說明之內容，在病人充分了解同意下階段之醫療行爲，爲達到此效果，醫師需以病人家屬得以理解之語言，向病人家屬解說，而病人家屬之學經歷、知識程度、溝通能力、醫訊理解及社會經驗而不同，以制式或同一模式之解說方式，不同人有不同之認知，醫師應訓練自己有使不同病人得以了解之能力，不然，空有同意書，亦會從有利於病人原則、公平合理原則，被認定無效，此爲法律風險之六。

又醫師之說明義務，固得以同意書證明已盡其注意義務，但病人或家屬此項同意，僅爲該項醫療行爲之同意，醫師仍需對醫療行爲盡其診療義務，如有疏忽而涉有過失責任，致侵害病人生病、身體或健康時，仍有其過失致人於死或過失傷害刑責，在民事上，需負損害賠償責任，並不因有該項醫療行爲之同意書而可阻違法性[58]，此爲法律風險之七，是以醫護人員千萬不能因病人或家屬遲遲不簽具同意書而不施作後續後事醫療行爲，以致有醫療法律責任[59]。

又告知同意義務，有主違反民法與行政法問題，但在司法實務上，有認爲醫師違反告知同意義務，與醫師之過失評斷有關[60]，另有主刑事首重行爲不法，不在結果不法，醫師在治療時有一定裁量空間，其裁量與病人自主權，藉由醫療資訊之說明再告知而可調和[61]，因之，法律是否將告知同意義務認係刑事過失責任之範疇，亦是法律風險之八。

當病人家屬不願意知悉其實際病情以免心情憂悶，或拒絕治療時，常要求醫師隱瞞相關病情或病情之嚴重程度，此時，醫師基於人情或人道考慮，接受病人家屬之要求而未詳實告知，讓病人知悉其病情之實相，從情理面而言，醫師的做法會得到社會認同，但此種僅向家屬履行告知義務，而未對病人爲之，依現行醫師法、醫療法等規定，並未賦予醫師此種裁量權限，能否以治療上特權對抗，不能無疑，此亦成爲法律風險之九[62]。

依醫師法第12條之1、醫療法第64條之規定，告知義務之主體爲醫療機關與醫師，綜合而言，由住院醫師、總醫師、主治醫師爲之[63]或由醫療團隊成員[64]，甚而亦由第三人說明[65]，均無不可，但非由執行醫療業務之醫師告知，將出現風險性，蓋病人或家屬容易以非實際醫療醫師出面告知，既不熟悉病情，僅係形式上之告知應付，不符告知說明之精神，甚而以其專業，是否對本例病情有充分了解，直接挑明不符醫療給付本旨，增加無謂之困擾，此爲法律風險之十。

在過失傳統之醫療失權（medical paternalism）模式中，醫療技術不如現代進步，部分疾病難以治癒，醫師常在家屬要求下隱瞞病人病情，以致醫療過程出現病人狐疑或指摘醫師專業有問題，造成醫師陷入兩難，明顯違背尊重自主原則，深入檢討，醫師不予實情告知，涉及詐欺疏失，相對剝奪病人選擇權利，也因病人不知情，此爲善意隱瞞所爲之醫療行爲容易有不利病人之情況，違背醫學倫理上行善原則[66]，在醫療民主化、現代化之潮流中，保障病患自主決定權與身體健康權之趨勢越來越明顯，醫師告知說明義務之要求也日益嚴格，醫師需體認社會義務與法定義務，核實坦誠告知，盡告知說明義務，以保病人權益[67]。

綜上所述，醫師之告知需確實，足使病人與家屬理解所告知之內容，千萬不能以有同意書及自認可以證明已盡法定職責，因此醫院要常常提醒醫師「花時間」、「有意願」且「講清楚」向病人進行溝通說明[68]，否則涉訴時，法院從實質說明觀點探討，很難通過檢驗，因之，醫院與醫師需有法律風險意識與管理防範對策。

由於醫療行爲有門診、侵入性檢查、一般手術及急診手術等類別，其法律風險管理方式自有差異，在門診時，除醫師盡告知義務外，需於候診室、等候區及網路或電視上播放相關影音衛教等內容，對於侵入性檢查與一般手術前，需詳盡告知，並讓病人與家屬了解檢查，手術及治療等資訊，有必要時，亦可將過程錄音存證，而急診部分，因情況危急，履行手術同意書之手續較爲困難，但病人如清醒，意識良好或已甦醒時，宜由其簽署同意書，以杜爭議[69]。

告知後同意原則已在醫療法、醫師法等明文規定，展現病人自主決定權之精神，其標準模式爲醫師說明→病人了解→病人接受→醫病共同決定→醫師醫療等階段，此項醫療選擇權應認爲病人自主權之重要思路[70]。當醫師未盡說明義務，直接受侵害者爲自主決定權、知情權及自主權，由於刑法就此並未納入評價範疇，有主張是否因之即負過失刑責，基於罪刑法定主義，大有探究之餘地。

肆、認定醫療過失之風險評量

侵權行爲之損害賠償請求權，以有故意或過失不法侵害他人權利爲其成立要件，若其行爲並無故意或過失，即無賠償可言[71]。其中過失之意義，依刑法第14條規定，係指依其情節應注意，並能注意而不注意，或對於構成侵權行爲之事實，雖預見其發生，而確信其不發生者而言，前者爲無認識之過失，後者爲有認識之過失，民事上過失之定義與刑法第14條所定相同[72]。

又侵權行爲法之規範目的，在於合理分配損害，因此損失之認定應採客觀標準。就醫療事故而言，所謂醫療過失行爲，係指行爲人違反依其所屬職業，通常所應預見及預見侵害他人權利之行爲義務[73]。

按過失之成立要件，以能注意爲要，所謂能注意，乃係其有注意能力，行爲人因有注意能力，才有過失責任，否則行爲人無注意能力，又不能期待能注意，不得認爲有過失，而此醫師注意能力之標準，一向有：(一)主觀說：以醫師從事醫療行爲能力爲準，(二)客觀說：以一般醫師之注意能力爲準，(三)折衷說：醫師對行爲不預見，採客觀說爲標準，對結果之不預見指主觀說爲準，通說及實務上採客觀說[74]。有關過失之注意程度，通說爲善良管理人爲準，但善良管理人之注意程度並非一成不變，其爲專門職業人員之注意能力較高，對醫師而言得以醫療水準作爲醫療注意義務之判斷基準，按其醫師業務之性質、醫師之知識、技術、醫療環境等作業衡量之重要因素[75]。

由於醫療行爲具有其特殊性，但治療方法之多樣化及各病人體質之差異，醫療行爲者對病人之診斷及治療方法之認定，常有差異，然其選擇及判斷醫療方法時仍須符合一般醫學水準認爲適當之醫療方法，及醫療行爲人注意義務之內容，自須事後觀察該醫療行爲人診治行爲時，必須具備之專業之醫學技術及知識爲標準。

又醫療上有無過失，常以是否違反醫療常規爲判斷標準，而違反之程度究竟爲何？當以個案狀況爲定，有認爲：被告上開醫療處置過程，雖稍與醫療常規不盡相符，然並無明顯輕率疏忽，被害人之死亡實係車禍造成，則被告知醫療行爲與被害人之死亡間難認有相當因果關係，不能令負過失致人於死罪責[76]。職是，醫師違背醫療常規如非嚴重重大或明顯失察，而僅稍有未盡符合時，在無明顯輕忽疏失之處，尙難認定與過失相當。

醫師常規診療義務係指在醫療領域中，對醫療行爲的施作，應具其所屬職業通常所具之智識能力[77]，加上醫療行爲具有引發病人生命、身體、健康之危險性之機會，因未盡醫療之同意，以致侵害病人生命、身體或健康，顯係違反權利不可侵之原則，涉有過失責任[78]。

大型綜合型醫院分科仔細，各主治醫師有相當豐富之學經歷，具有高度專業能力，並有配合與支援之醫療團隊協助，其醫療之水準較高，注意能力較強。以接生爲例，產婦分娩胎兒係一危險過程，在醫院待產之母子或孕婦中胎兒，常隨時會發生與生存和健康有關之緊急狀況，產科醫院應有必要之緊急應變設備與措施，始能及時解除緊急狀況或以手術取出胎兒，此乃常見且爲吾人周知之生活經驗，則依醫療常規，一般產科醫院作緊急剖產取出胎兒之準備時間及取出各爲何時？胎心音監測之胎兒心跳減緩、缺氧情形？倘若嚴重，應於多久時間內剖產取出？如不合醫療常規，難謂無疏失[79]。

對每個病人醫療行爲而言，並非限於單一之醫療動作或特定之醫療行爲，尙需依醫治病人之整個療程必要而論，所以單純之門診可能需配合門診需要之量血壓、檢查、檢驗等醫療行爲；如爲手術，有時需先住院觀察、監測、檢查、化驗、照射、驗判、復原、追蹤等工作，也非僅係在開刀手術房裡，其中若一環節疏漏或出狀況，即有可能涉及疏失，例如婦產科醫師經三次門診知悉病人曾有子宮外孕病史之情形下，未對告訴人進行B-HCG檢測，以致錯失早期發現告訴人子宮外孕，經法院認定涉有過失責任。

眾所周知，病人除體檢外，均因身心有狀況或已有疾病，前往醫院求治，甚而有久病不醫，或病情嚴重或周旋不同醫院治療，本質上其身心已非健康或正常良好，其於醫治過程也常發生非預期之變化或傷亡結果，除醫師本身具有專業素養及診療行為有問題外，多與病人之身心狀況息息相關，加上人體發病原因仍有諸多謎團無解，則醫療團隊在緊急救護病人生命為優先前提下，所為急救或不急救之醫療決定，均會產生不同醫療結果，倘醫師依當時一般正常治療作業程序與公認準則醫治，不能隨意認定必有疏失。

醫療行為具有不易預測性，部分疾病尚無藥物救治，醫護人員縱盡最大能事，本醫療常規極力救治，往往無力回天，是以醫療過失之認定，需以能注意為核心思考點，若已盡注意能事，而非其不注意，難認與過失要件相合。實務上，曾有主治醫師於病人送至急診時，懷疑有敗血症之感染，而醫師後續所為醫療行為，包括做不斷靜脈抽血送檢及注射點滴治療、聯繫資深醫師來協助診治、收住院欲繼續進行醫療處置，以及於病患病危發作前有警覺，送入加護病房做積極處置等實際醫療行為及流程等，並無違反醫療常規，且病人之病毒感染目前醫學上並無特殊藥物可診療，即使能在到達醫院時就做許多的檢驗，並能正確診斷，對治療亦無大助益，尚難阻其病程之迅速惡化以致死亡，難認為有未盡注意能事[80]。

又醫師提出之說明內容，須以合於醫療常規、倫理與適應症為首要前提，且不得有悖於法令規定或公序良俗，此乃醫師履行說明義務時應依誠實及信用方法為之的必然解釋。是以醫師應盡之說明義務，除過於專業或細部療法外，至少應包含：診斷之病名、病況、預後及不接受治療之後果、建議治療方案及其他可能之替代治療方案暨利弊。治療風險、常發生之併發症及副作用，雖不常發生，但可能發生嚴重後果之風險。治療之成功率（死亡率），醫院之設備及醫師之專業能力等事項。亦即在一般情形下，如曾說明，病人即有拒絕醫療之可能時，即有說明之義務。醫療機構或醫師於實施醫療行為之前，倘未透過說明義務之履行，使病人得以知悉醫療給付行為之危險性後，自主決定是否接受該醫療給付行為，除有急迫性且維持病患生命所必要者外，其逾越病患同意權範圍所為醫療專斷行為，因已違背病人之自主決定權，即非屬醫師行使裁量權之範疇，而與合理醫療行為有別，且破壞病人生命及身體健康等人格權之完整性，即具違法性，仍應就醫療機構或醫師未善盡說明義務之醫療給付行為，給予過失之非價判斷。

醫療民事事件中，有經判決認定不負過失責任者，亦有經法院判決需負過失賠償責任者，茲為探究過失認定之內涵，爰以一、二、三審中判定有民事過失責任之事件，擇錄供參：

(一)病人病情在其暈倒後，益發不穩定，醫師身為免疫風濕科之專科醫師，既可經臨床觀察獲悉上情，即不能無視病情之不穩定變化，逕以一般頭部外傷來看待病人，於所呈現之暈倒、皮下瘀血、發燒等一連串病狀，當即抽血檢驗病人血液中之血小板數目，以確認血小板低下程度，而為預防或治療。惟醫師在獲悉上情後，僅目視診察病人之身體外觀，並未抽血確認病人之血小板低下程度，其所為即難謂與醫療常規相合，係有過失[81]。

(二)醫師進行上顎竇提升手術及植牙手術，於進行上顎竇提升手術時，因使用高速旋轉骨鑿（rotary osteotome）之器械，造成病人受有左上唇唇週皮膚及口腔黏膜燙傷之傷害（約0.5×1.5公分傷口），此能注意避免接觸其他口腔黏膜，或即使不慎接觸到，因事先可做好防護措施，包括以拉鉤或紗布拉開以保護嘴角器械避免一次操作時間不要太長，以免產生過熱情形等，是以防止此傷害事件之發生，此傷害應是醫師未注意做好防範措施所造成，難謂無疏失[82]。

(三)病人經病理切片檢驗結果，係罹患類澱粉沉積症，醫師未待該鑑驗結果，即以疑似大腸癌，施行第一次手術，顯有未當，縱令腫瘤已快造成阻塞，但尚非有急迫之生命危險，而須立即開刀，尤以此症與大腸癌之手術方式仍有不同，醫師誤認病人患大腸癌，切除6公分長之腸段，涉有過失[83]。

(四)藥物予上訴人服用，既未向上訴人完整說明系爭藥物副作用，俾使上述人自主決定是否服用該藥物，復未隨時監測上述人血液中泌乳激素濃度，調整藥量，以防系爭藥物引發男性女乳症之副作用，係有過失[84]。

(五)病人因車禍頭部外傷送至醫院急救，應嚴加注意顱內變化，而追蹤觀察最基本也最重要之指標，即爲昏迷指數及瞳孔大小，一旦昏迷指數及瞳孔大小產生變化時，即應安排電腦斷層檢查是否有病變。又如病人除硬腦膜上出血外，尚有其他嚴重之腦挫傷及腦水腫狀況時，基於術後病變機率頗高，應放置顱內壓監測器，以期在昏迷指數惡化或瞳孔放大前及時偵測；尚未放置顱內壓監測器，則採更嚴格之標準來觀察昏迷指數及瞳孔大小之變化，只要略有變化，即應安排進一步檢查（如電腦斷層掃描），依麻醉評估紀錄及特殊藥理紀錄紀錄單內容，足徵顱內可能正產生病變，參以醫審會第一次、第二次鑑定報告所載內容，該會並爲相同之認定，惟醫師等三人既未植入顱內壓監測器，於手術結束後亦未再進行電腦斷層掃描，其醫療行爲顯不符合醫療常規，應有過失致明[85,86]。

又刑法上之過失，指對於構成犯罪之事實，按其情節應注意，並能注意而不注意即懈怠過失，或雖預見其能發生，但確信其不發生及疏虞過失而言，且過失行爲與結果間，在客觀上有相當因果關係，始得成立。而醫療行爲複雜多樣，其屬明顯可判之應爲而不爲、不應爲而爲，或純屬醫療行爲操作層面等事項，診療醫師有所懈怠或疏虞，難辭刑法上業務過失之責任。準此，醫師涉有刑事過失責任時，可能有應爲而不爲，不應爲而爲，或操作層面有所懈怠或疏虞，應提出有利事證維護自己權益。又因刑事上之過失責任之認定，應依嚴格證明證據法則特別審愼爲之，在訴訟攻防戰中，依證據法則提出，並闡明刑事責任規範，基於刑罰最後手段性、謙抑性作爲判斷基準，刑事法院遵守嚴格證明之證據法則審判之。

一醫療行爲固以科學爲基礎，惟本身具不可預測性、專業性、錯綜性等特點。醫師對求治之病情，須依其專業，爲正確、迅速之判斷其原因及治療方式。然人體生命、心理現象錯綜複雜，又因每人之個別差異，於當今之醫學知識、技術，仍受侷限，此猶如冰山，其潛藏未知部分，恆較顯露已知者爲多，明顯具有不可預測性。對此，近代醫學專業分工極細，舉例而言，其爲內科，細分爲心臟、胸腔、消化、新陳代謝、神經……等諸科，同爲消化內科又因肝、膽、腸、胃、胰、脾諸部分，各異其專業性，故同一內科醫師，專長腸、胃者，對同爲消化系統之肝、膽部分，較之有此專長之同仁可能不如，若再涉及心臟、胸腔等專科又更次之。從而面對不知詳由之複雜病情，往往需多科會診、綜合判斷。因此，除違反醫療常規（如未作盤尼西林測試、開刀紗布遺留體內、應開左腳誤開右腳等）外，於醫療過失致死、傷案件，認定醫師之注意義務及注意能力時，須審愼參酌上述特點做爲重要之判斷依據[87]。

在醫療過失案件中，有關死亡率與存活率、風險機率高或低、併發症之高或低、醫療成功率大或小、治療率高或低等常爲醫病雙方攻防之重點，理論上各特定醫療行爲或醫病都有醫學研究機構或人員，依統計資料與研究結果可提供參考，但在具體醫療行爲時，如何借力使力，參照抽象因果關係及類似等價案例作有力抗辯，增強論據之可信度，是司法實際操作時，需予充分詳實之準備，蒐尋有利證據，以利訴訟攻防[88]。

刑法上之過失，行爲與結果間，在客觀上有相當因果關係，始得成立。又行爲人之過失行爲雖違反客觀的注意義務，致發生預定之結果，如其結果並無預見或無避免之可能，仍不能令其負過失責任；是必須行爲人對於因過失行爲所發生之結果有預見可能，並能採取適當之措施，以避免其發生，即所謂具有預見及避免之可能性，竟未預見，又未避免，始應負過失責任，而醫師在醫療過程，是否已達善良管理人之責任，爲關鍵之觀察點，衡量其過失之有無，主要在考量醫師之注意能力，醫師自由裁量權與醫學新知，自當以具體案件之事證爲斷[89]。

醫療行爲，因每個人之體質差異、病況變化等，當今醫學知識、技術、仍有其侷限，而具有不可預測性、複雜性與多樣性，而且醫療過程中，個別病患之具體疾病、病程進展及身體狀況等主、客觀條件不一，且不時急遽變化，當有斟酌、取捨之事項。則如何選擇在最適當之時機，採取最有利於病患之治療方式，本屬臨床專業醫師裁量、判斷之範疇；倘診療醫師就此所爲斟酌、取捨，確有所本，並無明顯輕率疏忽，或顯著不合醫療常規之情，不能因診療醫師採擇其所認最適時、有利於病患之治療方式，摒除其他，即謂其係懈怠或疏虞，有錯誤或延遲治療情事，而令其負刑法上之業務過失責任[90]。

又刑法上過失注意義務內容在醫學領域中，通常係指從醫學知識與醫學實踐之經驗累積而成的醫療準則。所謂醫療準則；換言之，指醫學上一般承認或可得以進行的醫療技術，其醫療技術或方法係根據基礎醫療理論發展出來，或是通過人體試驗之規定而允許，不一而足，但醫療準則存在目的，不僅是爲作爲醫師治療疾病與傷痛之醫術指導，更爲保護病人避免受到不正確或不正當醫療行爲之損害，因之，醫師違反醫療準則而進行醫療行爲，顯係超越容許範圍之風險而進行醫療行爲，當醫師在依醫療準則醫療時，對於非容許範圍之額外風險，具有預見可能性，此對於額外風險預見可能性，乃論證醫療過失成立之重要關鍵。

又司法實務上亦常以醫療常規爲衡量準則[91]。所謂醫療常規係指在臨床醫學上，由醫療習慣、調理或者經驗所形成常見之成規，自非僅係單一，特殊之治療方式及可謂爲醫療常規，爲求嚴謹計，醫療常規需考量醫療合理性與適應性，當時醫療水準、醫療實施普遍性以及符合醫學倫理要求[92]。至醫療準則與醫療常規相互觀察對應，醫療行爲有否疏失時，以該醫療行爲有否符合醫療常規爲準，是否符合醫療常規，則以醫療當時當地臨床醫療實踐上之醫療水準爲依據，而醫療水準之具體評量依據，則依醫療機構醫療設備之盡善與否、專業知識之高低、臨床經驗之多寡、以及各科會診之可能性等，加以綜合考量[93]。又醫院水準之判斷，原則上醫學中心之醫療水準高於區域醫院，區域醫院又高於地區醫院，一般診所最後；專科醫師高於非專科醫師，不得一律以醫學中心之醫療水準資爲判斷標準[94]。

又醫療常規之內容，因不同醫療科別與醫療行爲而不同，當醫師爲病人進行身體檢查或其他類診療行爲時，如發現之身體或器官有異狀或類似腫瘤，結石或瘜肉時，可否一併手術或切除，此不僅涉及醫師之責任，亦與病人之病痛治療攸關，實務上常就切除大腸瘜肉部分，認爲：按大腸內部易產生瘜肉，其發生與大腸黏膜細胞的基因變化有關，基因再發生進一步改變就會形成大腸癌，因此大腸有瘜肉，一定要做大腸鏡時順便切除。又大腸瘜肉因爲腺瘤時爲進行性病變，若不處理，日後可能轉變成癌症。若大腸鏡檢查醫師有所懷疑爲腺瘤，依照現行醫療常規，當發現時可以當場給予切除[95]。

由於醫療行爲爲本質上雖具有不確定性，以及受到經驗條件之限制，以致醫療準則，有時無法訂出一個絕對清楚明確的內容，但不可否認者乃是在醫學領域中，甚至各個專業醫療領域，確實存在著明確的醫療知識與技術規範，也是醫師乃至於專科醫師在養成訓練與資格取得過程中，所必備的最基本要求[96]。準此，在判斷醫療行爲有無過失者，由醫療行爲本身更擴及觀察在養成過程中之知能要求，對醫院或醫師而言，不能忽視此項觀點。

刑事法庭判決醫師有醫療過失之案件，因醫療行爲之類型、處置與疏忽之情節各有不同，現擇取下列過失案例以供參考：

(一)病人送醫就診時，並無急性心肌梗塞之相關症狀，而急性心肌梗塞係屬棘手之疾病，病情診斷非易，存活率不高，但被告未依本件心電圖顯示之檢查結果及警語，進一步安排其他必要之檢查，或留院觀察、會診心臟專科醫師，即逕自診斷係肌肉筋膜炎，仍難認無業務上之過失[97]。

(二)被告身爲醫師，本應盡其職責，觀察病人病情之狀況，作必要之檢查，於病人有久咳不癒之臨床症狀，及胸部X光檢查有左下陰影逐漸變大之異常情形下，即應爲病人做進一步之電腦斷層檢查，俾利後續之治療，但其竟違反上開醫療常規，未爲病人做進一步之斷層檢查，或轉診胸腔內科醫師診治，使病人喪失早期治療肺癌之機會，以致而喪失寶貴之生命，被告之醫療有業務過失責任[98]。

(三)醫師爲病人進行內外痔瘡切除併脫肛手術後，於病人回診及急診時，均未予注意上開手術有無引起腹膜炎併發症之可能，乃率爾對病人施以診治，致病人實施剖腹手術進行大腸造口等傷害，有業務過失傷害罪責[99]。

(四)病人因胸痛、頭部、臉部、背部疼痛、頭暈、肌肉緊繃、四肢麻木等不適症狀送醫院急救，其心電圖業已出現急性心肌梗塞之異常徵候，而醫院復有量測心電圖及抽血檢驗心肌酵素之設備，依當時情形，醫師應注意病人是否出現急性心肌梗塞之症況明顯，且能注意及此，猶予注意，迄病人出院之前，均未曾再安排心電圖測驗心肌酵素值，以排除病人是否患有急性心肌梗塞，僅給予病人補充鉀離子、止痛劑、止吐劑及硝化甘油舌下片之治療，導致未能及時診斷急性心肌梗塞之病症，其醫療行爲應違反醫療常規，難認已善盡醫療上必要之注意，其醫療行爲有過失甚明[100]。

(五)診所醫師診療病人後，本應注意病人無明顯發燒及細菌感染跡象，並無施打Ampiclox抗生素之適應症，且一般門診給予抗生素，應從口服劑型開始，較不會引發立即性過敏反應。又依當時復無不能注意之情事，竟疏忽注意而給予病人注射Methroxin免肌肉注射劑及Ampiclox抗生素靜脈針劑。旋出現氣喘、嘔吐、呼吸急促及眼睛紅腫等立即性過敏反應，乃立即給予氧氣Decadron 0.5ml肌肉注射，並轉送他醫院不治死亡，認定有過失責任[101]。

(六)醫師於診斷病人患有牙周病後，即貿然為其進行植牙手術，及未手術前告知風險及併發症可能，於病人因發炎回診時，亦未施予適當治療或將病人轉介至醫學中心診治，違背醫療準則所揭示之注意義務，其有應注意、能注意而未注意之過失，且其疏失行為與病人因植牙後細菌感染，導致右臉頰蜂窩性組織炎之傷害間亦有相當因果關係，需負過失傷害罪[102]。

(七)護理師值班接手病人之護理照顧，前手口頭告知病人概況，其能預見急診病人，隨時有生命危險，更當密切注意其病情變化，但竟確信其不發生，於接手照護後，未替病人量測血壓、呼吸、體溫、脈搏等生命跡象，且應注意需按醫師醫囑單，為病人裝置心電圖監測，而依當時之台灣醫療水準、該醫院之規模、器材設備充足、並無大量病人湧入或有其他更緊急病人要照護等及其他一切情狀，無不能注意情事，竟為處理他務而未注意裝設，致未能及時發現病人之病情變化，以致遲誤治療時機，發生抽蓄、意識昏迷，不治死亡，主治醫師有醫療過失責任[103]。

由於醫療行為常是一醫療團隊負責處理治療，各醫護人員之工作環環相扣，相互銜接互動與合作無間，為病人做最好之醫療服務與治療，若其中一部分有疏忽，則醫師之刑事責任，饒有探究之餘地[104]：

(一)醫療過程僅一小部分有疏失，有無刑事責任？

(二)共同會診之醫師，對其中一醫師之疏失醫療行爲，其參與之醫師有無過失責任？

(三)檢驗不實或錯誤，根據該檢驗處理之醫師有何刑事責任？

(四)醫療設備不良（足），致病患未能受完備（善）照護或手術，主治醫師應否負責？

(五)其他醫護人員之錯誤或疏失，主治醫師應否負責？

同一醫療行爲分別提起民事訴訟與刑事訴訟，有相當多之案件係二者結果相同，有則二者未盡然一致，而有些案件，刑事判決無罪，但民事判決事件須賠償[105]，粗看有矛盾，但實際之認定接近，茲以下列事故爲例，病人爲小貨車碰撞，致受有左胸頓挫傷併二—七根肋骨骨折併發氣血胸、頭部外傷併顏面骨骨折、右側股骨盆骨折、腹部鈍挫傷併肝臟撕裂傷與內出血、右骨骨折等傷害，經救護車送急救，因顱腦挫傷、胸腹腔出血，不治死亡；刑事法院認爲主治醫師無疏失，主要在於認爲醫療行爲遲延之責，應係當日創傷急救小組成員不全所致、被告因囿於僅具胸腔外科背景，復非熟稔高級外傷救命術，醫師之臨床處置能力客觀上容有極限，固不應爲唯一究責之對象……，就此醫療行爲延誤之責，應由當日外傷小組全體承擔……等語[106]，惟第一、二審民事法院則認定醫師有過失責任，並指出團隊醫療分工應建構在專業領域同時分配責任下，而像如此基本之能力卻無警覺與積極找出病人血壓偏低原因，因而任其出血，醫師倘不因此負疏失之責，此醫療分工卸責之說，將侵害未來更多期待醫師救治之民眾權利，醫師既擔任受有嚴重創傷之病人創傷急救小組組長，並對病人執行醫療業務，依照醫療法第21條規定，自應依其所具胸腔外科醫師之專業能力，以醫療成員之平均、通常具備之技術，盡其注意義務。醫院之創傷小組因未能啓動紀律，於部分成員缺席下，做成錯誤之診斷及處置，堅持採行觀察之消極作爲，延誤積極之救命步驟，致病人死亡。準此，此項醫療上延誤診斷及疏失與病人之死亡有相當因果關係[107]。

按民事責任與刑事責任之法律效果不同，相當因果關係之判斷亦有異，前者著重結果責任，後者重視主觀責任，前者需有以故意過失方負刑事責任，後者對故意過失之區分並不重要，且刑事責任強調個人對其行爲負責，對他人行爲無需負責，而民事責任重視團體連帶責任，後者判斷因果關係不若前者刑事責任嚴謹[108]。因此，同一醫療事故涉及民事、刑事責任，在同一法院民事庭與刑事庭認定有出入，審理結果不同，於法並無不合，醫院或醫師就此須有風險意識，不要以爲刑事案件判決無罪，民事部分即不必負損害賠償責任。

醫療法第7條明定醫院診所人員設備及專長能力，無法確定病人之病因或提供完整之治療時，應建議病人轉診。此建議轉診義務爲醫師之義務，亦爲醫師醫療給付中之主要義務。醫療過失，係指醫療人員違反客觀上必要之注意義務而言，原則上固以醫療當時臨床醫療實踐之醫療水準判斷是否違反注意義務。然若醫師限於設備及專長，未能確定病因或提供病患較完備之醫療服務，即應爲轉診，其應轉診而未轉診，使病患未及接受較妥適完整之治療，並因而致病患發生死亡之結果者，能否謂其已盡注意義務而無任何疏懈怠忽之責，不能無疑[109]，實務上，亦以醫療法第73、113條對於違反轉診規定處以罰鍰，係爲保護他人法律之規定，其未轉診更誤救治時機，推定有過失[110]。對中醫師而言，尤須注意轉診義務之遵守[111]。

值班醫師在醫院值班需處理特定部門或特定醫療業務，其事務相當龐雜，耗費體力甚大，以血肉之軀負擔重責大任，備極勞苦，在值班時，要求需固守值班部門，實強人所難。按值班制度只在處理緊急突發醫療狀況而言，難以限定其在特定區域，以急診室之值班醫師爲例，只要急診室有危急狀況，醫師能隨時到場處理，即不違反醫師法第21條及醫療機構各級醫師權責範圍等級及相關醫事處理準則之規定，較爲合適[112]。目前許多大型醫院分訂各級醫師權責範圍，醫師值班規範或急診主治醫師工作規定等，宜注意其合理性、適當性與可行性，以免造成執行障礙，增加風險因素。

在教學醫院實習之醫學院校學生或畢業生或護理人員、助產人員或其他醫事人員，依醫師法第28條但書規定，在醫師指導、指示下從事醫療業務之行為，不罰。此所謂指導與指示，其範圍與方式法律並未明文規範，衛生主管機關有諸多函釋以供參酌[113]，但發生醫療糾紛時，病人或家屬對此類實習醫師或護理人員之醫療行為常有指責，尤其在醫師不在場或經傳達許久仍不到場，而由實習醫師或護理人員獨立處理時，每成為醫院或醫師疏忽之證據[114]。而且醫師法第28條明定未合法取得醫師資格，不得執行醫療業務，違反此規定者，係違反保護他人之法律行為者，推定有過失[115]，因此醫院對此要有法律風險管理準則供參辦，醫師也須有此風險意識，避免彼等人員獨立從事醫療事務。

從醫療糾紛案件觀察，大多數均係指訴醫師有醫療疏失為主，但亦有訴訟護理人員等負過失責任。事實上，在醫院行政方面，亦因管理之瑕疵或不當，成為損害賠償之原因，其因醫院之管制措施或不當，亦有可能成立係侵權行為。就感染防制而言，醫院依據衛生福利部訂立之醫院感染管制查核標準，執行防護措施，尤其加護病房之設備亦合乎標準，感染率較之先進國家亦屬相當，其設備及配置人力，復合於當時醫療水準等事實，則其以醫院並未違反防止院內感染之注意義務[116]。

民刑事法院對於醫療民事事件與刑事案件，各有其審理之程序與方式，有關過失之認定，各有其審斷基準，惟兩者常會相互參擇，或殊途同歸，茲依民刑事審判實務以觀，其審究之內容，大抵包括下列事項[117]：

(一)醫學理論、技術之遵守與應用。

(二)法令、規章之遵守。

(三)醫療準則與遵守情形。

(四)醫學常規與處理過程。

(五)醫學界之慣行事項。

(六)醫學之適應性。

(七)醫學書籍、文獻、藥典之遵守。

又過失認定考量因素甚多，基本上環節在於：1.專門性，2.客觀性，3.裁量性以及4.緊急性等相關醫療環境，如當時環境，病情變化等，而且需特別考慮病人之個別情形、特殊體質，也需審酌醫療技術發展，新技術等應用，俾判定醫療過失與醫療時點呈現之實情符合[118]。

伍、醫療過失損害賠償責任與法律風險分析

一、醫療過失責任之損害賠償

醫療有過失，需負損害賠償責任，在醫療法於93年4月28日修正第82條以前[119]，司法實務上如馬偕醫院肩難產乙案曾判決依消費者者保護法判決賠償責任[120]，隨後最高法院判決指出醫療行爲不適用消費者保護法[121]。一般醫療損害賠償之訴訟，係依民法第184條侵權行爲法則提出請求，但近年來，以醫病間之醫療契約，主張債務不履行請求損害賠償，且以兩種法律關係請求損害賠償者[122]，日益增加。在地方法院提起民事訴訟時，主張：被告醫師執行醫療過程有疏忽，涉有過失責任，與醫院應負侵權行爲連帶賠償責任，又死亡家屬與醫院（本文所稱醫院非指診所）成立醫療契約，該醫院醫師提供醫療服務時，有醫療過失行爲，致病人死亡，其給付不符債之本旨，應負不完全給付之債務不履行責任，原告即病人家屬依民法第184條第1、2項、第185條第1、2項、第188、277條等規定，綜合請求被告醫師與醫院負連帶損害賠償責任[123]。

對病人而言，主張依侵權行爲或債務不履行之法律關係請求損害賠償，何者有利，與醫療行爲之疏失、過失行爲人及行政管理有關，但因醫療契約存在於醫院於病人間，醫師並非契約當事人，不必擔負債務不履行賠償責任，加上醫師資力不如醫院之財力雄厚，而且消滅時效上，

債務不履行損害賠償請求權十五年，較侵權行為損害賠償之二年為長。最近病家已逐步主張契約責任請求賠償。若病人捨棄侵權責任而僅請求契約責任之賠償，對醫護人員較為有利[124]，醫院應有此法律風險知覺。

損害賠償之債，以有損害之發生即有責任原因之事實，並兩者間，有相當因果關係為成立要件。故病人主張損害賠償之債，如不合於此項成立要件，即難謂有損害賠償請求權存在。所謂相當因果關係係指依經驗法則，綜合行為當時所存在之一切事實，為客觀之事後審查，認為在一般情形下，有此環境、有此行為之同一條件，均可發生同一之結果者，則該條件即為發生結果之相當條件，有此同一條件存在，而依客觀之審查，認為不必皆為發生此結果者，則該條件與結果並不相當，不過偶然之事實而已，其行為與結果間即無相當因果關係，不能僅以行為人就其行為有故意過失，即認該行為與損害間有因果關係[125]。

又相當因果關係，換一視角而言，係以行為人之行為所造成的客觀存在事實，為觀察的基礎，並就此客觀存在事實，依吾人智識經驗判斷，通常均有發生同樣損害結果之可能者，該行為人之行為與損害之間，即有因果關係。是只要具體行為，依客觀存在之事實觀察有導致結果發生之可能性，即有相當因果關係存在，並不以該行為確係造成損害之原因為必要[126]。

舉例而言，病人於10月10日以前病情發展，已足以判斷其感染無法用非手術方法控制，手術的適當時機為同年10月7日至9日之間，乃醫師消極不為手術治療，延誤治療時機，使被害人終因感染失控不治死亡，被告之過失行為與被害人死亡之結果間，自有相關因果關係甚明[127]。但實務上曾認為醫師違反醫療常規，有過失但與死亡無因果關係[128]。

法院對於依侵權行為或債務不履行法律關係綜合請求者，有判決：病人家屬依侵權行為之法律關係，請求被告等連帶損害賠償責任；於法有據；另依債務不履行之法律關係，於法無據[129]；有判決認為病人家屬主張依侵權行為法律關係，因非個別醫師能預見其醫療變化，於法不准，有關依債務不履行之法律關係，於法有據，應予准許[130]；另有認病人依侵權行爲法律關係請求損害賠償有理由，判決准予賠償，債務不履行部分無庸審認[131.132]。此外，有認定醫療行爲有過失，需負侵權行爲之損害賠償責任，僱用之醫院因不完全給付亦需負損害賠償責任。

按醫療上有過失責任時，病人或家屬依侵權行爲爲法律關係請求賠償，就侵權行爲之要件事實需負舉證責任；醫師如以病人或家屬簽具手術同意書抗辯得到病人承諾而爲醫療行爲，主張欠缺不法之要件，經法院審認，不必負損害賠償責任，而且病人或家屬有時在舉證上有所不足，會被法院判決駁回，而主張病人與醫院成立委任契約，又因受有報酬，醫院應負善意管理人之注意義務，其注意義務顯然較高，醫院有義務對病人之醫療與照護盡高度診療完善責任，如有欠缺或不足，而未盡債之本旨履約，顯有歸責之事由，需負不完全給付債務之不履行責任。

就醫師而言，當病人前來掛號求診治療，成立醫療契約時，其醫療照護之核心事務之注意義務，即應盡善良管理人之注意程度，不容有所閃失或疏忽，有關輔助醫療行爲及支援醫療事務，仍需負完善處理之責，否則涉訴時，法律風險必即出現，產生對醫院不利之發展，是以醫院從此觀點，對病患之醫療，不僅限於醫師與護士，包括所有與此項醫療行爲有關之事務或設備，均需依照其債務本旨給付，實施正確診療，妥適之手術，細心照護，正確之檢驗，完備完善之醫療設備以及充分掌控疾病情況，防範可能之變化，使病患得到周全之醫療照料及服務，否則，發生醫療過失，賠償責任之風險隨之而來，困擾重重。

按病人在醫院求治，有因本身身心疾病而來，部分則來自外來因素以致前往醫院治療手術，而由醫護人員接續予以醫治，例如車禍受傷病人、職業災害受傷之病人，其病情常相當嚴重，就醫療行爲前之受傷情況，顯非醫療行爲所致，難謂醫護人員有何故意或過失，則從醫療結果不理想，涉有疏忽，是否能將手術醫療處置疏失部分與上揭車禍、職業災害受傷在內所生損害全責由醫護人員負擔，不能無疑[133]。

目前在醫療過失之民事案件中，有關餘命表之計算，係以內政部每年度統計計算之台閩地區簡易生命表計算，並進而依其計算結果計算病人看護費用，但如果病人因醫療事故，已呈現植物人狀態，其身體狀況欠佳，各種機能退化甚快，與正常人大爲不同，台灣省醫師公會85年1月10日台省醫字第006號函亦稱：植物人由於免疫力低弱，抵抗力較差，容易遭受感染，引發併發症，故穩定狀況比一般低，生命自然比一般人容易處於危險狀態，可見植物人之餘命是否與常人相同，有待進一步調查釐清。單以內政部統計台閩地區簡易生命表計算之平均餘命，據此計算看護費用似有未當，醫院若涉及此類事件，應說明各類植物人之可能生存期限，以降低看護費用之賠償[134]。

醫護人員因醫療過失致病人身體、健康或生命受到侵害，需負損害賠償責任，然因病人在治療期間一直住院療治，對醫院而言，發生伙食費、醫療費用等部分得否主張抵銷？按二人互負債務，而其給付種類相同，並均屆清償期者，各得以期債務，與他方債務，互爲抵銷，民法第334條第1項前段定有明文。病人住院期間接受醫院治療，兩造間存在有契約關係，醫院應提供包括醫療、照護、住宿及膳食等給付，病人則應支付費用，因之醫院得主張病人所得請求之損害賠償互爲抵銷給付餘額[135]。另有認爲醫院因醫療過失需對病人負損害賠償之責，醫院就醫療看護等費用之支出，乃係基於對病人之損害賠償，而負有該筆債務，所支出之費用應屬債務之履行，並無債權存在，無主張抵銷之理[136]。

二、損害賠償金額計算之法律風險

民法第188條規定，因故意或過失，不法侵害他人之權益者，負損害賠償責任。醫師從事醫療行爲有過失者，自需負侵權行爲之損害賠償責任，而聘傭醫師之醫院，因醫師之醫療過失，依民法第188條之規定與醫師連帶負損害賠償之責。

有關損害賠償之範圍，依民法第192、193、194、195條之規定賠償，就醫療過失致死部分，需賠償醫療費用，扶養費用、殯喪費用及精神慰藉金（非財產上損害）等。其爲醫療過失傷害者、賠償喪失或減少勞動能力之損失、增加生活上需要之費用及精神慰藉金（非財產上損害）等。至其實際金額，由醫療雙方已和解、調解等方式達成協議者，以雙方同意之金額爲準，若由法院判決者，因個案而有不同，有僅數百萬元、1,000多萬元、2,000多萬元，亦有高至4,545萬元不等。其實最多之賠償爲看護費，常令醫界驚覺其金額判決竟可如此之高，難以認同其合理性[137]。

上述各種賠償名目，屬醫療上之支出或殯喪費用部分，從歷年來之民事判決以觀，其金額係以必要、合理及實際支出者計算，審核時較爲明確，如殯葬費之計算[138]。但關於增加生活上支出、減喪勞動能力以及精神慰藉金部分，具可變性，個案亦無同一性，其金額不易掌握，並常因病人或家屬擅於主張而提高不少金額，尤其精神慰藉金部分，其差距不小[139]，此涉及醫護雙方主張抗辯、攻防理由，以及案情內容等因素。

(一)增加生活上需要之賠償

所謂增加生活上之需要，謂病人以前並無此需要，而於被害以後，即需支付此必要費用者而言。例如非服相當藥品，身體無法支撐或不裝假牙，無法吃飯，此種情形自構成財產之損害。身體、健康被害，通常認爲會增加生活費用，而請求支付項目爲：1.醫療費用、2.住院費用、3.療養費用、4.營養補品費、5.拐杖義肢及身體輔助器費用、6.看護費用、7.交通費、8.雇工代耕、代售豬肉、僱人看家做飯、照顧嬰兒費用等[140]，有關治療之醫療費用、檢查、手術、注射、照X光、吸入氧氣、按摩、針灸、輸血、內外用藥等費用，主治醫師認爲必要者，病人均得請求賠償；至於購買高價藥品、僱用特別護士等費用，如醫療上有必要者，亦得請求賠償[141]。

病人前往醫院求診而發生醫療過失時，部分僅需繼續治療，其因之需要他人從旁照料看護者，並不多，也常在相當期間治療後痊癒，斯時，所支出之看護費用應不致高昂，但如因醫療過失致病人成爲植物人或殘廢者，將終身需要他人看護扶助，其病護費用相對爲高，以病人31歲治療失敗，發生過失情事成爲植物人，依內政部統計處之90年台閩地區簡易生命表，31歲病人之平均餘命爲50.02年，32歲者爲49.05年，平均餘命均爲50.67年，再財團法人創世社會福利基金會函文載明照護植物人每月平均支出69,112元費用，法院乃判決醫師應給付看護費用20,565,327元[142]。此高額之計算，實爲醫院涉及類似案件之法律風險[143]。由於重殘病人，因諸多不利其之生理因素，其合理之平均餘命期間通常較常人爲短，有關看護費用繼續性支出，不宜以常人之餘命期間計算，而判決一次給付，若日後病人實際存活期間不及正常餘命，將造成賠付致其身亡爲止，形同不當之制裁，方爲公允合適[144]。

醫院對於醫療過失致病人殘疾或成爲植物人時，已難挽救，應勇於面對現實，如能降低金額與病人或家屬達成和解，不失爲良策。而且在事發或一審中，雙方相互推測揣摩，加以法院認定尚未明朗，正是和解之時機點，允宜把握，當雙方對簿公堂日久，退讓不易，只能依法據理爭取有利局面，例如，是否有增加此項費用之必要性？支付費用是否合理？病人是否需依賴他人長期看護？請求之病人或家屬應負舉證責任，又內政部之平均餘命表係指一般國人健康身體標準所爲統計，與本案病人非屬健康身體之計算標準不得援用抗辯。同時，所舉他案或他事例之看護費用與本案情形不同，以及本案所需看護費用若干之事證，供法院審究之。

(二)減少或喪失勞動能力之賠償

民法第193條第1項所定喪失或減少勞動能力，係指病人職業上工作能力之全部或一部減失之意。工作能力爲維生之資本，故減少喪失及爲謀生能力之受害，對於將來之收益必會減少，當屬財產上之損害。其計算應以受傷前已具體行使或依其情形或事務自然之經過，認爲將來可行使者爲限[145]。又謀生能力不以現在具有者爲限，亦不能以現在之收入爲準，蓋現有收入每因具有特殊因素，以致與實際上之勞動能力不相符合。現有收入高，一旦喪失其高職位，未必能自他處獲得同一待遇。故所謂減少及殘存勞動能力之價值，應以其能力在通常情狀下，可能取得之收入爲標準[146]。反之，被害當初，雖尚無謀生能力，若將來之謀生能力，可預期有喪失或減少之情形，亦得請求賠償損害[147]。

又因身體健康受侵害致勞動能力之減失，並非減少或喪失勞動能力本身之價值，但其減少及殘存勞動能力之價值，應以其能力在通常情狀下，可能取得之收入爲標準，因通常可請求之費用[148]。其於受傷前縱被解雇，如身體、健康正常良好，仍有到別處謀職之機會，因受傷不能工作，仍可請求減少勞動能力之費用。又受傷後，營業並未停止或不受影響，則不能請求賠償。又因喪失管理能力需僱用他人管理時，該僱用之費用，亦可請求[149]。金額則應就病人受侵害前有關請求賠償之身體狀態、教育狀態、專門技能、社會經驗等方面酌定之，不能以一時一地之工作收入爲準。又商人之經營能力，雖屬勞動力之一種，惟應可考慮其中尚有財產之運用、資本及機會等要素，不能以全部之營業收入視爲現在勞動能力之所得[150]。

病人請求權人於請求時，應證明因受傷而不能工作之時間，包括住院及休養期間：1.其收入因受傷而減少、2.受傷前每月之收入或薪津、3.因受傷而每月不能工作之時間[151]。若一時不能工作所受財產上之損害，尚不能做爲終身喪失或減少勞動能力之依據。又其以雜工維生之計算方法爲：1.以最近一年內每月工作日數及工資平均數計算、2.以其向稅捐機關申報之所得額爲準、3.以勞動管理機關統計公布之每月相近工作之平均收入爲準、4.依行政院勞動部公告之基本工資計算[152]。

有醫院對於減少勞動能力之賠償訴訟，認爲所賠償金額不致過高，俟法院判決後，方領悟此項賠償金額亦會成爲天價，以一高薪30歲工程師受傷成重度殘障爲例，其賠償金額達2,520萬元（需扣除中間利息）：

1. 工作期間：65歲—30歲=35年
2. 每年工資損失：每月6萬元×12月=72萬元
3. 喪失勞動能力：72萬元×35年=2,520萬元

在對應此項賠償請求時，須密切注意其原本薪資或收入之高低，當薪津收入高時，可能賠償金額相對爲高，醫院對於薪資或收入之實際金額應提防其虛假，要求病人或家屬提出確實之證據，調取當年度所得稅申報單、扣繳憑單等佐證。同時，對於賠償金額如達醫院可以接受時，當機立斷，妥速和解，損害控管。

又病人死亡後，繼承人得否請求病人生前之不能工作之損失，按不法侵害他人致死者，其繼承人得否就被如尚生存所應得之利益，請求加害人賠償，學者見解不一，但通說認爲被害人之生命因受侵害而消滅時，其爲權利主體之能力即已失去，損害賠償請求權亦無由成立，參以我國民法就不法侵害他人致死者，特於第192條及第194條定其請求範圍，尤應解釋被害人如尚生存所應得之利益，並非被害人以外之人請求賠償。以病人業已死亡，其爲權利主體之能力即已失去，損害賠償請求權亦無由成立，其父母配偶子女之請求，於法不合[153]。

(三)精神慰藉金之賠償

慰藉金之賠償以人格權遭致精神上受有痛苦爲必要，當然原則上採賠償全部損害之原則，而其核給之標準不似財產上損害之計算明確，但慰藉金既在彌補病人心靈上之創傷與精神上之痛苦，自可從醫師與病人雙方之身分、經濟能力、財務條件、病人痛苦創傷，可歸責加害程度、過失輕重、醫療能力以及各種情形，酌定相當之數額。 且所謂「相當」，應以實際加害情形與其財產收入影響是否重大及被害人身分、地位與加害人之經濟情況等關係定之，是計算損害之大小時，應依附賠償

權利人感受病苦之諸因素計算之[154]。在訴訟實務上，酌定相當之金額，常以病人或家屬之土地、財產總額、以及醫師之學經歷、房地產與投資總額、當時醫療之過失程度案情衡量標準，一般在100萬元至350萬元之間。

由於精神之痛苦與心靈之創傷等爲精神情緒面，攸關身心狀況，常因人而異，如其心理傾向、人格特質以及情感承受、情緒反應較爲特殊者，法院會考量提高賠償金額，其如病人外觀上因醫療疏失造成傷疤將永久存在，無法復原或消除，其痛苦不可言喻；又如病人男性服藥引發女乳症，引發躁鬱症，心理受創甚深；再如病人爲其配偶，結褵五十年，感情深厚遇此事故，痛不欲生；他如誤將攝護腺切除，造成性功能障礙，實爲難以承受之災害。又病人或家屬非僅言語或書面之陳述，尚可提出具體痛苦、創傷、煎熬、悲慟等證據，如診斷書，行爲舉止異常事證、送醫資料及書面證明時，法院亦會因之判決較高之金額。

醫院或醫師對於精神慰撫金之請求需有法律風險認知，不能掉以輕心。蓋其金額之高低多寡並不固定，會因個案而有增減。實務上，有請求400萬元、判賠200萬元；請求300萬元、判決150萬元；請求500萬元，判決240萬元或請求350萬元，判決180萬元等情形，細看其請求被大打折扣，但如遇到訴訟高手，本此項請求，較之他項請求項目，反而可爭取更高金額。

三、契約不履行賠償範圍之風險

民法第213條第1項規定：「負損害賠償責任者，除法律另有規定或契約另有訂定外，應回復他方損害發生前之原狀。」是醫療契約主張債務不履行之損害賠償之方法以回復原狀爲原則，損害有不能回復者，亦有甚難回復者。例如容貌被損而不能整容，器官已被切除、大腿已截肢，民法第215條規定：「不能回復原狀或回復顯有重大困難者，應以金錢賠償其損害。」故損害賠償最便捷，在醫療過失事件，也以損害賠償最為常態。

又損害賠償之範圍，依民法第216條之規定，以填補債權人所受損害及所失利益為限。所謂所受損害，即現存財產因損害事實之發生而被減少，屬於積極的損害；所謂所失利益，乃新財產之取得，因損害事實之發生而受妨害，屬於消極的損害[155]。積極損害，指醫療行為前之財產利益之數額於醫療行為後所減少之差額，其損害係為當前與現實之損害。此損害以與責任原因有因果關係存在者為限。例如身體、健康之被害發生精神上之損害、支出醫藥費或負擔醫藥費債務等，均屬之[156]。

又損害，原應俟全部損害發生後才能計算，惟如損害雖尚未現實發生，但該欠缺必造成財產之損失，應視為已確定喪失之財產利益，而認為損害業已發生，例如需繼續聘請特別看護費用；又如尚需實施第二次手術；再如病人手術後躺在恢復室醒來摔落地板，致頭部受傷，縱現尚無明顯損傷，但因腦震盪，依醫師判斷，將來必有後遺症，仍需支付相當醫療費用，因事實不利益已發生，故應認此為現在之損害，得請求賠償，但此種情形，並非漫無標準，需依客觀判斷之。

有關消極的損害，謂若無責任原因之事實，既能取得此利益，因有此事實發生，致無此利益可得，是為所失利益。換言之，係指侵權行為或債務不履行，使被害人應取得之利益無法取得，妨害現存財產或生活利益之增加，亦稱為所失利益，醫療過失損害賠償是否得請求消極之損害，在實際上舉證有其困難性[157]。

在實務上，病人依不完全給付請求債務不履行損害賠償之範圍，包括：1.減少或喪失勞動能力、2.看護之損害、3.增加生活上之支出等。

病人或家屬以醫院之醫療團隊對病人之醫療照護行為有未盡完善情事，有過失責任，乃為不完全給付，顯有債務不履行情事，依民法第227條之規定，請求損害賠償，並依民法第227條之1「致債權人之人格權受侵害者」之規定，請求非財產上之侵害賠償，實務上有不同看法，有認為債權人之子女配偶等亦得請求之，因第227條之1未將「身分法益」與「人格權」並列，應屬立法上之疏漏，而非故意排除，屬法律上之漏洞。基於「身分法益」與「人格權」均屬非財產法益，兩者之重要性及價值不分軒輊；因債務不履行侵害身分法益者，在法律解釋上，自應可類推適用民法第227條之1，準用民法第194、195條規定病人之父母子女及配偶得請求非財產上之損害賠償[158]，另判決認爲民法第227條之1僅限債權人得請求，該債權人爲契約當事人，父母子女等非醫療契約當事人，請求給付精神慰藉金，於法無據[159]。

主張病人之子女得請求慰撫金者，認爲債務人因債務不履行，而同時侵害債權人之生命權時，因立法明文準用侵權行爲之規定，本應以準用之條文判斷請求人爲何，並非單純僅以契約關係存在何人之間爲絕對判斷之基準，復且基於生命、身體、健康等病患人身安全的特殊保護必要，醫院對病人所負醫療過程之義務，非僅基於醫療契約關係所生，以滿足契約當事人「給付利益」或「履行利益」爲目的，且具固定有的、嚴格意義性格的「法定意義」，從而，此一義務的發生，不以當事人間具有醫療關係爲必要，其違反，不限於醫療契約當事人始得請求賠償，非醫療契約當事人的病患配偶及子女，亦可請求賠償[160]。

按債權債務之主體，以締結契約當事人爲準[161]，而醫病間成立係屬特定人間債之關係，應以締結契約之當事人爲主體。民法第227條之1明定：「債務人因債務不履行，致債權人之人格權受侵害者。」，僅限債權人始得請求人格權之損害賠償，不包括債權人之親屬在內，此與非契約之當事人，依民法第195條第3項規定請求精神慰藉金，係本於依侵權行爲請求，兩者法律規範不同，不能混爲一談。

又民法第227條之1未將身分法益與人格權並列，是否爲立法上之疏漏？經查民法第227條之1之草案說明：「債權人因債務不履行致其財產權受侵害者，固得依債務不履行之有關規定求償。惟如同時侵害債權人之『人格權』致其受有非財產上之損害者，依現行規定，僅得依據侵權行爲之規定求償。……，爰增訂本條規定，俾求公允。」[162]，明確指明可請求者爲債權人，並未擴及其親屬，而且民法第227條之1修正草案自1976年10月間起至1995年7月間止，共召開六百九十一次會議，而由行政院於1997年6月3日與司法院銜送請立法院審議[163]，經過相當長久時間，由專家學者、法務部等通盤檢討深入研究後，擬定債務人因債務不履行，致「債權人」之人格權受侵害，得準用侵權行爲之相關規定，請求賠償非財產上之損害，從其嚴謹過程觀之，乃係經謹慎與再三討論始行定稿，謂參與之專家有所疏漏，令人難以接受。

再者，民法第195條第3項：「前兩項規定，於不法侵害他人基於父、母、子女或配偶關係之身分法益而情節重大者，準用之」亦係與民法第227條之1同於1999年4月21日修正通過，當時修正草案說明爲：「身分法益與人格法益同屬非財產法益。本條第一項僅規定被害人得請求人格法益被侵害時非財產上之損害賠償。至於身分法益被侵害，可否請求非財產上之損害賠償？則付闕如，有欠周延，宜予增訂。惟對身分法益之保障亦不宜太過廣泛。鑑於父母或配偶與本人之關係最爲親密，基於此種親密關係所生之身分法益被侵害時，其所受精神上之痛苦最深，固明定『不法侵害他人基於父母或配偶關係之身分法益而情節重大者』，始受保障，……，爰增訂第三項準用規定。」[164]，益足徵立法者對於身分法益之保護，已明確表示其保障不宜太多廣泛，因僅於「侵權責任」之民法第195條第3項，限定基於父母與配偶關係之身分法益，遭受不法侵害且情節重大者，始得請求非財產上之損害賠償。上述二規定，係經立法者通盤考量身分法益與人格權之準用規定，而未在「契約責任」中增訂準用之規定，顯然係法之選擇，乃排除「契約責任」中關於身分法益之保護，並非立法之疏漏。

債權債務之立體應以締約之當事人爲準，其得依契約主張權利者，應以契約當事人爲據，非醫療契約經當事人之病人父母子女等，並非當事人，無從依醫療契約主張權利，況細審研修及立法審議上開二法條之過程與選擇觀之，立法者已在修正理由中，明示認爲身分法益之保障不宜太過廣，有意排除「契約責任」中關於身分法益之保護，應尊重立法者之選擇，以維護法律安定性，是由實務上認爲立法疏漏，同意類推適用之見解，尙有未洽。

司法實務上，有判決認爲民法漏未將「身分法益」與「人格權」並列，應屬立法上之疏漏規定，應可類推適用云云，認爲被上訴人可類推適用民法第227條之1，準用民法第194、195條規定請求非財產上之損害賠償，攸關醫院賠償範圍，於具體個案時，應注意之，並依立法選擇明確抗辯民法已明確排除，無立法疏漏可言，提供民事法院審認。

陸、司法訴訟攻防與證據之風險圖譜

不論醫院或醫師面臨醫療民刑事訴訟時，都有沉重之壓力，能否輸贏是關鍵，長時間之訴訟程序有莫名之煎熬與困擾，需要值得信賴之法律專家、顧問或律師協助處理，化解不必要之誤解，提出良好訴訟策略，提供正確法律諮詢意見，在訴訟過程作有利之辯解與攻防，適時促導和解，以協商等程序保護自我權益。

事實上，每件醫療訴訟有其不同之標的與證據，呈現各異面向，而當事人亦有其不同思維、盤算與接受方案，是以醫院或醫師對訴訟案件宜有訴訟目的，係在於輸贏或維護形象，爲權利保衛或在於解決問題之方式或有特定之目的，才容易進而做好法律風險鑑別。

一般而言，醫療訴訟均聘請律師擔任訴訟代理人或辯護人，要發揮最大戰力，在於雙方能充分互動溝通，當雙方有良好溝通，即容易有共識，分工合作，由律師展現法律專業，進行優質攻防戰；若雙方溝通不良，產生認知與判斷之落差，必不能得到預期之效果。又如雙方各執己見，不能針對問題溝通，無法以訴訟需要之主軸事證相互配合，對醫院或醫師也會不利，可說未戰先弱己方，所以與律師互動之情形，也是需做風險控管[165]。

醫療過失民事事件與醫療刑事案件，應依循之民事訴訟法與刑事訴訟法而有不同之訴訟運作方式，法院審理之程序亦有不同。蓋民事訴訟以保護私權爲目的，刑事訴訟以實行國家刑罰爲主要目的，在訴訟程序之主義，民事訴訟委諸當事人之自由意思，採當事人進行主義，原則上依當事人主張，當事人所未提出之事實及證據，採辯論主義，不得斟酌之，而刑事訴訟重視人權保障，採取改良式當事人進行主義，以發現眞實爲目的，是以在訴訟程序與證據法則上有明顯不同規範[166]。

現時醫院個別之醫療科別均有其專業之醫療技術與作法，也有一般公認之醫療準則、醫療常規，在醫療民事與刑事案件，法院常以是否遵守此醫療準例、醫療常規爲判斷之重要參據，如執行醫療行爲時，違反一般公認之醫療準則或醫院常規，而未能正確保持適當醫療方式與盡相當之注意，將涉及疏忽責任。

在醫療過失民事事件中，當事人主張有利於己之事實者，就其事實有舉證之責任。但法律別有規定或依其情形顯失公平者，不在此限，民事訴訟法第277條定有明文。民事訴訟如係由原告主張權利者，應先由原告負舉證之責，若原告先不能舉證，以證實自己主張之事實爲眞實，則被告就其抗辯事實即令不能舉證，或其所舉證據尙有瑕疵，亦應駁回原告之請求[167]。

民法第184條第1項前段規定，侵權行爲以故意或過失不法侵害他人之權利爲成立要件，故主張對造應負侵權行爲責任者，應就對造之有故意或過失負舉證責任[168]。另在債務不履行，債務人所以應負損害賠償責任，係已有可歸責之事由存在爲要務（給付不能、給付遲延或不完全給付）而受有損害，即請求債務人負債務不履行責任，實務上，曾有判決認由病人負舉證之責任[169]，但在整個社會醫療環境與各別醫療過程病人屬於較弱勢地位，醫療所有過程之所有紀錄，病人難以取得，由其取得，有違公平原則[170]，且病人又乏醫護專業，須舉證醫院或醫師有醫療過失責任，相當不易，亦屬過苛[171]。

經查民事訴訟法第277條但書有關法律別有規定，或依其情形顯失公平，係於89年2月9日該法修正時所增設，肇源於民事舉證責任之分配情形繁雜，僅設原則性之概括規定，未能解決一切舉證責任之分配問題，爲因應傳統型及現代型之訴訟型態，尤以公害訴訟、商品製造人責任及醫療糾紛等事件之處理，如嚴守本條所定之原則，難免產生不公平之結果，使被害人無從獲得應有之救濟，有違正義原則。是法院於決定是否適用上開但書所定之公平之要求時，應視各該具體事件之訴訟類型特性暨求證事實之性質，斟酌當事人間能力之不平等、證據存在一方、蒐證之困難、因果關係證明之困難及法律本身之不備等因素，以定其舉證責任或是減輕其證明度[172]，足徵新修正要旨，係依循誠信原則，謀訴訟當事人間之公平與平等，要求一造對他造負事實解明協力義務[173]，此舉證責任實質倒置，不能認係對醫師之懲罰，而是衡平原則之發揮[174]。

又所謂顯示公平爲一不確定法律概念，其判斷標準可依兩造對等性、危險領域之專擅性，當事人對於證據之接近可能性及非舉證責任一方之可責性等綜合判斷之[175]。事實上視兩造舉證之可能性、取得證據之難易程度等情狀，考量課與其中一方當事人舉證責任是否違反公平原則，尤其在醫療過失等現代社會侵權行爲之類型，由於病人欠缺專業知能，無從探知醫院經營者之內部營業秘密，鑑於醫療倫理及人道考量，亦不能容許病人以反覆親身試驗之方式，證明醫療服務與病患所罹病症及死亡結果間之因果關係，故病人就逾越其日常生活經驗所能查知者，實無從舉證，自應緩和病人於訴訟法上之舉證責任，俾免失之公允。亦即病人如能舉證證明，其所受損害通常是醫療處置行爲有瑕疵所生之結果，或其損害非可完全排除上開瑕疵所致之可能，即得推認病人所受損害與醫療院所及醫師之醫療處置行爲間有相當因果關係存在，以保護病人及病人之最終需求利益，轉由掌握專業知能及技術之醫療院所及醫師，就其醫療行爲並無可能導致被害人或病患之結果，負舉證證明之責，以減輕病人之舉證責任[176]。若病人就醫療行爲有診斷上治療錯誤之瑕疵存在，證明至使法院之心證達到降低後之證明度，獲得該待證事實爲眞實之確信，即應認其盡到舉證責任[177]。

有關醫療過失民事事件中，法院已傾向由醫師負舉證責任[178]，其理由有從醫療法第63、64、81條及醫師法第12條之等規定，認定係屬民法第184條第2項所將之保護他人之法律，醫師應負舉證之責[179]，亦有認定基於武器平等原則，以及醫院掌握醫療過程之所有證據，病家不易取得有利證據，避免證據偏頗，應由醫院或醫師負舉證責任[180]。另有由訴訟中醫病雙方不平等關係出發，闡釋法律係從事事實證據之困難、專業程度之落差、病例記載義務之違反、病人之死亡、因果關係難以舉證等衡量顯失公平之原則，認係舉證責任例置[181]。

按對於醫療過失之認定標準與一般過失相同，即注意義務之違反，亦即醫療人員怠於善良管理人之注意即爲過失。故基於醫療行爲屬專門技術及知識，且從事醫療行爲者多屬受過專門訓練並通過考試而取得資格者。所謂「善良管理人」應指符合其專業水準而言，亦即應指通常一般醫師所應具備之專業知識及臨床經驗，於診療疾病或從事手術時當爲之注意。從而，醫師於診療或從事手術之際，對於病人負有應盡合理的注意並施以適當技術之義務[182]。在舉證責任上，其義務強度較高，如病人於施行手術中失血高達3,000cc.，血壓突下降，醫師應負舉證責任，證明其處理上並無疏失[183]。

民法第184條第1項前段規定，侵權行爲之成立，需行爲人具備可歸責性、違法性，並不法行爲與損害間有因果關係，始能成立，是以損害賠償之債，以有損害之發生及有責任原因之事實，並兩者之間有相當因果關係爲要件，故病人主張侵權行爲之損害賠償請求權存在者，應先就有責原因之事實存在、有損害之發生，及二者間有相當因果關係存在等成立要件，負舉證責任[184]。

醫護人員執行醫療行爲致病人生命、身體或健康受有損害時，醫院依第188條第1項之規定，應與醫護人員負連帶損害賠償責任，如依同項但書主張選任受僱人及監督其職務之執行，已盡相當之注意或縱加以相當注意而仍不免發生損害者，僱用人不負賠償責任[185]，需負舉證責任。蓋如醫院類同其他事業使用人，於被用人執行事業加害於第三人時，其使用主於選任被用人及監督其事業，已盡相當之注意，或雖注意仍不免發生損害者，使用主固不負賠償責任，但此種情形係爲使用主之免責要件，使用主苟欲免其責任，即應就此負舉證之責（最高法院19年上字第3025號判例要旨可資參照）。準此，可知民法第188條規定僱用人之責任，其立法精神重於保護經濟上之弱者，增加被害人或得依法請求賠償第三人之求償機會，觀乎其設有舉證責任轉換及衡平責任之規定自明[186]。

在醫療過失案件，常有造成病人至醫院治療之肇因人，例如車禍或職業傷害受傷之人，並未送醫即告死亡，則其死亡之結果常有法律應負責賠償之人，如肇事之汽車駕駛人或工廠負責人等，惟一旦送至醫院治療後，後段之醫療行爲發生死亡之結果，前段肇因人是否中斷而不必負責；又年老衰退，身體健康惡劣者，其生命期有限，若醫護謂有疏忽，即與年輕力壯者賠償責任相同，其法理安在？再者車禍疏忽致死與醫療救人疏失之法律責任，如何等價？司法有無類似處遇？常令醫界及關心者不解，甚而興起司法爲醫療風險因子[187]，因此，其間存有下列法律問題深值研議[188]：

(一)造成診療必要之肇因人所具法律地位爲何？

(二)死亡係由造成診療必要者之肇因人或醫護人員負責？

(三)造成診療必要之肇因人之行爲，是否因醫療行爲而中斷因果關係？

(四)有病殘之病人所賠償之責任與健康之病人相近，是否合理？

(五)老人死亡與青壯人死亡之賠償接近，合理否？

(六)造成診療必要之肇因行爲與醫療行爲對死亡之因果關係如何評斷？

(七)病人或家屬之精神痛苦與悲傷，是否較非病死亡為高？

(八)財物之損害依現狀賠償，是否適用醫療過失案件，而依病人身體狀況為準？

(九)是否超越就醫狀態或完全康復為過失判斷時點？

又在民事訴訟中，被告醫師與原告病人成立證據契約，同意以刑事法院認定事實為準，結果刑事判決認定被告醫師有醫療過失傷害責任，判處罪刑，讓被告醫師在民事訴訟敗訴，判決需負損害賠償責任。檢討當時因民事攻防劇烈，被告身心煎熬，為省訴省煩計，遂達成證據契約[189]。是以在訴訟中，是否達成證據契約原，應慎重考量。

刑事訴訟法第161條第1項規定：「檢察官就被告犯罪事實，應負舉證責任，並指出證明之方法」。因此，檢察官對於起訴之犯罪事實，包括構成要件該當事實。違法性與有責性之事實，應負提出證據即說服之舉證責任[190]。倘所提出之證據，不足為被告有罪之積極心證，或其指出證明之方法，無從說服法院以形成被告有罪之心證，基於無罪推定原則適用「罪疑時應為被告有利之考量原則」，自應為被告無罪判決之諭知[191]。

畢竟醫院為醫療專業團體，醫師有高度醫療智能，對於醫療專業相當熟穩，有關醫療過程之關鍵點相當清楚，亦了解其間涉及關聯事項，為釐清事項，可儘量提出相關事證以供偵審參酌審認，尤其醫療過程之病例、檢查報告、檢查結果通知、會診單、醫囑單、處方籤、手術紀錄、護理紀錄、病理切片紀錄等等醫療文書與資訊，均由醫院保存掌握，要提出有利事證最為方便，基於風險衡量原則，儘量配合偵審調查之必要，提出相關事證，增強有利於已之效果，也避免被誤會不願提供，顯示其間可能存有隱情或問題，反而啓人疑竇，讓承辦檢察官或法官有不同觀感。

醫療事務面對疾病之治療，存有許多變數，具有相當之不可預測性，而且因病人之不同而有不同之醫療變化與效果，很難如同化學方程式，經演算即得固定之結果，是以醫療過程已盡注意能事，有時出現一般不會發生之特殊狀況，若因此變化即謂醫療行爲所致，有時失眞，醫院面對此種風險事故，可提出事證與醫學文獻，主張其變化結果與該醫療行爲間，並無相當因果關係。

又醫療過程中，個別病人之具體疾病、病程進展及身心狀況等各有不同，且主、客觀條件，亦不一，部分病人常變化莫測，在無徵兆下不時急遽變化，如何選擇在最適當之時機？如何採取最有利於病患之治療方式？如何使用適合器械？如何給藥或針劑？均需醫師臨床決斷，似此本屬臨床專業醫師裁量、判斷之範疇，很難事後由不同人以冷靜客觀，且有充分時間與思考而可作周詳之充分考量予以評斷，倘診療醫師就此所爲斟酌、取捨，確有所本，並無明顯輕率疏忽，或顯著不合醫療常規之情，不能因診療醫師採擇其所認最適時、有利於病患之治療方式，摒除其他，即謂其係懈怠或疏虞，有錯誤或延遲治療情事[192]，是以醫院在處理醫療刑事案件時，應提供當時事證，充分描繪診療時之情境，使承辦法官、檢察官體察，防免速斷。

刑事訴訟法第160條規定：「證人之個人意見或推測之詞，除以實際經驗爲基礎者外，不得作爲證據。」而供述證據，依其內容性質之不同，可分爲體驗供述與意見供述。前者，係指就個人感官知覺作用直接體驗之客觀事實而爲陳述，屬於「人證」之證據方法，因證人就其親身體驗事實所爲之陳述具有不可替代性，依法自有證據能力。後者，則係指就某種事項陳述某個人主觀上所爲之判斷意見（即「意見證據」），如病人之友人僅於門診，坐於診間等候，到庭證述當時醫師在內接聽電話，看病時間很短，研判醫師並不用心，草率給藥，因非以個人經歷體驗之事實爲基礎，爲避免流於個人主觀偏見與錯誤臆測，應認爲無證據能力，醫院或醫師對於證人之性質可依之分辨，主張有無證據能力，以維權利。

醫師於執行醫療業務時，應製作病歷，其內容需依醫師法第12條記載六大基本事項。又病歷之製作，屬醫師於醫療業務過程中不間斷、有規律而準確之記載，且大部分紀錄係完成於業務終了前後，無預見日後可能會被提供作爲證據之僞造動機，其虛僞之可能性小，何況如讓製作者以口頭方式於法庭上再重現過去事實或數據亦有困難，因此其具有一定程度之不可代替性，除非該等紀錄文書或證明文書有顯然不可信之情況，有認其爲證據之必要，屬刑事訴訟法第159條之4第2款所稱業務之人於業務上所須製作之紀錄文書，而診斷證明書係依病歷所轉錄之證明文書，自仍屬本條項之證明文書。按諸刑事訴訟法第159條之4第2款規定，自有證據能力[193]，是以完整與完備之病歷對醫師之治療過程有充分之證據能力，應本其內容論述有利之事證。

醫療事故由檢察官與法官根據調查所得之證據判斷，但醫療本身相當專業複雜，實非不具專業之司法官所能審斷，需借重鑑定，而鑑定涉及科學性、技術性與專業性之工作，鑑定之結果，對維護醫病雙方權益有重大影響[194]。因之鑑定人是否對該項醫療是否專業？是否爲其熟知之本科醫療？又是否通曉當時之醫療常規學術？是否相關之醫療儀器與判讀熟陳？均關係鑑定之公正與正確，這也是法律風險之一。

法院就鑑定人依其特定知識觀察事實，加以判斷而陳述之鑑定意見，可依自由心證判斷事實之眞僞。然就鑑定人之鑑定意見可採與否，則應踐行調查證據之程序而後定其取捨。倘法院不問鑑定意見所由生之理由如何，遽採爲裁判之依據，不啻將法院採證認識之職權委諸鑑定人，與鑑定僅爲一種調查證據之方法之趣旨，殊有違背[195]。由諸多刑事判決觀察，法院常以鑑定意見作爲判決重要依據，且實質受鑑定意見之影響甚大，醫院對於鑑定意見，需謹慎以對。

鑑定對醫療行爲之事實釐清有正面功效，對醫療責任有無疏失之判定亦大有助益，因之醫療訴訟當事人之雙方、檢察官與法院，會依職權或聲請送鑑定，其流程如下：

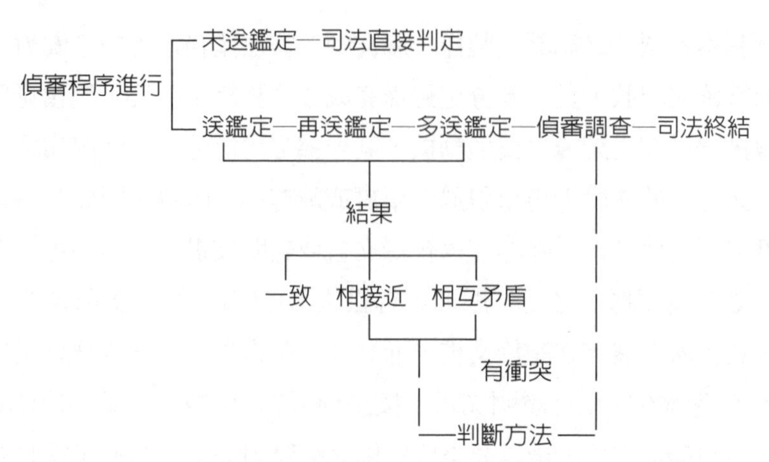

圖1-4　訴訟案件送鑑定示意圖

鑑定須依其特別知識觀察事實，加以判斷而陳述鑑定意見，論者有謂醫療鑑定較有利於醫方，不論是民刑事訴訟，或一、二審判決，自法官之心證過程，相當高之比例引用鑑定意見[196]，惟鑑定，在司法實務上，要有下列風險認識[197]：

(一)先後送請鑑定，有三次、四次甚至更多次，各鑑定內容紛歧。

(二)就醫學通案可能發生多種原因之推斷，充作鑑定意見。

(三)鑑定意見並不確定，僅言有可能或列述可能原因。

(四)鑑定對同一醫療行為之治療方式，未考慮不同方式問題，而就與本案病況不甚相近之方式論斷。

(五)鑑定內容所示情形，與卷內證據不盡一致。

(六)鑑定意見空洞，無實質之結論。

(七)鑑定意見引用之文獻為主，非依專用醫療過程鑑識。

(八)鑑定意見不合醫學原理。

(九)鑑定書多份，其內容有矛盾，與不相容之處。

(十)不同鑑定書大同小異，僅有些微論述之差異。

(十一)鑑定人並非該醫療行為之專業醫師。

(十二)以去函查詢相關問題之回覆函文內容充作鑑定。

(十三)鑑定書之意見與公函查詢之答覆函有出入。

(十四)囑託機關鑑定之鑑定意見有疑慮，經實施鑑定或審查報告、說明，二者有歧異[198]。

面對上述鑑定意見出現之問題，千萬不能等閒視之，需作好風險預估、識別、衡量及評量，步步爲營，不能大意，且經深入探究分析，駁斥其矛盾或不可置信之原因與依據，以免造成不利。再者，法院審理醫療訴訟時，常依一紙鑑定意見書爲憑，很少有鑑定人出庭接受對質詰問，使得醫師處於劣勢[199]，是以在醫療訴訟中，宜依案情之需要，聲請對質、詰問，以明實相。

醫界對於醫療糾紛之鑑定意見，有不同評價[200]，部分則質疑有門戶之見，有則認爲超越通常醫療常規判斷，有則指其以抽象超高之醫療行爲準則作爲基準，有則心態原因，藉鑑定凸顯自己之權威性，有則指訴鑑定單位不夠權威[201]，有從制度上解析，認有脫法、不當、草率、遲滯、矛盾、杜撰、含混、偏僻等八大弊端[202]，有認醫審會鑑定不問不答，不調查事實，不接受詰問[203]，不一而足，是以在未明瞭係由何人鑑定，也不宜隨意推測係何人主導，但法院對於鑑定證據之審查，而負起如美國法院之審查守門員（gate keeper）責任，以確保憲法第8、16條保障被告正當訴訟權，惟醫院或醫師爲捍衛訴訟權制，在主管機關訂出鑑定規範前，各醫院應以務實究本態度，充分研析，強而有力對鑑定內容指出錯誤、不時、失眞、誤判等，推翻其公信力[204]。

當事人聲請調查之證據未予調查，又未認其無調查之必要，以裁定駁回或於判決理由內予以說明，其踐行之訴訟程序，難謂爲適法。而當事人聲請調查之證據若確與待證事實有重要關係，就案情確有調查之必要，法院若未加以調查，則又有應於審判期日調查之證據而未予調查之違法。因此，醫療過失案件，如有聲請調查詢問證人，調取物證或送請鑑定之必要時，宜提出必要之調查以供法院辦理，若前揭證據方法，與待證事實及雙方爭執疑點之釐清審認自有重要關係，為明眞相，客觀上難謂不具調查之必要性，乃遽行審結，而未依上述人等之聲請予以調查，亦未於判決內述明就如何無須再為前揭鑑定之理由，自有未洽[205]。

醫師在醫療過失案件，經一審判決無罪後，再上訴二審，認為檢察官並未提出起訴書所列以外新證據，辯護人原提有利證據相當，乃在二審言詞辯論終結前，未請求調查證據，當二審法院改判有罪判決時，於第三審上訴中再請求調查證據，指摘原審有此部分證據未盡之違法，最高法院常因非依據卷內資料指摘，乃駁回上訴，醫院或醫師就此需有法律風險之意識，不宜懈怠。

醫護人員以醫治救治病人與康復為天職，任何醫護人員在執行醫療業務過程，無不兢兢業業，戮力從公，其於醫治過程發生病情更嚴重與不治死亡之結果，並非醫護人員所樂見，若不幸發生醫療糾紛，更是醫護人員之最痛，在醫療訴訟中，如能從實質面、宏觀面訴之實情而能為司法官接受，相信較易獲得有利之審判，是以醫院從風險處理之角度，對此多費心思索，提供得以被選擇之文獻及理由[206]。

醫療行為在法律規範下，需預防醫療危險之發生，違反法規範之注意義務，涉及製造不被容許之風險而有過失責任，但如未製造不被容許之危險，是否有信賴原則之適用。按信賴原則，原適用在交通駕駛上，為容許風險概念之適用[207]，其後被接受擴延至生活領域上有關分工合作之事務上，尤其是醫療行為，分工越來越精細，許多疾病常非單一醫師獨立完成治療行為，需要分配合作，由垂直分工與水平分工合作完成，顯見醫療專業中有監督服從與信賴原則存在[208]，但信賴原則是否在司法實務上成為主流見解，尚有不同見解[209]，德國聯邦法院採肯定見解，因此如病人死亡，係因手術器械未仔細消毒，不能歸咎於手術之醫師，而應由處理消毒之醫護人員負責[210]。

又過失傷害罪，有一般過失罪與過失重傷罪之分。有關重傷之定義，刑法第10條第4項已明定，其中第1款有關視能、第2款有關聽能、第3款有關語能、味能、嗅能、第4款有關義肢以上機能，以及第5款有關生殖機能，較容易認定，但切除人體器官是否爲第4項第6款所稱其他於身體或健康，有重大不治或難治之傷害，較易發生爭議。

按其他身體健康有重大不治或傷害，係指傷害重大，且不能治療或難以治療者而言，故傷害雖屬不治或難治，但於身體或健康無重大影響者，仍非本款所稱之重傷。是人體器官因他人之故意或過失行爲致受傷，經手術切除，除刑法第10條第4項第1款至第5款所列之傷，係屬重傷外，是否屬重傷，應以該器官之機能有無其他臟器可代替且達於不能治療或難以治療之程度；因之，是否已完全喪失，於身體或健康有重大影響爲準，非謂該器官經切除，即屬重傷[211]。

病人前來醫院治療，其復原狀況之發展有時難以預期與掌握，若一時未能療癒，需繼續治療時，醫院究應如何處理，若病人或家屬不願轉院，醫院亦不得驅趕出院，仍需繼續提供醫療照護服務，此時，醫院需有法律風險管理之準備，尤其病人或家屬主張其未能治癒，係醫院或醫師有過失情節，更需審愼處理。實例上常有醫院於醫療事故後，將病人安置於院區住院治療，並爲其聘請看護照護，期間所有醫療及看護費用均由醫院自行負擔，從未開立任何醫療費用繳納通知病人，亦未曾催討，直至病人與家屬等起訴請求損害賠償，醫院始發函向病人等催討住院期間之醫療及看護費用，病人乃主張此期間所有住院及看護均由醫院負責，足證醫院已默示承認所提供醫療行爲具有過失，且從未開立繳費通知，並且既未結清鉅額費用之際，仍繼續提供醫療照護，而未爲任何異議或催繳之表示，衡諸常情醫院所爲，實難謂僅爲「單純之沉默」，顯係認知所提供之醫療行爲有疏失，乃願支付醫療及看護費用，甚且堅指各該費用之請求權已因拋棄而消滅[212]。同時，基於誠信原則及權力失效理論，醫院亦不得主張上揭費用之請求[213]，其如抗辯病人之請求權已罹於時效，亦會被認定醫院因治療、照護病人所支出醫療及看護費用，係屬對病人損害賠償債務之履行，病人之請求權尚未罹於時效而消滅

[214]。同時，在刑事訴訟案件，亦有以此類似理由，指訴醫院承認有疏忽過失之處，方願一直繼續醫護，致醫院或醫師難以論駁，均需有所防範。

柒、踐行法律風險管理—代結語

醫院之存在固以服務病人爲主，但所有醫院無不重視醫院經營效益，追求產值與產能平衡，隨時調整其經營指標，重視成本控管，預算編列，提升業務及開源節流，亦即減少支出，提高收益，增加利潤，基此，建立自己醫院經營指標，從人事費用、材料與成本、可控制費用與不可控制費用等項衡量實績[215]，但大多數忽略法律風險成本，尤其是醫療疏失帶來之鉅額賠償。

醫療過失，必帶來相當之損失，包括直接損失即間接損失，對醫院及醫護人員帶來極大之影響與壓力：

一、直接損失：指因醫療行爲，經病人或家屬抗議、投訴、陳情、申訴、告官等，提出民刑事訴訟以及處理此醫療事故所支付之費用，包括慰問金、安撫金、道歉金、車馬費、出差費、人事費、宴席便當費、賠償金、訴訟費、律師費等。

二、間接損失：因醫療過失行爲所引發或連帶所支付之費用，如加班費、重建費、準備資料費、員工處理醫療事故之薪資、人員感染費用、以及醫護人員流失、營造中斷或減少之收入損失、醫院形象受創等。

醫院經營者負醫院經營之成敗以及病人健康之照護，對於醫療過失之預防應列爲重要工作，重視預防或成本與危機成本之計畫與提高，儘量降低錯誤之成本，增進醫院之正面利益[216]。有法律風險觀念之經營者，必會重視：(一)何種醫護人員最易出現過失風險？(二)何科室法律風險最高？(三)何類醫護人員最會發生疏忽行爲？(四)何科室主管之督促與督導最不確實？(五)何種會診流於形式最不實在？(六)何項醫療支援系統最容易出現銜接問題或錯誤？(七)醫院儀器設備中，有何具有風險因子？(八)醫院行政管理中，有何瑕疵缺失？凡此均涉及過失問題，醫院應有法律風險避讓之作法[217]，並因疏失之類別由醫師、護理人員及其他醫療人員負法律責任，其如因行政管理之缺失，儀器設備等瑕疵疏漏造成過失情事，則醫院經營層將有過失之責任[218]。

法律風險之內涵與法律責任有密切關聯，當醫療過失發生，將有醫師及其他醫療人員負責，甚且院長、主管並有連動性責任，醫院經常提點所有員工需要法律風險認知，經常教育員工注意職務上之可能風險，具有法律風險意識[219]，尤其在體認上深刻體會：

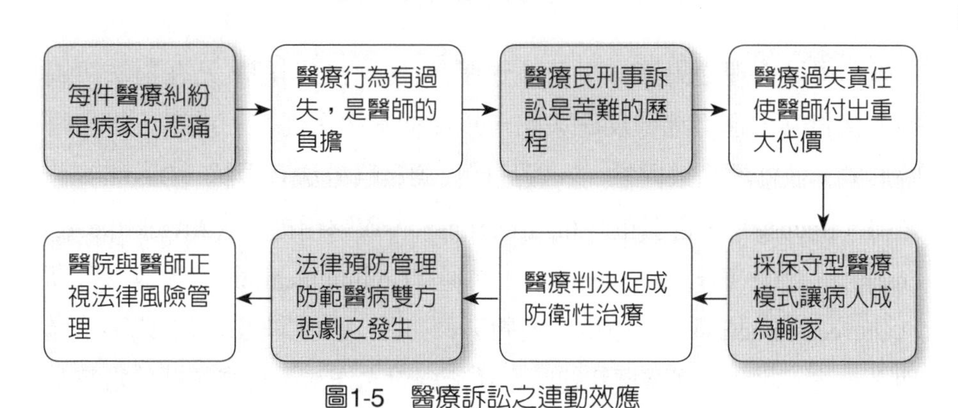

圖1-5　醫療訴訟之連動效應

近年各醫院極爲重視醫院品質機制，有諸多具體作法，建構以病人爲中心之模式，包括領導策略、系統、品質方法、評價藉以激勵團隊等，其中強調任何不夠完備之服務或造成病人身心苦痛是醫院責任，因此，爲避免難以彌補之過失與醫療糾紛，醫院品質必須不斷精進，自我改革，建立優良品質之醫療團隊，又從諸多司法案例中，將法律風險納容爲方案重點，正是良策之一[220]。

不論國內或國外，醫界對於醫療糾紛之發生，均面臨共同問題，即使英美在處理醫療糾紛上，亦未曾停歇[221]，事實上醫療糾紛發生時，即爲法律風險之危機出現，必須採取法律風險之危機管理對策。基本上，醫師需對處理醫療糾紛之流程有相當了解，依照進程進行對應作爲。

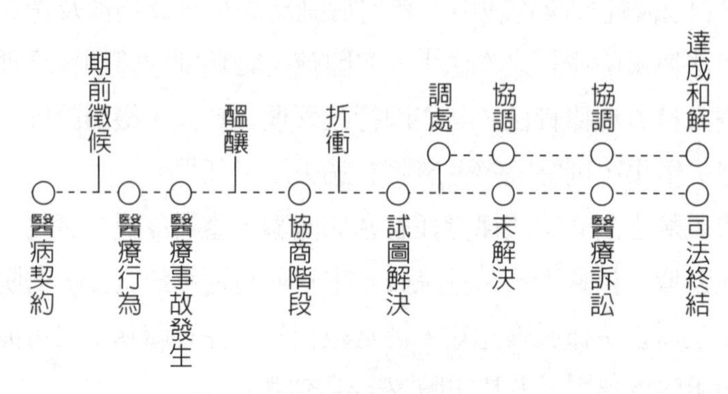

圖1-6　醫療糾紛處理示意圖

又風險管理之對策，以危機管理爲最核心之問題，乃在對法律風險危機對應，進行危機反應策略，以減低風險之傷害，重組、修復醫院形象，並維護病家權益。一般危機反應策略方法有否認（Denial）、藉口（Excuse）、合理化（Justification）、攻擊指控者（Attack the accuser）、超脫（Transcendence）、溝通（Communications）、改善行動（Corrective action）、道歉（Apology）等，有則採取冷處理或不予處理之方法。此在處理醫療糾紛時，並無絕對之作法，宜審愼評估當時氛圍、情境及法律風險責任之大小，採取最適合之方法，化解風險危機[222]。如病家是因對醫療有所誤解時，(一)先檢視診療紀錄與醫療歷程有無被質疑之處、(二)主動邀約病家詳細解釋病程發展及當時醫囑內容之導行程度、(三)詳實回應病家之質疑、(四)提出有力之醫療文獻，以化解風險危機[223]。

當醫療爭議發生時，若無適當之協調溝通或協處無效果時，可能會訴之司法，與其做無謂爭執甚或訴訟不利，產生諸多困擾怨尤，不如眞正了解既有訴訟案件之司法態度、方向與見解，採取有效之訴訟策略、攻防技巧與實戰方法、爭取有利之訴訟判決；反之，病人要提出告訴、自訴或聲請民事訴訟損害賠償前，也需先行了解司法既有案例之採證標準，法律適用及偵審結果，可供是否訴訟，須提出何種事證、如何攻防等，謀之而後動[224]。同時，對醫院之管理，醫護人員，認知醫療過失標準與認定醫療疏失之依據，至少在平時執行醫療專業時有所體悟，了解風險因子，進而勝任愉快，快樂爲病人醫治與服務，不幸發生醫療訴訟時，了解「法律眉角」，採取有力之方法與抗辯，減少不利結果。

又醫療事故訴訟與法律風險管理，從學理上作系統性之研究，可得到結構性、多元性、深層性之理論基礎與架構，深具學理上之價值，本文一則藉由醫療過失之民刑事案例，探索其與法律風險衡量與治理之關聯性與連結性，二則從務實與實用上解析司法實務之見解與適用法律所顯現之風險，彙整出法律風險控管防範作法，以及醫療判決所呈現之觀念與法律適用之輪廓，達到體系性參考效果；因之，爲將判決之內容予以縮減、摘述或節錄，儘量就相關之事項完整錄列引載，便於追源究本，與參用時不致偏失或誤解。

司法機關對於法律之適用與解釋，在具體醫療過失民刑事案件中，常有不同見解，即使同類型醫療事件或同一醫療科別之醫療爭議事件，亦出現不同之認定，造成醫院或醫師在研讀參用司法案例時困擾不已，事實上，司法機關不同認定標準或相異見解，本即爲法律風險，當有具體訴訟時，有必要了解其危險性與應變策略，避免相近案件不利之認定標準與見解適用在本案上，而非不作任何風險評量，茫然上陣或隨意攻防，自陷不利困境。

有關醫療過失之民事與刑事案件在全部一、二、三審民刑事案件所占之比例不高，但仍有相當數量，爲使研究更具周延性與代表性，已儘量找尋各種類別之判決，從中選取較有參採實用價值之案例，採不重複原則，依地區、醫院、醫療科別、醫療行爲及審級等分類探悉，提高所得論述之應用價值。

最高法院判例歷年來對下級審法院有相當拘束力，即使要改變或刪除，有其嚴謹程序，而最高法院判決所揭示之見解，固無判例之效力，但在司法實務及學者研究上，仍爲重要之資料。至於一、二審判決或檢察官一審起訴書，較無影響司法機關偵審之效果，但不論判例或一、二、三審民、刑事判決所認定之醫療過失，係彰顯司法實務處理上有此見解，對醫院及醫護人員就是法律風險，尤其是近年來之實務處理態度與方法，從風險控管以觀，不容忽視，本文蒐尋與解析近年來之民刑事判決，在於提供醫界及研究者了解各法律適用之法律風險，再者，另有關無因管理部分，其責任較輕，以惡意或重大過失負損害賠償責任[225]，因之，本文論述不以批評論駁爲要，亦不作學理之介紹與論述，期望給需要參閱之醫法人士資訊資料與實用之方便性。

對大多數醫師及醫護人員而言，法律並非其專業，對於法律之解讀顯然不如其所專之醫學容易，且對法律適用之精準較不熟稔，而醫療行爲之規範性又強，吾人希望因醫療糾紛發生使醫護人員對法律規範產生畏懼與不安，有形無形中採取防衛或醫療或消極性治療，則受害者將是病人，亦非友善社會之應有現象[226]，因此，醫護人員自需設法認知法律意涵，以供執行醫療業務之參境，本文乃從司法過失案例詳細摘錄與解析，利於醫護人員藉之了解醫療行爲之法律規則，以及防範法律風險之發生[227]。

近年來，研究醫療糾紛、醫療事故、醫療爭議及醫療過失議題諸多，然由法律風險管理觀點探究者較少。事實上，由於醫療行爲有諸多法律規範，因醫療行爲之過失亦有行政、民事與刑事責任風險，且從具體之個案探微，即可窺見法律風險之相關性，甚且可謂醫病關係係法律風險管理之典範類型[228]，其中存有諸多法律風險議題，而且預防法學側重法律專業之提出與規則，減少未來可能需擔任之法律責任風險，對於公私部門之運作有極大助益[229]。本文多方探討實際案例所呈現之法律風險，足以提供降低醫療過失之方針，正如醫療領域興起之預防醫學，強調身體檢查之重要性，進行規劃性醫療行爲，從事預防性手續，提早實施必要之醫療防範行爲，當可預防醫療疏失，減低醫療過失事故。

法律風險之管理旨在防阻醫療業務有過失行爲之發生，意即在防範醫療過程發生疏忽過失行爲，其價值重在積極實踐，醫院與醫護人員需體認其踐行之法門，激發其實益，建構法律風險管理機制，避免醫療過程疏忽過錯，病人與家屬亦免於醫療過失之惶恐、折磨與不安，並能減少社會成本之支出，開創多贏之局面[230]。

註　釋

* 本文作者施茂林，亞洲大學財經法律系講座教授、中山醫學大學講座教授、中華法律風險管理學會理事長。
陳維鈞，傑宇法律事務所主持律師、中山醫學大學醫療產業科技管理學系兼任助理教授。

1 有關醫療爭議之事件一直未曾間斷，現舉出相關資料，資以了解其大要，例如監察院於94年1月出版之監察院人權保障工作彙總報告記載：全台灣推估每年約有8萬件醫療傷害、2萬件醫療過失、5,500件醫療糾紛，死於醫療過失人數約6,000至2萬人，每年之醫療糾紛計5,500件，其中2,100件，係透過非正式管道調解、近300件採司法訴訟。在醫療傷害事故中，四分之三以上出於系統錯誤或制度設計缺失，四分之一爲醫療人員之疏失或訓練不足（2005年1月7日出版，頁163）；再從行政院衛生署醫事審議委員會醫事鑑定小組從民國86年起接受醫療糾紛鑑定工作的案件數量統計，以每年完成鑑定的案件數來看，86至94年間合計共1,406件，平均每年約爲156件；95年至100年爲止，六年間合計共1,741件，平均每年約爲290件，而90年辦理司法或檢察機關委託鑑定的案件有406件，91年達416件，92年上升到465件，總計86至100年共二十三年間，行政院衛生署共受理醫療鑑定7,726件，80%以上爲刑事判決訴訟事件，依其件數，有持續成長的趨勢。（從醫療爭調處—談醫病關係演變，台北市政府衛生局保健http://health.gov.taipei/default.aspx），又根據台北市政府衛生局統計92至95年受理醫療爭議案件總數爲1,135件，平均每年近283件(http://health.gov.taipei/default.aspx)；再者，台中市醫師公會從75至102年共受理醫療爭議案件463件，前三名爲外科35%，內科22%，婦科14%（參見台中市醫師公會，《台中醫學雜誌》，2013年4月第78期，頁

77-78）；另中央研究院週報第653期刊出醫療糾紛對醫療成本之影響：台灣西醫師的實證研究，則指出最近五年內，有26%之醫師，曾經遭遇醫療糾紛。而台灣每年遭遇醫療糾紛之醫師人數達總執業人數之10.8%（陳忠五，〈醫療糾紛的現象與問題〉，《台灣本土雜誌》，第55期，2004年，頁1-4）；再依醫師公會全聯會統計台灣醫師每年平均有36.7位醫師因醫療糾紛被起訴，高於美國每年的1.2位及日本約15位（高添富，〈實務下醫療糾紛之態樣與風險控管〉，2013年3月16日）；又黃俊雄分析1987至2006年間內科占醫療糾紛爲26.9%、外科、整形外科、骨科、神經外科、泌尿科等外科占33.8%（黃俊雄，〈醫療鑑定與醫病關係〉，《日新2010司法年刊》，台灣屏東地方法院檢察署，2010年8月，頁31）凡此均足以證明醫療糾紛對醫院經營及醫師執業之壓力。

2 病人固然是醫療行爲之對象，但與醫療院所訂立醫療契約之當事人未必是病人，有時是病人之家屬，而對醫療過程或結果有意見以致發生醫療糾紛或醫療事故或醫療爭議事件者，有時是病人本身，有時係病人家屬，爲論述之需要，依所述之情況，有時以病人稱之，有時以病人或家屬並稱，有時將病人、家屬簡稱爲病家，以資省文。

3 蕭敏慧，〈醫療爭議下身爲病家的悲哀〉，《全國律師》，2006年8月15日，頁3-4。

4 劉邦揚，在我國地方法院刑事醫療糾紛判決之實證研究（國立陽明大學公共研究所碩士論文，2009年）指出，從案件發生至法院判決確定，平均要花3.12年。

5 林東龍、彭武德、陳武宗，〈告與不告之間—台灣醫療糾紛病患及其家屬之行動公訴〉，《長庚人文社會學報》，第2卷第1期，2009年4月，頁178。

6 施茂林，〈醫療糾紛與醫護人員自我保護要領〉，在台中榮民總醫院論壇演講，2004年9月3日。

7 蔡墩銘，〈醫療糾紛醫事鑑定之解讀〉，《刊事法雜誌》，第44版第4期，2008年8月，頁3-7。
吳正吉，〈醫療糾紛的原因—以醫療與法律〉，吉仁新醫公司，1994年9月2版，頁393-412。

8 第三人介入醫療糾紛情形之態樣相當複雜，據訪談醫院處理人員之結果，其有為病家之友人，有為病家委託之相關人士，有為中央、地方民意代表、辦公室主任、助理，有為各級衛生主管機關人員，有為與醫院有關之消防、環保、稅務、工商管理、警察等主管機關人員，有各機關首長、主管，有為電子平面媒體人員，有為黑道、角頭人員等，其使用手法林林總總，有以平和方式參與，有扮演和事佬角色，有以主導者積極介入，有以壓迫威脅方式介入，有以報復手法處理，有以爆料擴大事件處置等，醫院負責處理人員需先評估參與人之用意、目的、背景、特質與病家關係、影響力等，兵來將擋，依其來意採取適當對策，儘量經由協調協商解決。

9 施茂林，〈醫療與法律風險〉，發表在中國醫藥大學、亞洲大學合辦醫療與法律風險研討會演講，2012年5月6日。

10 葉肅科，《健康疾病與醫療：醫療社會學新論》，三民書局，2008年6月初版一刷，頁247-250。

11 宋明哲，《風險管理新論—全方位與整合》，五南圖書，2012年10月6版一刷，頁662-664。

12 陳端、周林毅，《風險評估與決策管理》，五南圖書，2007年3月初版一刷，頁18-19。

13 施茂林，〈法律風險管理體用矩陣與連動議題之研究〉，收錄於氏主編《法律風險管理跨領域融合新論》，五南圖書，2013年9月初版一刷，頁13。

14 伍忠賢，《策略管理》，三民書局，2002年6月初版二刷，頁163、166。

15 鄭燦堂，《風險管理》，五南書局，2010年10月3版一刷，頁487-489。

宋明哲，《公共風險管理—ERM架構》，台灣金融研訓院，2015年2月初版，頁11、316、373。

16 本人從70年代以來，一直關注醫療爭議案件，在大學兼任醫療法規等教席，也辦理醫療民刑事訴訟案件有年，經常蒐羅甚多司法判決研究，本文所列認定醫療過失之司法案例，即係整理上開資料所得，因其橫跨之年度甚長，而醫療事故之原因仍有多數相同，各該過失認定更值參考。

17 吳志正，《解讀醫病關係II》，元照出版，2006年9月初版一刷，頁345-347。

18 爲使醫療事故案例普通廣泛，呈現多樣性與多面性，仍儘量蒐集一、二、三審民刑事判決，其方式不以地區別、醫院規模、性質、醫護人員專業度、職別層次等爲要，所蒐集之各類判決書中，縱然列有醫院、診所、醫師、護理人員等，均予以刪除，因之從各案例論述中，可窺得爲何醫院、護理人員，並非本文論陳重心，亦不以批評特定醫療所或醫師、醫事人員爲主，參閱時，不必由之論斷、渲染或擴大其醫療院所或醫療人員有所疏失不當或推論何醫療院所與醫療人員較爲不盡責或醫療技術欠佳。

19 施茂林，〈醫院管理與法律風險避讓探微〉，發表於中國醫藥大學、張錦文基金會合辦醫院管理研討會，2013年10月20日。

20 最高法院100年度台上字第2250號、台灣高等法院台中分院97年醫上字第3號民事判決。（爲便於研讀參用方便，本文有關政府機關及法院使用之年分，以中華民國年分標示，其餘涉及年分者，則以西元表示）

21 錢慶文，《醫療人力資源管理》，雙葉書廊，2007年2月初版二刷，頁30。

22 最高法院102年度台上字第2078號民事判決、台灣高等法院台中分院上更(二)字第2號民事判決。

23 最高法院103年台上字第23號民事判決、台灣高等法院高雄分院100年度醫上字第6號民事判決。

24 最高法院99年度台上字第1209號民事判決。

25 最高法院99年台上字第248號刑事判決。

26 魏慶國、王舜陸，《醫療機構績效管理》，華杏出版，2006年9月1版一刷，頁100-101。

27 最高法院100年度台上字第6520號刑事判決。

28 最高法院86年度台上字第56號民事判決。

29 最高法院100年度台上字第681號刑事判決。

30 趙介誠，〈需要、動機和挫折〉，收錄於徐俊冕等著《醫療心理學》，五南圖書，2001年11月2版一刷，頁54-61。

31 安寧緩和醫療條例對末期病人亦有告知義務，第8條規定：「醫師應將病情、安寧緩和醫療之治療方針及維生醫療抉擇告知末期病人或其家屬。但病人有明確意思表示欲知病情及各種醫療選項時，應予告知。」、第9條規定：「醫師應將第四條至前條規定之事項，詳細記載於病歷；意願書或同意書並應連同病歷保存。」如有違反，依第11條各項規定，處新台幣3萬元以上15萬元以下罰鍰。

32 優生保健法第11條規定：「醫師發現患有礙優生之遺傳性、傳染性疾病或精神疾病者 ，應將實情告知患者或其法定代理人，並勸其接受治療。但對無法治療者，認爲有施行結紮手術必要時，應勸其施行結紮手術。」「懷孕婦女施行產前檢查，醫師如發現有胎兒不正常者，應將實情告知本人或其配偶，認爲有施行人工流產之必要時，應勸其施行人工流產。」但如孕婦本人堅持要生育，在未經其同意下，不得實施人工流產或終止妊娠手術（參照黃丁全，〈現代醫療與醫事法規之研究〉，收錄於法務部編印《法務研究選輯(下)》，1998年6月版，頁1212）。

33 最高法院86年台上字第656號民事判決。

34 行政院衛生署76年4月17日衛署醫字第653847號函、78年12月12日衛署醫字第840263號函。

35 行政院衛生署87年11月19日衛署醫字第87063548號函、87年11月20日衛署醫字第87064088號、90年1月19日衛署醫字第0890036700號函。

36 陳聰富，〈醫療法律概論〉，收錄於陳聰富、吳志正等合著《醫療法律》，元照出版，2012年4月初版一刷，頁31-32。

37 楊秀儀，〈論病患自主權─我國法上「告知後同意」之請求權基礎探訪〉，《台大法學論叢》，第36卷第2期，頁229-268。

38 侯英冷，〈從德國法論醫師之契約上說明義務〉，《月旦法學雜誌》，第112期，2004年9月，頁9-23。

39 曾品傑，〈我國醫療上告知說明義務之實務發展─最高法院相關判決評釋〉，《科技法學評論》，第9卷第1期，頁14。

40 如衛生署93年3月22日衛署醫字第09300218149號公告。

41 如行政院衛生署82年7月22日衛署醫字第8246674號函。

42 行政院衛生署81年7月21日衛生署醫字第8138327號函。

43 陳櫻琴、黃于玉、顏忠漢，《醫療法律》，五南圖書，2007年6月4版一刷，頁96-97。

44 施茂林，〈從醫療案例法律風險防範〉，中國醫藥大學附設醫院演講，2012年6月6日。

45 最高法院99年台上字第1476號刑事判決。

46 參見最高法院95年醫台上字第2178號民事判決、98年台上字第

1877號民事裁定、98年台上字第999號民事判決。

47 參見台灣高等法院86年重訴更(一)第15號民事判決。

48 最高法院於94年度台上字第2476號刑事判決。

49 台灣高等法院台南分院102年度醫上字第520號刑事判決。

50 邱忠義，《刑法通則新論》，元照出版，2007年9月初版一刷，頁196。

黃義夫，《刑法精義》，元照出版，2008年1月修訂2版，頁131。

51 最高法院95年台上字第3884號刑事判決。

52 最高法院94年台上字第2676號刑事判決。

53 衛生署在醫療機構施行手術及麻醉告知暨取得病人同意指導原則指出同意書之簽具，亦得請病人之親友爲見證人，如病人無配偶、親屬可爲見證人時，可請其以關係人爲之，證明病人已同意簽署同意書，其用意在證明病人確有簽具同意書，避免事後不承認，增加諸多困擾。目前醫療院所會在書面同意書內加列一欄：「見證人○○○簽名○○○簽名日期○○年○○月○○日○○時○○分」由護理人員簽名見證。用意良善，但有醫護人員認爲簽署其上，將有法律責任，不願簽署，原因多端，其中一項係因護理人員了解醫師之說明實際情形，究爲多少，是否已盡其義務解說之態度乃不願意擔任見證人，不僅引發內部爭議，也增加病人或家屬之疑慮，懷疑醫師是否專業不足，或能力有問題或此項醫療行爲是否有必要或危險機率是否很高，徒生無謂困擾，本人就曾爲此受邀在爲醫護人員演講時，受託解釋此項「見證人」之法律意義與效果，以釋疑惑。

54 參見最高法院99年台上字第8005號刑事判決。

55 醫師未盡告知義務，解說不清楚，致病人不甚了解，法院已有多件判決醫師需負賠償之案例，參照台灣士林地院91年訴字第1101號、嘉義地方法院92年醫字第5號、台中地方法院96年度醫字第15

號、板橋地方法院96年度醫字第11號、桃園地方法院95年醫字第14號、桃園地方法院95年醫字第14號、台北地方法院98年醫字第22號、99年醫字第48號民事判決。

56 現以一醫院消化系統之內視鏡檢查及治療同意書爲例，第一段列出擬檢查與治療之名稱，接著印製醫師聲明有二：

(1)已經儘量以病人所能了解之方式，解釋此項檢查與治療之相關資訊，特別是下列三點：

①需實施檢查與治療之步驟與範圍、檢查與治療之風險及成功率、輸血之可能性。

②檢查與治療併發症及可能處理方式。

③預期檢查與治療後，可能出現之暫時或永久症狀。

(2)已經給予病人充足時間，詢問本次檢查與治療問題，給予答覆；病人業已了解。

在病人部分，同意書印明：

(1)醫師已向我解釋，我已經了解施行這個檢查與治療的必要性、步驟、風險、成功率的相關資訊。

(2)醫師已向我解釋，我已經了解檢查與治療可能預後情況和不進行檢查與治療的風險。

(3)醫師已向我解釋，我已經了解選擇其他治療方式的風險。

(4)我了解這個檢查與治療是目前適當的選擇，也了解到此次檢查與治療無法保證一定能改善病情。

(5)針對我的情況，檢查與治療之進行、治療方式等，經向醫師提出問題和疑慮，已獲得醫師說明。

(6)我了解這個檢查與治療，必要時可能會輸血。

(7)我了解在檢查與治療過程中，如果因治療之必要而切除器官或組織，醫院可能會將它們保留一段時間進行檢查報告。

此同意書內容詳細，醫師如依其記載各點詳予解說，並經病人了解再予簽署，相信病人或家屬之指責藉口或理由必然降低，但從客觀上來說，依此內容解說需要花費相當時間，醫師有無可能執行，反留下疑點，事後病人或家屬以時間長短反推，醫師未說明解釋或告知並不詳細明確，對醫師未必有利。

57 吳志正，同前註17，頁122。

58 陳學德，〈醫師之說明義務與風險管理—以法院判決爲中心〉，收錄於施茂林主編，同前註13，頁236-237。

59 醫療法、醫師法等規定醫師有告知義務，經病人或家屬簽具同意書後，執行醫療行爲，但醫療法第63條第1項但書明定：但有情況緊急者，不在此限。是以當病人病情危急時，急需予以手術治療，而且醫師誤認有同意書，方能手術，致病人情況危急，終至延誤救治時機，反有醫療疏忽之處，須負過失責任。

60 最高法院94年台上字第2676號刑事判決。

61 台灣嘉義地方法院92年自字第20號刑事判決。

62 王富先，〈混沌之醫療說明義務，環球法學論壇〉，《永嘉法律事務所第10期》，2011年12月20日，頁85。

63 台灣板橋地方法院93年度醫字第2號、台灣台北地方法院90年度訴字第1504號、台灣高等法院96年度醫上字第26號、台灣高等法院台中分院94年醫上字第2號民事判決。

64 蘇嘉瑞，〈醫療糾紛刑事訴訟之實證與趨勢〉，《法官協會雜誌》，第9卷第1期，2007年6月，頁63。

65 吳志正，〈誰來說明？對誰說明？誰來同意？兼評醫療相關法規〉，《月旦法學雜誌》，第162期，2008年11月，頁72。

66 蔡甫昌，〈從醫療關係談病情告知的倫理〉，《全國律師8月號》，2006年8月15日，頁15、17。

67 陳學德，〈醫師說明義務與風險管理〉，同前註13，頁247。

吳俊穎，〈醫師告知義務急速擴張的時代—法界的期待與醫界的臨床實務之間的鴻溝〉，《法學新論》，第14期，2009年，頁87-111。

68 陳學德，同前註13，頁245、246。

王皇玉，〈論醫療責任合理化〉，《月旦法學雜誌》，第213期，2013年1月5日，頁92。

69 楊秀儀，〈告知後同意法則之司法實務發展—最高法院94年台上字第2676號判決評議〉，《台灣本土法學》，第73期，2005年8月，頁212。

王皇玉，〈患者之自我決定權與刑法〉，《月旦法學雜誌》，第16期，1996年9月，頁135。

70 王富仙，〈從病人自主權評價醫師刑事責任〉，《環球法學論壇》，創刊號，2006年9月，頁39。

71 最高法院49年台上字第2323號判例、54年台上字第1523號判決。

72 孫森焱，《民法債編總論(上冊)》，三民書局，2013年7月修訂版，頁238-239。

73 台灣高等法院台中分院103年度上更(一)第2號民事判決。

74 蔡振修，〈矯治的醫事法律與實務專論〉，收錄於法務部編印《法務研究選輯(下)》，2001年12月，頁973-974。

75 孫森焱，同前註72，頁260。

76 古振輝，〈論醫師在計畫外生育事件的注意義務與說明義務〉，《法學叢刊》，第228期，第57卷4期，101年10月，頁112-113、115。

77 最高法院102年台上字第3161號刑事判決。

78 台灣高等法院96年度醫上字第25號民事判決。

79 最高法院99年度台上第5550號民事判決。

80 最高法院100年度台上字第475號民事判決。

81 台灣高雄地方法院98年醫字第14號民事判決。

82 台灣高等法院台中分院102年度醫上字第6號民事判決。

83 台灣高雄地方台南分院100年上字第2250號民事判決。

84 台灣高等法高雄分院102年度醫上字第7號民事判決。

85 台灣高等法院台中分院99年度醫上字第11號民事判決。

86 台灣高等法院台中分院99年醫上字第11號民事判決，引用「嚴重腦外傷臨床診療指引」之內容作爲判決論據，醫界指出本書於2007年始制定出版，但本件醫療事件發生於2006年，不能溯及適用。

87 最高法院102年度台上字第809號刑事判決。

88 吳志正，〈醫療民事責任〉，收錄於陳聰富、陳彥光、楊哲銘、吳志正、王宗倫、邱玟惠合著《醫療法律》，元照出版，2012年4月初版1刷，頁360-364。

89 黃丁全，《醫療法》，元照出版，1995年6月版，頁292。
吳志正，〈醫療過失行爲之刑事違法性〉，《醫事法學》，第14期，2006年，頁38-51。

90 最高法院102年度台上字第3161號刑事判決。

91 醫療常規注意標準之前提，假設爲醫療人員團體對於特定醫療行爲，具有約定成俗、共同依循之慣例，但病患個別化特性、醫療技術複雜多元、醫療科技日新月異之醫療事業體系之風格與作法有所不同，醫療常規是否存在，有探究餘地？參照陳聰富於2013年1月25日在台灣台中地法院演講：醫療侵權責任之成立要件內容。

92 施茂林，〈醫療司法程序與訴訟攻防心法〉，在中國醫藥大學附設醫院專題演講，2013年6月15日。

93 甘添貴，〈醫療糾紛與刑法〉，發表於台灣醫院協會、中華談判管理學會等共同主辦重塑良好醫療就業環境系列活動—醫療糾紛與司法研討會，2013年3月16日，頁15。

94 最高法院95年台上字第3884號刑事判決。

95 台灣高等法院97年醫上字第3號民事判決。

96 台灣桃園地方法院100年度醫易字第3號刑事判決、台灣士林地法院99年醫易字第1號刑事判決。

97 台灣高等法院台中分院100年度醫上訴字第411號、最高法院101年度台上字第6119號刑事判決。

98 台灣高雄地方法院101年度醫訴字第1號刑事判決。

99 台灣桃園地方法院103年度醫簡字第15號刑事判決。

100 台灣嘉義地方法院97年度訴字第538號刑事判決。

101 台灣高等法院高雄分院97年度醫上訴字第45號判決。

102 台灣士林地方法院99年度醫易第1號刑事判決。

103 台灣台北地方法院103年度簡易字第2號。

104 施茂林，〈醫療糾紛的刑事責任〉，發表於彰化縣衛生局、彰化縣醫師公會等共同主辦醫療糾紛之預防與處置研討會，2000年4月29日。

105 邱琦，〈醫療過失與民事責任〉，《日新2010年司法年刊》，台灣屏東地方法院檢察署，2010年8月，頁79。

106 台灣台中地方法院2011年醫訴字第2號，台灣高等法院台中分院2013年醫上訴字第1095號，最高法院2014年台上字第127號刑事判決。

107 台灣台中地方法院2011年附民字第297號、台灣高等法院台中分院2011年醫上字第1號民事判決。

108 甘添貴，〈醫療業務過失與刑事責任〉，《日新2010年司法年刊》，台灣屏東地方法院法院檢察署，2010年8月，頁6。

109 最高法院99年度台字第7499號刑事判決。

110 最高法院92年度台上字第2695號民事判決。

111 行政院衛生署93年4月29日第0930001730號函公告「中醫醫療院

所安全作業參考指引」，於通則之其他安全事項中載明「若限於設備及專長，無法確定病人之病因或提供完整醫療時，應依醫療法……規定，建議病人轉診」。

112 最高法院102年度台上字第1920號民事判決。

113 參見行政院衛生署65年4月8日衛署醫字第1009184號函、65年6月14日衛署醫字第116054號函、80年12月31日衛署醫字第989683號函、85年8月7日衛署醫字第85042155號函。

114 參見台灣台北103 年醫易字第1號刑事判決，檢察官公訴意旨以被告為醫學系七年級學生擔任實習醫師明之鼻胃管脫落或遭拔除時，應先行重新評估有無再行置放之必要，如有重新置放鼻胃管之需要時，應由經醫師考試及格之正式醫師開立醫囑單始可執行鼻胃管之重新置放動作，且當時病人意識清楚，雙手擺動明顯抗拒實習醫師裝回鼻胃管，實習醫師竟未重新評估有無再行置放鼻胃管之需要，亦未取得主治醫師或值班醫師開立之醫囑單，即擅自強行對被害人插回鼻胃管。

115 最高法院90年度上字第91號民事判決。

116 最高法院100年度台上字第1693號民事判決。

117 施茂林，〈醫病關係與風險預測〉，發表於彰化基督教醫院研討會，2010年7月30日。

118 施茂林，〈醫藥學群與法律專業對話〉，高雄醫學大學演講，2008年12月16日。

119 醫療法修正第82條第2項規定：「醫療機構及其醫事人員因執行業務致生損害於病人以故意或過失為限，負損害賠償責任。」以排除消費保護法之適用，但亦有認為醫療服務似無法排除消保法之適用，參照劉盈宏，〈醫療服務責任之研究〉，《軍法專刊》，第54卷第1期，2008年2月，頁83。

120 民事請求賠償事件中，病人或家屬依消費者保護法第7條規定請求損害賠償，台灣台北地方法院85年訴字第5125號判決醫療行爲適用消費者保護法；另有判決如最高法院86年台上字第56號、89年台上字第2178號、98年台上字第1736號、97年台上字第562、741號判決，認定醫療行爲無消費者保護法過失責任之適用，醫療法第82條第22項更剔除過失責任，明定以故意過失爲限，負損害賠償責任。

121 最高法院90年台上字第1156號民事裁定。

122 通說認爲醫院不依醫療契約之債務本旨給付，除構成債務不履行外，另亦成立侵權行爲賠償責任，二者競合，另有學者持不同見解，詳見吳志正，同註88，頁376。吳志正，同前註17，頁417-418。

123 醫療過失法請求損害賠償之法律關係有二，其一爲源於侵權行爲法則，另一爲依據債務不履行法律關係；二者發生競合，究請求權之競合或屬法條上之競合，只能本於特別法或例外法優先於普通法或原則法加以適用，實務上之見解亦不一致，尙待釐清（參見謝雨青，〈論醫師告知義務與民事上損害賠償責任〉，收錄於司法官第44期法學研究報告合輯第一輯，司法官訓練所，2005年9月版，頁468-469。）

124 邱琦，〈醫療過失與民事責任〉，《日新2010年司法年刊》，台灣屏東地方法院檢察署，2014年8月，頁85。
薛瑞元，〈醫療契約與告知義務〉，《月旦法學雜誌》，第112期，2004年9月，頁35。

125 最高法院48年台上字第481號判例、98年度台上字第673、1953號民事判決。

126 最高法院83年台上字第3152號、89年度台上字第1878號民事判決。

127 台灣高等法院台中分院95年醫上字第2623號刑事判決。

128 台灣台北地方法院99年醫字第55號、100年醫字第30號民事判決。

129 台灣高等法院台中分院103年度醫上更(一)字第2號民事判決。

130 台灣台中地方法院96年醫字第7號民事判決、台灣高等法院台中分院99年度醫上字第6號、103年醫上字第1號民事判決。

131 台灣高等法院高雄分院102年醫上字第1號民事判決、台灣台北地方法院101年醫字第8號民事判決。

132 台灣高等法院90年度重上更(一)字第48號民事判決。

133 最高法院103年台上字第706號民事判決意旨略以：因此項車禍受傷所生之損害，似難謂上訴人等三人有何故意或過失。果爾，原審未釐清車禍受傷所生損害爲何，逕以上訴人等三人手術後處置不當與車禍撞擊均爲陳○○目前病情之共同原因，認上訴人應就包括陳○○車禍受傷在內所生之損害負全部賠償責任，不無可議。

134 最高法院86年台上字第784號、101年台上字第773號民事判決。

135 台灣花蓮地方法院103年度醫字第1號民事判決。

136 台灣高等法院台中分院100年醫上更(二)字第2號民事判決。

137 施茂林，2014年11月22日在中山醫學大學演講，專題演講〈醫病關係與法律風險控管〉時，詳細說明其計算方式與參據，提醒醫療糾紛有植物人或完全殘廢致不能自理生活時，要有此鉅額賠償之認知。

138 殯葬費爲收斂運送屍體及埋喪費用，其賠償範圍，應以實際支出之費用爲準，惟仍應斟酌被害人當地之習俗，被害人之身分、地位及生前經濟狀況，以習俗上認爲必要，且爲相當者爲限度，如實際支出金額超過一般認爲相當程度者，顯有違誠信原則，法院得酌減之，又殯喪所支出之數額，未能提出確切證明時，法院得斟酌當地殯喪主管機關處理埋喪費之標準決定之。實務上認爲可請求之殯喪費用，認爲棺木費、壽衣費、喪祭用品費、運送屍體、棺木及靈柩車費、屍體、化妝、誦經、引魂、鮮花布置、式場設備、麥克風、音響擴大器租用費、祭典費、墓碑、造墓費用、埋葬費用、屍體保管等費用爲習俗上必要之費用，其他如陣頭國樂團、電子琴車、孝女白琴等少部分同意納入，大部分金額之請求，此亦爲本人多年在民事審判經歷中所蒐集之資料，參照施茂林，《公共設施與國家賠償責任之研究》，大偉書局，1982年6月，初版，頁225-226。

李育錚，〈醫療法律風險談和諧關係〉，中國醫藥大學演講，2011年2月23日。

139 以台灣台北地方法院2012年1月至2014年7月之醫療判決爲例，有判決給付精神慰問金5萬元、10萬元、15萬元、20萬元、35萬元、70萬元、100萬元、120萬元不等，參見張瑜鳳〈醫事專業法庭成效二探—兼論民事醫療糾紛調解制度〉發表於台中榮民總醫院東海大學法律學院等共同主辦第二屆台中醫法論壇—台灣醫事專業法庭暨醫療風險與告知同意，2014年9月21日，收錄於台中榮民總醫院等主編論文集，頁91-98。

140 施茂林，同前註138，頁232-234。

141 最高法院62年台上字第2370號、1041號判決。

142 台灣高等法院台中分院101年醫上更(一)字第1號民事判決。

143 施茂林，〈醫療過失高額賠償法律解碼〉，中華法律風險管裡學會網站（網址：http://www.lrm.org.tw/index.php?option=com_content&view=article&id=668:2012-06-29-06-17-09&catid=50:articles&Itemid=90），最後瀏覽日：2015年9月10日。

144 蔡建興，〈淺論醫事專業法庭如何促進醫療行爲原則〉，同前註139，頁62。

145 施茂林，同前註138，頁230。

146 最高法院61年台上字第1987號判例。

147 孫森焱，同前註72，頁242。

148 最高法院44年台上字第371號、47年台上字第427號、50年台上字第2374號、63年台上字第866號判例。

149 最高法院58年台上字第2245號判決、60年台上字第2245號判決。

150 最高法院61年台上字第1987號判例、63年台上字第1394號判例。

151 最高法院48年台上字第1982號判例。

152 基本工資審議委員會於103年8月29日下午召開第二十八次會議，邀請勞、資、學、政四方委員共同與會討論，達成共識決議：自104年7月1日起，每月基本工資由19,273元調整至20,008元。

153 最高法院54年台上字第951號民事判決。

154 最高法院51年度台上字第223號判決、86年度台上字第511、3537號判決。

155 最高法院47年台上字第1934號判例。

156 施茂林，同前註138，頁200。

157 孫森焱，同前註72，頁431。。

158 台灣高等法院99年醫上字第14號民事判決、台灣高等法院台中分院101年度醫上更(一)字第1號、103年度醫上字第1號民事判決。

159 台灣高等法院100年度醫上字第5號民事判決、台灣高等法院台中分院99年度醫上字第16號民事判決。

160 陳忠五，〈病患手術後成爲植物人，進而死亡的損害賠償責任—最高法院100年台上字第1214號判決評議〉，《台灣本土法學雜誌》，第195期，頁28。

161 最高法院17年度上字第906號判決。

162 參照立法院公報第88卷第13期院會記錄，頁493。

163 參照立法院第三屆第四會期第86卷第44期委員會記錄，頁153-

154。

164 同前註162，立法院公報第88卷第13期，頁285-286。

165 施茂林，〈法律風險預測與管理─兼論律師職場運用心法〉，台中律師公會演講，2011年4月23日。

166 王甲乙、楊建華、鄭健才，《民事訴訟法新論》，三民書局，2010年11月版，頁2-3。

陳計男，《民事訴訟法論（上冊）》，三民書局，2007年2月修訂4版，頁11。

王兆鵬，《刑事訴訟法講義》，元照出版，2006年9月二版一刷，頁1。

林鈺雄，《刑事訴訟法（上冊）》，元照出版，2007年9月五版一刷，頁7-8。

167 最高法院17年上字第917號判例、102年台上字第297號民事判決、103年台上字第714號民事判決。

168 最高法院58年度台上字第421號判例。

169 最高法院94年台上字第2378號民事判決、台灣台北地方法院101年度醫字第27號民事判決。

170 最高法院98年台上字第276號民事判決。

171 蔡惠如，〈台灣醫療糾紛之法律課題〉，《月旦民商法》，第4期，頁126-127。

172 最高法院103年台上字第137號民事判決、台灣高等法院台中分院103年醫上更(一)第2號民事判決。

173 邱聯恭，〈民事訴訟法修正後之程序法學〉，收錄於氏著《程序利益保護論》，三民書局，2005年4月10日初版，頁291。

174 曾淑瑜，《醫療倫理與法律溝通》，元照出版，2009年4月初版一刷，頁94。

邱錦添，〈醫療行爲不適用消費者保護法之規定，依最高法院94

年台上字第1156號民事裁定〉，《全國律師》，2005年11月，頁70。

175 姜世明，〈醫師民事責任程序中之舉證責任〉，《月旦民商法》，第6期，2004年12月，頁7-8。

176 台灣高等法院高雄分院101年度醫上字第1號、102年醫上字第7號民事判決。

177 最高法院103年度台上字第1311號民事判決。

178 台灣台北地方法院審理醫院婦產科醫師醫療糾紛民事案，認定醫師需負舉證責任，且以醫師無法證明自己無過失而判賠322萬元。對於此判決，中華民國婦產科醫學會發表聲明略以：「醫師以救人爲職志，但是救病人的風險與可能產生的合併症或失敗的案例，若全要由救人的醫師來承擔，又情何以堪？又有法理嗎？」「舉證責任倒置」將會鼓勵一般民眾任意興訟，醫師會因此疲於奔命，進而會造成醫病關係緊張，並阻礙醫療品質的提升。」「要求醫師過度的注意義務，將使醫師顧慮責任問題，而對醫療行爲趨於消極或退縮不前，致難以有所作爲，非僅不利於病人，並且有礙醫學之進步。實非病人、醫師、社會之福。」參見中華民國婦產科醫學會對法官認定醫師需於醫療糾紛中負舉證責任的聲明，2002年4月22日，《自由時報》第十三版。

179 最高法院86年度台上字第56號、95年度台上字第2178號、98年度台上字第1877號民事判決。

180 最高法院98年度台上字第276號、台灣高等法院96年度醫上更(一)字第1號民事判決。

181 陳甫倫，〈我國醫療民事訴訟舉證責任分配之實證研究—以我國民事訴訟法第277條但書顯失公平之具體化爲中心〉，收錄於劉尚志主編2014年第十八屆全國科際法律研討會論文集，2014年11月，頁261。

182 台灣台北地方法院101年醫字第8號民事判決。

183 最高法院100年度台上字第782號民事判決、台灣高等法院96年度醫上字第29號民事判決。

184 最高法院100年度台上字第328號民事判決、台灣高等法院台中分院101年度醫上字第1號民事判決。

185 最高法院87年度台上字第2230號判決要旨：按查民法第188條僱用人責任之規定，係爲保護被害人而設，故此所稱之受僱人，應從寬解釋，不以事實上有僱傭契約者爲限。凡客觀上被他人使用爲之服勞務而受其監督者，均係受僱人。亦即一般社會觀念，認其人係被他人使用爲之服務而受其監督之客觀事實存在，即應認其人爲該他人之受僱人。至於該他人之主觀認識如何，要非所問。

186 台灣高等法院台中分院102年醫上字第6號民事判決。

187 施茂林，〈柔性司法工程之系統構建與開展思路〉，收錄於亞洲大學國際刑事司法學術研討會會議論文集，2013年5月22日，頁51。

188 施茂林，〈醫療擁抱法律之深度思維—從法律觀點談醫療發展趨勢〉，發表於重塑良好醫療就業環境系列活動—醫療糾紛司法研討會，2013年3月16日，收錄於該研討會論文集，頁21。

189 證據契約係指關於訴訟上確定事實之訴訟契約。分爲自認契約、狹義證據契約、證據力契約以及仲裁鑑定契約等。證據契約之內容，如不侵害自由心證主義，且在辯論主義適當領域內，應認爲有效。但證據方法契約或證據限制契約，影響法官事實發見與依職權調查證據，不宜承認其效力。參見施茂林、劉清景，《法律精解大辭典》，世一文化，2010年1月初版，頁587。

190 黃朝義，《刑事證據法研究》，元照出版，1999年3月初版一刷，頁251-253。

191 最法院99年台上字第7468號刑事判決。

192 最法院98年度台上字第6890號刑事判決。

193 最高法院97年台上字第666號刑事判決、台灣高法法院台南分院98年度醫上字第884號刑事判決。

194 陳志興、孟垂祥、周曾同，《醫院領導》，上海科學技術出版社，2002年10月一版一刷，頁585。

195 最高法院79年台上字第540號判例。

196 楊增暐，在2014年第十八屆全國科技法律研討會報告，分析2002年至2012年間，總計1,917件醫療糾紛判決案例中，法官引用鑑定意見據以形成心證者，總數達1,295件，占比率83%，在多變分析中，發現刑事訴訟案件（勝算比1.98倍），以及重傷或死亡的案件（勝算比2.98倍），法官在裁判過程中，有顯著機會引用鑑定意見形成心證，在分層多變數分析部分，鑑定意見比較有利於醫療時，不論是民刑事或一、二審判決、身體傷害程度、醫療都有較高之機會勝訴，特別是在無身體傷害或較輕的案件中，參閱吳俊穎、楊增暐、陳榮基，醫療糾紛鑑定意見對法官心證之影響，收錄於劉尚志主編2014年第十八屆全國科技法律研討會論文集，2014年11月，頁267。

197 鑑定意見之風險甚多，本文所列者係舉例明之，各該事例係本人多年從事實務觀察經歷所得，大抵上已將重要或常見之問題列出以供參考。

198 吳俊穎、陳榮基、賴惠蓁，〈醫療糾紛鑑定之未來〉，《月旦法學雜誌》，第183期，2010年8月，頁44。

199 張麗卿，〈傳聞證據與醫療鑑定報告書〉，《中華法學》，第14期，中華法學會，2011年11月，頁86。

薛瑞元，刑事訴訟程序中機關鑑定之研究—以醫事鑑定爲範圍，台灣大學法律研究所碩士論文，2001年1月。

200 司法實務上對於鑑定之運用，不論實體或程序上均相當依賴之，但醫學有其不確定性，鑑定亦有可能發生錯誤，應有解決之方案；參照張麗卿，《司法精神醫學—刑事法學與精神醫學之整合》，元照出版，2011年4月三版一刷，頁259-266。

201 目前司法機關送請鑑定單位行政院衛生署（現改制行政院衛生福利部醫事審議委員會）、消費者保護委員會、台大醫院、長庚醫院、榮總、中國醫藥大學附設醫院、馬偕醫院等，此外並常函請台灣心臟科、急診醫學會等專業醫學會提供意見。另外亦會送請法務部法醫研究所就死亡原因、毒藥物反應等提供專業意見供參。

202 李聖隆，〈我國醫療糾紛鑑定實務的檢討〉，收錄於司法院編《民事法律專題研究(十四)》，司法周刊社，1998年7月，司法院司法業務研究會第29、33期研究專輯，頁203-242。

203 囑託相關鑑定時，常採合議制爲之，爲探求眞實或了解之鑑定過程，被告得聲請法院或檢察官命實際實施鑑定或審查人到場報告或說明命其具結當證人，辯護人等得以詰問，參見最高法院93年台上字第761號刑事判決，林俊益，《刑事訴訟法概論(上)》，新學林出版，2006年9月七版一刷，頁544-545。

204 本人於2013年9月1日參加台灣台中地方法院、中國醫藥大學附設醫院、東海大學法律學院等共同主辦第一屆台中醫法論壇，主持第四場「醫療糾紛處理及醫療事故補償法草案立法芻議—以加強主管機關強制調解解決醫療紛爭功能及成立醫療諮商團體爲中心」研討會時，指出鑑定時，牽涉鑑定機關或鑑定人與受鑑定醫院之互動。平日關係與專業能力、鑑定人之主觀意見、專業知能等等因素，鑑定結果出現受鑑定醫院難以接受之結果，因此衛生主管機關宜與法院訂出鑑定作業規範、倫理規則，以求公正公允。

205 最高法院100年台上字第5560號刑事判決。

206 台灣台北地方法院103年度醫簡字第2號判決：「本院查，臨床醫護人員，於整體醫事人員中，固人數最眾，但多責任沉重、處於弱勢，除醫護措施外，更要依法執行醫療行爲內占極大宗的醫療輔助行爲，不僅與病患接觸最頻繁，甚而需協助醫事行政、安撫病患與家屬情緒，付出與報酬、地位、尊榮殊不相稱。其等在此不甚完美的職業環境，絕大部分之護理人員，仍多能謹愼勤勉、兢兢業業地慈護眾生，但難免疲憊而有懈怠。雖醫事（尤其醫護）人員執行業務之謹愼與否，直接關乎民眾生命、身體、健康，一絲疏忽，也可能造成難以挽回之損害，是社會均給予最高信任與期待，法律也反應民眾的要求，課予醫事人員相當之法律責任，無從徒以其苦勞而予縱宥。惟於量刑時，尤其在被告懇切悔悟、被害人亦已釋然之下，即不得不斟酌護理人員上開處境，而將之納爲科處護理人員業務過失責任的情狀之一。」令人感受承審法官審案之細心與關懷情。

207 林東茂，《刑法總覽》，一品文化出版社，2006年2月修訂版，頁1-194、195。

陳子平，《刑法總論》(上)，元照出版，2005年5月初版一刷，頁196。

208 蘇嘉瑞，〈信賴原則在醫糾適用之類型化與法學實證研究〉，《科技法學評論》，2010年7月，頁257-304。

209 蘇嘉瑞、蔡宗儒，〈醫療糾紛之基礎理論〉，收錄於金玉瑩、何曜琛等合著《生技醫療法律解析》，新學林出版，2012年3月一版一刷，頁100。

210 最高法院89年台上字第6733號、98年台非字第92號刑事判決。

211 盧映潔，《刑法分則新論》，新學林出版，2012年2月4版二刷，頁476。

林東茂，同前註208，頁2-37、38。

212 參見台灣高等法院台中分院100年度醫上更(二)字第2號民事判決有關病人與家屬之抗辯理由。

213 最高法院97年度台上字第950號民事判決：「按權利固得自由行使，義務本應隨時履行，惟權利人於相當期間內不行使其權利，並因其行爲造成特殊之情況，足引起義務人之正當信任，認爲權利人已不欲行使其權利，或不欲義務人履行其義務，於此情形，經盱衡該權利之性質、法律行爲之種類、當事人關係、經濟社會狀況、當時之時空背景及其他主、客觀因素，綜合考量，依一般社會之通念，可認其權利之再爲行使有違『誠信原則』者，自得因義務人就該有利於己之事實爲舉證，使權利人之權利受到一定之限制而不得行使，此源於『誠信原則』，實爲禁止權利濫用，以軟化權利效能而爲特殊救濟型態之『權利失效原則』，究與消滅時效之規定未盡相同，審判法院當不得因已有消滅時效之規定即逕予拒斥其適用。」

214 最高法院102年度台上字第2078號民事判決。

215 陳國團，《經營之道─醫院企業化管理》，新文京出版，2004年10月15日初版，頁184-192。

216 施茂林，同前註19。

217 本人於2009年9月2日在中山醫學大學附設醫院主管研討會主講：「無機成長管理與醫院經營策略」、2011年5月21日在台灣醫學會2011年春季學術演講會主講「醫學倫理與醫療法律風險」、2015年1月8日在中山醫學大學主講：「醫院組織公司化之發展趨勢」詳細闡述醫院管理中法律風險避讓之具體作法。

218 曾有一護士將福馬林誤爲外用鹽水，倒入缸內，醫師擦拭眼部周邊致眼球損傷失明，從主治醫師在訊問時之答話，顯現醫院行政管理上出現問題，後來醫院院長被追究疏忽責任，足見醫院管理階層之管理與行政顯然有其瑕疵與不當。茲將訊答內容摘述如下：

檢察官：擦拭前你如果嗅、聞，不是就知道那不是鹽水嗎？

醫師：（先則未答）我太忙了。

檢察官：你當時如果小心，就不會發生這樣不幸的事。

醫師：我已經很小心。

檢察官：你連福馬林或是鹽水都不知道，怎麼說很小心了？

醫師：（很生氣）庭上不要一直怪我，是我倒楣，才碰到這種事。

檢察官：怎麼說？

醫師：我們眼科手術很精細，這個護士粗心大意，醫院如果調細心的護士來，就不會發生這種烏龍事，而且科內向上面反應幾回，就是不理。

檢察官：上面爲何這樣？

醫師：我們是小科，院長認爲Miss林調其他科，更不適宜，一直不處理，才會造成這種情形。

檢察官：你知道護士粗心大意，爲何不特別小心？

醫師：從科室會議、個別醫療行爲前都一再教育及交代，她的毛病就是改不過來。

檢察官：醫院有無對她特別訓練？

醫師：談到這個令人更加氣憤，上面認爲是我們眼科的事，反應也沒有下文。

219 施茂林、李禮仲，〈企業經營法律風險管理與遵循競爭法制〉，收錄於賴清揚主編《綁架市場價格的幕後黑手》，五南圖書，2012年9月初版一刷，頁281。

220 黃松共、錢慶文、朱予斌、邱文達，〈品質教育內涵與策略〉，收錄於邱文達主編《醫院品質實務管理》，合記圖書，2005年2

月初版三刷，頁68。

221 劉文瑢在「醫療過失（Medical Negligence）—英美法案例中心」醫療過失責任之認定—英美醫療過失案例之重要原則中詳述美國每年因醫療錯誤致死病患高達9萬8千多人，醫療錯誤已成爲美國排行第八爲之主要殺手而倍受關注，回溯美國自1960年代後期至1970年初，以及1980年代曾發生兩次醫療危機；即短期間內訴訟量激增及賠償金額高漲，終導致醫療保險陷於危機狀態而引發重大社會問題，經修法採取ADR、DRG等機制，在1987年曾一度減緩，但往後又逐年昇高，至今賠償金額更加龐大。美國醫學會於1989年公布之數據顯示，1981年以前每100名醫師發生醫事紛爭件數約有3.2件，1981-1984年約有8.2件，至1985年開始急增至10.1件，1987年降至6.3件，婦產科一向被視爲最易引起醫療糾紛訴訟之一科，平均每4名醫師即有1名遭遇醫事紛爭。根據美國醫學協會1989年報告（St Paul in Minn,1989），以及一份醫療保險業簡訊，全國婦產科醫師保險費自1982-1998年間 1.67倍，其後也再增12.5%、15%。又根據陪審團裁決研究所報告，1999年所有醫療過失賠償額平均是349萬美元，比1993年增加79%。顯現醫療糾紛造成美國醫界之壓力。在英國醫療過失已明列第三大死因，僅次於癌症和心臟病，每年有多達4萬人死於醫療事故，爲其他意外死亡之4倍。

222 宋明哲，同前註11，頁263以下。

223 張念中，《醫療溝通技巧70案例》，元照出版，2011年3月初版一刷，頁134。

224 施茂林，同前註165。

225 本文所述之過失賠償責任以有醫療契約爲主。其如爲無因管理予以醫療，則因管理人即醫師爲免除本人之生命、身體或財產上之急迫危險，而爲事務上之管理，對於因管理產生之損害，僅限於惡意或重大過失始負賠償責任，參照劉紹猷〈漫談醫療與無因管理〉法律評論第39卷第11、12期合刊，朝陽大學法律評論社，1973年12月1日，頁20。

陳碧玉〈醫療關係之法律性質〉，法學叢刊第21卷第3期，頁69。

226 黃丁全，同前註89，頁754。

227 醫護人員一般對法律專業較爲陌生，對法律體制、民刑事訴訟分類與程序並不清楚，而同一醫療行爲之認定不相同，亦感不解，曾有多位醫師與本人談起類似問題，困惑不已，例如：病人車禍送至醫院救治，進行X光檢查及電腦斷層檢查，發現爲多發性外傷，趕緊急救，施以氣管內插管及左側胸管放置術，且進行輸液及輸血並轉入加護病房治療，後發現腹部變硬，呈現腹內積液，經予引流，血壓下降，急救不治死亡，檢察官認主治醫師涉有業務過失責任，提起公訴，經一、二、三審判決無罪確定，但民事法院雖認爲病人家屬依民法第184條第1項、第188條第1項侵權行爲之法律關係，請求醫師及醫院連帶負損害賠償責任，難謂正當，不應准許。至依據不完全給付之法律關係，請求賠償損害，則部分准許。（參照台灣台中地方法院100年附民字第2975號、台灣高等法院台中分院103年醫上字1號民事判決），醫師有諸多不同觀點，事實上，對於非本身專業之其他不同專業，本即有此問題，惟醫護人員涉及醫療過失時，法律責任不輕，設法多了解法律風險確有其便利性與實益性。

228 施茂林，同前註44。

229 唐淑美，〈法律風險管理之理念與架構〉，收錄於氏主論《法律風險管理》，亞洲大學，2011年7月二版，頁4。

230 施茂林，〈醫院管理與法律風險控管〉，中山醫學大學演講，2014年12月20日。

第二章

告知後同意原則於臨床上使用之探討—過度簽署同意書之風險議題

游彥城*

摘要

台灣約於民國90年代左右，開始明確出現「Informed Consent」的概念[1]，即「告知後同意」一詞，在醫療實務上落實的結果就是一堆同意書。告知後同意法則引進台灣後，經過了數十載的實務應用。對病人而言，告知後同意法則的推廣，大大的讓醫師與病人間產生了過去並不需要特別在意的醫病對話，同時卻爲台灣的司法實務與醫學臨床上帶來了許多不便與負面的影響，時至今日的告知後同意法則不僅在核心的理論價值上出現了模糊地帶；更造成了許多實務上簽署同意書的困難。

本文從實務面中著手討論告知後同意法則的應用，其中包含醫病溝通的困難與流於形式的同意書、醫療環境體系的差異以及法律地位不明的情況，再進一步探討告知後同意法則在時代變遷下的意義，嘗試爲告知後同意法則注入更多的可能性，同時也試圖提出告知後同意不應存續與全面廢除同意書簽署的淺見。

關鍵字：告知後同意、病患自主權、醫療父權主義、同意書

壹、前言

二十世紀後半葉以來，人權議題隨著醫療與科技的快速發展而日趨成熟，醫生與病患之間的關係也同時產生了改變，病患自主權於焉而生。第二次世界大戰時，德國納粹醫生積極投身於戰爭與種族相關的人體實驗，進行了一連串不人道的科學實驗[2]；在當時，醫療與科學的進步凌駕於人權觀念之上，二戰結束後，美國違反人權的人體試驗被公諸於世後，開始出現了許多關於科技發展與醫學倫理之間的深切反思，而後醫療人權開始受到各方廣泛地探討[3]，首先被提出的想法是當研究者進行人體實驗時，必須遵守一個最基本的原則：研究者須先取得病患的同意且具有合法性；換句話說，可以將之視爲告知後同意法則的開端，

將「保障受試者權益」的倫理具象化，而這種想法也同時影響了醫師與病患之間的新關係。原始的醫病關係幾乎是由醫師扮演主導者的角色，隨著資訊爆炸時代的來臨，病患智識的提升與實證醫學的興起，病患對於「醫師都是爲了病人著想」的醫療父權前提存疑，期許病患的權益能夠以具體的方式得到保障，並同時限縮醫師全權爲病患做決定的醫療慣性[4]，因此原本用於受試者保障的告知後同意法則，至此也成爲了保障病患的一種方式。在傳統的醫療父權中，醫病關係之間的特性在於通常交由醫師來決定何種治療方式最適合於病患，在以往資訊並不流通的年代中，醫療資訊十分不對等[5]，有時候在自己不知情的情況下受到了權益的侵害[6]，而受到侵害時也往往無法獲得應有的保障，因此告知後同意法則的內涵，便在於醫師必須提供病患充分的醫療資訊，並取得病患有效的同意，藉由規範醫師告知醫療資訊來弭平醫病之間資訊不對等的現象；取得病患的有效同意，代表著病患的身體自主權將暫時交由醫師執行醫療處置，而當病患在獲得醫療資訊的交流後，確實理解自己所處的醫療處境，也能夠做好最佳的心理準備，告知後同意法則不僅保障了病患的權益，更能讓醫師與病患在溝通的過程中建立友善的醫病關係。告知後同意法則源於美國，通過了司法實務判例的層層演進[7]，逐步將告知後同意法則進行具體的描述與定義[8]，也同時意味著美國法院開始確立醫師與病患之間的義務關係，甚至通過了諸多保障病患權益的法案，使得告知後同意法則得以在醫療倫理的層面上擁有實踐的具體方向與核心價值。在病患自主權興起的同時，也代表與之相映的醫療父權主義開始面臨到許多的質疑，隨著醫療知識的普及化與醫病關係的變遷，人們已經不再相信《希波格拉底宣言》內容中所前提假設的善良醫德，並非所有的醫師都能全心全意地提供病患最好的醫療照護[9]，人們對於獨大的醫療父權感到畏懼，以醫師爲主體的醫療習性開始產生了急遽的變化[10]。從病患對於醫療的自主權爲起點，能夠理解自己所接受的醫療處置並擁有眞正的決定權，當醫療人權與病患權益薰陶了整體社會時，席捲而來的浪潮使得病患自主權成爲醫病關係之間的唯一解。同時期的美國更同時興起了消費者主義的觀念，進一步將醫病關係解釋爲私人的消費行爲[11]，開始強調醫療消費者權益的保護運動，病患得以擁有「知的權利」[12]，從昔日醫療父權下的客體，轉變爲醫療服務模式中的主導者。再加上網路資源、教育程度普及與民主思想的發展，使得病患自主權得以深植人心。

告知後同意法則最初並非爲一個既有的詞語，而是由英美法系醫療訴訟的歷年判例中逐漸形成的概念。告知後同意法則將保障病患權益視爲最重要的事情，希望能與龐大的醫療父權主義相互抗衡，使醫師與病患之間能夠相互理解，進而達到良好的溝通關係。

告知後同意法則可說是從原有的醫療父權主義中逐漸轉向以病人爲中心的觀念，嘗試站在病患的角度去思考如何給予最完善的權益保障。其對於病患保護的訴求的確出自於良善的美意，更爲後世帶來深遠的影響。

現況底下的告知後同意法則，在一般的情況下都能夠合理的運用，但在醫學臨床與司法實務面上卻產生了許多的爭議－醫師所提供給病患的資訊，應當包含哪些部分才算是完成了告知，因此醫師告知資訊的範圍標準開始出現了定義，包含是否需要涵蓋特代性醫療、細部治療方法或是治療風險與併發症；而病患的有效同意認定上也出現了特殊的情況，例如病患在失去意識的情況下是否得由家屬代爲進行同意；未成年人在進行醫療抉擇時是否得由法定代理人代爲執行；或者是醫師基於治療上的特權是否得以合理視爲違反告知後同意的必要之惡；也有部分的討論針對告知後同意法則是否含有例外的情況[13]，例如當緊急情況發生時，醫生是否必須取得病患的同意、病患是否能跳過告知的過程而直接將決定權自願託付給醫生、醫師隱瞞醫療資訊反而能避免病患受到傷害的情況下，是否可以選擇不告知病患[14]。

告知後同意法則在發展的歷程中，雖然已經針對了上述在實務面所產生的不合用提出了部分的合理修正，但告知後同意法則在嘗試解決問題的同時，卻也面臨到自身的限制，在今日病患自主權日趨高漲的時代背景之下，產生了理論上的價值扞格，也一併在醫學臨床與司法實務上產生了諸多的落差與適應不良的情形。

貳、臨床實務上使用問題之探討

一、病患個別差異

在告知後同意法則中，特別用心地處理了醫病關係的互動，病患可以經由與醫師的溝通，因而獲得充分的醫療資訊，從而協助病患做出對自己而言最好的選擇[15]。但在臨床實務上卻出現了與理想分歧的狀況。告知後同意法則中在醫療臨床實務上，所帶來的影響可以簡單地分成從醫師與病患的角度進行初步的探討。

(一)從醫師的角度

醫師在履行告知病患的義務前，必須思考以下四種面向的議題：

1. 應該於何時將資訊提供給病患，才能算是正確的告知時間點。
2. 應以何種方式告知，才能確保病患已經確實理解。
3. 如何在短時間內依據病患的個別差異，調整告知的內容與範圍。
4. 除了病患之外的家屬，是否也列入告知對象的範圍之中。

從上述列出的四種思考脈絡中，可以稍稍理解醫師在臨床實務應用告知後同意法則時，所必須顧及的面向，告知後同意法則跳脫出理論的範圍而來到實務面的領域時，首先需要考量的便是如何協助醫師在實際面對病患時，能夠更加完善地處理更多充滿人性變數的醫病關係，而不再只是著墨於醫師單方面的告知義務完成度[16]。

(二)從病患的角度

當病患在疾病與時間的雙重壓力下接收醫療資訊時，自然的情緒性反應通常會對病患理解與決定的過程造成相當大的影響[17]：

1. 如何在短時間內，理解醫療資訊而做出最適合自己的選擇。
2. 當自己處於病痛或生命危急時，很難在冷靜的情況下進行理解與決定。
3. 如何在短時間內，對醫師完整的敘述出自己的病況與疑問。
4. 醫師提供的醫療資訊與自己所想要的資訊，產生了些許的落差。

病患在面對醫師提供的告知義務時，依然感受到許多的不實用。醫師受到告知後同意法則的限制，同時伴隨著醫療糾紛的隱憂，使得醫師必須特別注意告知義務的制式化履行與取得病患的有效同意，而失去了真正關心病患的心力，因此當病患開始感覺到醫師的疏離與陌生時，就更難與醫師建立起溝通的信任關係，病患的責任就是不斷地努力去理解醫療資訊而做出決定，給予醫師執行醫療行爲的有效同意，對病患來說，醫師已經不再針對每一個病人的個別情況給予醫療建議，取而代之的是病患的徬徨無助與醫師的小心翼翼，對病患而言，與其要一張寫滿告知事項的冷漠同意書，倒不如醫師一句溫暖人心的問候。

告知後同意法則在臨床實務的運用上，的確有其困難處，特別是在過度強調了醫師在告知義務的履行與取得病患的有效同意時，面臨病患個別差異的不同時，醫師難以確實掌握住每一個病人所想要的個別資訊，可能會提供過多或過於困難的資訊；而病患對於資訊的理解程度也無法確定[18]。由以上的現象中，可以發現告知後同意法則在臨床實務上存在著模糊的灰色地帶。

二、國情不同

告知後同意法則由美國引進台灣，距離今日已經有將近二十年的歷史。對於告知後同意法則這一個自美國引進的舶來品來說，在面對台灣整體的醫療生態時，就需要先克服水土不服的情況。先就健康保險的醫療體系來看，美國以私人保險爲主的醫療環境中，病患必須自費購買昂貴的私人保險，而保險公司依據不同的保單提供了各種的醫療服務項目，而政府僅提供少數的民眾申請社會保險，有大多數的民眾買不起保險也付不出醫藥費[19]，寧願自己包紮也不願意就醫[20]；換句話說，在沒有全民健保的情況下，美國的醫療體系是圍繞著少部分買得起保險的民眾而生，醫療機構走向提供患者全額或部分自費的高品質與高單價的醫療服務模式，醫師可以花費許多時間在單一病患身上，提供病患量身訂做的醫療服務，醫療的消費者主義相較於台灣，也同時更加受到重視；而台灣的醫療文化特色卻與美國完全不同，包括全民健康保險的納保率高達99%、就醫可近性極高、病患的「Doctor shopping」現象與民間醫療的盛行等等都與美國醫療文化中的情境差異甚大。換句話說，在美國的醫療文化中，病患必須付出較高的代價去換取昂貴的醫療服務，私人保險業者與醫療服務提供者依舊掌握著主導權，因此相對弱勢的消費者主義與病患自主權理應受到高度的關注，而獨立於雙方以外的政府必須提供保障，以避免私人的醫療服務提供者侵害到病患的權益；但相對於台灣在全民健保的醫療體系下，由政府核發保險給付的方式掌握了主導權，醫療服務提供者獲得的給付多寡，取決於接受治療病患的數量，因此各大醫療院所必須迎合病患的需求及喜好，進行醫療服務的提供，政府也積極推廣醫療品質與病患滿意度的相關評核機制，各大醫療院所在合理的情況下，不會輕易冒著領取不到保險給付的風險來侵害病患的權益，病患實際上也等同於掌握了醫療服務市場的主導權，台灣醫療文化中給予病患的自主權，相較於美國而言，有本質上的差異。

美國的私人保險公司更提供醫師可供選擇的醫療責任險，當醫療糾紛發生時，由保險公司負責對病患進行理賠的動作。美國醫師擁有工時設限的保障，平均年薪也較台灣醫師高。相較於台灣醫師在全民健康保險的支付體系之下，保費低廉、醫師工時過長、醫療人力嚴重不足、沒有相關的醫療糾紛保險、醫療糾紛起訴率是美國醫師的400倍[21]，再加上健保給付項目低廉，與醫師投入的時間以及技術成本不成比例。從上述提及的美國與台灣健康保險體系與醫師勞動環境之間的比較，可以看出台灣的醫師飽受醫療體系所苦，再加上醫師在面對醫療糾紛時，也沒有相關的醫療保險給予醫師權益的保障，也就是說，台灣的醫療文化已經給予了醫師高度的壓力，醫師已經沒有多餘的心力與能力去履行告知義務，醫師必須支應醫療人力不足的窘境，同時提供最好的醫療服務，再加上需要維持最高標準的告知義務，著實對醫師是一種苛求。

在美國的醫療糾紛歷史上，由私人保險公司所提供的醫療責任險，隨著逐年急速上升的醫療糾紛訴訟案件而開始面臨破產的危機，因此美國在處理醫療糾紛的重點往往落在醫療保險體系的破產危機以及醫療糾紛的賠償問題，相關的討論最終促成了相關的保險賠償制度改革與補償機制法案的誕生[22]，當不可預見的醫療糾紛發生時，病患也能夠獲得相對應的救濟；相反的，當台灣引進告知後同意法則後，病患自主權更臻成熟，與逐年升高的醫療糾紛相互影響，在司法實務上造成了偌大的效應；同時在處理醫療糾紛的相關基本草案尚未完成立院三讀，補償機制的制度也還未完成相關的統籌規劃，但告知後同意法則在醫學臨床與司法實務上的負面影響卻以非常迅速的方式拓展開來，已經大大地超過了醫療糾紛處理機制的發展。

三、醫病溝通流於紙本形式

隨著告知後同意法則在臨床上的推行，醫師在進行特定的侵入性醫療行爲前，必須告知相關的醫療資訊後，取得病患的同意。告知後同意法則代表著用具體的方式在法律中明訂出醫師所需要履行的照護義務，因此當醫師未盡到告知義務或無法取得病患的有效同意時，醫師所面對的不只是道德上的責難，也同時伴隨著法律上的責任。在醫療糾紛的醫療責任歸屬中，病患能否確實理解醫療資訊，被視爲同意有效性的判斷要件，醫師開始特別留意於法律形式上的告知義務履行與獲得的病患同意是否有效，爲了日後發生醫療糾紛時能夠證明病患當時確實理解醫療資訊，而醫師也盡責地完成了告知的義務，往往使用紙本同意書方式進行醫療資訊的告知，但紙本形式與實際理解的關聯上依舊薄弱，單憑紙本同意書無法確實證明病患已確實理解醫療資訊。

醫療院所紛紛採用書面的同意書形式，加註許多切結條文與病患確認自己確實理解後的簽名處[23]，當醫病關係從原本的互相尊重與信任感演變成法庭上的衝突與對立時，醫師與病患之間的關係已經變成要求賠償與規避責任的一種惡性循環。對醫師而言，倘若能在最一開始就告知病患最詳細的醫療資訊，如此一來，當醫療糾紛不幸發生時，就能在訴訟中提出合理的解釋，因此醫師們傾向於利用紙本同意書形式記載繁複的醫療資訊與注意事項，再將紙本同意書直接給予病患，以流水帳的方式逐點向病患進行告知，而紙本同意書爲統一格式，往往都是使用相同的內容於不同的病患身上。

醫療機構與醫師將繁雜的同意書視爲一種防禦醫療糾紛的方式，導致同意書中羅列了各式的醫療資訊，不但使病患難以在短時間內理解，也同時使得醫病關係之間的對話流於紙本同意書的形式。根據醫療法的第63、64條[24]中也都具體規範出了醫療院所使用紙本的手術同意書、麻醉同意書、侵入性治療或檢查同意書的合理性，衛生福利部也公布了標準化格式的同意書[25]，其中包含了是否同意輸血的選項。告知後同意法則開始使得各界廣爲採用紙本同意書來作爲醫療糾紛中用來釐清醫療責任的護身符；政府也同樣以法律來明定使用紙本告知形式的合法性。

告知後同意法則於台灣的醫學臨床體現上，由於整體醫療環境的人力不足，醫師長期的超時工作與繁重的工作行程，導致醫師必須在短時間內完成告知義務，而病患也必須同時理解資訊並迅速做出決定，使得告知後同意法則中，要求醫師履行溝通義務的想法無法具體實現，病患也很難同時處理病痛的心理情緒與繁雜的醫療資訊，因此醫師在自己能力所及的範圍中，只能選擇以效益最高的紙本方式來進行醫病之間的溝通，此種告知的形式最爲簡單明瞭，白紙黑字記載詳盡的醫療資訊之後，能夠逐條解釋給病患理解；也同時可以作爲日後一旦發生醫療糾紛時的相關證明。但是鉅細靡遺的紙本同意書卻無法眞正取代醫病溝通的形式，反而疏遠了病患以及醫師的關係，對雙方來說，在法律上的責任歸屬，往往都比眞心的溝通來得更加需要特別留意。

四、在法律上的定位不明

告知後同意法則在英美法系中扮演的角色是一種嘗試從侵權法下，設立出一個明確的醫師照護義務，能夠完成更進一步保障病患權益的訴求。在最初英美法院審判醫療訴訟時，病患通常主張醫師因爲沒有提供合理的醫療資訊而使得病患自主權受到了侵害，但這樣的解釋卻無法被法院所接受，因此當醫師沒有違反照護的義務也沒有任何人爲的疏失，只因爲治療的潛在風險而造成病患的傷害時，法院通常會將其視爲醫療意外，醫師並不需要負法律的責任。正因爲受到傷害的病患無法在侵權法下獲得合理的保障及賠償，告知後同意法則嘗試以藉由擴大醫師在法律上的照護義務，而落實保障病患權益。

當醫療產生了負面的結果時，病患通常會採取醫療訴訟的途徑來獲得權益的保障，在醫療訴訟中，我們必須審核因果關係來釐清醫療傷害的責任歸屬，再區分爲過失與非過失醫療傷害，非過失行爲再分爲可預知與不可預知。可預知的非過失醫療行爲以告知後同意法則作爲責任歸屬的判斷標準。而在台灣的法律體制下，往往將醫療傷害的案件適用民法中的侵權行爲下醫療契約之債務不履行責任，刑法中適用業務過失相關法條，採用過失責任主義[26]。

告知後同意法則在法律適用的認定上，對司法實務造成了諸多爭議，包含何種情況下所取得的病患同意才算有效、病患在特殊情況下能否拒絕醫療、何謂告知了眞正充分的醫療資訊、重大風險標準與可否預見的預防措施認定、醫療專家證言是否有相互包庇的可能性、何時才算是正確的告知時間點、告知的範圍以及程度的標準如何設立、告知對象涵蓋的範圍、當醫療資訊保密原則與告知產生衝突時該如何取捨[27]。

告知後同意法則在民法上適用性的實務面問題尙涵蓋於侵權行爲與債務不履行的範疇之中，在構成要件的認定上不甚困難，至於刑法面的適用上則有相當的爭議，有別於民法上對於病患自主權的侵害認定，刑法適用上所考慮的構成要件必須同時成立，才能認定醫療過失責任存在，第一項是醫師必須違反相關的注意義務、第二項爲注意義務在客觀上可預知而且可以避免、第三項是病患確實受到實際的傷害，再加上第四項爲必須成立因果關係，而在上述四項構成要件的認定上皆出現了爭議，例如：當醫師有說明卻未盡詳細或當醫師完成說明而病患未完全理解時，能否判定醫師未盡注意義務而有過失[28]；當醫師提供醫療服務時，一旦醫療目的與治療方式都具有正當性，應不應被視爲構成刑法上傷害罪的構成要件；醫療行爲皆或許性地對於人體或生理機能造成侵入性的傷害，即使醫療行爲具有正當性，是否能視爲傷害罪的實行；病患同意的有效性判定則是攸關能否構成阻卻違法；醫師違反注意義務與病患所遭受的傷害之間是否具有因果關係[29]等等。

五、小結

從以上自實務面所列點的討論中可以看出，告知後同意法則對於病患個別差異的處理上缺乏相對應的彈性，醫師無法確實掌握病患對於醫療資訊的理解程度；台灣與美國在醫療環境以及保險制度的差異下，告知後同意法則所形成的影響，顯示出了其引進於不同國家之前，就需要思考國情不同的差異。告知後同意法則立意原是促進醫病關係之間友善的溝通，但用於保障病患權益的理論轉化至實務後的結果，最終的局面卻是流於紙本同意書的現況。至於在司法的實務上，告知後同意法則在刑法上所造成的效應尚未獲得眞正的解決方案，在法律上的定位依舊處於一個不明的狀態。

參、核心價值的扞格

一、過去告知後同意的必要性

人權觀念發展的源頭可以從《世界人權宣言》[30]的發表作爲一個明確的分界點，而人權議題開始流傳於各個國家之間，並且萌芽於各個領域中，延伸至醫學倫理的範疇時，醫療人權的相關議題誕生，開始出現了以病人爲中心的想法。而在當時的醫療背景中，依舊是以醫療父權主義爲主的時代，醫師提供給病患的醫療照護標準，往往是以醫師的角度進行審核，依據醫學界的醫療常規來檢驗醫師的行爲是否正確，也就是所謂的「理性醫師標準」（The reasonable doctor test）[31]。醫師被認定爲一心一意只爲病患著想，能夠全權決定最適合病患的治療方式，也從來不需要告知病患任何關於治療的資訊。法院在早期醫療糾紛的審理上，對於醫師照護標準的判斷也同樣以理性醫師標準爲主，認爲醫師的醫療行爲只要符合相關醫事團體的規範，就不構成醫療疏失，同時在審理醫療糾紛案件時，也必須考量當時的醫療水準，也就是假設在當時的醫療技術下遭遇了無法預見的風險時，即使日後成爲了可預見的風險，也不能夠訴及既往去追究醫師的責任－這種給予醫學界相當大的自主性與尊重的想法，也就是著名的「Bolam Test」[32]。在當時的時代背景之下，病患的權益可以說是一種相當渺小的存在，當人權觀念與醫學倫理結合時，以病人爲中心的「理性病患標準」（The prudent patient test）[33]

受到青睞，在英美法的判例中開始出現了少數以理性病患標準詮釋的判決[34]，而告知後同意法則更是成爲了醫學倫理的新寵兒，在昔日權威型的醫療父權主義中採取保護病患權益的立場，要求醫師除了提供合理的治療，還必須取得病患的同意並且告知病患充分的醫療資訊，協助病患做出對自己最有利的選擇。藉由擴大醫師照護的責任，使醫師徹底擺脫醫療父權主義的架子，能夠眞誠地與病患進行友善的溝通，藉由良性的互動而平衡原來不對等的醫病關係。但時至今日，病患的自主意識已經呈現了過度發展的跡象，逐年呈現直線上升的醫療糾紛案件數量與病患至上的消費者主義觀念，這些現象都顯示出了昔日的醫療父權主義已經被知識普及的時代給稀釋，醫病之間的關係已經近乎於平等，以醫師爲主體的觀念已經被社會淘汰，取而代之的是以病患爲主導者的醫療服務模式。隨著告知後同意法則在現今社會底下拓展，卻也同時代表著助長了已經被過度強調的病患自主權。在以前的年代中，在不平等的醫病關係中，病患需要更多的保障；而今日的告知後同意法則卻持續將病患的自主權推越了既有的平衡點，過度強調病患的自主意識終究會導致醫病關係再次失去平衡。告知後同意法則在昔日的醫療父權中樹立了一個保障病患的里程碑，對於病患自主權的核心價值得到了普世的認同以及讚許；但相對於今日已經日漸消失的醫療父權主義與過度強調的病患自主權，反而再度壓垮了醫病之間的平衡關係，與其從天平的兩端不斷增減砝碼，不如將天平歸零，重新思考。

在現今這個資訊隨手可得以及人權觀念普及的時代裡，往日極端的醫療父權以及現今被過度強調的自主權，都不是導向良好醫病關係的最佳解答，當告知後同意法則已經成功地拉平了醫病關係之間的高度差時，就不能夠再繼續站在病患的立場去保護病患的自主權了，我們應當思考的已經不再只是單純地保障病患或是轉而維護醫師的權益，可以試著從一個新的角度出發，我們需要的是一個擁有醫療專業能夠爲病患做出最好選擇的醫療父權，又能夠獲得病患的同意，也同時告知病患相關的醫療資訊，不再只是以前那種高高在上的醫療父權，將醫病之間的距離以溫暖的父權填滿，能夠真正擁有一個相互理解而溝通對話的醫病關係。

二、人權觀念已普世的時代—是否仍需嚴格規範須告知後同意的必要性

在告知後同意法則開始萌芽的時代背景中，普羅大眾對於醫學倫理的觀念還十分薄弱，尚未眞正普及到醫學界的各層面之中。隨著人權觀念在各領域迅速的崛起，而醫學與科技同時蓬勃發展，當醫學與科技兩者的力量交互結合而產生影響時，人類所面臨到的問題是該如何在追求醫療科技進步的同時，也能夠考慮到人性的權衡。醫療科技與人權觀念之間產生了化學變化，組合成了醫學倫理的核心思想。而醫學倫理其中所牽涉的範圍相當地廣泛，包含生育、器官移植與基因工程、醫療法律以及醫療資源分配的議題[35]等等，也就是說，醫學倫理囊括了每個人生活中息息相關的各部分。醫學倫理中的病患自主權可以被具體分類成人權意識下的產物，屬於一種保障病患權益的倫理原則，這樣的抽象價值卻很難在短時間內讓全體社會接受，而必須加以思考如何運用實際的方式推行－而告知後同意法則得以在這樣的觀念下日趨成形，成爲一種用來保障病患的具體方式。在告知後同意法則將近六十年的發展歷程中，保障病患權益的概念已經滲透進各個醫學層面並且廣爲人知，透過其在醫學臨床與司法實務上的影響，病患自主權的意識成爲了自然而然的習慣。而醫師在醫病關係之中所扮演的角色也一改傳統的父權形象，反而在醫療糾紛底下成爲更加弱勢的一方。在昔日病患保障的倫理價值觀念還沒有廣泛地普及到全體社會時，告知後同意法則成爲一種必須存在的方法，才能夠採取防禦的立場來捍衛病患的權益；但現今的情況下，當病患自主權奠定了穩固的基礎，病患的自主意識同時凌駕於醫療父權之上，告知後同意法則使得病患習慣以法律責任的方式來詮釋醫病關係，

反而為醫病關係埋下了更深的引信。

當病患自主權在理論層面被過度理想化後，在實務面所得到的卻是反向的結果，不但造成醫病關係的對立；更使得病患自主權面臨了纖維化的危機，無法眞正地保障病患的權益—與其擁有僵化的病患自主權，不如為往昔的醫師父權注入溫暖的力量，藉由良善的醫病溝通建立起彼此之間的對話，使得醫療父權不再冰冷與令人畏懼；換句話說，病患自主權必須限縮其情況與範圍的適用，例如：當病患欠缺決定能力、病患要求醫師提供超出其專業範圍的醫療服務、病患要求醫師提供對自身沒有幫助的醫療行為、在緊急情況下的推定同意與病患自殺未遂或因宗教而拒絕醫療時[36]，病患自主權都必須受到相當的限制—醫病關係之間的重點在於使得病患自我決定權與醫師的裁量權之間取得平衡。

告知後同意法則誕生的起點立場是從病患的角度出發，相對於權威式的醫療父權而言，採取一種相互抗衡的態度，嘗試用病患的觀點來加以詮釋心目中理想的醫病關係，確保醫師能夠無時無刻地為病人著想，主動提供病患許多醫療資訊並且能夠積極友善的與病患進行溝通，但是這樣的理論出發點卻很難處理醫病關係在雙方面實務上所面臨到的困難，因為告知後同意法則是單方面的意識出病患在令人畏懼的醫療父權中需要被加以保護；單方面的定義出夢想中的醫病關係，提倡病患的權益應該受到尊重與保護，而當現今在病患自主權已經抵達了醫病關係之間的停損點時，因為最初的立場關係，如今已經很難將病患的自主意識適當地進行限縮，只能將告知後同意法則進行消極的修正以及再定義，被動擴大告知後同意法則的例外狀況與阻卻違法的效力，卻難以阻擋實務上流為紙本同意書的事實，而醫病關係也同時充滿了更多的對立與緊張。

告知後同意法則以法律的方式要求醫師進行告知義務，醫師在面對法律責任與道德責難之間的權衡時，通常會選擇將全部的心思都放在處理告知的義務上，醫病關係之間的情感聯繫同時也相對變得不再重要，例如：醫師沒有多餘的心思顧及與病患告知時是否應該保持友善態度、醫師是否應該理解每一位病患的情緒或者醫師是否應該給予病患更多的醫療資訊與保健知識，當醫師被法律責任壓得喘不過氣時，無法眞正發自內心與病患溝通，將醫病之間的溝通變成省時省力的紙本同意書時，醫病之間的關係只會更加的陌生以及疏離。假如我們能夠適度減輕告知後同意法則給予醫師的責任時，就能夠提供醫師擁有更多執行告知義務的彈性空間，讓醫病關係之間不再只有冷冰冰的法條文字，而是多一些額外的可能性，不再單獨以病患的觀點或醫師的角度來分析告知後同意法則的意涵，而是從各種面向去理解出告知後同意的精神，幫助雙方進行眞正的溝通，逐漸揚棄掉已經淪爲制式化的告知同意書，建構出另一種全新的醫病關係互動模式，才能眞正爲醫病雙方之間僵持不下的局面帶來全新的一線曙光。

三、醫病關係應基於信任基礎

在告知後同意法則保護病患的立場之下，將理想中的醫病關係透過法律定義的照護標準來實踐，當告知後同意法則與病患自主權相互結合時，病患很容易專注於告知標準的既定內容之中，開始習慣以法律的責任來檢視醫師的醫療行爲，一但病患接受治療後的結果不如預期，就很容易會產生「事後諸葛」的心態，回過頭來尋找醫師是否在哪裡犯了任何疏失，當告知標準的文字敘述取代了醫病關係之間的信任時，隨之而來的就是醫療糾紛案件中的對立與仇視，日積月累的結果就是加深了醫師與病患之間不信任的隔閡[37]。現今的醫病關係中，受到了許多因素的影響，特別是在今日網際網絡與資訊科技相當發達的年代裡，醫療資訊的普及程度大大地提升，病患得以從各種管道取得醫學研究報導、醫學統計數據與醫學治療資訊等等。當病患能夠開始擁有原本較難取得的專業醫學知識時，就意味著在今日的醫病溝通之間的資訊落差已經不如早期那樣；再加上在現況下，病人自主權的概念已經被廣爲接受，病人權益遭受到侵害時，更有許多能夠獲得救濟的管道。從以上我們不難看出醫師與病患之間的關係已經逐漸取得平衡，甚至變成了一個病患自主權過度被強調的年代。

昔日的權威式醫療父權建立在醫師與病患之間強而有力的信任中，但是當病患的自主意識開始不再相信醫療父權時，告知後同意法則在醫病關係之間築出了一道難以輕易跨越的藩籬，病患已經不再需要依賴醫師的專業判斷，也不再需要信任醫師會爲自己著想，告知後同意法則明文列出了許許多多的項目，只要醫師能夠確實完成其中所規範的告知義務標準，取得病患的有效同意與告知專業資訊，也就等同於保障了病患的權益，一旦醫師沒有履行義務，那麼病患就可以透過法律途徑來要求醫師給予相對應的補償或付出代價。但醫病關係卻是一種建構於情感的產物，昔日權威式的醫療父權並不是一種全然錯誤的存在，而是許多未經病患同意的不當醫療與醫療資訊的不對等，造成了病患自主意識對於醫療父權的畏懼，而在今日人權意識普及與資訊爆炸的年代，醫療父權不再令人感到陌生，反而開始懷念起昔日那種建立在信任之上的醫病關係，倘若能夠擁有一個尊重病患的溫暖醫療父權，也不再需要以法律的途徑來苛求醫師履行告知的義務了。

四、小結

告知後同意法則在昔日存在的意義在於保障病患的權益，因爲在當時醫療父權主義盛行的背景之下，病患的權益是值得被保障的。但是對比了告知後同意法則在今昔的必要性差異，昔日的告知後同意法則是基於保護病患權益的立場，在當時不對等的醫病關係中值得廣爲被世人所理解與接納；但在現今告知後同意法則在實務面運轉的結果不如預期，已經被紙本的告知同意書所取代，再加上人權觀念的普及、醫療資訊取得管道多元、病患自主權被過度地強調、醫病關係也不再擁有偌大的高低落差，告知後同意法則也無法同時建立一個以信任爲基礎的方向來完成醫病雙方友善溝通的願景。

肆、未來的告知後同意態樣

當我們回顧今日以及往昔，可以發現以往的告知後同意法則，在時代的變遷下，卻漸漸變成了一種不太適用的理論。

不再單就病患或醫師的立場出發，將醫病關係納入更多關於未來的可能性，著眼於未來，更同時改變現在，試圖營造出一個能夠尊重病患的溫暖醫療父權，例如：運用現代科技的進步來拉近醫師與病患之間的距離、利用現代的資源來創造出一個舒適且友善的醫病溝通情境、提供醫病之間更加有效溝通的管道與模式等等。

我們可以大膽地想像，醫病之間的溝通模式在未來的發展中，將會產生多大的改變—當醫師能夠利用網路即時的影像傳遞系統向病患進行告知時，就不再受限於空間以及人力不足的問題，可以全天候待命，只要點開一個按鈕，病患與醫師就能做即時的連線，對病患而言，就如同醫師隨侍在旁，對醫師而言，也能隨時掌握病患的情況，大幅度地提升了溝通的便捷程度，使得醫病關係之間的溝通能夠隨時隨地並且更加人性化。

如果醫療服務機構能加以運用空間設計、色彩搭配與裝潢設施來營造出一個讓病患安心的環境[38]，提供醫療諮詢與翻譯的服務，配合訓練有素的醫事人員與病患面對面的進行友善的溝通。同時醫師也不再是法律上專責的告知義務執行者，而是透過與其他醫事人員分工合作的方式，由擅長於理解病患與擁有溝通能力的醫事人員負責提供告知。而對病患而言，這樣的溝通模式不僅友善，更提供了一種較無壓力而且愉快的告知形式，能與醫事人員在相互理解與信任的輕鬆氣氛之下理解醫療資訊，如此一來，不僅能夠有效地協助病患在短時間內理解醫療資訊，也同時落實了保障病患權益的精神。

簡單來說，醫病關係溝通的不再只是單方面的控制醫師履行告知義務，而是必須營造一種更加貼近生活的友善溝通環境，來幫助醫病之間能夠確實地建立相互尊重的信任感，病患安心，而醫師也放心。如果能夠設計出一款系統，與資料庫進行即時的雲端連線，將統計的數據資料與電子病歷相互連結，當醫師檢視電子病歷時，相對應的數據資料也會一併顯示出來，提供關於告知資訊的建議[39]，例如：該屬性的病患在哪些方面需要特別告知關於治療的風險、將病患歷年的診療紀錄之特殊性加以標記、針對病患的遺傳家族史與疾病史進行告知資訊的附加註記、提供相關預防保健的資訊、依據病患當時的特殊狀況進行告知資訊的篩選等等，如此一來，告知病患時不但可以依據病患的個別差異來進行彈性的調整，也能夠與歷年的統計資料結合，不僅提供病患治療及預後的建議，還能給予病患預防以及保健的相關資訊，對病患而言，醫師能夠提供最適合自己的醫療建議，不再只是給予多餘或是不適用的資訊。對醫師而言，能夠幫助自己在短時間內就迅速理解病患的狀況，更能在進行治療之前就特別注意到病患的特殊狀況，不但有利於相關的醫學判斷，更能作爲提醒醫師本身必須更加留意哪方面的治療程序。

從上述簡單的舉例中可以看出許多爲醫病關係注入未來可能性的契機，跳脫出告知後同意法則的極限，只要能夠以科技的方式重新定義醫病之間的互動模式，爲醫病關係帶來全新的溝通方式，醫師因爲科技的進步而能夠確實履行告知的義務；病患因爲科技的進步而能夠確實理解醫療資訊而做出醫療選擇；醫病關係因爲科技的進步而不再相互對立與誤解，那麼科技所能完成的也遠遠地超過了告知後同意法則所能觸及的範圍。

伍、結論

在一開始的時候，我們試著點出了告知後同意在現況下的情形，其理論中所承認的例外情況僅占少數，而實際上在醫學臨床與司法的實務上所造成的問題卻不勝枚舉，因此告知後同意法則即使不斷地修正本身的理論，試圖消除與實務之間的差距，卻永遠都追趕不上在實務上所造成的負面連鎖效應。接下來提及了告知後同意法則在臨床以及司法上的實務面缺陷，包含無法針對病患的個別差異進行告知資訊的建議、病患在理解資訊時的成效難以評估。而在當初將告知後同意法則自美國引進台灣之時，並沒有提供適合的配套措施來因應國情不同的問題，缺乏相關的醫療糾紛補償機制；在實務上也淪爲了紙本同意書氾濫的現況，醫病之間無法建立友善的溝通，醫病之間日漸升高的緊張以及對立將醫病關係推進了惡性循環之中。告知後同意法則在法律上的定位相當不明，特別是在刑法上的犯罪構成要件認定上出現了爭議，造成了司法實務上的意見分歧。

在過去以權威式醫療父權爲主的時代中，病患的權益的確需要告知後同意法則來保護，但隨著時代的變遷與資訊科技的進步，醫療父權與病患權益的消長關係顯示出告知後同意法則反而將病患的自主權過度強調，再一次讓醫病關係失去了信任與平衡。

由人權觀念所衍生出的病患自主權，藉由告知後同意法則進行全方位的滲透，目的在於將倫理的概念傳遞至世界的每一個角落，而今顯而易見的是，人權倫理的概念已經行之有年，其在各領域的發展業已有目共睹，醫學倫理的觀念已深植人心並成爲一種習慣，那麼是否還需要告知後同意法則來捍衛病患的權益，的確是有待商榷的。

理想中的醫病關係應該是先建立起信任的基礎，醫師與病患相互理解後，就能夠進行友善的溝通，反觀告知後同意法則帶給醫病雙方的現況，就只剩下繁雜的同意書與制式化的告知標準。當同意書成爲了告知後同意法則的代名詞，我們是否應該擺脫同意書對於醫病溝通上的束縛，全面廢除相關同意書的簽署，才能眞正理解到友善溝通的價值與內涵。

近年來急遽增加的醫療糾紛案件與醫病之間的無法適當溝通的情況有相當大的關聯性，而告知後同意法則不僅在實務上無法增進醫病關係的友善溝通，還帶來了許多的負面影響，反而加速了醫病關係的惡化速度。

在科技以及時代的浪潮之下，使得人類的生活與價值觀時時更替，對於告知後同意法則提供一種未來性的方向，試著爲醫病關係帶來更多關於科技的可能性，不再將焦點置於醫病關係之間的權力平衡，而是改善醫病關係之間的溝通。告知後同意法則的理論極限反映在實務面上的不適用，的確削減了當初保障病患權益的美意。而告知後同意法則也同時在醫學研究的人體試驗方面造成了相當大的影響，對於樣本採集的困難，更同時阻礙了整體醫學的發展。

告知後同意法則意味著醫師救人的價值已經不再重要，更重要的是醫師必須把醫療資訊也分享給病患；醫師必須事先取得病患的同意才能進行治療；換言之，告知後同意法則用來防止因爲醫病之間不對等而造成病患的權益損失。當醫師對於救人的熱忱逐漸被告知後同意法則的告知標準侵蝕，醫師變成只需要在意自己有沒有犯法，而非履行醫師救人的義務。

當時代的變遷宣告了告知後同意法則在現今社會中的不適用，也無法阻擋在實務上已經淪爲紙本同意書的現況，告知後同意法則所面臨到的限制已經無法再透過自身的修正來填補，在這同時，當科技的進步爲醫病關係之間的溝通帶來全新的希望時，只要我們能夠運用科技的力量提供比紙本同意書，更爲友善且有效益的方式與管道時，也就不再需要透過紙本同意書的簽署來落實病患權益的保護。只要科技能夠眞正有效的紀錄醫病關係之間的良性溝通，並且爲醫病關係奠定堅實的信任基礎，即使揚棄掉告知後同意與全面廢除掉同意書的簽署亦無不可，且就病人權益保障亦爲已足。

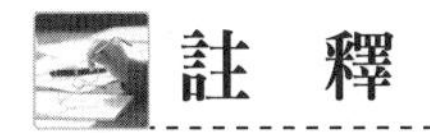

註 釋

* 游彥城，逢甲大學商學研究所法律研究博士，現職為中山醫學大學附設醫院智財暨法務室主任。專長為醫療法學、法律心理學、醫學倫理與法律、醫療糾紛談判。

1 王皇玉（1995），醫療行為於刑法上之評價：以患者之自我決定權為中心。

2 Ruth R. Faden, & Tom L. Beauchamp (1986). A History and Theory of Informed Consent. New York, NY: Oxford University Press Inc.

3 陳子平（2000），東吳法律學報，卷期12:1，頁47-84。醫療上「充分說明與同意（Informed Consent）」之法理。

4 Katz RL.(1977). Informed consent: is it bad medicine? West J Med. ;126:426-428.

5 楊秀儀（1999），台灣法學會學報，卷20，誰來同意？誰作決定？—從「告知後同意法則」談病人自主權的理論與實際：美國經驗之考察，頁376-377。

6 Cynthia McGuire, M.D. Dunn, &Gary L. Chadwick (2004). Protecting Study Volunteers in Research.

7 Salgo v. Leland Stanford.

8 同註3。

9 同註5，頁378。

10 George J. Annas (1988). JUDGING MEDICINE. Clifton, NJ.: Human Press.

11 Should Hospitals Treat Patients as Customers, Partners or Both? http://www.beckershospitalreview.com/strategic-planning/should-hospitals-treat-patients-as-customers-partners-or-both.html.

12 蔡智勛（2008），病患自主權與醫師說明義務之研究—以倫理學與法學觀點探討，頁23-25。

13 楊秀儀（2009），生命教育研究，卷1:2，頁97-122。「知情放棄」與「空白同意」合乎自主原則嗎？論病人自主之性質。

14 Exceptions to the Informed Consent Doctrine: Striking a Balance between Competing Values in Medical Decisionmaking, The Meisel, Alan.

15 楊秀儀（2005），月旦法學，卷121。美國「告知後同意」法則之考察之分析，頁146。

16 Protecting Patients: A Proposal For Codifying The Reasonable Innovation Rule.

17 黃丁全（2000），醫事法，頁405-407，第18章第2節—行使同意權之障礙。

18 Student comment: Personalizing informed consent: The challenge of health literacy p.3.

19 Kaiser commission on medicaid and the uninsured, uninsured in America: A chart book 3 (Henry J. Kaiser family foundation, 1998).

20.New deal lessons for the affordable care act: The general welfare clause.

21 李明濱（2012），台灣醫界Vol.55, No.8，走出醫糾泥淖 守護台灣醫療。

22 楊秀儀（2001），政大法學評論卷68，頁1-41，醫療糾紛與醫療無過失制度—美國經驗四十年來之探討。

23 行政院衛生署手術同意書範本84年8月14日衛署醫字第 84052263 號函頒。

24 第63條醫療機構實施手術，應向病人或其法定代理人、配偶、親屬或關係人說明手術原因、手術成功率或可能發生之併發症及危險，並經其同意，簽具手術同意書及麻醉同意書，始得爲之。但情況緊急者，不在此限。前項同意書之簽具，病人爲未成年人或無法親自簽具者，得由其法定代理人、配偶、親屬或關係人簽具。第1項手術同意書及麻醉同意書格式，由中央主管機關定之。第64條醫療機構實施中央主管機關規定之侵入性檢查或治療，應向病人或其法定代理人、配偶、親屬或關係人說明，並經其同意，簽具同意書後，始得爲之。但情況緊急者，不在此限。前項同意書之簽具，病人爲未成年人或無法親自簽具者，得由其法定代理人、配偶、親屬或關係人簽具。

25 同註23。

26 楊秀儀（2002），台灣本土法學雜誌，卷39，頁121-131。論醫療糾紛之定義、成因及歸責原則。

27 Chatterton v Gerson (1981)、Lybert v Warrington Health Authority (1996)、Palmer v Tees Health Authority (1999).

28 SEM v Mid Yorkshire Hospitals NHS Trust (2005)、O'Keefe v Harvey Kemble (1998).

29 Wells v Surrey AHA (1978)、Appleton v Garrett (1995).

30 世界人權宣言（The Universal Declaration of Human Rights），聯合國大會1948年12月10日 第217A(III)號決議通過並宣布。

31 Emily Jackson Medical Law: Text, Cases, and Materials, pp.187-189.

32 同註31，頁178-181。

33 同註31，頁189-190。

34 Canterbury v. Spence, 464 F.2d 772 (D.C. Cir. 1972).

35 戴正德（2006），基礎醫學倫理學。

36 HE v a Hospital NHS Trust (2003).

37 葉永文（2012），台灣醫學人文學刊，卷13:1/2，頁77-103。醫病關係：一種信任問題的考察。

38 醫療空間室內設計（2014），深圳市海閱通文化傳播有限公司編著。

39 建立健保雲端藥歷，提升用藥品質。全民健康保險雙月刊第106期。

第三章

從司法裁判檢討過失共同侵權行爲概念與醫療危險責任之分配

蔡建興*

壹、前言

貳、問題提出與研究目的

參、民事共同侵權行爲責任之檢討

肆、醫療案件適用共同侵權行爲所生問題

伍、醫療過失適用共同侵權行爲之司法案例評析

陸、結論

摘要

民法共同侵權行爲的立法目的，在於保護被害人，減輕其對因果關係的舉證責任，使被害人得擇一加害人全部求償。我國判例將共同侵權行爲之適用由故意擴及過失型態，惟過失侵權者彼此間並無犯意聯絡，無視他人行爲爲自己行爲之擴大歸責基礎，故課予過失行爲者連帶賠償責任顯乏正當理由。過失共同侵權行爲概念，會產生輕微過失者須擔負全部賠償責任之不公平現象。尤其在醫療過失損害賠償事件中，法院適用過失共同侵權行爲概念，會忽略評價非醫療責任部分之不利因素，結果將使居於人身損害因果歷程末端、負責收拾善後之醫方，必須概括承受因果上游一切既存不利因素所生之損害責任。司法課予醫方予其過失不相稱之賠償責任，將導致醫療鑑定意見模糊、因果關係有無不明、防衛醫療等諸多弊端。爲公平酌定醫療過失責任，應廢棄過失共同侵權行爲概念，且法院送醫療鑑定時，應請鑑定機構完整說明個案發生損害之所有危險因子，若有醫療疏失，其導致損害結果之責任比率，若另有制度性、系統性錯誤問題，亦併予敘明。法院取得完整之因果責任判斷資訊後，再綜合評價醫療過失對全部損害結果應負擔之賠償責任比例，採因果關係與責任範圍同步量化判斷、比例歸責之方式，才能合理認定醫療損害責任。

關鍵字：故意、過失、共同侵權行爲、連帶損害賠償責任、醫療過失責任、相當因果關係、量化因果關係、比例歸責、醫療鑑定、不問不答原則、防衛醫療、系統性錯誤

壹、前言

聖經上有一則經典故事：「文士和法利賽人帶著一個行淫時被捉拿的婦人來，叫她站在當中，就對耶穌說：『夫子，這婦人是正行淫之

時被捉拿的。摩西在律法上吩咐我們把這樣的婦人用石頭打死。你說該把她怎麼樣呢？』他們說這話，乃試探耶穌，要得著告他的把柄。耶穌卻彎著腰，用指頭在地上畫字。他們還是不住地問他，耶穌就直起腰來，對他們說：『你們中間誰是沒有罪的，誰就可以先拿石頭打她。』於是又彎著腰，用指頭在地上畫字。他們聽見這話，就從老到少，一個一個地都出去了，只剩下耶穌一人，還有那婦人仍然站在當中。耶穌就直起腰來，對她說：『婦人，那些人在哪裡呢？沒有人定妳的罪嗎？』她說：『主啊，沒有。』耶穌說：『我也不定妳的罪。去吧，從此不要再犯罪了！』」[1]。人生在世，或多或少，都會遇到像耶穌一樣的難題，我們想要行善助人，但卻怕如耶穌般，留下把柄，讓惡者假法律為工具，羅織罪名、窮追猛打。「立志為善由得我，只是行出來由不得我」，有良心的人，常常會有這樣的痛苦。興利重於防弊，法律的主要功能是懲奸罰惡，約束人們要盡社會生活必要的注意義務，不要侵害到別人的權益，但在立法及用法時，仍應避免不公平的過重歸責結果，限制打擊人們勇於發揮所長、行善互助的愛心本性。直白的說，法律不應讓人有「好心沒好報」的感慨、「日頭赤炎炎，隨人顧性命」的世故炎涼。

醫界對法院判決最深的不滿，可舉一顱內出血案為代表：年輕的病患因車禍頭部重創被送至該醫院，經該院醫師進行硬腦膜外血腫清除手術後，因醫師被認為未適時檢查發現其顱內有繼續出血現象，以致病患因顱內持續出血而逐漸陷入昏迷，結果造成二度腦創傷，致其腦部細胞壞死而左側癱瘓，雙目失明。民事二審判決醫院及3名醫師應連帶賠償病患本人3,221萬5,444元，及賠償病患父母各60萬元（此判決經最高法院廢棄發回後，更二審判決結果大幅降低賠償金額，其變化原委及評析詳於後述）。對此天價判決結果，醫界譁然，直批「把醫生當成殺人兇手」、「錯亂救人者與加害者之角色，扭曲司法正義」、「有功沒有賞，打破要全賠」、「形同把醫院、醫生當提款機，不啻鼓勵大家對善意收治老弱重症者之醫院興訟，一博鉅款賠償」，結果是醫界人心惶惶，防衛醫療、五大（內、外、婦、兒、急重症醫師）皆空等醫療崩壞現象，更形惡化。於是優秀年輕的外科等急重症科別醫生，紛紛改行投身美容醫學等錢多、事少、責任輕的科別；許多有志行醫的學子，懸壺濟世的熱情，亦被不明所以的天價賠償風險所澆熄。當法律的適用結果，不能鼓勵、反而壓抑人們追求良善的動機時，法官就應該要深切迅速地反省改變固有思維，不能「死守」諸多與個案事實抽離的判例等司法成規。

貳、問題提出與研究目的

一、醫者難為之處

我們都期待醫者能盡醫學倫理首要的「行善原則」，即：盡其所能延長病人生命，並減輕病人痛苦。然而就醫方而言，卻有動輒得咎、吃燒餅怎能不掉芝麻的苦衷。蓋醫學本非萬能而有其諸多極限，諸如車禍顱內出血所致初級腦傷，是不可逆且常對人體侵害影響鉅大，且侵入性醫療行爲有其風險、併發症或後遺症，均非現代醫學科技所能完全免除。又各種疾病症狀、治療效果亦因各病人遺傳基因、身體強弱等既存條件狀況而異，尤其在許多急重症個案中，病程變化極爲快速，猝不及防的潛在性、遲發性危險因子往往使病情瞬間惡化、急轉直下。面對病患發生腦缺氧等重殘死亡重大不幸結果，我們事後檢討發現之醫療疏失，亦有可能只是死因之冰山一角，更多眞正死亡原因，可能是當代醫學水準所未知的領域。且醫學分科日趨精細，醫理繁複，所謂醫療常規、注意標準，是隨個案現有臨床醫療水準及資源，在不同規模等級、專業程度的醫事機構中，呈現多重或變動狀態，而有仁智之見。面對急重症或複雜度、難度較高的醫療個案，稍有遲疑、危險必至，當下醫生僅能依其專業判斷選擇一種如A手術或用藥，一旦施行治療、開給方劑，其療效作用已發生而不可逆，當療效不彰或衍生損害時，已無從依鑑定者或法院事後詳爲審查之立場，改採其他可能較佳之B或C種醫療處置。面對棘手之急重症病患，百密一疏、在所難免，當醫護人員一有過失，不論輕重，不管病人原有不利病史或既存嚴重傷殘事實，即必須對病患最終病情損害負全部責任，復無完整之醫療保險或補償等制度性救濟作爲後盾，將心比心，誰還會把救人擺第一？誰能不求自保？避重（症）就輕、無益（重複、過度）檢查、美化（虛增、篡改）病歷等紀錄、踐行醫療告知義務之繁冗與空洞化（告知之主要目的應爲保障病患權益，實務上運作結果卻是院所提供大量定型化、主要功能在免除醫療責任之制式表格要求病患勾選後，始能進行特定檢查或治療）等防衛醫療的情形何能避免？

二、法官為難之處

筆者從事民刑事司法審判工作多年，且曾長期擔任刑事及民事醫療專股法官。面對倒會、欠債、竊盜、詐欺、鬥毆、殺人等一般常見民刑事案件之被告，代表國家對其科以適當責任，通常是感到伸張正義，大快人心。但在處理民刑事醫療案件時，對於一些盡力救人未果，結果卻訴訟纏身的醫師（有人更因而離開醫職），心中總有深沈的不捨與感慨。一個無力從死神手中挽回隕落生命的醫者，就算救人的過程中有些疏漏，怎麼會被要求須對死亡的結果負起全責呢？爲何醫療訴訟常會卡在醫療過失與損害間之因果關係「相不相當」的問題上？爲何醫療鑑定者（可能是合議機構，如衛福部醫事審議委員會，也可能是各大醫學中心具相當專業之個別醫師單獨鑑定或跨科別之2名以上醫師聯合鑑定後，再以該醫學中心之名義出具鑑定意見），面對多因性重大死殘結果之醫糾鑑定事件（如病患到院前存有重大創傷或衰老重症），對醫療案件中因果關係有無之關鍵問題，所出具之鑑定意見常有「恐有疏失之虞」、「或有延遲之虞」、「似難謂無過失」等不確定用語（以白話來說等同「大概或許可能有」、「我想恐怕不見得」），難以捉摸，於是攻防雙方各執有利面解讀，審判者亦左右爲難？許多重大醫療案件歷經上訴、更審，纏訟十多年仍難以確定，問題何在？

三、醫療訴訟與俄羅斯轉盤遊戲[2]

我們都知道，一般的醫療行爲，尤其健保會給付的，本質是行善的（相反性質者即如醫美行爲[3]，或爲申領健保點數所爲非必要性手術行爲[4]）。行善縱有瑕疵，錯誤若非重大，其行爲之倫理可非難性、法律上之不法內涵及可責性應該都是輕的，這樣的行爲，本於理性直覺或法學上基本的行爲可非難性應與其責任相當之原理，其所應負賠償責任應該是有限的。在審判經驗中，大部分的醫方或病家，也都能夠接受依醫療過失輕重、對損害結果原因力之大小比例，賠償相當之金額，這是正常人共通的理性與衡平價值。故就急重症等垂危病患，縱然醫方有些醫療疏失，面對病人死亡等嚴重結果，病家亦能理解這主要是病人先天不利因素所致，這是法益持有人應自行負擔的風險與責任，不會苛責醫方或要求天價賠償。在辦理醫療調解的經驗中，藉由具公信力之鑑定報告或醫療調解委員的協助，客觀說明個案中醫療過失責任之輕重，即醫方所爲對損害結果所占原因力大小或所生危害之機率時，醫病雙方願以醫方責任比例酌定賠償金額達成和解之可能性極高。此理猶如日常大量發生的交通事故中，大家都能接受依各方過錯大小即「肇事責任比例」，作爲賠償金額之計算基礎，故交通案件調解成功率很高。

但進入到訴訟中，因民法過失共同侵權連帶賠償等概念之適用結果，「加害人僅需就被害人所受全部損害中可歸責部分負責」之損害賠償基本原則，已被架空，當事人復支出相當之訴訟成本，於是會形成原告、被告各改朝「醫生有過失，且與損害有關，即需全賠」與「醫生縱有過失，但與損害不一定有關，故全部不用賠」之兩極化主張。於是，醫療訴訟淪爲俄羅斯轉盤遊戲，命運的左輪，繫於鑑定意見認定醫方有無醫療疏失之責任原因，至於疏失大小與賠償範圍的相當性，已非攻防重點。

四、研究目的

法律的解釋適用，應該要追求社會健全價值觀與衡平感，不能機械式地套用法條及判例，推演出不合理的結論。撰寫本文之目的，是想從審判實務過失共同侵權行爲的案例，檢討法院與鑑定者，在醫療案件中，溝通論述因果關係與責任範圍的困難與盲點。期能引發大家的共鳴，一起努力改進醫療訴訟，讓良善的醫者無所懼，不幸的病者無所憾；法官及醫療鑑定者不會在認定因果關係「相不相當」的問題上左右爲難；司法能迅速定分止爭，不要讓重大醫療訴訟成爲糾纏當事人十餘年的夢魘。

參、民事共同侵權行為責任之檢討

一、個人責任擴大之歸責原理

一個人原則上只須要對自己所爲負責，法律會規定一個人要爲他人的行爲負責，一定要有相當充分的理由。比如說民法第187條法定代理人之責任，父母因有監護教養未成年子女之責任，故須就未成年子女所爲侵權行爲負責；又如民法第188條僱用人之責任，因使用受僱人以擴張自己活動而獲利，故亦須承擔受僱人職務行爲之侵權責任；又如民法第217條第3項規定被害人之代理人或使用人之過失，應視同被害人之過失，因被害人藉代理人或使用人以擴張自己活動而獲利，故亦須承擔其過失責任。

但法律上有些須爲他人債務負責的規定，就欠缺合理歸責的基礎。最明顯的例子，就我國民法繼承編原採之概括繼承規定，在繼承人單純承認而不做任何保留時，就必須對被繼承人所遺留的債務負「無限責任」，若遺產不足以清償債務，債權人即得對繼承人的固有財產追償。爸爸生前欠了多少債，本與子女無關，上述明顯源於「父債子償」、「夫債妻償」、甚而「祖債孫償」等落後封建思想之法律，造成社會上時有繼承人因不知法律而未於法定期間內辦理限定繼承或拋棄繼承，以致概括承受被繼承人之生前債務，結果輕則影響其一時生計，重則使繼承人因而桎梏終生。筆者也親自審理過，一個甫出生未久小嬰孩，銀行即起訴請求其須償還其未曾謀面之過世祖父所遺數百萬元債務的荒謬案件。這樣不公平的規定，一直存續到98年5月，民法始刪除單純承認制度，改採限定繼承作爲繼承的原則，明定繼承人對於被繼承人之債務，僅須以因繼承所得遺產爲限產爲限，負清償責任。故法制與時代的落差，需大家共同用心去發掘問題，並勇於發聲，匯聚社會共識後，及時修法，儘量去縮短實現正義的「在途期間」。

二、民法共同侵權行為規定適用之變革

對他人所爲亦須負責之法律效果，通常就是連帶責任，各債務人不論責任輕重，在外部關係上須對於債權人各負「全部給付」之責任。無奈的反諷說法就是「一人得道，雞犬昇天」。其結果就是債權人會選擇一個口袋深且無法脫產的債務人求償全部債權。司法實務上適用極爲頻仍，而重要之連帶責任規定，即爲本文要檢討的共同侵權行爲。我國參照德國及日本民法立法例，於民法第185條設共同侵權行爲之規定爲：「（第1項）數人共同不法侵害他人之權利者，連帶負損害賠償責任。不能知其中孰爲加害人者亦同。（第2項）造意人及幫助人，視爲共同行爲人」。其中第1項前段爲狹義的共同侵權行爲，後段爲共同危險行爲，第2項爲造意及幫助行爲。其立法目在於保護被害人，使數加害人連帶負損害賠償責任，以減輕被害人對因果關係的舉證責任[5]。被害人

不必區分並證明各加害人之責任比例，責任比例之認定僅爲數加害人間內部責任分擔求償之問題。

司法實務就共同侵權行爲規定之解釋適用範圍，原本是限制在故意共同侵權行爲的情形，即採主觀說，認爲所謂數人「共同」不法侵害他人之權利者，須各加害人間有主觀上之意思聯絡（相當於刑法上共同正犯之犯意聯絡），代表見解爲最高法院 55 年台上字第 1798 號判例「本件車禍係計程車與卡車司機駕駛不愼肇事，依司法院第2383號解釋，無共同過失之侵權行爲，法院僅得就各該司機應負過失責任程度之範圍內，令其與僱用人連帶賠償」。

故意共同侵權行爲者應連帶負責賠償被害人全部損失，完全符合人民健全的法律感情，無待多論。例如電話詐騙集團，分任首腦、幹部、機房電話員、出面領錢的車手等所有成員，外加提供人頭帳戶之幫助詐欺者，故意犯罪侵害善良百姓，所爲係倫理可非難性甚重之自然犯，被害人之保護，自然絕對優先於加害人等之責任分配問題，且數加害人間既有犯意聯絡，即視他人行爲爲自己行爲，對犯意形成後共犯間未來所爲之一連串侵權行爲均得預見，主觀故意並未與重要危害事實逸脫，自應對全部行爲所生結果負責，不容其等以各人所爲各自負責爲由，對抗被害人。從而法律賦予被害人得任擇一有資力之加害人，求償全部損害額，具有充分正當理由。

共同侵權行爲所採主觀說，嗣經司法院66年6月1日例變字第1號判例變更，該判例謂：「民事上之共同侵權行爲，與刑事上之共同正犯，其構成要件並不完全相同，共同侵權行爲人間不以有意思聯絡爲必要，數人因過失不法侵害他人之權利，苟各行爲人之過失行爲均爲其所生損害之共同原因，即所謂行爲關連共同，亦足成立共同侵權行爲。最高法院55年台上字第1798號判例應予變更」，即改採客觀說。嗣最高法院66年台上字第2115號判例要旨「數人因共同過失不法侵害他人之權利者，依法應負連帶賠償責任，苟各行爲人之過失均爲其所生損害之共同原因，即所謂行爲關連共同，亦足成立共同侵權行爲。本件加害人某甲之過失責任，縱較加害人某乙爲輕，然對於被害人之賠償，則應與某乙負連帶責任，原判決僅按十分之三給付，尚有未合」，再度確立過失共同侵權行爲連帶賠償責任之效果，即各加害人不得以內部過失責任比例對抗被害人之全部請求。

三、過失共同侵權行為案例之模擬與評析

(一)模擬案例A

行人甲遭一部失控打轉之乙車撞擊而受傷。調查結果，肇因係乙車酒駕、超速、闖紅燈、疏未注意車前狀態而擦撞到停在路旁停車格、但未停正而超出邊線10公分之丙車突出車側部分，因而肇事波及行經路旁之甲。甲送醫後，因腦傷嚴重，成爲植物人。甲之家屬乃訴請乙、丙連帶賠償所受損害。

1. 模擬判決結果

法院認爲該件事故肇事主因爲乙，丙停車稍微越線亦有過失，爲肇事次因，肇事責任比例爲9：1，甲所生植物人狀態之損害結果單一不可分，且乙、丙二人之過失均爲甲所生損害之共同原因，即所謂行爲關連共同，成立民法第185條過失共同侵權行爲，甲所受財產及非財產損害合計2,000萬元，故乙、丙二人須負連帶賠償甲2,000萬元。

2. 模擬執行結果

判決確定後，因乙爲酒店大亨，雖然有錢，但從事地下經濟，且已脫產，沒有可資查扣強制執行之稅前財產，故難以追索，丙則爲有固定薪水可資查扣的法官，故甲之家屬即選擇對丙執行按月扣薪三分之一，而求償全額2,000萬元。

3. 模擬共同侵權人內部追償結果

丙付鉅額賠款予甲後，不甘獨自承擔所有責任，轉而繳了約18萬元的裁判費，再打一個官司，依共同侵權行為內部分擔之法律關係，起訴請求丙給付按其9/10肇責比例應分擔之數額1,800萬元。獲勝訴判決後，因丙仍無可資查扣之財產，強制執行無結果，僅領到一紙鉅額債權憑證。丙終究因微小過失而承受所有賠償重責，生計大受影響。

(二)模擬案例B

承上A例事實，若甲於事故後被送至戊醫院急救，由丁醫師進行開顱減壓手術，經送加護病房照顧，數日後甲因遲發性硬腦膜下出血，腦壓過高，形成次級腦傷，最後成為植物人。甲家屬乃訴請乙、丙、丁、戊連帶賠償損害。

1. 模擬鑑定結果

因此本例事實含有醫療責任問題，故法院乃送請醫審會鑑定丁有無醫療過失？若有過失，此過失與甲之腦部傷害後遺症有無因果關係？

(1)第一次鑑定意見：因丁於術後照顧中未積極監控甲之腦壓變化，致未能及時發現甲顱內有遲發性出血而為必要減壓處置，為有過失，且此過失與甲所生腦部傷害後遺症，有因果關係。

(2)第二次鑑定意見：甲於車禍後經丁手術前，傷勢病情就已十分嚴重，昏迷指數僅有4分，有極高之死亡或成為植物人之機率，故嗣所發生之硬腦膜下出血，係導因於前遭大力撞擊所產生的續發性、遲發性出血，為車禍嚴重傷勢之進程結果，係屬不可避免，故丁之術後照護醫療處置縱略有不足，惟此缺失與甲所生腦部傷害後遺症之最終結果，不具有因果關係。

(3)第三次鑑定意見：甲最終之腦部傷害後遺症，其原因包括初級腦傷與次級腦傷二部分。甲因嚴重車禍撞擊所受「初級腦傷」

爲不可逆轉之既有損害，此部分不可歸責於丁，與丁之醫療過失行爲無因果關係；至於顱內遲發性出血所生「次級腦傷」，確係因丁未積極監控甲之腦壓變化及時減壓所致，此部分有因果關係，可歸責於丁。

2. 模擬判決結果

法院採認第一次及第三次鑑定意見，認爲丁之過失醫療行爲，與乙、丙之過失肇事行爲，均爲造成甲最終病態之共同原因，故乙、丙、丁均爲過失共同侵權行爲人，戊則應負丁之僱用人責任，故乙、丙、丁、戊應就甲所受全部損害連帶負損害賠償責任。至於第三次鑑定意見所謂不可歸責於丁之初級腦傷損害部分，僅與丁、車禍肇事者乙、丙三人間因連帶債務而生之內部求償分擔義務有關，與本件被告等對甲應負之外部連帶賠償責任範圍無涉。

3. 模擬執行結果

案經確定，丁之家屬會如何選擇求償次序？當然是依被告資力排序：1.戊醫院、2.丁醫師、3.丙法官、4.乙酒店大亨。於是戊即賠償甲2,000萬元。

4. 模擬共同侵權人內部追償結果

戊賠償甲2,000萬元後，即依民法188條第3項內部求償關係請求受僱人丁賠償2,000萬元。丁如數賠償後，再依連帶債務而生之內部求償關係，起訴請求乙、丙依其損害責任比例分擔其賠償額，此際法院即無法再如上述甲之求償判決中，以共同侵權行爲連帶責任爲由，迴避判斷各加害人責任比例之問題，即必須清楚判斷乙、丙、丁三人，對甲所致損害各應負何等比例之責任。

(三)評析

1.問題所在

上舉二例之共同侵權行爲概念適用方法，看似言之成理，也是許多法律人腦中想當然爾的ABC基本觀念。但這樣判決的歸責結果妥適公平嗎？在A例中，各被告應該要分擔的責任比例並非不能判斷，被害人也沒有什麼因果關係舉證的困難，爲什麼要連坐處罰所有過失者，讓原告利用連帶債權得擇一追償全額之制度性機巧，造成小錯者或部分過失者要賠償全部損失之不公平結果？而且就算遇到問題案件或邊緣案件，如B例中，各侵權人的責任比例，於起訴之初，雖難以認定，然進入訴訟中，法院的任務本來就是調查證據、釐清事實，以認定各加害人之可責程度及相稱之賠償責任。法院有參酌兩造攻防與鑑定意見，實質判斷說明各侵權人大約的責任比例，總比完全沒有判斷、籠統要求所有被告連帶負責的裁判方法，合理得多。而且於第一次被害人求償的訴訟中，僅判命所有侵權人連帶賠償，而不釐清各人責任比例的結果，勢必引發下一波各侵權人間內部追償應分擔比例的訴訟，顯然違反紛爭一次解決的訴訟經濟基本要求。

2.兼顧被害人權益之方法

強調保護被害人之過失共同侵權行爲論者，認爲被害人受害已屬無辜，自不應再強求其於訴訟中主張並證明各加害人之責任比例，而限定其僅能按比例分別求償。但這是可以訴訟聲明方法解決的問題，即雖原告無法認定各侵權人之責任比例，但法院可以闡明原告，其得以不眞正連帶債務之方式，對數侵權者聲明請求：「各被告對原告各負全部給付之義務，若被告中一人爲給付，他債務人即應同免其責任」。法院於裁判時，再依所認定之責任比例，判命各有責被告，按其責任比例賠償被害人，而駁回原告其餘請求部分。故並不會因爲否定過失共同侵權概念，而增加被害人訴訟成本負擔或舉證困難。

四、過失共同侵權行為欠缺擴大責任之合理基礎

承前述，共同侵權行爲的立法目的在於保護被害人，減輕其對因果關係的舉證責任，使被害人就其所受單一損害結果，毋須證明各加害人所爲對結果發生之危險性高低、因果力大小及責任比例，而得任擇一加害人全部求償。然而在過失共同侵權行爲案例中，各侵權人之行爲事實與危害性，本來就是應該加以調查判斷的，且過失行爲不若故意行爲具有較重惡性及不法內涵，各行爲人彼此間亦無犯意聯絡，即無視他人行爲爲自己行爲之擴大責任歸責基礎，在此情形下，並無課予各過失行爲人連帶賠償責任之正當理由。過失共同侵權行爲的概念，會產生前舉車禍案中，輕微或部分過失責任者須擔負全部賠償責任之不公平現象。人非聖賢，孰能無過？各行各業大多存在執行業務致生損害之風險，因工作而賺取利潤，故亦須承擔工作所生風險責任，這是合理的，但法律若不當擴大行爲人責任至其無法控管防免之部分，要求其爲他人過錯或既存風險負起全責，這就顯失公平了。爲何過失者須扛起與責任比例顯不相當之全部損害賠償責任？過失共同侵權行爲概念，嚴重違背「行爲人僅需就可歸責部分負責」之損害賠償基本原則，應予廢棄。

肆、醫療案件適用共同侵權行為所生問題

一、混淆損害結果與責任範圍之概念

人身傷害病症通常是一種進程現象，連續變化過程中，損害範圍尚難決定，故原告通常是等到病態或死殘確定時，再據以起訴請求各項財產及非財產損害賠償。故如教科書中所舉案例[6]「甲駕車不慎撞傷乙，送醫院救治，因丙醫師的過失，致乙傷勢轉劇。此與甲的過失行爲不具相當因果關係，不成立共同加害行爲，甲對乙加劇的損害，不負侵權責任」中，將損害結果切割爲原本損害及醫療損害，藉以劃分各行爲人之

責任，看似簡單公平，但在訴訟中，原告一定是按其最終損害結果計算其醫藥費、看護費、精神慰撫金等賠償項目，而不會、也難以切割區別前階車禍事故所生之原本傷害，與後段醫療過失所致之加劇傷害，及各自所對應之損害範圍。加上實務上承認過失共同侵權之態樣，於是原告或法院常會將「車禍肇事行為」與「過失醫療行為」認做造成被害人最終損害結果之共同原因，而不會切割二者責任範圍。故人之生命健康損害結果單一難以切割之現象，將益形擴大過失共同侵權行為適用與賠償責任之範圍。

但如前述，過失共同侵權行為欠缺擴大責任之正當理由，且人身損害於自然概念上雖屬單一結果，但各行為人對此全部損害所應負的法律責任，是可以、也應該予以評價而定其責任比例，不能強令車禍肇事者與醫療過失者連帶負最終損害賠償責任，蓋二者過失行為發生之時間、空間不同，彼此間並無犯意聯絡，無從預見、影響或防免他方行為。故要求肇事者負擔醫師過失責任並不公平，要求醫師承擔肇事者過失責任亦不公平。合理的歸責方式，當然還是要依各人過失程度大小，對被害人全部損害額「比例」負責。如前舉車禍腦傷案中，應考量車禍肇事行為與醫療過失行為導致被害人最終病態損害結果之可責原因力大小，比例分配各方應負擔之賠償責任。

二、因果關係難以認定

(一) 損害的發生，經常是許多危險因子併存或先後作用所生的不利結果。例如車禍腦傷案中，被害人最終之腦傷結果，可能是車禍當下，肇事者過失駕駛行為與被害人的與有過失行為共同造成的撞擊傷害，加上接續發生之警消人員送醫過程的延宕、急診或後送醫院醫療或照護的疏失或不足等，各種危險因素加總而成。一行為對於生命、身體健康法益的侵害，隨行為強度的增加，危險程度亦將漸層式向上提升，如依一般生活經驗，若持西瓜刀砍人手指，應不會有何致死風險；若砍人小臂，可能會流較多的血，但也不會致死；若砍人上臂，可能會傷及肱大動脈，未及送醫者，有可能會失血過多而死；砍人胸腹部，可能傷及人體重要臟器或血管，故有相當致死風險；若砍人頸部，因屬大動脈要害所在，極有可能致死。一樣的道理，過失行爲的可責程度基礎，也是在其行爲所生危險性的大小。故侵害行爲其危險程度即導致實害發生之可能性，係呈現如光譜般的漸層現象，而無法作明顯的等級區分。當行爲的危險性即客觀不法內涵，與故意（對危險性的認識，包括直接或未必故意）或過失（對於危險應注意、能注意而不注意，包括有認識過失與無認識過失）的主觀不法內涵，綜合評價後已達到法律上所不容許的程度時，即應對損害結果負責，這應該就是評價行爲與結果間因果關係「相不相當」的基本原理，刑法學上用以取代相當因果關係的「客觀歸責理論」，亦同此理[7]。在多重危險因素所致的損害事件中，要評價某危險行爲與某結果之發生，是否具有法律評價上的因果重要性，即相當因果關係，當然必須全盤考慮各危險因素對結果發生之作用力內容，及所占總體危險作用比例大小，才能作出周全精確、足以說服眾人的判斷。僅狹隘地論斷眾危險因子中的一個行爲與結果間「有無」相當因果關係，會陷入以偏概全之弊。

(二) 各加害人高低不同程度之危險行爲，綜合導致被害人身體、生命受損害之實害結果發生時，即應依各人行爲所生客觀危險性之大小，及過失主觀不法內涵之輕重，定其就損害結果應負責之責任比例。在一般因果流程中，行爲主觀不法的內涵，是與行爲侵害法益的客觀危險程度相稱的，即客觀危險是判斷主觀不法的依據。醫療侵權行爲通常是過失態樣，評價醫療過失對損害結果應負擔之責任比例，主要判斷基準應爲此行爲所製造之客觀危險程度即其危害作用力之大小。另於主觀面應考量臨床醫療實踐之期待可能，即醫療注意標準高低之問題，如最高法院95年度台上字第3884號刑事判決所言：「醫療過失，係指醫療人員違反客觀上必要之注意義務而言。惟因醫療行為有其特殊性，自容許相當程度之風險，應以醫療當時臨床醫療實踐之醫療水準判斷是否違反注意義務。原則上醫學中心之醫療水準高於區域醫院，區域醫院又高於地區醫院，一般診所最後；專科醫師高於非專科醫師。尚不得一律以醫學中心之醫療水準資為判斷標準。此參諸行政院衛生署所訂醫療糾紛鑑定作業要點第16條：醫事鑑定小組委員及初審醫師，對於鑑定案件，應就委託鑑定機關提供之相關卷證資料，基於醫學知識與醫療常規，並衡酌當地醫療資源與醫療水準，提供公正、客觀之意見，不得為虛偽之陳述或鑑定之規定，亦明。」依此見解歸納並推演，可將醫療注意標準之高低分類為：1.醫學中心之注意標準高於區域醫院，區域醫院又高於地區醫院，一般診所最後。2.整體醫療團隊高於個別醫師；3.專科（次專科）醫師高於非專科醫師。4.常態醫療高於偏遠、災難、緊急等非常態醫療。5.於緊急醫療之情形，經評定為重度級緊急醫療處理能力之醫院高於中度級醫院，中度級醫院高於一般級醫院。6.全程醫療（對病患之特殊病史、各項檢驗數據之掌控度較強）之注意標準高於片段醫療。故判斷醫療過失責任之輕重，必充分考量醫療行為當時當地之醫療資源與臨床醫療實踐情形，如醫護人力負擔、會診轉診資源、特定檢查或用藥之醫療費用健保審核規定等，足以影響個案注意標準之實務因素。

(三) 在多因性民事損害賠償事件中，就行為與結果間是否具有相當因果關係的問題，應從向來二分法、非有即無的角度，變更為判斷行為危險性大小與酌定責任比例。在醫療傷害事件中尤應如此，蓋「醫療傷害事件中個案因果關係之判定，往往非黑即白般地明確，特定病患是否因醫療過失而發生後遺症或發生死亡結果，除非已有確實之科學上證據，否則醫學通常不能提供0%或100%那般絕對之答案，而僅能提出『存活或治癒可能性』、『死亡或發生後遺症機會』等通案因果關係數值供法院參酌。但法院對於此等『可能』或『機會』欠缺定量概念之理解，加上中文字運用表達之理解盲點，醫、法間藉由醫療鑑定所爲之對談不僅無助於論證，甚至還有錯誤論證之風險」[8]。病患固有病史及既存傷害等不利條件，與醫療過失同爲病患最終損害結果之原因時，若僅問「單一危險因素即醫療過失」與「死殘全部損害」間「有無相當因果關係」時，會有牛頭不對馬嘴、原因與結果不對稱的問題，若認定爲因果相當，則形同忽略某他危險因子共同促生結果的重要作用力，醫療過失將遭不當放大解讀；反之，若認定因果不相當，則變成對確實存在之醫療過失危險作用視而不見，對病家顯失公允。故應判斷「單一危險因素即醫療過失」對「死殘全部損害」應負「何等比例」之因果責任，醫療過失就此比例之損害結果，自有相當因果關係，這樣才不會過度評價或評價不足的問題。因果成立與否的判斷，必須結合歸責範圍即損害責任的大小，於此範圍認定因果關係有無，才不會失眞，不能用「相不相當」的解釋方法，擴大或歸零某危險因子的作用力，而認定其與全部損害結果「有或沒有」因果關係。

(四) 如甲醫師對發生嚴重氣道痙攣之病患乙進行插管急救，結果插管失敗，導致乙發生腦缺氧病變之重殘結果，若乙過去曾有插管失敗、心律不整、鬱血性心衰竭及缺氧性呼吸衰竭等增加插管急救失敗機會之危險因子時，於認定甲之急救行爲是否可歸責及其責任輕重時，即必須斟酌病患自身既存危險因子之作用及比例，於確認醫療行爲確有過失且同爲危險因素之一時，再依其行爲所致客觀危險之高低及行爲人主觀可責程度，綜合評價其對全部損害結果應負擔之賠償責任比例。

(五) 依一般社會健全觀念，有錯有賠、沒錯免賠、錯多賠多、錯少賠少，才是判定損害賠償責任的公平方式，且以比例責任之方式論述因果關係是否成立，才能精確有效認定醫療過失責任。我國實務及學說支持「過失」共同侵權行爲所據之「保護被害人，減輕被害人對因果關係舉證責任」的理由，從醫療損害賠償訴訟實證中觀察，實際上是恰得其反。天價求償的醫療案件，總是反覆更審，懸而不決，因爲貪多嚼不爛，多因性醫療事件中，醫療過失只是促成結果的一個原因，不可能將全部結果責任加諸醫方，若循舊例或共同侵權行爲的概念，固執地探究醫方要不要對病方全部損害結果負責，在認定因果關係時，自然會生認定上的爲難，蓋「因」與「果」不相當，損害結果設定的範圍逾大，單一危險因素對此結果的因果作用強度自然會愈趨稀薄，要肯定低損害率的因果關係成立，自屬困難。若能將醫療過失責任的因果判斷，實事求是地鎖定在相當的損害範圍內，因果力的比率自然會強化而容易成立，原告才能迅速有效對醫方求償，如此對病方反而有利，對醫方而言，其責任亦減輕至公平合理範圍，而不會有前述天價賠償之反彈。例如醫師手術過程有過失，病患術後死亡，事後鑑定結果，該醫療過失使病人減少約50%的存活率，則對死亡結果，醫方應負50%之賠償責任，於此範圍內之損害結果，因果關係當然成立，不會落入傳統判斷全有（病方主張：醫方若無過失，死亡結果可能就不會發生，故有相當因果關係）／全無（醫方主張：醫方縱無過失，死亡結果仍會發生，故無相當因果關係）的對立當中。依可責比例認定因果關係及賠償責任，符合衡平理性，當有助和解成立，及規劃催生合理可行、預算及財源堪以負荷之醫療保險救濟或補償制度。

三、完整的鑑定提問方式

(一) 法院囑託醫療鑑定時，應請鑑定者就醫療過失行爲及病患相關病史、原有傷害狀態、特定醫療行爲之固有風險等所有不利危險因子存在情形完整說明，進而就醫療過失行爲導致損害結果發生之作用力、原因力大小，或其影響病患存活或治癒可能性之高低，提供百分比式量化數值之鑑定意見，法院始得據以判定醫療過失行爲危險性之輕重，進而爲合理之損害賠償責任分配。反之，法院若欠缺比例量化歸責之觀念，或循過失共同侵權行爲的概念，認爲只要是損害的共同原因，各原因行爲之責任連帶，故無庸分責任輕重的觀念，而於送鑑定時僅簡單地提問「醫療行爲有無違反醫療常規之疏失？」、「此疏失與損害間有無相當因果關係？」時，鑑定者因無法具體完整說明醫療過失行爲於損害因果歷程中之重要性、危險性而量化評價其責任比例，故對過失責任、因果關係有無之「是非題」式的大哉問，勢必感到爲難，因爲通常醫方錯是有錯，但損害原因多端，不能將帳全算到醫方頭上，無怪乎鑑定結論常會出現「恐有疏失之虞」、「或有延遲之虞」、「似難謂無過失」、「非謂必有疏失」、「似有因果關係」、「不一定有因果關係」、「縱無過失，結果亦未必能完全避免」、「該醫師之疏失行爲與患者之死亡，不無因果關係」等模稜兩可、躊躇再三之用語。按醫療行爲縱有過失，亦僅需負擔合於其危害性比例之賠償責任。當法律適用結果，會不當擴大醫療過失責任，造成醫方一有疏失、不問輕重，就必須對病患最終損害結果全部負責時，醫生何苦爲難醫生，醫療鑑定意見焉能不模糊以對，並採一貫「不問不答」（法院未提問到的醫療疏失，鑑定者不會主動揭露）之消極立場爲鑑定？不當擴大歸責的結果，就是使犯錯的臨床醫師，及負責鑑定的醫學教授，都不敢說出醫療疏失的全部眞相，法院亦難以釐清醫療過失之實質可非難性，並定其合理賠償責任。於是醫療訴訟淪爲「白袍者的專業戰爭」，訴訟的勝敗關鍵，通常是看醫療鑑定意見是下「有過失」或「無過失」的形式結論。審判者被譏爲橡皮圖章，其來有自。至於鑑定結論用語模糊的案件，則屢經上訴、更審，遲未能確定，結局可能是醫師久訟厭世，病方抑鬱以終，可謂各方皆輸。

(二) 容易發生重殘死亡重大醫療糾紛的醫事人員，經常都是站在第一線處理急重症病患的必要性醫護人員。前述過失共同侵權行爲、不按比例歸責之法制現況，使肩負民眾生命健康重要使命的醫護人員人心惶惶。楚漢相爭中項王「此天亡我，非戰之罪」的千古一嘆，應是醫護人員面對急重症病患死殘結果時的沈重感慨。法律存在的目的不在奴役人心，而在保障人們有本於良善行事的自由。未按比例歸責之過失共同侵權行爲等法律觀念，使救助傷病的醫者無辜承擔因果鏈上一切危險因素所生責任，成爲最終損害責任之代罪羔羊，進而衍生防衛醫療、五大皆空等醫療崩壞結果，誠有徹底檢討改正之必要。

伍、醫療過失適用共同侵權行為之司法案例評析

一、案例事實

74年次之男子P於民國94年9月26日下午6時許，在台中縣梧棲鎮自立路上，遭不明車輛高速撞擊，肇事者逃逸。P受傷被送至H醫院急診救護，經初次電腦斷層檢查，發現P頭部右側額骨及顳骨骨折、右側顳部硬腦膜上出血（約3.3公分厚）、右側額葉腦挫傷、氣腦症、中線偏移及腦水腫等現象，主治醫師D1經急診醫師通知會診，認爲有立即開刀之必要性，乃進行開顱併硬腦膜上出血清除手術。當日晚間10點鐘左

右，送出手術室至加護病房觀察室；嗣醫師D2、D3於同日晚10時39分起，陸續加入負責P之照護。P手術後之昏迷指數呈現起伏並惡化之狀態（7→8→6→7→5 ），在94年9月27日00:30瞳孔增大爲5 mm，以H醫院之水準與設備，有放置顱內壓監測器之能力，惟院方醫師未爲P放置顱內壓監測器，亦未再安排電腦斷層掃描。嗣P因傷勢嚴重而產生顱內續發性出血，P之父F、母M於94年9月29日將P送往台中榮總，經電腦斷層掃描診斷顯示P爲顱內出血，並經榮總醫師於94年9月30日將其腦內出血部分清除，惟因其腦部持續累積血塊，已造成二度腦創傷，致其腦部細胞壞死而左側癱瘓。P於103年12月7日二審更審訴訟中死亡。

二、歷審判決經過

本件醫療傷害發生於94年9月間，法院於97年間受理本件民事訴訟後，台灣台中地方法院於99年8月20日作出97年度醫字第2號第一審判決，結果爲醫方應賠償P2,686萬2,315元，賠償F、M各60萬元；台灣高等法院台中分院於101年3月20日作出99年度醫上字第11號第二審判決，結果爲醫方應賠償P 3,221萬5,444元，賠償F、M各60萬元；最高法院於103年4月11日作出103年度台上字第706號第三審判決，結果爲廢棄第二審判決，發回更審；台灣高等法院台中分院於104年2月11日作出103年度醫上更(一)字第1號更一審判決，結果爲醫方應賠償P491萬5,244元，賠償F、M各36萬元。

三、歷審判決內容整理

(一)台灣台中地方法院97年度醫字第2號第一審判決

此判決經下述二審判決維持，故二件判決之主要內容相同，至於二審判賠金額較高，係因P於二審擴張請求增加生活所需費用及喪失勞動能力損害賠償金，二審就其追加請求部分判准所致。茲不贅述一審判決內容。

(二)台灣高等法院台中分院99年度醫上字第11號民事判決要旨

1. 依第一次鑑定報告所載：「……至少在9月27日00:30瞳孔再增大爲5mm時，應做電腦斷層檢查或緊急手術。……病人術後之昏迷指數並非在5至8分之間起伏，而是由8分逐漸惡化成5分，並非無特殊之變化，表示有新狀況正在演變，未能及時反應。故其處置與醫療常規有不符之處。此病人除硬腦膜上出血外，其腦挫傷及腦水腫情形亦相當嚴重，表示術後產生新變化之機率頗高，非一般硬腦膜上出血可比，既未放置顱內壓監測器，則應較傳統觀察標的之門檻更爲嚴格，略有變化即應安排進一步檢查，如電腦斷層。」，與第二次鑑定報告所載：「瞳孔大小及光反射，爲第三對腦神經（動眼神經）所控制，動眼神經受到夾擠，會導致瞳孔放大。依病歷特殊護理紀錄單記載，其右側瞳孔對光一直沒有反應，自9月27日00:30起增大爲5.0mm，當時之昏迷指數爲7分（E2M4VE），此時應是動眼神經遭壓將近二天以後，且當時昏迷指數已變爲5分，此時應爲腦幹（包含動眼神經核）遭壓迫或損壞之現象，已較先前的情況惡化，並非瞳孔縮小即爲病情改善。病人之昏迷指數若以微觀來看，的確是呈現起伏狀態（7→8→6→7→5），但若是就二天內之『趨勢』而言，符合前次鑑定『逐漸惡化』之描述。蓋處置腦損傷病人時，『趨勢』比絕對值更爲重要，如血壓與體溫每分鐘都在起伏，但如果整個病情趨勢是越來越惡化，即需要處理。」之內容，可見被告等醫師疏未作爲，不符合醫療常規，顯有過失。
2. 又依第二次鑑定報告所載：「……(五)腦損傷分爲初級及次級。初級損傷（primary injury），如腦挫傷或腦震盪，爲撞擊當下所造成之傷害，通常不是後續處置可以矯正或彌補的；次級損傷（secondary injury），如硬腦膜上出血、硬腦膜下出血、腦內出血或腦水腫等，則是受傷後一段時間後，因血管破裂出血或因腦循環不良引發之腦組織缺血、缺氧，導致顱內壓上升而引起的腦部傷害。這些是醫療可以著力去處理之地方，醫療處置於腦外傷扮演之角色，即在於阻止或降低次級損傷。由病人最初電腦斷層判斷，其初級腦損傷已有相當程度，醫師所爲之手術無法改變此種損傷，但的確爭取了一段時間，讓次級損傷不至於立即造成生命威脅，然而次級損傷並未停止，當遲發性出血及腦水腫情形持續發展之過程中，初期腦部尚能忍受上升中之腦壓，因此術後前二天之昏迷指數變化不會很迅速，但其趨勢仍爲逐步惡化；待壓力高過腦部忍受極限時，腦幹已產生無法恢復之損壞，再做手術處理，仍會遺存後遺症。若能早期安排電腦斷層發現遲發性出血並加以處理，應能得到較佳之恢復。因此判斷初級損傷不能歸咎於本案醫師，但本案醫師之醫療行爲（如未裝置顱內壓監測器或未再安排電腦斷層等）所造成之影響爲：無法阻止或降低次級損傷之進展，因此本案醫師確有醫療不足之處，與病人之因車禍所造成腦部傷害後遺症，具有直接因果關係；其損害比率，依電腦斷層結果判斷，初級損傷占40%，次級損傷占60%、此部分可歸責於本案醫師之醫療行爲。」之內容，以及第一次鑑定報告所載：「(二)病人於到達台中榮總時之昏迷指數僅爲E1M1VT（3分），依病歷上節錄之電腦斷層影像，的確有相當大之硬腦膜下出血。若可在病人情況惡化之早期偵測出新出血、早期處理，應可減少對腦部壓迫之時間，恢復機會較大，故甲醫師先前之處置，有延遲之虞。」之內容，足徵雖然發生初級腦損傷之後，即使經過治療，仍可能因撞擊之嚴重而發生次級腦損傷，惟倘被告等能透過電腦斷層檢查或植入顱內壓監測器等方式，早期監控P之腦內壓變化，當能減少硬腦膜下出血對於腦部壓迫之時間及影響。被告等既未進行第二次電腦斷層掃描，自難發現P因傷勢嚴重而產生續發性出血，致P於送往榮總醫院後，雖經清除腦內出血，惟其腦部已因持續累積血塊，而造成二度腦創傷，其腦細胞壞死而左側癱瘓，故被告等醫師之過失不作爲，與P因遲發性出血所生之腦部損害，具有相當因果關係。

3. 再按數人因共同過失不法侵害他人之權利者，依法應負連帶賠償責任，苟各行爲人之過失均爲其所生損害之共同原因，即所謂行爲關連共同，亦足成立共同侵權行爲。本件車禍肇事者撞擊P行爲，及被告D1、D2、D3手術後照護不當之過失醫療行爲，均爲造成P目前嚴重腦部損害之共同原因，故車禍肇事者與D1、D2、D3均爲共同侵權行爲人，應就P所受全部損害連帶負損害賠償責任。至於各共同侵權行爲人之過失比例爲何，係屬連帶債務人相互間之內部分擔問題，殊不影響被害人請求任一連帶債務人全部賠償之權利。
4. D1、D2、D3醫師之過失行爲與P腦部嚴重受損具有相當因果關係，至第二次鑑定報告就P初級損害與次級損害之損害比例所爲之判斷，僅和D1、D2、D3與車禍肇事者間因連帶債務而生之內部求償分擔義務有關，與本件被告等對P應負賠償責任之範圍無涉。故被告等一再質疑其無庸負初級損害40%之責任，因債權人得向連帶債務人之部分爲全部損害之請求，故尙不足以影響本件之訴訟結果。
5. P係遭不明人士撞擊，尙難認定P就該次車禍之發生有何過失可言，自無庸酌減被告等應負之賠償金額。
6. H醫院依民法第188條規定，應分別與D1、D2、D3負連帶賠償責任。

7. 事故後P尚有如常人之餘命50年，故應以此餘命期間爲基礎，計算P增加生活上需要費用之損害額；另以其至65歲退休時爲止，尚可工作之期間約爲44年又7個月，以此期間爲基礎，計算其勞動能力損失，並均扣除中間利息後判命一次給付。從而P求得請求賠償之項目及金額爲：醫療費用9萬9,483元＋喪失勞動能力損失452萬2,538元＋看護費、尿布、營養品、鼻胃管抽痰管、車資等增加生活上需要費用2,509萬3,423元＋精神慰撫金 250萬元＝3,221萬5,444元。
8. P因本件醫療事故而癱瘓在床，幾已成爲植物人，F、M爲P父母，其等因親密關係所生之身分法益遭受重大侵害，自各得依民法第195條第3項規定，請求被告等賠償精神慰撫金60萬元。

(三)最高法院103年度台上字第706號判決要旨

1. P因車禍受傷被送至H醫院救護，其頭部經電腦斷層檢查既發現右側額骨及顳骨骨折、右側顳部硬腦膜上出血、右側額葉腦挫傷、氣腦症、中線偏移及腦水腫等現象，且P之病情經檢查確定、會診神經外科、立即安排手術，其處置符合醫療常規，亦無疏失（見醫審會第一次、第二次、第三次鑑定報告），則因此項車禍受傷所生之損害，似難謂D1、D2、D3三人有何故意或過失。
2. 故原審未釐清P車禍受傷所生損害爲何，逕以D1、D2、D3三人手術後處置不當與車禍撞擊均爲P目前病情之共同原因，認被告等應就包括P車禍受傷在內所生之損害負全部賠償責任，不無可議。

(四)台灣高等法院台中分院103年度醫上更(一)字第1號判決要旨

1. 民法第184條規定，侵權行爲所發生之損害賠償請求權，以有故意或過失不法侵害他人之權利爲其成立要件。又加害人僅需就被害人所受損害中可歸責部分負責，此係損害賠償之基本原則。故倘被害人遭數人侵害而受有多重損害時，自應先就其「全部損害」一一拆解，分別找出應對各該「部分損害」負責之加害人，令各該加害人於各該「部分損害」範圍內負責。倘某部分之損害係由數行爲人所共同造成，則該數行爲人應依民法共同侵權行爲規定，對該「部分損害」，連帶負完全賠償責任，再依過失比例定其內部分擔之金額。至各部分之損害間係相互獨立，並無連帶關係。
2. 本件P係遭他人撞擊發生車禍，則P之傷害肇始於車禍之發生，P被送至H醫院救護，由D1進行開顱併硬腦膜上出血清除手術，足見D1等人之醫療行爲，係於P因車禍撞擊、腦部受有前揭損傷後才介入，是D1等人對於P因車禍所受損傷之發生，並無任何故意或過失可言，且P被送到院後，D1所爲檢查病情確定、會診神經外科、立即安排手術等處置亦均符合醫療常規，並無疏失，故D1、D2、D3就P於到院前因車禍撞擊已受之初級腦傷，無須負責，原審認D1、D2、D3就初級腦傷應與車禍肇事者成立共同侵權行爲，即非妥適。又P腦部所受損傷之比率，依電腦斷層結果判斷，初級腦傷占40%，次級腦傷占60%，而腦部損傷係一整體性、連續性之傷害，次級腦傷係可藉由醫療行爲阻止其發生或降低其損傷之程度，醫師對於次級腦傷之發生或加劇，自有預見及預防之可能，而有防止或降低之義務。D1、D2、D3於P之昏迷指數及瞳孔變化持續惡化之際，竟均未注意應進行第二次電腦斷層掃描或採取其他積極監控腦壓之治療措施，其等行爲係造成P次級腦傷之原因，對於P所受此部分損害，自應負共同侵權行爲之連帶損害賠償責任。綜上，D1、D2、D3與H醫院應負損害賠償之範圍，應以全部損害之60%負責。

3. 原告得請求賠償之項目及金額：P因本件傷害而支出醫療費用9萬9,483元；又P係於94年9月26日車禍受傷，算至其死亡時即103年12月7日，歷時9年2月又12日，以此期間爲計算基礎，其喪失勞動能力損害賠償金額爲157萬9,446元，增加生活上需要之費用爲401萬3,144元。P、F、M之慰撫金各以250 萬元、60萬元、60萬元爲相當。則P所受損害總額爲9萬9,483元＋157萬9,446元＋401萬3,144元＋250萬元＝819萬2,073元。P腦部所受損傷中既有40%係因撞擊所受初級腦傷所造成，該部分損傷即與被告等人無關，被告等人應負責之部分爲P所受腦部損傷中得以醫療行爲處置之60%部分（即次級損傷），故P、F、M得請求金額爲上述損害額乘以60%，故P得請求491萬5,244元，F、M各請求36萬元。

四、評析

(一)過失共同侵權行為之適用問題

1. 本件醫療糾紛發生於94年9月間，法院於97年間受理本件民事訴訟後，經送醫審會三次鑑定，歷經三審判決，猶未能確定，至更一審終結時已是104年2月間，訴訟久懸不決，原因何在？關鍵應在適用過失共同侵權行爲概念所產生的問題。源於判例見解的「過失共同侵權行爲」概念，在司法實務上具有牢不可破的地位，並被大量適用在車禍所致人身損害事件中。車禍受傷者往往需就醫，其後發生之醫療過失，就會與車禍肇事行為，共同成為被害人最終病態或死殘結果之作用原因。又不論是肇事者所致初級腦傷或醫療過失所致次級腦傷，均為導致P最終類植物人狀態之結果之共同原因，故一、二審法院依現有「過失共同侵權行為」法律關係，判決醫方須與肇事者連帶賠償全部損害，依自然觀念及法律適用形式邏輯觀之，並無瑕疵。但冤有頭、債有主，車禍撞擊所生既存或續發之不可逆傷害部分，應該是歸責於車禍肇事者，此與醫方無關，不應將醫療責任擴大至其無法控管或改善的危害部分。本件醫方所應負責部分，自應限於術後照護不足，致未能及時發現並阻止或減輕次級腦傷形成部分。適用過失共同侵權行為的結果，當然會造成醫方責任被不當擴大的問題。故更一審判決改以比例歸責之方式，判決醫方僅須就可責之次級腦傷所致損害部分負責，其理由係回歸到損害賠償法之基本原則：「加害人僅需就被害人所受損害中可歸責部分負責」。這樣的判決，當然是比原一、二審判決公平、合理得多，應予肯定。所謂被害人最終死殘狀態的全部損害結果，當然可以法律評價的方式，依各侵權者應分擔的責任比例切割為數部分，而不必遷就於自然概念上之單一全部結果，此理猶如適用過失相抵原則，依加害人與被害人的責任比例，切割損害賠償責任。但依責任比例切割損害結果為二部分，使醫方與車禍肇事者各自負責的作法，等同推翻了「數過失者不論其內部過失比例，對外須被害人全部損害結果連帶負責」之過失共同侵權行為概念，造成法律適用之不穩定性。故原告方面可能會持此爭執更二審判決適用法律有誤，未來類似個案之裁判，亦將欠缺可預測性。根本解決之道，當是變更前述判例見解，廢棄「過失」共同侵權行為概念，使車禍肇事責任與醫療過失責任脫勾，不須連帶承擔對方責任，而僅需就自身過錯所生危害比例負責。

2. 進而言之，更一審判決雖已切割車禍肇事責任與醫療過失責任，但仍概括認定D1、D2、D3三人手術後照護處置不當，未及時安排電腦斷層掃描等積極監測顱內變化措施，致P生次級腦傷，而應對P負過失共同侵權行爲連帶損害賠償責任。但D1、D2、D3三名醫師位階、資歷、主治或非主治有別，各人負責醫治照護病人之主責事項及決定權限可能未盡相同，如其中有人曾主張要放置顱內壓監測器或安排第二次電腦斷層掃描，但遭主治或其他照顧醫師否決，或其位階權限不能如願遂行檢查或手術者，自不能責求該醫師須對次級腦傷負責。故宜釐清各醫師實際負責之職務內容，及其有何具體疏失之處，再定其責任之有無及比例，讓各人僅就其過失行爲負責，始能避免前述連帶責任籠統究責之弊，且才能眞正發現醫療之問題環節或系統性錯誤所在，發揮醫療訴訟之一般預防功能，讓醫療法庭成爲促進醫療進步、而非只是追究醫生責任的地方。

(二)相當因果關係認定的問題

1. 某加害行爲對人體生命之危害性，即其促成損害結果發生之作用力的大小，與法律評價因果關係之強弱、損害賠償責任的大小，實際上是息息相關、一脈相通的。上述實務承認過失共同侵權行爲，使數過失加害行爲的責任範圍均擴張爲「連帶全賠」的法律效果，除了造成上述歸責不公平的問題外，也會造成鑑定意見與法院對因果關係理解論述的差距。如本件鑑定意見，是認爲醫方之過失不作爲與占全部損害結果60%之次級腦傷部分有相當因果關係，而應對此部分損害負責；但原一、二審法院因適用過失共同侵權行爲「原因共同、責任連帶」的結果，形同將局部即60%損害率的因果關係，擴大爲全部即

100%，使個別過失行為因果作用力的大小應與責任比例相稱的原則，完全被忽略稀釋掉。推到極致，本件若可責於醫方之次級腦傷僅占全部腦傷的1%，適用過失共同侵權行為的結果，醫方仍應對全部100%損害負責。醫師在鑑定重大死殘損害醫糾案件時，當然會擔心同行面臨如此嚴苛不公的責任，則何能期待鑑定醫師指出所有醫療過失之眞相？故應將損害原因區分為醫療過失行為、既存或續發不可逆傷害、不利病史、手術固有風險等各項危險因子，審酌各危險因子對終局損害結果作用力之大小後，再參考類似個案之死亡率、存活率、治癒率等醫學實證文獻，及個案醫療實踐應有之注意水準，評價醫療過失對全部損害應負擔之責任比例。扣除非屬醫方責任之不利因素影響後，以比例量化方式說明醫療過失對全部損害之因果強度及其責任範圍，才能正確表述因果關係之意義，不致陷入傳統判斷醫療過失此「單一危險因子」與「全部損害結果」間「因果關係相不相當」的困境中。本件更一審判決以醫方未阻止或降低次級腦傷進展而有過失，且鑑定意見認次級腦傷對病人腦部傷害後遺症之終局病情占60%損害比率，故認醫方負60%之賠償責任。惟依現今醫療水準，及時發現P顱內遲發性出血情形並以手術清除出血後，是否即能完全避免次級腦傷產生，似有疑義，若僅能減少發生之機率或降低其嚴重性，即不能將次級腦傷全部歸責於醫方。故本件若能再細究醫方對次級腦傷之可責比例，應可更精確地分配責任。

2. 另舉台灣高等法院台中分院101年度醫上更(一)字第1號判決為例，說明量化比例判斷因果與責任之必要性：

(1)案例事實：63年次之女子p，因腹痛於94年2月14日17時27分至h醫院急診，當時血壓143/95mmHg、脈搏89次/分、呼吸10-29次/分、體溫35.6℃，經血液及X光攝影檢查後，醫師診斷疑似黏連性腸阻塞，p因而住院接受治療。住院時主治醫師為d1，當時p身體廣泛性腹痛，無腸音低下，醫師建議禁食，並給予靜脈注射補充及鼻胃管置放引流，惟p拒絕置放鼻胃管，除此之外，醫師亦給予促進腸蠕動藥物（Primperan）治療。2月15日及2月16日p腹痛仍持續，且身體診察有心搏過速（106-108次／分）現象。2月16日因其症狀持續，且有躁動不安及憂鬱症現象，故會診精神科醫師給予止痛藥（Demerol）控制。2月17日p接受大腸鏡檢查，結果發現有糞便積存（尤其大腸近端處）及外痔，血液檢查結果有貧血及電解質不平衡現象。2月18日p仍有憂鬱症現象，會診精神科醫師，其建議給予藥物（Remeron、Ativan及Risperidone）治療，並同時給予靜脈輸液。事發當日即2月19日上午8時由值班醫師d2接班診視，當時p有呼吸困難及心搏（150次/分）過速現象，血壓110/65mmHg，會診精神科醫師，並診斷為嚴重性憂鬱症，因此加重藥物劑量及給予鎮靜劑（sedation agent）。另依病歷紀錄及護理紀錄，其心電圖檢查結果為竇性心搏過速，d2醫師建議置放鼻胃管，惟p仍拒絕，給予鎂、Calcium Gluconate與Verapamil藥物治療及矯正電解質異常。16時55分p及家屬同意置放鼻胃管後，由實習醫師d3施行置放鼻胃管引流，當時引流出黃綠色液體，p旋即出現呼吸急速、血壓及心跳下降之狀況，經施以緊急氣管插管及心肺復甦術急救後，轉入加護病房，經診斷有吸入性肺炎，並缺氧性腦病變，嗣呈植物人狀態。於偵查中d1醫師稱：「我們放置鼻胃管的目的，是要防止病人的痰吐不出來，或是吃的東西跑入到氣管造成吸入性肺炎」，d2醫師稱：「 因為我很擔心病患進食時會嗆到，所以才會評估放置鼻胃管」。

(2)醫審會鑑定意見要以：「p於放置鼻胃管後即開始有心搏減

緩，及後續無呼吸、心搏過緩現象。鼻胃管置放，應與後續無呼吸、心搏過緩有因果關係。依據醫學上推斷可能原因如下：由於p爲『突發性』無呼吸、心搏過緩，一般若因吸入性肺炎或呼吸道阻塞所造成，期間常可見到病人有嗆咳、呼吸困難等現象，造成後續之突發性無呼吸、心搏過緩前，常會有極度呼吸困難、缺氧等現象，但p並未有相關症狀，且後續急救插管過程並未發現明顯呼吸道阻塞之證據。故p之無呼吸，心搏過緩與吸入性肺炎或呼吸道阻塞造成之情況並不相符。於鼻胃管置放後馬上發生心跳變緩，卻無同時發生之呼吸困難，臨床上會考慮是因病人產生一種稱爲「Vasovagal Episode（Vasovagal Reflex）」之血管迷走神經反應，此種反應有可能因爲某些刺激所產生，由於腦幹與中樞神經受刺激後，造成自主神經系統之後續反應，副交感（迷走）神經功能上升，與同時交感神經功能下降之情況。此時，會出現心跳受抑制變緩慢，心臟收縮力降低，另外血管擴張，造成血壓降低。後續可能會引發病人頭暈、昏厥、噁心及盜汗，甚至意識喪失。通常會造成這種血管迷走神經反射原因很多，包括長期站立、突然姿勢改變、體液不足、痛或其他不適之刺激、極端情緒刺激、噁心、嘔吐、排尿（便）、嚴重咳嗽、喉嚨鼻竇或眼睛受刺激等。鼻胃管置放會刺激喉嚨，甚至若病人於置放中有嚴重嘔吐，都可能會產生此血管神經反射。若情況輕微，可能只是暫時性不適、頭暈或短暫昏厥；若嚴重，就可能會產生心搏過緩、休克或昏迷等現象……治療過程中，因p仍有持續心搏過速之病因尚未完全確認原因。因相關心臟疾病或體液不足等，皆可能會增加產生突發性心搏過緩之可能性。甚至由前述說明，病人若有相關心臟或其他疾病，也可能在發生血管迷走神經反應（Vasovagal

Reflex）之後，產生較嚴重之後續反應……h醫院醫師對p治療過程未盡注意部分與其突發病況，難謂有『直接因果關係』」。

(3)法院認爲：「h醫院之醫療團隊於決定爲p放鼻胃管前，已察覺p有心搏過速等情形，在未進一步確定p何以有此等不適症狀之前，即爲其置放鼻胃管，致造成其後續無呼吸、心搏過緩現象，經急氣管插管及心肺復甦術急救，仍因吸入性肺炎，並缺氧性腦病變，呈植物人狀態，兩者間自應具有相當因果關係。民法不完全給付之損害賠償，與侵權行爲之損害賠償同，其因果關係是採相當因果關係，並不以有直接因果關係爲必要；從而，本件縱無直接因果關係，既有『相當因果關係』存在，仍應認有因果關係」。

(4)簡評：因相關心臟疾病或體液不足等，皆可能會增加產生突發性心搏過緩之可能性，p既已住院多日，復持續有心搏過速現象，醫方未完全確認其心搏過速之病因，即爲其插鼻胃管，可能因此致p產生突發性心搏過緩，此應爲鑑定者所謂醫方對p治療過程有未盡注意即醫療過失部分。惟p既有腸阻塞、呼吸困難、心搏過速、躁動不安及嚴重性憂鬱症等不利因素，對此狀態之病人插鼻胃管可能存在醫學上難以避免之固有風險，是對p產生突發性心搏過緩等後續反應之嚴重損害結果，自不能忽略病人自身既存多重危險因子，而僅歸責於醫方未完全確認心搏過速心臟病症之單一因素。醫院既不得拒收老弱急重症病患者，若認醫療過程一有過失，即需對死殘結果負全責，顯失公平，故鑑定意見認爲醫方之過失與病人突發病況難謂有「直接因果關係」，理應於此。法院則認爲醫方上開過失既然是造成病人突發性心搏過緩之原因，自應認有「相當因果關係」。但究竟醫方過失之程度有多嚴重？即醫學實證上，對不明病因而呼吸困難、心搏過速、躁動不安及嚴重憂鬱症之病人，插鼻胃管而發生血管迷走神經嚴重不良反應之機率有多少？對p插鼻胃管之醫療利益是否大於醫療風險？在未明醫療過失對損害結果之作用力大小及可責程度時，認定因果關係「相當」，恐流於薄弱。可能即因醫療過失之實質內容及可責比例不明，因果關係之比率及論證強度不足，故判決理由僅以整體醫療團隊提供之醫療給付有未盡注意之處，認定醫院應負不完全給付之契約責任，而不認為主治醫師或插鼻胃管之醫師應負個人侵權行為責任。本例鑑定者與判決講的其實是同一因果歷程事實，但因觀察角度不同，復欠缺因果關係及責任範圍應定量表述之觀念，形成雞同鴨講、各說各話的情形。法院以鑑定意見無「直接因果關係」之用語，反推非無「相當因果關係」，此論證流於形式。鑑定者所謂「直接」與法院所言「相當」之實質意涵，應完整釐清因果歷程中所有危險因素，才能眞正的理解與溝通。僅依單一醫療過失因素，評價因果關係「相當」或「不相當」，並依此決定醫方是否要對全部損害負責，將生國王新衣的現象，認為「相當」者，無異對其他非醫責之危險因子視而不見；認為「不相當」者，等於漠視醫療過失責任。正反論辯的結果，永無定論。民事醫療過失損害賠償責任為金錢債務，是可量化評價其責任比例與法律效果的，不若刑事責任僅能於有罪、無罪間為一選擇，故量化判斷因果關係與相稱之責任範圍，具有實質正當性與操作可行性。本例法院如能請鑑定者就造成病人損害的危險因素逐一說明，並就其中醫療過失所占風險或危害作用因果比率為估定，法院再審查鑑定意見是否合於客觀事實與醫學實證數據，最後定一合理之責任比例，醫方按比例對損害負責。如此判決理由，應較具說服力。

(三)平均餘命的問題

1. 如本例腦傷重殘病人，因諸多不利於常人之生理因素，其平均餘命期間，可能會較常人短許多。關於植物人之平均餘命，台灣省醫師公會85年1月10日台省醫一字第006號函稱：「植物人由於免疫能力低弱，抵抗力較差，容易遭受感染，引生併發症，故穩定狀況比一般低，生命自然較一般人容易處於危險狀態」，中華民國神經學會85年2月6日順會字第017號函稱：「植物人之存活，依病人之年齡、植物人狀態之時間，及引起原因之不同而各有差異……如急性腦傷若呈植物人狀態，其預後較差，三年後死亡率82%，五年後之死亡率達95%」。台灣高等法院98年度重上字第252號判決認前述公會及學會函係85年間之意見，醫學日益精進，無從依據前述二函認定植物人之平均餘命較常人為短。惟此等見解嗣經最高法院99年度台上字第675號判決指摘廢棄。上述台灣高等法院台中分院101年度醫上更(一)字第1號案中，法院向仁愛醫療財團法人附設大里仁愛護理之家、光田醫療社團法人附設光田護理之家、童綜合醫療社團法人童綜合醫院、行政院國軍退除役官兵輔導委員會台中榮民總醫院、行政院衛生署台中醫院、財團法人創世社會福利基金會等中部地區相關照顧植物人之專業機構函詢結果，均無法評估植物人之餘命，如其中童綜合醫療社團法人童綜合醫院函覆：「依目前醫療文獻皆無法評估植物人病患之存活年限，蓋影響存活年限長短之因素甚為複雜，並非有單一標準可循，存活年限短者可因呼吸道阻塞而猝死，長者亦有與一般人壽命相似，故個案間差距過大，無法精確評估」。故個案中要評估植物人病患之存活年限，是相當困難的。惟占損害賠償總額相當大比例的「增加生活上需要」一項，如看護費、營養品、尿布醫療耗材等繼續性支出，其計算之重要基準爲病人餘命。若逕以常人標準計算年輕病人之餘命期間，再扣除中間利息之方式計算損害額而命一次給付，其結果定是甚鉅金額，而病人日後實際存活期若遠不及常人平均餘命者，將會造成判賠金額遠逾實際損害之情形。故就涉及重殘病人餘命之賠償項目，宜以命被告按期（月或年）給付一定數額，並隨物價指數調整，至病人死亡止之方式裁判，以符實際。

2. 如本件原一、二審判決逕認定病人P尙有如常人餘命之五十年期間，而以年別單利5%複式霍夫曼係數扣除中間利息後，計算增加生活上需要費用總額，而判命一次給付。但P於94年9月26日車禍受傷後，於更一審期間之103年12月7日即死亡，僅歷時九年餘，故更一審判決改以此實際存活期間計算此項損害額，其金額即大幅減少。至於喪失勞動能力損害一項，更一審判決亦改以P實際存活期間計算損害額，然原告請求喪失勞動能力之損失，係以其無本件事故之發生，在通常情形下可能取得之收入爲標準，故應與其成爲植物人後實際餘命較一般人短無關。故似仍以事故後至法定65歲退休時止，計算其可工作期間，依此算定其勞動能力損失數額，再乘以被告應負之過失比例，較爲公允。

陸、結論

在社會生活型態多樣的情況下，法院應妥愼區分不同的損害原因，公平而細緻地分配賠償責任，不應將責任範圍擴大至行爲人無法控管的危害部分。尤其在醫療過失損害賠償事件中，法院適用過失共同侵權行爲概念，忽略評價非醫責部分之病方固有不利因素，而未能將因果關係與責任範圍同步量化判斷、比例歸責，其結果將使居於人身損害因果歷程末端、負責收拾善後之醫方，必須概括承受因果上游一切既存不利因素所生之損害風險。法律課予醫方與其過失不相稱之賠償責任，將導致防衛醫療、急重症醫療人才流失、鑑定意見消極保守、司法及社會無法與醫界有效溝通等弊端，誠有檢討改正之必要。

爲達公平酌定醫療過失責任範圍之理想，司法機關送醫療鑑定時，就醫療過失及因果關係的問題，應改變只問有無的簡略問法，即應進一步請鑑定者說明：

一、個案發生損害的主要危險因子爲何？其中是否包括醫療疏失？

二、若有醫療疏失，則該疏失導致損害之風險或作用力比率爲何？

三、依個案臨床醫療資源、水準，醫方所得掌握之病歷資訊及病方之配合情形，此醫療疏失可非難程度爲何（如依行爲時之醫療人力設備、請領基本醫療費用之可能性等因素，是否得合理期待醫方改採較佳醫療方法）？

四、除個別醫護人員疏失外，另有無存在院內系統性錯誤（如欠缺實際有效之會診資源、醫療團隊協調配合不良、儀器設備不穩定、醫療器材品質不佳、消毒不完全、感染控制有漏洞、護理人員教育訓練不足致難以有效執行醫囑或檢驗等），或制度性通案問題（如健保審核醫療費用之標準不合理、區域轉診資源不足等）？

五、醫方有無爲牟利，而使病人承受不必要或損益不相當的用藥、手術或檢驗等醫療副作用之風險？

以類似上述方式詳細提問，法院始能一次取得完整而得有效利用的鑑定意見，掌握充分因果責任判斷資訊，迅速作成合理分配醫療損害責任之判決，以公平維護個案醫病雙方權益。進言之，如有發現系統性、制度性錯誤之通案問題，更可通報衛福部等醫療主管機關進行檢討改進，促進醫療進步，發揮通案除錯之司法一般預防功能。

醫方去除賠償責任過重之疑慮後，醫審會等醫療鑑定單位，亦應全面揚棄「不問不答」之消極鑑定立場，盡其所能，於首次鑑定中，即詳盡揭露造成個案損害之一切可能因素及其原因力大小，若有系統性、制度性錯誤之情形，亦客觀說明醫療實務運作之困境及改善方法。如此方能興利除弊，讓辛苦的急重症一線醫護人員，能安心執業，發揮所長，維護你我生命健康。

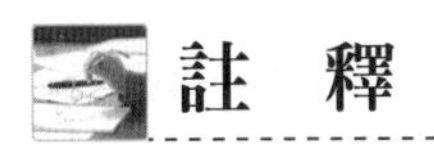

註釋

* 蔡建興，台大法律系、政大法律研究所畢業、律師高考及格，現任職台灣台中地方法院法官。

1 聖經約翰福音第八章三至十一節。這是個兩難的問題，因為律法也規定「不可殺人」，故當下耶穌無論回答打或不打，都會遭惡人入罪處死。

2 有一種眞實存在的遊戲叫做「俄羅斯轉盤」，就是藉由左輪手槍裝塡一發或多發子彈，之後將子彈盤旋轉，然後關上。參與者輪流把手槍對著自己的頭，按下板機；直至有人中槍，或不敢按下板機爲止。

3 但時下諸多服務富人的隆乳拉皮等商業性醫美行為，則不具促進國民必要健康、有效分配醫療資源、導正社會善良風氣等正面社會價值。此等完全以商業營利而非以行善爲目的之業務行爲，等同營利之工商百業，自不能假醫療之名遁入醫療法第82條第2項「以故意或過失爲限」之過失賠償責任規範體系中，而應適用消費者保護法之危險責任，始爲公平。

4 筆者近日參加一場官辦座談會，身爲台大外科教授之主持人坦言，其爲健保署審核各醫院申領醫療費用時，時常發現若干不肖醫師爲請領高額醫療費用，爲病患進行風險遠逾利益之非必要性手術，嚴重侵害病患健康甚至致死，遇此情形，其會逕予刪除該次手術所申請之全部醫療費用。另醫療院所爲回收大型醫療儀器之成本及賺取繼續購買相關耗材之利潤，浮濫進行非必要性檢查，不當侵蝕健保總額之情形，亦同爲醫界嚴重亂象，實應深切檢討。

5 王澤鑑，侵權行爲法，民國99年3月版，頁439。

6 同註5，頁454。

7 蔡建興，論駕車肇事逃逸行爲之可罰性，民國90年6月，國立政治大學碩士論文，頁44-48。

8 吳志正，科技整合觀點下之醫療糾紛鑑定，元照出版，「醫療糾紛處理之新思維(一)」，頁241。

第四章

醫師對病患損害賠償之風險評估—談存活或治癒機會喪失

吳志正*

摘要

就無從證立病患之死亡與醫療疏失間具備因果關係之案例而言，似無須創設「存活機會」或「治癒機會」等新類型法益、或將此等法益予以「權利化」之必要。蓋此類病家於責任成立層次法益侵害，應可主張病患之身體、健康權遭侵害，而此等數值之減損其實只是反映出受損害之程度而已。衷心期盼本文之說明能促進法、醫雙方對彼此的了解與尊重，增進審判之正確性，合理地分配醫療事故損害賠償之風險。

關鍵字：存活機會、治癒機會、醫療過失、損害賠償、機會喪失、風險

壹、前言

因醫療過失延誤病患接受適當治療時程之情形下，縱病家不能舉證該延誤與病患死亡或後遺症間具有因果關係，吾人仍會直覺地認爲「病患因該醫療之延誤應該受有損害，而醫師應予以賠償」。純粹就醫學理論言，前開「病患因該醫療之延誤應該受有損害」的想法，於大部分情形下是正確的；但棘手的是，如何在落實法學論證正確性之前提下，於合理的範圍內責令醫師賠償？反面言之，醫師就此類型病患存活或治癒機會喪失損害賠償之風險爲何？此問題的探討不僅爲了落實損害賠償法之公平正義，對於醫師（特別是重症或急診科醫師）就其醫療責任風險之評估亦屬重要。

此類事件的原始爭執點是醫方之過失與病方之損害間因果關係的證明問題，就此，各國學說與實務不約而同地提出「機會喪失」或「相當程度的可能性」等新類型法益侵害的思維，藉以救濟病家舉證因果關係之困難，其用心固值得讚許，但理論的嚴謹度卻是有待斟酌。本文嘗試以科際整合之觀點切入，對此等理論展開評論。

貳、嚴正之因果關係論證

「機會喪失」或「相當程度的可能性」理論係以「機會喪失」或「相當程度的可能性遭侵害」作為病家請求救濟之基礎，但不具備醫療專業之法界人士恐難擅斷該機會與可能性之高低，進而有賴醫界之協助。其中，以針對病症之治癒率、存活率、或後遺症發生率等實證醫學數據之提供最為重要；但此等數據往往卻正是病家難以舉證醫方過失與病方損害間因果關係之最大障礙。因此，「機會喪失」或「相當程度的可能性」理論如何將原本不利於病家舉證因果關係之實證數據轉換成請求救濟之基礎，遂成為本文觀察重點。準此，在對於「機會喪失」或「相當程度的可能性」等理論展開評論之前，有必要先正確地定位此等實證醫學數據於醫療事故因果關係論證上之功能。

一、事實上因果關係之判斷流程

雖然於各國民事因果關係之理論發展早已指出必要條件理論之不足[1]，然而，醫療過失與病患被害法益間必要條件關係或稱為事實上因果關係（以下簡稱「因果關係」）之存在，仍是對醫方進行民事責任非難時最低最起碼的要求。

欲判斷個案中「若無A原因事實，則B結果事實即不至於發生」因果關係之真偽，毋寧是經歷了以下二階段性步驟而作成[2]：(1)前段係蒐集與個案同類情節案件因果關係的過程，此步驟之作用在於得出針對該類案件具有通則性與定律性之「抽象因果關係」（abstract causation）；(2)後段係將個案事實情節與前開「抽象因果關係」比照的過程，藉以判斷出該具體個案是否依循整體性、集合性的抽象因果關係所示之因果歷程而發生，作為認定「個案因果關係」（personal causation）之基礎。此種由抽象而個案因果關係之二階段比照判斷流程，本質上其實是一種「演繹」（Deduktion）的邏輯論證，惟欲確保演繹結論之正確，須特別注意演繹論證變數之一致性，倘二者間之變數不完全一致，則「個案因果關係」之審查便不完全受所選定之「抽象因果關係」拘束，吾人即須小心檢視不一致之變數是否重要而足以影響判斷之正確性，若然，則須重新選定集團變數與具體個案更爲一致的「抽象因果關係」作爲演繹基礎。

證諸台灣民事訴訟法第222條第3項前段所載「法院依自由心證判斷事實之眞僞，不得違背論理及經驗法則」，其中，論理法則即包括前述「演繹」等之論證方法，至於經驗法則即是指作爲「個案因果關係」判斷基礎之「抽象因果關係」。

二、實證醫學數據之功能

就被害人遭車撞擊致大腿骨折等一般損害賠償事件因果關係之判斷而言，並非難事，主要的原因是，以吾人通常生活或學習所累積之一般經驗智識充當「抽象因果關係」而演繹出「若該被害人未遭車禍，則不至於發生大腿骨折」之個案因果關係，並無困難，蓋此等事件中之被害人除遭車禍撞擊外，幾乎不可能發生大腿骨折之情事。相對地，醫療事故中之不幸結果，究竟係醫方之過失或被害人疾病本身之病程所致，吾人即無從以一般經驗智識作判斷，蓋於欠缺「抽象因果關係」作爲演繹基礎之情形下，判斷「若醫師不延誤治療，則該病患即不至於發生不幸結果」之個案因果關係，遂生困難。

實則，作爲醫療事故因果關係判斷之「抽象因果關係」，有賴實證醫學予以補充。按「實證醫學」（Evidence-base Medicine）原係以建立「醫學教學新模式」之目的而於1992年提出[3]，嗣其功能復被定位爲「臨床診療新模式」[4]，不僅台灣醫界對實證醫學相當重視且深受其影響[5]，由實證醫學所形成之臨床指引與醫療常規更成爲台灣司法實務相當重要的證據資料[6]。由於醫業重視實證之特殊性，須蒐集大數量病況相近病患，統計治療之介入與否與病患死傷等結果間之牽連，作爲改進醫療方式之參考，進而累積了相當豐富的臨床數據，故其性質與前述之「抽象因果關係」極為相近，可充當判斷「個案因果關係」時相當重要之演繹基礎。

實證醫學的數據資料雖不能完全解決因果關係的難題，但於某種程度上至少提供了「統計上之因果訊息」，由於此訊息的本質其實是「邏輯」與「機率」，與司法實務上的「論證」與「確信」產生微妙的共通性，故台灣學者有謂統計數據之援引成為醫療事故條件因果關係（事實上因果關係）的認定上相當重要之方式[7]。

三、正確的論證要領

由於法學與醫學專業分科訓練的障礙，法界人士不易完全掌握實證醫學數據的臨床意義，因此，於引用實證醫學數據作為因果關係之論證基礎時，應格外小心以避免錯誤。茲區分為急性病症與癌症（慢性病症之例示）分述之。

(一)急性病症之因果關係論證

茲以一設例輔為說明：病家主張罹患A急症之病患甲之所以死亡（或留有後遺症等不幸結果），係醫師延誤治療所致，而實證醫學數據顯示「A急症發病時，若醫師能及時妥善治療，則罹A急症之病患將有88%得以存活（或不留下後遺症等）」。試問：法院能否據以判斷本件醫師之延誤治療為病患甲死亡之必要條件？

倘依「若無……則不」之必要條件檢驗式，必須「若醫師不延誤診治，則病患甲不會死亡」之命題為真者，方可謂醫師之延誤治療為病患甲死亡之必要條件。對照以實證醫學所示之「若醫師能及時治療，則罹病之病患將有88%得以存活」統計數據，似乎意謂著前開命題之準確性可達88%，此程度之準確性至少應已達足令民事法院得出「醫師之延誤治療為病患甲死亡之必要條件」心證之確信度。其實不然，蓋縱「A

急症發病時，若醫師能及時妥善治療，則罹病之病患將有88%得以存活」，但A急症亦可能是「縱醫師不及時治療，病患仍有85%可存活」之情形，於此情形下，88%與85%之存活率相差無幾，醫師是否及時診治與病患是否存活間之相關性其實極微，足見前開結論之錯謬！

發生此錯誤論證結果之原因即在於，抽象因果關係與具體個案間演繹論證之情節變數差異過大，蓋本設例待檢驗之個案因果關係是「倘醫師不延誤治療，則病患甲即不至於死亡」，此命題中吾人所控制更改之變因是「醫師是否有延誤治療」，其他與病患甲相關之重要情節變數至少有「罹患A急症」、以及「未及時受診治而死亡」二項。而實證醫學數據所顯示之「若醫師能及時治療，則罹病之病患將有88%得以存活」中所稱之病患，係指因A急症求診之全數病患（包括後來死亡與存活之全數病患）；換言之，此抽象因果關係之病患集團係罹患A急症之全體病患，而具體個案之病患係未接受及時治療而死亡之病患，二者之情節變數並不一致。實則與本設例個案之情節相對應之抽象因果關係應是「若醫師不延誤治療，則未接受及時治療而死亡之病患（如同病患甲一般）中，將有多少不至於死亡？」意即應以未接受及時治療而死亡之病患（而非全數求診病患）作為抽象因果關係（經驗法則）之母數。準此，除非實證醫學數據係顯示「若醫師能及時治療，則未接受及時治療而死亡之病患有88%將得以存活」，方可直接援引作為判斷本設例之抽象因果關係。但事實上，醫療文獻無從提供此等數據，蓋斷不可能針對未及時接受治療而已死亡之病患回溯地（先起死回生）施以及時治療後，再重新觀察彼等於醫師施以及時治療下之存活情形！因此，只得藉由前開實證醫學數據進行以下之推算：本設例應作為抽象因果關係（經驗法則）觀察之母數者，應是因醫師未及時治療而死亡之病患，此占所有病患之15%（按：即100% - 85% = 15%），倘醫師能及時治療，則全體病患之死亡率為12%（按：100% - 88% = 12%），亦即，死亡率可下降3%（按：15% - 12% = 3%），據此，應可合理推算出未接受及時治療而死亡之病患中，將有20%（3% ÷ 15% = 20%）可因醫師及時治療而存活。果爾，即可推論出「若醫師能及時治療，則未接受及時治療而死亡之病患有20%將得以存活」之抽象因果關係，此意謂著主張「若醫師不延誤診治，則病患甲不會死亡」個案因果關係之準確性僅爲20%，而非88%。

綜上，倘病患罹患A病未獲及時治療終告死亡，且實證醫學數據顯示「罹患A病之病患經醫師及時（適當）治療之死亡率爲c%，未獲及時（適當）治療之死亡率爲d%」，則病家提出「醫師延誤（或未適當）治療爲該病患死亡之必要條件」主張之準確性計算公式爲：(d - c)% ÷ d%；相對地，若實證醫學數據以存活率（實則，治癒率亦同）表示如「罹患A疾病之病患經醫師及時（適當）治療之存活率爲a%，未獲及時（適當）治療之存活率爲b%」，則病家提出「醫師延誤（或未適當）治療爲該病患死亡之必要條件」主張之準確性計算公式爲：(a – b)% ÷ (100 – b)%。同理，針對「罹患A疾病之病患經醫師及時（適當）治療後不留下後遺症之機會爲a%，未獲及時（適當）治療而留下後遺症之機會爲b%」等實證醫學數據，其計算亦同。

(二)癌症之因果關係論證

醫學上稱「存活率」有指稱如前述(一)之急性病，但於醫療糾紛訴訟上，令人困惑且爭議更多者係—癌症五年存活率[8]。

1. 存活率曲線之意義

茲以罹癌病患經適當治療後有a%五年存活率爲例，其存活率曲線圖即如下圖4-1所示[9]，倘將病患存活滿五年視爲治癒，則其後之存活率將不再有變化（圖4-1虛線部分，惟事實上仍會稍微下降）。

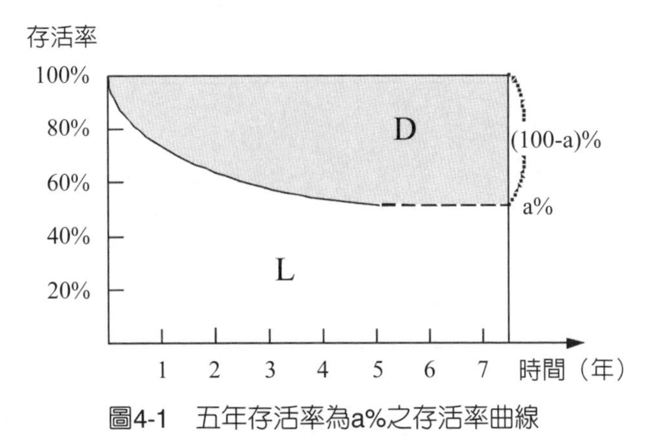

圖4-1　五年存活率為a%之存活率曲線

該曲線上方之D區域即表示縱病患經適當治療仍死亡者，此區域之病患於五年後累積統計將占全部病患之(100 - a)%，粗略地說，屬於此D區域之病患縱可能因接受適當之治療而延後亡故時點，惟其體內癌細胞持續分裂、擴散、終導致死亡之因果歷程卻不因曾接受適當之治療而有所改變。而L區域即表示經適當治療後即能存活者，粗略地說，適當之治療已徹底扭轉了L區域病患體內癌症病灶進行至死亡之因果歷程。惟以現今醫學水準，吾人尚難能於治療前分辨出特定病患應歸屬於D區域或是L區域 ，再者，除非病患於追蹤過程中已亡故，吾人可將之歸類於D區域，否則，倘病患於五年追蹤期滿前仍存活時，吾人實無從分辨該病患究竟應歸類入D區域或L區域。

今由於醫師延誤了病患治療先機而導致其嗣後開始治療時之「五年存活率」已降低（由a%降至b%），則此類病患之存活分布狀況即不再符合上述五年存活率a%曲線，而爲下圖4-2中五年存活率b%之曲線所示，其間相差之部分爲M區域。

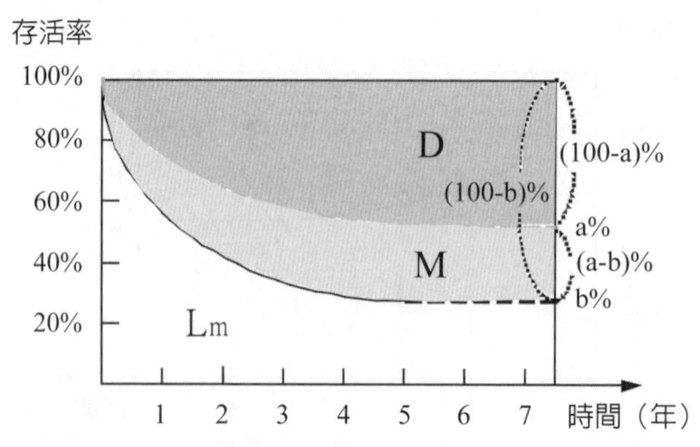

圖4-2　圖4-1所示五年存活率為a%之病患因醫療疏失延誤治療後，五年存活率降為b%之存活率曲線

圖4-2之D＋M區域即表示縱病患經適當治療仍於五年內死亡者，此將占全部病患之(100－b)%，較諸圖4-1所示醫師未延誤治療之存活率曲線[10]，病患於五年後仍存活之比率減少了(a－b)%，且歸屬於圖4-2的D＋M區域內之病患（亦即五年內死亡之病患）中，有(100－a)%原本是歸屬於圖4-1中之D區域者，而此(100－a)%病患固可能因醫師之延誤治療而提前亡故，惟縱醫師不延誤其治療先機，此類病患體內癌症病灶持續進行至死亡之因果歷程將不因接受適當之治療而有所改變，全數將於五年內死亡；另有占(a－b)%之M區域病患，原先應歸屬於圖4-1中之L區域，卻因醫師延誤治療而轉變成圖4-2之M區域者，此類病患原本可因接受適當治療而治癒之因果歷程已遭改變，全數於五年內死亡。綜上，真正因醫師延誤治療而改變癌症病程發展之因果歷程者，僅圖4-2中之M區域。

以現今醫學水準，於甫發現醫師延誤診斷而未開始接受治療前，吾人尚未能分辨出特定病患應歸屬於D區域、M區域或是Lm區域，僅能謂該病患歸屬於此三區域之可能性各爲(100－a)%、(a－b)%、與b%。就病患於治療追蹤過程中已亡故者，吾人固然可將之歸類於D＋M區域，惟仍難以確認該死亡病患究係歸屬於D區域或M區域之病患，而二者之機率比爲(100 - a)%比(a - b)%；再者，治療追蹤過程中仍存活者，於五年追蹤期滿之前，吾人亦無從分辨其於五年追蹤期滿時，究竟應歸屬於何區域。

2. 存活率曲線與因果關係

就民事損害賠償個案中先行事實（譬如醫師延誤治療）與被害結果（譬如死亡）間是否具有因果關係（按：此即所謂個案因果關係）之判斷而言，無庸（其實亦不可能）還原個案受害前之狀況而重新以自然科學之實證方式探究該病患之死亡因果歷程，毋寧是根據目前所累積之醫學實證數據（按：此即所謂抽象因果關係）中，選擇與個案情狀最爲接近者演繹加以判斷。而前述癌症病患五年存活率之實證醫學數據，係臨床醫師基於嚴格之病患挑選而取得之實證醫學數據，就同一癌症可能因所觀察病患之癌細胞型態、期數、病灶大小等不同病況而存在各種五年存活率之實證數據，可供吾人就與個案病況最接近者擇而用之，此等存活率數據遂成爲判斷此類因醫師疏失延誤治療先機個案因果關係時，絕佳之抽象因果關係資料。

茲以圖4-2之病患集團爲例說明，當醫師延誤治療先機而該病患集團存活率平均降至b%時，吾人欲以「若無……則不」之必要條件檢驗式檢驗「若無醫師之延誤治療，則個案病患即不會於五年內死亡」之個案因果關係是否爲眞，即須挑選與該病患病況相同之病患集團存活率充當抽象因果關係，作爲判斷基礎。參照圖4-2，倘病患於五年內已發生死亡結果者，吾人固然可確知該病患應歸屬於D + M區域，然而卻不能得知該病患究竟屬於縱最初即施以適當救治亦屬徒勞之D區域，或是原本應屬圖4-1可治癒之L區域，卻因醫師延誤治療而轉變成圖4-2之M區域者。倘病患屬D區域時，則「若無醫師之延誤治療，則病患即不會於五年內死亡」之個案因果關係即爲僞，惟若病患屬M區域者，則「若無醫師之延誤治療，則病患即不會於五年內死亡」之個案因果關係必然成立。準此，倘病患於五年內已發生死亡結果而無從確知其應歸屬於D或M區域時，主張「若無醫師之延誤治療，則病患即不會於五年內死亡」之準確性即爲(a – b)% ÷ (100 – b)%。譬如：

(1)倘與個案病患病況相同集團之最初五年存活率爲92%，因醫師延誤治療後之存活率降至20%者，則該病患於五年內亡故時，病家主張「若無醫師之延誤治療，則病患即不會於五年內死亡」之個案因果關係準確性 = (92 - 20)% ÷ (100 - 20)% = 90%。

(2)倘平均之最初五年存活率爲76%，因醫師延誤治療後之存活率降至20%者，則個案病患於五年內亡故時，病家主張「若無醫師之延誤治療，則病患即不會於五年內死亡」之個案因果關係準確性 = (76 - 20)% ÷ (100 - 20)% = 70%。

(3)倘最初之五年存活率爲35%，而醫師延誤治療後之存活率降至0%者，則個案病患亡故時，病家主張「若無醫師之延誤治療，則病患即不會於五年內死亡」之個案因果關係準確性 = (35 - 0)% ÷ (100 - 0)% = 35%。

就民事法而言，此準確性數值之多寡即相當於台灣民事訴訟法上證明度之高低；換言之，此準確性數值至少必須足令法院得出心證之相對確信度者[11]，「若無醫師之延誤治療，則病患即不會於五年內死亡」之主張始足爲眞；附帶一提者係，就刑事法而言，由於刑法具有嚴苛法律效果之本質，本於「嚴格證明法則」其準確性須達無合理懷疑的高度確信，故絕對不應低於民事法之心證標準。據此，上開(1)情形之90%準確性應已達足令民、刑法院得出心證之相對確信度，亦即「若無醫師之延誤治療，則病患即不會於五年內死亡」之個案因果關係應可成立；而(3)情形之 35%準確度，實難謂達足令民、刑法院得出心證之相對確信度；換言之，前開個案因果關係應不存在；至於(2)情形之70%準確性，固可能已達足令民事法院得出心證之相對確信度，然而刑事法院是否亦肯認之，恐涉及刑法價值觀的問題，非本文所能妄斷。

實則，倘病患最初之存活率小於50%者，「若無醫師之延誤治療，則病患即不會於五年內死亡」之個案因果關係準確性將永遠小於50%[12]；換言之，醫師之延誤治療與病患之死亡結果間將必然不具備因果關係[13]。此雖屬因果關係判斷上之必然結論，但或許基於對醫師疏失行爲之非難，或是基於對亡故病患之同情，於台灣民、刑下級法院亦可見運用所謂「相當因果關係」作出與前述原則不符之判決結果者[14]。

(三)小結

觀本文前述以急性病與癌症爲例示，倘實證醫學數據顯示「罹患某病症之病患經醫師及時適當治療之（五年）存活率爲a%，未獲及時適當治療之（五年）存活率爲b%」，則病家提出「醫師延誤（或未適當）治療爲病患立即（或於五年內）死亡之必要條件」主張之準確性計算公式均爲(a – b)% ÷ (100 – b)%。實則，此計算式可適用於所有相類醫療事故因果關係命題之論證，亦即，倘實證醫學數據顯示「罹患某病症之病患經適當治療之n期間存活率爲a%，未獲及時適當治療之n期間存活率爲b%」，則病家提出「醫師延誤（或未適當）治療爲病患於n期間死亡之必要條件」主張之準確性計算公式即爲(a – b)% ÷ (100 – b)%；其中，n期間可爲五年、二年、一個月或當下。再者，前開「存活率」亦可替換成「免於後遺症之機率」等實證醫學數據。

對照以「機會喪失」理論所稱之存活機會喪失之程度即爲前開計算式中之(a – b)%數值，而(a – b)% ÷ (100 – b)%之數值即爲日本最高裁判所第二小法廷平成12（2000）年9月22日判決（容後述）「相當程度的可能性」理論中所描述之「倘有符合醫療水準之醫療，患者於死亡時點上即得以生存」之可能性高低。

參、對病家溫暖之救濟

誠如前述，針對病患最初之存活率或治癒率小於50%者，「若無醫師之延誤治療，則病患即不會死亡（或不會留下後遺症）」之個案因果關係準確性將永遠小於50%，於此類延誤治療與死亡（或留下後遺症）結果間之因果關係無從證立之案件上，醫師即一概無須負責，此雖是依循因果關係之正確論證方式必然推導出之結果，但結論顯然不合理！誠如前言中所述，純粹就醫學觀點言，「病患因該醫療之延誤應該受有損害」的想法是正確無誤的，因此，如何兼顧因果關係判斷之正確性且合理地救濟病家責令醫師賠償，即為損害賠償法之論證關鍵。就此，本文先鳥瞰各國法學界之意見，其次介紹台灣學說與實務，由於日本最高法院實務晚近對此有決定性之看法，故本文特另列於後詳加說明。

一、美、法、德、英、澳、加之比較法鳥瞰

各國法學者紛陳其救濟病家之良策，要以：(1)美國法學者Joseph King氏為了迴避病家在傳統優勢證據法則下無法依「全有或全無」（all-or-nothing）因果關係理論舉證之困境，遂提出「機會喪失理論」（Loss-of-Chance Doctrine）[15]。氏主張病家雖不能證明醫師延誤治療與病患死亡間之因果關係，但病患生前之存活機會不論多低，該存活機會本身即是一種利益，病患對於該緩和病情利益之喪失應可請求賠償，氏認為將「存活機會喪失」本身視為損害之客體時，即可技巧地避開病家依傳統優勢證據法則直接舉證誤診與最終死亡間因果關係之困難。至於賠償範圍的計算，氏主張以病患若生存時之生命價值依存活機會喪失之比例定之，此見解嗣由俄亥俄州法院加以援用[16]。(2)法國廢棄法院（la Cour de Cassation）於1965年即肯認治癒機會之喪失本身為損害[17]，而其行政法院於1964年即對此採肯定說[18]，至今仍為穩定之見解。(3)德學者通說亦肯認治癒機會之喪失（Verlorene Heilungschancen）為損害[19]。(4)

英國法院與學說就「機會喪失理論」則多採否定說[20]，認爲所謂「存活機會」或「治癒機會」數值只是統計上的可能性而已，是針對過去已發生相類案件的統計資料，並非描述當下具體個案之眞實情形，且此數值之減損對於當下個案是否受有損害而言，純係假設性之存在，不足據以證明具體個案是否眞正受有該損害。彼國學者甚至指出，不應只因爲對「機會喪失」原告之顯然的同情、或情緒性發言而模糊或曲解了具體案件中「證據空白」（evidentiary gap）存在的事實[21]。(5)澳洲與加拿大法院對此原本即持否定立場[22]，惟其晚近澳洲下級法院有零星持肯定見解之判決[23]。

二、台灣實務與學說見解

(一)實務見解

「心肌梗塞案」—最高法院77年度台上字第1876號民事判決（節）[24]：「鑑定書固謂：『急性心肌梗塞死亡率頗高，雖經適當治療，亦不一定有存活希望』，然非謂急性心肌梗塞症患者，縱經適當治療，概無存活之希望，故如及時適當治療，仍應有存活之可能。茲杜○成延誤時間，未爲適當治療，致沈○喪失存活之可能機會，杜○成之過失行爲與沈○之死亡間，自有相當之因果關係存在。」[25]

「脊髓動靜脈畸型案」—最高法院96年度台上字第258號民事判決（節）[26]：「查原審所據醫審會鑑定書……雖有：『治癒率不高』……等語，但非全然否定得加以治療之可能性……再者……『脊髓血管病變(I)：脊髓動靜脈畸型』一文之結語『脊髓AVM雖然不是一個常見的疾病，但是臨床上卻很重要，因爲它是一個可以治療的疾病，如果不加以處理，常會產生嚴重的神經病變』……則上訴人若能及時治療，其效果是否仍成下肢癱瘓，尚難斷定，至少及時發現病灶而加以治療，仍有延長或免除癱瘓之機會。且被上訴人之過失行爲與上訴人兩下肢癱瘓間，是否全無相當因果關係，亦非無研求之餘地。」[27]

「肺腺癌案」—台灣高等法院92年度上字第596號民事判決（節）[28]：「推估被上訴人（按：病患）於斯時應爲肺腺癌第1期，其五年存活之機率爲36%至71%，因上訴人（按：醫方）未查覺當時肺部X光片之異狀，未告知促其就醫，使其未能把握治療之時機，遲至（六個月後）始確定罹患肺腺癌第3b期，五年存活機率已降爲7%……可見被上訴人肺癌之範圍擴大，與上訴人受僱醫師未察覺判讀出其胸部X光片顯示胸部異常間，顯具有相當因果關係……本件因上訴人……疏於判讀胸部X片，致延誤被上訴人就醫機會，致發生其存活機會降低之危險，故應負損害賠償責任……按人格權中之生命權，係指享受生命安全之人格利益之權利，生命因受侵害而消滅時，爲生命權受侵害。而存活機會爲病人對未繼續生命之期待，存活機會受侵害，終導至死亡時，即爲剝奪生存之機會，亦應認爲生命權受侵害，故存活機會應認爲人格權之概念所涵蓋……因我國對於減少勞動能力數額計算，法無明文規定，故本院參照美國俄亥俄州最高法院案例，即採納存活機會喪失理論……所得請求賠償數額爲過失行爲時，最後傷害或死亡的全部損害數額，乘以機會喪失的比例。準此，本件被上訴人請求之減少勞動能力之賠償數額，即以全部減少勞動能力之數額，乘以存活機率降低之比例……即上訴人僅就被上訴人自肺癌第1期最低之存活率36%，降爲7%之存活率之差額，29%負賠償責任……伊每月減少之勞動能力所相當之薪資報酬3萬元乙節，業據提出台大醫院診斷證明書、徐○弘律師律師證書及90年1月至9月之薪資扣繳憑單等件爲證，並爲上訴人所不爭執，則依據該扣繳憑單所示……尙屬採信……被上訴人每月減少之勞動能力損失爲3萬元，其29%爲8,700元，其減少勞動能力之年損害額爲10萬4,400元……被上訴人爲28歲，參照我國勞動基準法第54條計算自動退休年齡60歲計算其退休年齡，被上訴人工作期間共計三十二年……上訴人雖抗辯……被上訴人89年4月間證實罹患肺腺癌之五年存活率爲7%，然目前並無積極證據足認被上訴人將於60歲死亡，是上訴人執此抗辯：被上訴人不得請求至60歲減少勞動能力之損害云云，尚無可取。」[29]

前開台灣最高法院案例雖均述及「機會喪失」之概念，惟其內涵卻與美國法學者Joseph King氏初創設「機會」爲新類型法益之「機會喪失理論」不同。「心肌梗塞案」法院似認爲，一旦有存活機會喪失之事實，醫方之過失與病方之死亡結果間即具有相當因果關係；「脊髓動靜脈畸型案」則以有延長或免除後遺症（下肢癱瘓）機會之存在作爲判斷醫方過失與病方發生後遺症（下肢癱瘓）結果間具相當因果關係之基礎。換言之，法院雖採用「機會喪失」字眼，但實質上只是作爲減輕病家相當因果關係舉證困難之手段而已，並非將「機會喪失」本身創設爲新類型之法益。然而此二法院在面對高死亡率（如「心肌梗塞案」）與低治癒率（如「脊髓動靜脈畸型案」）個案時，仍輕易地肯認醫方過失與病方死亡或後遺症結果間因果關係之存在，與本文前開所述之實證醫學數據論證原則相悖離，難謂無顚覆論理及經驗法則之疑慮。

台灣目前司法實務僅於高等法院之「肺腺癌案」中明顯繼受Joseph King氏之「機會喪失理論」，該案並參考美國俄亥俄州法院之見解計算損害賠償額[30]。惟値得注意者係，本案審理時病患仍存活，故判決中雖稱「存活機會爲病人對未繼續生命之期待，存活機會受侵害，終導至死亡時，即爲剝奪生存之機會，亦應認爲生命權受侵害」，但於計算損害賠償時，並未適用台灣民法第192條與第194條有關生命權侵害之規定，而是依民法第193條與第195條身體權或健康權受損害作爲判決基礎。

(二)學說見解

台灣學者有贊同美國法學者之「機會喪失理論」者，且更進一步認爲「存活機會」屬一種人格法益，應獨立視爲一種以之爲生命權或身體健康權內涵之個別人格權而爲台灣侵權行爲法所保護之「權利」，並認爲於最終損害發生前，被害人即得因此等機會喪失而主張損害賠償，實質擴大了該理論之適用範圍[31]。就此，本人不表贊同（容後述）。

三、日本實務與學說見解

日實務見解上先後出現有「期待權」[32]、「延命利益」[33]、以及「機會喪失」[34]論，而學者對此等亦多有評論[35]。惟自平成12年以降，最高裁第一—三小法廷陸續提出三則重要之判決，奠立了日本實務對此問題採患者之生存或避免重大後遺症之「相當程度的可能性」受侵害之穩健看法。

最高裁判所第二小法廷平成12年9月22日判決要旨[36]：「雖然不能證明醫療過失與病患之死亡間之因果關係，但倘能證明若有符合醫療水準之醫療，患者於死亡時點上尚有相當程度的生存可能性時，醫師即應就此等可能性之侵害所生之損害依侵權行為法之規定負責賠償。」

最高裁判所第三小法廷平成15年11月11日判決要旨[37]：「醫師因過失怠於適時地轉介病患至妥適之醫療院所接受適切之治療，倘能證明若醫師能適時妥善地轉介，病患有相當程度的可能性不會殘留重大後遺症時，醫師即應就此等可能性之侵害所生之損害依侵權行為法之規定負責賠償。」

最高裁判所第一小法廷平成16年1月15日判決要旨[38]（節）：「醫師若能再次檢查，患者於死亡時點上即尚有相當程度的生存可能性時，醫師即應就此等可能性之侵害所生之損害，依醫療契約債務不履行負賠償責任。」

此三判決各有其指標性意義，平成12年判決所提出「若有符合醫療水準之醫療，患者於死亡時點上尚有相當程度的生存可能性」受侵害之思維，並於判決理由中述及「生命之維持是人最基本之利益，因此，存活之相當可能性應可認係法所應保護之利益」，此不啻創設了新類型之法益[39]。判決本身雖未指出多高之可能性方可謂「相當程度」，但衡諸本案事實，此「相當程度」可能性之數值應小於20%[40]。平成15年之判決則將此侵害概念擴張適用至「重大後遺症」案件[41]，進而以「（倘醫師實施合乎醫療水準之醫療時）病患不會殘留重大後遺症之相當程度可能性」受侵害作爲判決基礎，並具體明確地指出22%以上之可能性爲「相當程度」。平成16年之判決則進一步指出，平成12年判決論斷醫師侵權行爲責任所稱之「患者於死亡時點上尚有相當程度的生存可能性」受侵害時，醫師亦應負債務不履行責任。

日本學界對以上三判決有不少評釋，其中的批評要以：(1)最高裁雖創設了以「相當程度可能性之存在」作爲法律上保護利益之見解，但多高的可能性方可謂爲相當程度，仍缺乏明確之判斷基準[42]。(2)再者，作爲法律所保護利益之「相當程度可能性」與證明度之「高度概然性」間之關係，在判決理由中一直處於混沌狀態[43]；簡言之，縱以「相當程度可能性之侵害」作爲患者所受之損害，然而，該損害與醫師延誤治療間之因果關係如何，卻未見充分之論據。值得注意者係，島田仁郎與才口前晴兩法官於嗣後最高裁平成17年12月8日判決[44]之補充理由中曾言及「相當程度可能性之存在係取代因果關係存在之要件」，以「相當程度可能性之存在」作爲緩和因果關係舉證困難之理由，此雖實質地救濟了病家，但畢竟是有違損害賠償法基本理論之便宜作法，對於爲何僅適用於醫療訴訟而不及於其他訴訟[45]，亦欠缺強而有力之理由。(3)縱認爲「相當程度可能性之侵害」係患者之損害，此新型態之利益受侵害時，學說多認爲其損害賠償之範圍應包括財產上之損害賠償與慰撫金，但實務態度並不明朗。

肆、私見

因果關係論證之嚴謹性固屬要緊，然而對病家之救濟亦應顧及，不論是台灣學者與高等法院所繼受之Joseph King氏「機會喪失」理論、或是日本最高裁提出之「相當程度的可能性」理論，均不以死亡或最終傷害爲受侵害之法益，而另闢蹊徑改採以「存活／治癒機會喪失」或「生存／避免重大後遺症相當程度的可能性受侵害」作爲侵害之客體，並藉以紓解病家於舉證醫療過失與死亡或最終傷害間因果關係之困難，其用心值得肯定。然而，就此等理論是否過度擴張損害賠償責任成立之質疑聲浪，卻是從未止歇。是以，如何於法學理論上落實論證之正確性而於合理的範圍內責令醫師賠償，遂爲本文關切之點。

一、對「機會喪失」與「相當程度的可能性」理論之質疑

(一)新創設法益之本質為統計數值

姑不論以「存活／治癒機會」喪失或「生存／避免重大後遺症相當程度的可能性」遭剝奪作爲侵害之客體是否妥適，純粹就受侵害法益之認定而言，此二理論仍有不同。「機會喪失」理論係以醫師是否實施妥適醫療之存活（治癒）率差值作爲病患受侵害之客體，至於該差值之大小如何，即非所問，亦即存活機會不論多低，該存活機會本身即是一種法益。而「相當程度的可能性」理論則視「（倘醫師實施合乎醫療水準之醫療時）患者於死亡或發生重大後遺症時點上，仍會生存或可避免重大後遺症之可能性」是否「相當」，作爲判斷基礎；換言之，惟有「相當」之「可能性」遭侵害（亦即病患喪失該相當可能性者）方得視其爲損害客體，不相當之「可能性」遭侵害者，則不與焉。據此，較諸「機會喪失」理論，「相當程度的可能性」理論之適用範圍顯然限縮。

再者，所謂存活或治癒機率之喪失或減損，本質上係醫師施以妥適醫療與未施以妥適醫療之實證醫學統計數據差值，以前開「罹患A病之病患經醫師及時（適當）治療之存活率爲a%，未獲及時（適當）治療之存活率爲b%」之急性病爲例，病患治癒機率喪失或減損之損害即爲(a－b)%；次就癌症（爲慢性病之例示）言，論及機會喪失之損害時，並非以該病患於死亡時點上之存活機會差值爲計算基礎，而係籠統地

以五年存活率之差值充當損害內容[46]，因此，縱罹癌病患未死亡，台灣學者與高等法院之「肺腺癌案」仍肯認病患有存活機會之減損而得請求損害賠償。相對地，「相當程度的可能性」理論中之「可能性」，係以「（倘醫師實施合乎醫療水準之醫療時）患者於死亡或發生重大後遺症時點上（譬如於第n年）仍會生存或免於重大後遺症之可能性」爲侵害內容，故此可能性計算係以病患已死亡或發生後遺症爲前提，且此可能性數值實際上即爲病家主張「醫師延誤（或未適當）治療爲病患於第n年時死亡或發生重大後遺症之必要條件」命題之準確性，亦即爲(a – b)% ÷ (100 – b)%。此數值之計算係以第n年之存活率或免於重大後遺症機會爲計算基準，於時間點之掌握上固然較機會喪失理論更爲精確，然而，就癌症而言，臨床醫學實證數據恐難鉅細靡遺地提供各種不同n值（即病患死亡時間，如1.2年或3.8年等）之存活率資料，是以，此「可能性」之計算只能採與個案n值較爲接近之二、五、或十年等整數年存活率充當計算。

綜上，直接將實證醫學數據統計上之數值、或將病家所提出主張命題之準確性數值視爲病患人身法益之內容，雖可謂是法律思維上之創舉，但基於以下(二)、(三)所述之理由，本文認爲有再斟酌之餘地。

(二)統計數值不具人身法益性質

不論是「機會喪失」理論所採之存活（或治癒）機會數值、或是「相當程度的可能性」理論中之可能性數值，該等數值係由實證醫學統計數據所得，所表彰者只是過去大數量集團資料之趨勢，倘視其爲抽象因果關係供作演繹個案因果關係之用，固然堪稱妥適，但該等數值未必能反映當下眞實個案病患人身法益狀態之個別性。譬如，個案病患之存活或治癒機會雖因醫師延誤診治於統計上有所減損，但該個案若已完全治癒或確定地存活，則該存活或治癒機會於統計上之數值即難謂正確地反映出該個案人身法益之狀態；另一方面，倘該個案屬於即使醫師施以妥適治療仍會死亡或留下後遺症者（蓋醫學非萬能），則其存活或治癒機會自始即應為0%，且於其死亡（或發生重大後遺症）時點上仍有生存（或避免重大後遺症）之可能性亦為0%，於此情形，縱該病患於統計上雖仍有依大數量集團資料所得出之存活機會，且於其死亡（或發生重大後遺症）時點上仍可由大數量集團資料計算出生存（或避免重大後遺症）之可能性，但該等數值根本不能反映該個案正確之人身法益狀態。

再者，由不同醫學中心所統計之存活率數值均不相同，應以何存活機會數值作為損害之認定基準，恐有爭議。特別是針對同一種癌症，除五年存活率外，另有二年、三年或十年存活率之數據，依各不同年數之存活率所計算出之機會喪失或可能性數值必然互不相同，若然，應以何項存活機會數值作為損害之認定基準，亦是問題；譬如，採二年存活率可計算出醫師延誤治療與否之差值，但採五年存活率者即無差值者，有之，於此情形，病患究竟是否受有人身法益之侵害即因所採存活機會數值之不同而異其結論。尤有進者，某些癌症由於惡性度高且不易察覺，發現時往往已是末期，譬如胰臟癌之惡性度極高，此類病患縱經妥適治療，其五年、三年、二年、甚至一年存活率均趨近於零，倘採「機會喪失」或是「相當程度的可能性」理論，反而更難替病患主張權益。

特別是採「相當程度的可能性」理論時，雖病患依醫療實證數據可計算出其於死亡（或發生重大後遺症）時點上仍有生存（或避免重大後遺症）之可能性，但只因該數值未達所謂相當程度，即不得視為法益侵害，吾人不禁質疑，倘認為生存（或避免重大後遺症）之可能性具有人身法益性格，為何尚須以「相當程度」為要件？倘該可能性不具有人身法益性格，為何達「相當程度」者即予以保護？又此可能性相當與否之界線為何？以該界線劃分之合理性何在？倘採不同醫學中心之實證醫學數據所計算出之可能性數值恰分布於該界線之兩側時，又應如何取捨？

綜上所述，倘將此等數值直接視為病患所擁有之「人身法益」，而將其機會之減損、或相當可能性之剝奪解釋爲具體個案在法律語言上之「法益侵害」，是否適當，即非無再斟酌之必要。

(三)病家就因果關係之舉證困難並未紓解

縱肯認前開創設之新法益侵害型態（即「機率喪失」或「相當程度的可能性」遭侵害），但該等法益侵害與醫療過失間，仍須具備因果關係方得成立損害賠償之債。然而，縱將「存活機率」或「相當程度的可能性」本身視爲人身法益，該法益之侵害與醫療過失間之因果關係並非一定順利成立[47]。

1. 機會喪失理論

本文擬以罹癌病患之五年存活機率數據爲例，並從以下二觀點切入說明，縱採機會喪失理論，病家就因果關係之舉證困難仍未獲紓解：

(1)從存活率曲線切入

參照圖4-2因醫師延誤治療先機之病患存活率曲線，歸屬於D區域與Lm區域病患之存活率較諸醫師未延誤治療者實際上並無變化，亦即，前者之五年存活率原本即爲零，不因醫師是否延誤治療而有不同，而後者縱因醫師延誤治療而使病情稍有惡化，但其五年存活率仍維持100%而未曾變更。眞正發生「存活率降低」現象者，僅是M區域之病患，而此僅占(a – b)%而已。換言之，暫且不論存活機會降低幅度若干，倘依Joseph King氏之「機會喪失理論」，於病患亡故後（即屬於D + M區域之病患）以「若無，則不」檢驗式主張「若無醫師之延誤治療，則病患存活機會不會降低」之準確性爲(a – b)% / (100 – b)%，而此數值與於病患亡故後證明「若無醫師之延誤治療，則病患即不會死亡」之準確性完全相同；再者，倘採前開國內學者之見解，於病患亡故前即主張「若無醫師之延誤治療，則病患存活機會不會降低」之準確性僅爲(a – b)%，此數值較諸於病患亡故後證明「若無醫師之延誤治療，則病患即不會死亡」之(a – b)% / (100 – b)%準確性更低！綜此，倘病家於舉證醫師延誤治療與死亡結果間之因果關係時已遭遇困難者，縱依「機會喪失理論」將機率喪失本身視爲病患所受之損害，其欲舉證醫療過失與該機率喪失間之因果關係時，困難依舊存在，甚至更加困難。換言之，機會喪失理論並不能紓緩病家對因果關係之舉證困難！

(2)從疾病惡化之因果力切入

按五年存活率之實證醫學統計數値，某種程度也可視爲癌症病情是否將繼續進行之一種評估數値，亦即表彰出以適當之醫療處置能遏止病情惡化之程度；反面言之，此數値即意謂著醫療疏失對於病情惡化之因果力。

據此，依案例三（肺腺癌案）中醫療鑑定報告所證稱，病患就醫時縱經適當醫療後之五年存活率僅36%，亦即醫療只能扭轉36%癌症病情之進展，且此大致上意謂著病患當時仍有64%之機會將因病灶本身之惡化於五年內死亡，今因醫師癌誤診斷致使存活機率僅剩下9%；換言之，醫師之延誤診斷對於五年內之死亡只占了(36 – 9)% = 27%之因果力，倘病患嗣不幸死亡，則病家確實很難舉證該死亡結果係由醫師之延誤診斷所導致(27%<64%）；就此因果關係舉證之困難，主張「機會喪失理論」之學者認爲，病家雖不能舉證病患之死亡與醫師延誤診斷間之因果關係，但病家仍可就醫師延誤診斷而使病患受有「減損27%存活機會」之損害請求賠償。此理論似爲病家另開啓了救濟之途徑，其實不然。蓋「機會喪失理論」只是把機會之減損視爲損害，但是卻忽略了病家仍須就醫師延誤醫療之責任原因與該「減損27%存活機會」之損害間具有因果關係負舉證責任，始能責令醫師賠償。今病患之五年存活率僅36%，此固然是意謂病患有64%之機會將因病灶本身之惡化於五年內死亡，然而，此同時也意謂著，隨著該疾病之進行，只要病患於五年內仍存活，不論是減損了多少存活機會 5%、10%、20%或是本案之27%，

在無從分辨病患究竟係歸屬於圖4-2中D、M或Lm何區域之情形下，各該存活機會之減少同樣依舊有64%之機會係由病灶本身惡化所致，遠超出醫師延誤診斷對於病情惡化之27%因果力！縱病患於五年內已死亡（即歸屬於圖4-2之D或M區域），就造成其存活機率之減損而言，癌症病灶本身惡化之因果力與醫師誤診之因果力仍維持著64%：27%之比例。換言之，本案之病家仍難證明醫師延誤醫療與「減損27%治癒機會」之損害間具有因果關係（蓋27%<64%之證據劣勢依舊沒變）。很顯然地，凡病患之存活機會越低者（即死亡率越高者）其實同時意謂者其剩餘存活機會因癌症本身而喪失之可能性就越高，病患居於劣勢實證醫學數據下之舉證困境，根本並未能藉由「機會喪失理論」單純改變「損害內容」而有效獲得紓解！

2. **「相當程度的可能性」理論**

除非直接以「相當程度的可能性」理論取代因果關係、或視其爲緩和因果關係舉證困難之手段，否則倘純粹認爲此理論只是創設新法益侵害型態時，病家仍無從迴避該法益侵害與醫療過失間因果關係之論證。誠如前述，「相當程度的可能性」理論中之「可能性」數值實際上即爲病家主張「醫師延誤（或未適當）治療爲病患於第n年時死亡或發生重大後遺症之必要條件」命題（以下簡稱A命題）之準確性，準此，倘以該「相當程度的可能性」作爲法益內容，病家仍須證立「醫師延誤（或未適當）治療爲該相當程度的可能性遭侵害之必要條件」命題（簡稱B命題），始能請求損害賠償。然而，就邏輯論證之視角切入，病家主張B命題之準確性與原先主張A命題之準確性，完全相同[48]；換言之，倘原先對A命題之證立有舉證困難者，該困難對B命題之證立依舊存在。綜上，縱採「相當程度的可能性」理論創設新類型法益侵害，病家就因果關係之舉證困難仍未獲紓解。

二、提出解決之可能方案

「機會喪失」或「相當程度的可能性」理論為紓解因果關係舉證困難，嘗試變動因果關係論證中「果」之內容（分別採「機會」喪失與「相當程度的可能性」遭侵害），其論據或有前開所述之瑕疵，但思維發展之方向，應屬正確。蓋此類案件「因」之內容為醫療過失事實，難有不同解釋之空間，惟有從「果」內容之認定著手，方有突破因果關係舉證困境之可能。本文即嘗試由此類案件中病患所受之法益侵害究竟為何切入，提出兼顧法學論證正確性與合理救濟病家之可能方案。

須先說明者係，由於台灣民法第184條關於侵權行為總則性規定中之法條文字（以第1項前段為例示）載有「因故意或過失，不法侵害他人之權利者，負損害賠償責任」，即明確區分出「責任成立」要件中之權利「侵害」以及「責任範圍」中之「損害」二詞[49]，前者指「抽象」之權利或利益被侵害，包括生命權、身體權、健康權、自由權、隱私權等權利、身分法益或其他情節重大之人格法益等，後者則指因前述抽象法益遭侵害後，其蒙受之財產、或非財產上之「具體」不利益，譬如，醫療費用之支出、勞動能力之喪失或減少、生活需要之增加、身心煎熬之精神上痛苦、特殊教育費、人力照顧費、親屬看護費用[50]等是。故本文之論述主軸擬遵循「責任成立」與「責任範圍」之二分結構進行，合先敘明。

(一)責任成立層次之法益侵害

1. 受侵害客體為生命、身體、健康權

倘病家能依據存活率曲線之實證醫學數據，舉證病患之死亡與醫療疏失間確實具備因果關係者，其責任成立上之法益侵害即屬生命權之侵害；倘不能者，病患因醫療疏失致其治療被不合理地延誤，縱其原始存活率或免於後遺症之機會少於50%，致使病家無從就最終死亡或後遺

症結果證立因果關係，但吾人不應忽視者係，病患原有之病灶將因未被適當治療而持續存在、繼續惡化、陸續出現併發症、或進行至死亡，譬如，台灣「肺腺癌案」或「脊髓動靜脈畸型案」中之病灶因延誤治療致癌細胞持續存在、分裂或轉移，或脊髓動靜脈畸形病灶繼續擴大並壓迫其周圍之正常神經組織等，縱病患仍存活、尚未出現終局癱瘓、或是吾人肉眼尚不能觀測出該病患有何外在明顯之變化，但此等情形之癌細胞與病灶，於醫理上均已對病患持續造成細胞層級之傷害，對應至法律上即是對其身體、健康權之侵害，無論病家依契約法、或侵權行為法均得請求損害賠償[51]。

2. 因果關係之證立並無困難

就此等身體、健康權之法益侵害與醫療疏失間因果關係之證立而言，以「肺腺癌案」為例，病家若主張「其體內癌細胞於醫師延誤診斷之期間仍應不斷地分裂，進而造成其細胞層級之人身損害，對於病患身體、健康權造成『或多或少』之侵害，且此等侵害與醫師延誤診斷間具有因果關係」，應是連再雄辯的醫師都無從辯駁之事實。

倘參照圖4-2，此等身體、健康權之法益侵害與醫師延誤治療間具有因果關係之證立，將不因病患歸屬於該圖D、M或Lm區域而有所不同，蓋M區域病患之身體健康狀態原本即因醫師之延誤治療而徹底改變，致使其存活率由圖4-1之L區域轉變為圖4-2之M區域，故其身體健康權（甚至生命權）之受侵害與醫師之延誤治療間具備因果關係，應無庸置疑[52]；至於D或Lm區域病患之最終存活與否雖與醫師是否延誤治療無關，仍將因該延誤治療導致D區域病患健康狀態提前惡化、或使Lm區域病患因必須多接受幾次化學治療而遲延康復等而受有身體健康權之侵害。

3. 小結

綜上，就無從證立病患之死亡與醫療疏失間具備因果關係之案例而言，似無須創設「存活機會」、「治癒機會」、或「相當程度的可能性」等新類型法益或將此等法益予以「權利化」爲個別人格權之必要[53]。蓋此類病家應可主張病患之身體、健康權遭侵害，就台灣民法之救濟言，可依第193條第1項之規定，請求病患因此喪失或減少之勞動能力、或增加生活上之需要，另可依民法第195條第1項請求慰撫金。但須特別說明者係，適時而妥當之治療並非對於所有癌症病情均有療效，以放射線治療爲例，癌症病灶中之癌細胞對於放射線治療之反應度即未必一致；換言之，僅有對放射線治療有反應之癌細胞才會因延誤放射線治療而持續複製分裂侵害病患之身體健康權；相對地，對放射線治療根本無反應之癌細胞，其對於病患身體健康權之侵害，將不因延誤治療與否而有不同。綜此，病患身體健康權所受之侵害，只是「或多或少」因延誤治療所導致，並非全數皆然。至於此「或多或少」受損害之身體健康權之賠償數額應如何估算，則屬責任範圍層次損害賠償額估算之問題。

(二)責任範圍層次之損害賠償額估算

誠前所述，病家倘能依據存活率曲線之實證醫學數據舉證病患之死亡與醫師之疏失間具備因果關係者，其責任成立上之法益侵害即屬生命權之侵害，倘不能者，則可能舉證其身體、健康權遭侵害。但不論病患受有以上何種責任成立層次上之法益侵害，於計算其責任範圍之賠償額時，存活或治癒機會數值將扮演相當重要之角色。茲以台灣民法之規定分述如下[54]：

1. 身體健康權受侵害之損害賠償

不法侵害他人之身體或健康者，依台灣民法第193條第1項規定[55]，對於被害人因此喪失或減少之勞動能力、或增加生活上之需要應負賠償責任，另須依同法第195條第1項賠償慰撫金[56]。其中，受害病患於治療期間「因此喪失或減少勞動能力」之損害[57]，或言詞辯論時實際已支出之「增加生活上之需要」費用[58]，屬客觀賠償範圍，以實際減少或支出總額計算，無總期間之問題；然而，勞動能力減損與生活需要增加亦有屬於「繼續性」或「定期金」性質之費用，其估算係以「單位期間之賠償數額」乘以「總期間」而得出，亦即先計算出每個月之賠償數額再乘以總月數。此等賠償數額之估算方式可能與存活率實證醫學數據相關。

(1)單位期間賠償數額之估算

承前所述，此類事件病患身體與健康權所受之侵害，只是「或多或少」因醫師延誤治療所致，故該病患於整起醫療過程中所受之總損害，尚不得直接作爲醫方損害賠償之數額；換言之，並非病患因該醫療過程所喪失或減少之「所有的」勞動能力、或增加生活上所需均與醫師延誤治療具有因果關係，其中毋寧只是一部分因延誤治療所致，並非全數皆然。然而，此「或多或少」應如何估算？本文認爲，倘沒有更適當之估算方式時，似可參酌存活率數值比例定之，蓋存活率數值於某程度上正反映出癌細胞對治療之反應程度，故原本五年存活率爲a%者，可視爲病患體內癌細胞對於治療有所反應之概率約莫有a%，是以因錯失治療而生之侵害程度即爲所有侵害總和之a%，其餘(100 – a)%之侵害則可視爲對治療毫無反應之癌細胞本身所致，即與延誤治療無關。因此，倘病患能舉證因該醫療所致之生活需要或勞動能力之減少喪失總數額者，應將該總數額再乘以原存活率a%所得數值充當計算此「或多或少」損害或許較爲妥適。

前開生活上需要數額之估算（譬如，義眼、義肢、醫療所需、看護費用等）於證明或認定上較爲簡易；然而所謂勞動能力減少或喪失數額之認定，則有說明之必要。按所謂勞動能力減少或喪失係指職業上「工作能力」之喪失之謂，不以實際有從事勞動工作爲必要，因此，倘病患能就其喪失或減少程度舉出實際薪資減少之具體證明者，估算上固無困難；惟病患無從具體證明者，則病患存活率數值之變化不失爲可供參酌之資料。蓋存活率等實證醫學之數值既為身體、健康狀態之評估方式之一，在沒有其他更好的臨床評估量表之情形下，比較侵害事實發生前後之存活率差值，作為計算被害人勞動能力減少或喪失所受損失之參考因素，尚屬合理。亦即不妨就病患受侵害前之健康狀態、教育程度、專門技能、社會經驗等能力於通常情形下之勞動所得總額先乘以(a - b)%之存活率差額比例，計算出勞動能力減損之總額後，依前所述，再乘以原存活率a%充當此「或多或少」損害之數額。

以前開「肺腺癌案」之病患為例，醫師延誤罹癌病患之治療先機，其五年存活率由36%降至7%，倘病患已提出診斷證明書、薪資扣繳憑單等，舉證伊目前每月減少之勞動能力所相當之薪資報酬為3萬元[59]，故醫方每月即應賠償3萬元乘以36%之數額；另一方面，倘本件病患不能舉證每月實際減少之勞動能力損失，亦別無客觀具體之資料可供計算而欲以存活率差額（36%-7%=29%）充當計算時，似宜以健康時之估計薪資乘以差額29%後，再乘以36%斟酌計算[60]。但對照以本件高等法院判決理由中說明病患勞動能力喪失或減少之計算方式係「以全部減少勞動能力之數額，乘以存活機率降低之比例」，而將被上訴人因該醫療所致之勞動能力減少總數額（即每月實際減少之勞動能力損失為3萬元）再乘以存活機會減少之比例29%，此計算方式之理性基礎何在，實令人費解。

(2)總期間之估算

屬於「繼續性」或「定期金」性質之勞動能力之減損少，除非當事人依台灣民法第193條第2項之規定[61]聲請定為支付定期金，否則其賠償總額之計算係以前述之單位期間賠償數額乘以總期數為之。實務上就一般損害賠償案件慣於依台灣勞動基準法第54條規定計算至自動退休年齡60歲等方式充作總期間，然而有爭議者係，此方式是否適用於估算罹癌病患之總期間？按台灣民法第213條第1項就損害賠償所揭示之回復原狀原則[62]，醫方就其過失行爲所負之損害賠償責任，原則上應回復病患未受醫療過失侵害前之狀態。然而，病患之「原狀」其實未必均屬「健康」，罹癌病患尤然。罹癌病患受醫療過失侵害前之既存癌症病態多半已造成病患身體健康狀態某程度的減損，故除法律另有規定或契約另有約定外，倘未慮及罹癌病患受侵害前之存活率，而一概將損害賠償額計算之總期間逕以病患完全健康時得存活期間充當計算，不啻使賠償權利人取得額外之利益，對醫方毋寧過苛。就民法第193條第1項之勞動力減損賠償而言，加害人一次支付賠償總額，以塡補被害人所受喪失或減少勞動能力之損害時，應按其日後本可陸續取得之時期計算（台灣最高法院22年上字第353號民事判例參照），而「日後本可陸續取得之時期」衡情將取決於該罹癌病患之尙可生存期間，此固然不能準確預知，倘對同一狀況罹癌病患尙無可靠之餘命統計數據可供參考時，該病患於受侵害前之存活率遂成爲估算其「日後本可陸續取得之時期」之重要參考：

①倘病患於言詞辯論終結前已存活超過五年且無復發跡象者，即屬於前開圖4-2之Lm區域，則其受侵害前之存活率衡情亦應屬圖4-1之L區域，應認其於癌症治療後可100%存活，故「日後本可陸續取得之時期」之估算與一般人無異。

②倘病患於言詞辯論終結前已亡故者，即屬於圖4-2中之D + M區域。其中，屬D區域者原本即對應至圖4-1中之D區域，亦即該病患縱因醫師延誤治療而提前亡故，但其五年存活率原本即爲零，將不因醫師延誤治療而有所改變，故其「日後本可陸續取得之時期」即不應與一般健康人使用同一估算方式；至於歸屬於M區域者即應對應至圖4-1之L區域，則「日後本可陸續取得之時期」之估算方式即與一般健康人者同。前開理論之敘述看似乾淨俐落，然而，問題是，吾人根本無從推知該病患應屬於圖4-2中之D區域或M區域，就此，本文認爲，此類病患之「日後本可陸續取得之時期」似應以一般健康人所估算得之時期參酌D區

域與M區域之比例定之。

③倘病患於言詞辯論終結前已存活超過五年，但已有復發跡象者，雖其五年後之預後將十分不理想，但似可合理認爲倘醫師不延誤治療，該病患應可完全康復而不致於復發，故仍應認爲屬於圖4-2之Lm區域，則其受侵害前之存活率衡情亦應屬圖4-1之L區域，應認其於癌症治療後可100%存活，故「日後本可陸續取得之時期」之估算即與一般人無異。前開肺腺癌案中，醫方即以存活機率數據作爲損害範圍計算之抗辯：「被上訴人89年4月間證實罹患肺腺癌之五年存活率爲7%，然目前並無積極證據足認被上訴人將於60歲死亡……是被上訴人不得請求至60歲減少勞動能力之損害。」然而本件法院係參照台灣勞動基準法第54條以自動退休年齡60歲作依據，計算病患可得請求勞動力減少損害賠償之期間長達三十二年之久，並認爲醫方之抗辯爲無理由。按：本件病患於後續之訴訟（第三審上訴程序）進行中已不幸亡故，存活期間已達五年以上，即屬此類型案件。故本件法院逕依台灣勞動基準法第54條規定計算至自動退休年齡60歲，尙屬合理。

至於民法第193條第1項之「增加生活上之需要」費用，雖有屬繼續性質者，但學說上認爲其本質仍屬於侵害後客觀賠償範圍之延伸，故實務上係以言詞辯論時之需要狀態，並考量一切情狀（譬如，植物人之餘命自較常人平均餘命爲短[63]）爲斷[64]。

2. 生命權受侵害之損害賠償

醫師因疏失延誤罹癌病患之治療先機，導致其原有之a%存活率降至b%，嗣病患亡故，倘病家已成功舉證「若無醫師之延誤治療，則該病患即不會死亡」之因果關係者，醫師對病患之死亡即成立損害賠償責任，果爾，醫方即應依台灣民法第192條與第194條之規定賠償支出醫療及增加生活上需要之費用或殯葬費、賠償相對於病患之扶養權利人、慰撫金等[65]。

其中，「支出醫藥費及增加生活上需要之費用或殯葬費」等項目，性質上屬於損害之客觀賠償範圍，病患之存活率將不列入損害計算之參酌；換言之，請求權人仍得依法就損害額全數請求，此固無疑義。然而，於計算對扶養權利人之損害賠償時，除非當事人依民法第192條第3項適用民法第193條第2項之規定聲請定爲支付定期金，否則責令加害人一次支付賠償總額時，即應分別考量扶養義務人（即罹癌病患）或被害人於受侵害前尙可能生存之期間，就此，吾人是否應如前述估算「日後本可陸續取得之時期」而運用存活率估算罹癌病患之尙可能生存期間？本文認爲，醫方之所以對於生命權遭侵害（已亡故）之病患成立損害賠償責任，其前提在於「若無醫師之延誤治療，則該病患即不會死亡」之個案因果關係上；換言之，一旦吾人肯認醫方之賠償責任者，該病患必然屬於圖4-2中之M區域病患，而此區域病患於醫師未延誤治療前，原本應屬於圖4-1中之L區域，果爾，病患於受侵害前之存活率應爲100%，若然，該病患於受侵害前雖已有罹癌之狀態，但其尙可能生存之期間之估算即應與一般健康人無異。至於該病患於受侵害前之扶養能力若干，即應依實際情況（譬如該類癌症存活者之一般健康狀況）估算之。

伍、結論

所謂「存活機會」或「治癒機會」等係源自醫學上「死亡率」或「存活率」等實證醫學數値，原只是反映病患之疾病狀態惡化之可能性、或評估其器官、組織、或機能等狀態之一種方式而已，前者與病況惡化因果力之判斷有關，而後者可作爲損害計算之參考。就無從證立病患之死亡與醫療疏失間具備因果關係之案例而言，似無須創設「存活機會」、「治癒機會」、或「相當程度的可能性」等新類型法益或將此等法益予以「權利化」爲個別人格權之必要。蓋此類病家於責任成立層次法益侵害應可主張病患之身體、健康權遭侵害，而「存活機會」、「治癒機會」、或「相當程度的可能性」等數值之減損，其實只是反映出病患身體、健康權受損害之程度而已，應於責任範圍上損害之數額算定時再予以參酌。

將「存活機會」或「治癒機會」等實證醫學數據正確地作爲司法實務審判之證據資料，可力求客觀公正，符合損害賠償法「矯正正義」之公平正義哲思，係吾人所樂見。衷心期盼本文之說明能促進法、醫雙方對彼此的了解與尊重，加強司法實務運用實證醫學數據之信心並增進審判之正確性，合理地分配醫療事故損害賠償之風險。

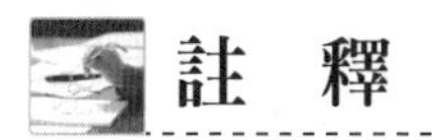

註　釋

* 吳志正，台灣大學醫學士，東吳大學法學博士，東吳大學與中興大學法律學系兼任助理教授，台灣大學醫學系暨法律學系合聘兼任教師。

1 關於德、英、美、日、台比較法上因果關係理論的演進，可參吳志正（2011），〈民事因果關係概念之再構成〉，東吳大學法律學系博士論文，頁21-148。

2 Lara Khoury, *Uncertain Causation in Medical Liability*, Or. : Hart, pp. 48-54, 2006. 另媳上則雄（1997），《現代共同不法侵權行爲の研究》，頁308，東京都：信山社，分別稱爲「一般的因果關係」與「具體的因果關係」。另可參看吳志正（2008.7），〈以疫學手法作爲民事因果關係認定之檢討〉，《東吳法律學報》，20卷1期，頁212-213；陳聰富（2009.10），〈醫療事故之因果關係 最高法院96年度台上字第2032號民事判決評析〉，《法令月刊》，60卷10期，頁52-53。

3 Evidence-Based Medicine Working Group, *Evidence-Based Medicine: A New Approach to Teaching the Practice of Medicine*, 268 JAMA 2420 (1992).

4 D.L. Sachett, W.M. Rosenberg, J.A. Gray, et al. *Evidence-Based Medicine: What It Is And What It Isn't*, BMJ, 1996; 312: 71-72.

5 楊培銘等（2003.7），〈特輯：實證醫學〉，《台灣醫學》，7卷4期，頁530-578。

6 參看吳志正（2011.3），〈實證醫學數據於醫療事故損害賠償上之意義〉，《台大法學論叢》，40卷1期，頁139-208。

7 王澤鑑（1998），《侵權行爲法》(一)，頁223、227-228，台北：自刊。

8 按罹癌病患於接受治療後之存活率常採「五年」爲期，一方面是因爲更長期之臨床追蹤著實不易；另一方面，追蹤時間越長，影響存活率的因素將越複雜，其統計恐不能正確地反應該治療方式之效果。再者，就一般罹癌病患言，倘於治療五年後仍能存活且無復發跡象，其原罹患之癌症幾乎可認爲是已經治癒。然而就惡性度較高的癌症，由於病患於接受治療後能存活至五年者幾希，故可能採取二年存活率作爲比較療效的基礎；相反地，對於復發病程較爲緩慢的癌症，則甚至須以十年存活率之統計資料，才能眞實反映出治療的效果。

9 本文圖4-1與圖4-2之存活曲線係援引吳志正（2011.3），〈實證醫學數據於醫療事故損害賠償上之意義〉，《台大法學論叢》，40卷1期，頁164-165。

10 本文爲便於說明，容筆者直接將圖4-1之存活率曲線與圖4-2重疊，惟這其實是很粗略的比較。

11 參看姚瑞光（2004），《民事訴訟法論》，2月版，頁420，台北：自刊。相對地，日本法上就一般證明程度則採「通常人不至於懷疑之確信」，參看吉村良一（2005），《不法行爲法》，3版，頁96-97，東京都：有斐閣；另就醫療訴訟，係採最高裁判所第二小法廷昭和50年（1975）10月24日判決（腰椎穿刺案）之高度概然性標準。

12 假設準確性須大於50%，亦即$(a - b)\% \div (100 - b)\% > 50\%$，則可推導出$a > 50\% + 0.5b$之結論；換言之，a值至少須大於50%，方足以致之。

13 須作區別者係，此非謂對於存活率極低之癌症病患，醫師縱有醫療疏失均無須負責。按：所謂「若非p，則非q」命題中「則非q」固然係指「結果q不會發生」，惟更精確地說應係指「結果q不會依照原有已發生之因果歷程而發生」之謂，準此，倘醫療疏失

（譬如誤施打致死量之鎮定針劑）導致病患死亡之因果歷程係有別於癌細胞致死之因果歷程者，則「若無醫療疏失，則病患不會（依過量鎮定劑致死之因果歷程）死亡」之必要條件命題仍可成立。

14 譬如台灣屏東地方法院96年度訴字第707號刑事判決（節）：「若無被告之過失不作爲；易言之，若被告有符合醫療常規之作爲，則被害人之顱內出血尚有35% 左右之救治機會，實際上在被告過失不作爲之1 小時內，被害人原本有合理期待之救治機會，降至幾近於零，從而，被告之過失不作爲，與被害人死亡之結果，自難謂無相當因果關係。」按：本案爲顱內出血案件，存活率因手術與否而有0%到35%之差異，法院既然援引此等數據，自應基於此等數據作出合於證據法則之論據，實則本案「若醫師無疏失，則病患不會死亡」之準確性僅35%，刑庭法院仍判定具「相當因果關係」，恐難謂無違「嚴格證明法則」。

15 Joseph King, *Causation, Valuation, and Chance in Personal Injury Torts Involving Preexisting Conditions and Future Consequences*, 90 Yale L. J. 1353, 1358-1360 (1981).

16 McMullen v. Ohio State Univ. Hosp., 88 Ohio St. 3d 332 (2000).

17 Bull civ 1965. I. 541, para 707; D 1966. jur. 453; JCP 1966. G. II. 14753 (note Savatier), (1967) Revue trimestrielle de droit civil 181 (note Durry).

18 CE 24 April 1964, Rec CE.259 (Hôpital civil de Thann).

19 Deutsh E, Spickhoff A, *Medizinrecht: Arztrecht, Arzneimittelrecht, Medizinproduktrecht und Transfusionsrecht*, 212-213 (5th 2003).不同意見參Fleischer H, *Schadensersatz für verlorene Chancen im Vertrags- und Deliktsrecht*, JZ 766, 771 (1999).

20 存活機會喪失於英國法之學說演進參Marc S. Stauch, *Compara-*

tive Health Law: Causation Issues in Medical Malpractice: A United Kingdom Perspective, 5 Ann. Health L. 247 (1996) 乙文。實務見解參 Hotson v. East Berkshire Area Health Authority, [1987] 2 All E.R. 909 乙案。

21 Timothy Hill, *A Lost Chance of Compensation in the Tort of Negligence by the House of Lords*, 54 Mod. L. Rev. 511, 523 (1991).

22 Khoury L, *Uncertain Causation in Med Liability*, 104-110 (2006).

23 Quantock v. Australian Capital Territory Health and Community Care Service ACTSC 98 (2003); Finch v. Rogers NSWSC 39 (2004).

24 案由：病患沈○因胸部疼痛求診，杜○成適為值日醫師，在二樓休息，經該院藥劑師陳○宏通知其沈○之病情後，杜○成明知沈○患有心臟病，竟疏於注意，不立即下樓診治，僅率命陳○宏施打止痛針及葡萄糖。迨打針後十數分鐘，病情惡化，陳○宏上樓告知，杜○成始行急救，沈○終因心肌梗塞，導致心肺衰竭死亡。

25 關於本案病家於優勢證據法則下舉證因果關係困難之救濟，有學者就「存活機會喪失」切入討論此案，參看陳聰富（2003），〈「存活機會喪失」之損害賠償〉，《全國律師》，7卷11期，頁85-113。有以損害觀點切入討論者，參看吳志正（2007），〈存活機會喪失 醫療損害之迷思〉，《月旦法學雜誌》，150期，頁90-114。

26 案由：醫師診斷疏失，而病患延誤治療其脊椎動靜脈畸形達四年半之久，發生兩下肢完全癱瘓，致使終身需以輪椅代步，無法正常行走，部分生活起居更需他人代為協助處理之結果。

27 對於本案之評析，詳可參看吳志正（2007），〈論「治癒機會喪失」之損害賠償〉，《法官協會雜誌》，9卷1期，頁94-108。

28 案由：醫師因疏失未能自胸部X光診斷出病患罹患第1期肺癌，半年後，病患之肺癌已至3b期。

29 對於本案之評析，詳可參看吳志正（2007），〈存活機會喪失 醫療損害之迷思〉，《月旦法學雜誌》，150期，頁90-114。

30 按：本案被害人於提起訴訟時尚未死亡，但相對地，美國多數法院將Joseph King氏所提之「機會喪失理論」限於最終損害（譬如死亡、器官機能完全敗壞、或截肢）已經發生後，被害人始得依機會喪失理論主張損害賠償，以存活機會喪失而言，倘最終死亡尚未發生，則被害人之存活狀態實際上並無喪失之事實，即不得主張機會喪失理論。參David P.T. Price, *Causation-The Lords' Lost Chance?* 38 I.C.L.Q. 735, 737 (1989).

31 陳聰富（2003），〈「存活機會喪失」之損害賠償〉，《全國律師》，7卷11期，頁85-113。另黃立（2006），《民法債編總論》，3版，頁269-271，台北：元照，將「存活機會喪失」列為個別人格權之侵害。

32 首見於福岡地裁昭52.3.29（判時876號90頁）。

33 首見於東京地判昭51.2.9（判時824號83頁）。

34 首見於東京地判昭60.9.17（判例タイムズ572號75頁）。

35 對此三理論學說與實務發展之整理，可參看石川寬俊（2000），〈延命利益・期待權侵害・治療機會の喪失〉，收錄於太田幸夫編，《醫療過誤訴訟法》，東京都：青林書院，頁288-397。

36 參判例タイムズ1044號75頁。

37 參判例タイムズ1140號86頁。

38 參判例タイムズ1147號152頁。

39 溜箭將之，〈最高裁判所民事判例研究（平成12-9-22第二小法廷判決）〉，法學協會雜誌118卷12號，頁1953，2001年。杉原則彥，〈最高裁判所判例解說─最高裁平成12年9月22日第二小法廷判決〉，法曹時報54卷4號，2002年4月。平沼高明，〈醫師の過

失と患者の死亡との間に因果關係が存在しない場合と醫師の不法行爲の成否〉，收錄於塩崎勤編，「醫療過誤判例の研究」，民事法情報センター，頁22，2005年。

40 西田祥平，〈最高裁判例に見る「相當程度の可能性」の認定〉，ジュリスト1344，頁43，2007年11月。

41 至於輕微之後遺症則不與焉，足見本判決對「相當程度の可能性」理論之適用仍是有所限縮，參寺瑥知子，〈時の判例—最高裁平成15年11月11日第三小法廷判決〉，法學教室285號，頁81，2004年6月。

42 大塚直，〈不作爲醫療過誤による患者の死亡と損害・因果關係論—二つの最高裁判決を機縁として〉，ジュリスト1199，頁15，2001年4月。西田祥平，〈最高裁判例に見る「相當程度の可能性」の認定〉，ジュリスト1344，頁46，2007年11月。

43 加藤新太郎，〈醫師の過失による患者の相當程度の生存可能性の侵害〉，判タイムズ1065號，頁115，2001年。稻垣喬，〈判例批評水準不適合の醫療と死亡時の生存可能性による不法行爲〉，民商法雜誌123卷6號，頁922，2001年3月。

44 參判例タイムズ1202号249頁。

45 相關討論，可參溜箭將之，〈「相當程度の可能性」のゆくえ－平成17年12月8日最高裁第一小法廷判決を題材に〉，ジュリスト1344，頁58-59，2007年11月。

46 遭醫師治療延誤之病患雖經治療，但仍於n年後死亡，精確的計算方式應是以「罹患該癌症之病患經醫師及時（適當）治療之n年存活率爲a%，未獲及時（適當）治療之n年存活率爲b%」之實證醫學數據作爲計算(a – b)%之基礎。

47 參看Jorgenson v. Vener, 2000 S.D. 87, 616 N.W.2d 366 (2000)乙案，法院雖亦肯認存活機會喪失得作爲損害賠償之對象，但就該存活機會之喪失與醫師之過失間之因果關係，仍堅守優勢證據法則與「全有或全無」原則，並由原告負舉證責任。

48 蓋此二命題為同義命題，茲以符號邏輯證明如次：設「醫師延誤（或未適當）治療」之事實為符號p，「病患於第n年時死亡或發生重大後遺症」之事實為符號q，則「醫師延誤（或未適當）治療為病患於第n年時死亡或發生重大後遺症之必要條件」A命題於符號邏輯上可記作q→p，而「醫師延誤（或未適當）治療為該相當程度的可能性遭侵害之必要條件」B命題係以A命題（q→p）之準確性作為新類型法益，故B命題以符號邏輯即可記為~（q→p）→p之型式。惟~（q→p）→p ≡（q→p）∨p ≡（~q∨p）∨p ≡~q∨p∨p ≡ ~q∨p ≡ q→p（A命題），據此，B命題其實是A命題之同義命題。

49 參看陳忠五（2005），〈產前遺傳診斷失誤的損害賠償責任〉，《台大法學論叢》，34卷6期，頁135-141。

50 最高法院94年台上字1543號、同院88年度台上字第1827號民事判決參照。

51 另有關「次細胞層級」人身損害概念之提出，可參看吳志正（2009），〈次細胞層級之人身損害初探──兼評台灣高等法院87年度重上國字第1號民事判決〉，《東吳法律學報》，20卷3期，頁191-225。

52 倘病家就M區域病患另能成功舉證其生命權之遭侵害與醫師延誤治療間之因果關係而請求賠償者，即牽涉到「餘命損害」議題，參看吳志正（2007），〈論「餘命損害」之損害賠償 評最高法院54年台上字第951號民事判例〉，收錄於：《判解研究彙編》(十一)，頁137-160，台北：李模務實法學基金會。

53 就此類案件，實務上曾有認為病患係受有「心理」健康權之侵害者，參看台灣高等法院高雄分院93年度上字第35號民事判決、以及認爲係病患之家屬（因病患已死亡）受有「心理」健康權之侵害者，參看台灣高等法院高雄分院95年度醫上字第1號民事判決。惟其論據恐屬牽強。

54 另可參看吳志正（2011.3），〈實證醫學數據於醫療事故損害賠償上之意義〉，《台大法學論叢》，40卷1期，頁189-196。

55 台灣民法第193條第1項：「不法侵害他人之身體或健康者，對於被害人因此喪失或減少勞動能力或增加生活上之需要時，應負損害賠償責任。」

56 台灣民法第195條第1項：「不法侵害他人之身體、健康、名譽、自由、信用、隱私、貞操，或不法侵害其他人格法益而情節重大者，被害人雖非財產上之損害，亦得請求賠償相當之金額。其名譽被侵害者，並得請求回復名譽之適當處分。」

57 關於喪失或減少勞動能力之計算，台灣實務上亦區分爲「治療期間所得收入之喪失」以及「治療後未來勞動能力喪失或減少」之損害二者，參看最高法院75年度台上字第1828號民事判決。按：前者屬客觀賠償範圍者，後者則否。

58 增加生活上需要費用，依台灣最高法院之見解可區分爲實際上已支出與未支出二項，參看最高法院82年度台上字第681號民事判決要旨：「查不法侵害他人之身體或健康者，對於被害人因此增加生活上之需要時，應負損害賠償責任，民法第193條第1項定有明文。準此可知，將來之醫藥費，只要係維持傷害後身體或健康之必要支出，被害人均得請求加害人賠償，非以被害人已實際支出者爲限。」另參看同院88年度台上字第1771號民事判決（節）：「其因身體或健康受不法侵害，需人長期看護，就將來應支付之看護費，係屬增加生活上需要之費用，加害人固應予以賠償。」

59 本件病患主張（節）：「因罹患肺腺癌經台大醫院一連串化學治療後並無改善，且其他器官亦受到化學治療之影響而功能下降，醫師囑伊在家修養，然因伊家境不佳，無法長期負擔伊龐大醫療及養生藥品之費用，伊只好強忍生理上之不適，勉強以兼職方式填補醫療開銷，每月減少之勞動能力所相當之薪資報酬3萬元。」

60 須注意者係，此僅係賠償數額之估算問題，與學說上所謂「比例因果關係」係將責任成立上之因果關係作比例分割者尚有不同。就「比例因果關係」，可參看呂太郎（2002.4），〈因果關係之比例與損害額〉，《台灣本土法學雜誌》，33期，頁142-147；另日相關學說（按：稱「割合因果關係」）之介紹，可參看蘇慧卿（1993.3），〈交通事故における共同不法行為責任〉(二)，《九大法學》，65號，頁183-185。

61 台灣民法第193條第2項：「前項損害賠償，法院得因當事人之聲請，定為支付定期金。但須命加害人提出擔保。」

62 台灣民法第213條第1項：「負損害賠償責任者，除法律另有規定或契約另有訂定外，應回復他方損害發生前之原狀。」

63 最高法院86年度台上字第784號民事判決要旨參照。

64 最高法院88年度台上字第1771號民事判決參照。

65 台灣民法第192條：「（第1項）不法侵害他人致死者，對於支出醫療及增加生活上需要之費用或殯葬費之人，亦應負損害賠償責任。（第2項）被害人對於第三人負有法定扶養義務者，加害人對於該第三人亦應負損害賠償責任。（第3項）第193條第2項之規定，於前項損害賠償適用之。」台灣民法第194條：「不法侵害他人致死者，被害人之父、母、子、女及配偶，雖非財產上之損害，亦得請求賠償相當之金額。」

第五章

醫療糾紛的法律風險管理思考—以醫療糾紛處理及醫療事故補償法草案為中心

翁逸泓*

摘要

本文的目的在於討論在法律風險管理的概念之下，關於醫療糾紛應當如何處理。由於醫療糾紛在醫界已然被形塑爲造成「四大皆空」乃至於「六根清淨」的重要元兇之一，從而在這次「醫療糾紛處理及醫療事故補償法草案」的審議過程中，引起相當大的議論。更甚者，在2015年6月底以後關於八仙樂園塵爆事件的討論中，也不斷地聽見來自於醫界對於醫療糾紛的「預防性」擔憂。準此，本文以一個在社群網站上於醫護人員與大眾間廣爲流傳，對於一個國家考試命題之解析作爲引子，對於醫療糾紛目前所遭遇之風險管理問題，以「醫療糾紛處理及醫療事故補償法草案」爲核心，另爲法律風險管理上之分析。

本文就醫療糾紛處理之問題，係以2014年立法院朝野政黨協商，衛生福利部宣稱之除基金來源占比外，其餘已有相當程度共識的「朝野協商版」草案爲基礎，就預防與風險管理之面向做出分析。

本文認爲惟有藉由一個連貫（consistent）的風險管理概念去整合整個機制，並得借此機制達到事先「預防事故」的最終目的，方能重建醫病間的信任關係，降低醫療意外、醫療錯誤與醫療糾紛進入訴訟的機會。

關鍵字：醫療糾紛，風險管理，醫療常規，醫療過失，預防原則

壹、前言

空即是色，色即是空；空不異色，色不異空。

《般若波羅蜜多心經》

所謂的「四大皆空」本是佛教用語，所謂四大乃指地、水、火、風等組合的四種基礎條件，而「空」則以較爲禪機的概念，討論本體與現象二者的有與無。只是，在近年來媒體的反覆播送下，一般人對其直接

印象已轉化爲對於醫療體系人力資源的議題討論，指涉的是「內、外、婦、兒」四大科別，後來再加上急診與痲醉兩部分的醫療人力不足，而進一步成爲現今醫學院學生普遍不願意選修的「六根清靜」現象。在常見的論述中，將醫學院學生選擇專科而造成該等科別缺乏相對應的選修人才的因素，可以約略歸納爲「生活品質」、「臨床專業興趣」、「醫療糾紛」以及「市場因素」四者。[1]其中，生活品質涉及了勞動條件與勞動基準法之問題，臨床興趣則或許與教育政策及科學潮流有關，而市場因素乃是整體醫療資源分配，例如健保給付相關問題所考量的重點。這些因素均與前述的「四大皆空」或是「六根清淨」相關，然本文討論的重點集中於關於「醫療糾紛」之部分。

本文以一個在社群網站上於醫護人員與大眾間廣爲流傳，對於一個國家考試命題之解析作爲引子，對於醫療糾紛目前所遭遇之風險管理問題，以「醫療糾紛處理及醫療事故補償法草案」爲核心，另爲法律風險管理上之分析。所有討論問題的核心，都應該要回到立法（草案）意旨來看，也就是其立法目的爲制定一個「整合處理醫療糾紛爭議程序、醫療事故傷亡補償、醫療疏失改錯及學習」的專法。

本文就醫療糾紛處理之問題，係以2014年立法院朝野政黨協商，衛生福利部宣稱之除基金來源占比外，其餘已有相當程度共識的「朝野協商版」草案爲基礎，就預防與風險管理之面向做出分析。本文的目的在於討論在風險管理的概念之下，關於醫療糾紛的預防面向，應當如何處理。衛福部在草案版本說明中，強調「醫糾法草案是不責難的精神，不講個人的責任、過失，而能保障醫療機構裡的所有醫事人員。若發生醫療糾紛，應由醫療機構主動溝通、關懷；若進入調解，也應由醫療機構出面調解；若對事故進行根本原因分析，也是檢討系統性問題而非追究個人責任。」[2]本文認爲，因爲「醫療常規」功能的侷限性、「責任難以歸屬」問題的模糊性，以及在向無過失概念靠攏的新修正法規範狀態下，關於醫療除錯的部分，政策上尚未眞正地去以風險管理之概念爲思考之基礎。

本文提出現行醫療糾紛處理與事故補償以及草案的問題癥結爲在涉及調處機制中鑑定方式與制度、人員組成、無過失責任之除錯機制的即時介入、醫事人員及醫療機構對病方的補償程序與方式等，皆互爲連動。惟有藉由一個連貫（consistent）的風險管理概念去整合整個機制，並得借此機制達到事先「預防事故」的最終目的，方能重建醫病間的信任關係，降低醫療意外、醫療錯誤與醫療糾紛進入訴訟的機會。

貳、一個護理師考題引發的風險管理爭辯

本文的發想案例其實是由一個在2015年6月27日所發生的八仙樂園粉塵爆炸事故造成500人受傷、數人死亡，在此一除921大地震外，單一事件中，台灣受傷人數史上第二多的慘痛案例後，在社群網站上大量在醫護人員乃至於一般民眾間廣爲流傳的案例與相關評述而來。[3]

這一個103年專科護理師國家考試的命題是這樣的：

> 台北捷運站有一旅客昏迷休克，站旁商家的一名員工與預計返家的專科護理師立即進行急救，但急救過程中因過失而造成旅客死亡，有關過失致死罪成立與否，下列敘述何者正確？ (A) 兩人均不成立 (B) 僅專科護理師成立 (C) 僅商家員工成立 (D) 兩人均成立。

此一國家考試的標準答案爲(A)，然而卻有醫師以其經驗與關於風險預防之論理，認爲標準答案事實上是有問題的。例如楊坤仁醫師認爲：

> 答案是什麼根本就不重要，因爲這根本就是一個無意義的命

> 題，既然命題無意義，那何必在乎答案？而如果在這四個答案眞的要選一個的話，我的答案是(D)兩人皆成立過失致死罪（雖然我心裡百般不願意是這個答案，但很無奈，就是D）。

楊坤仁醫師自刑法角度切入，認為「此時不管是用相當因果關係或客觀歸責理論，急救過失與旅客死亡之間皆成立因果關係，因此兩人皆成立過失致死罪。」並且，關於刑法第24條第1項但書中「緊急避難」避難過當時，「得減輕或免除其刑」之解釋，楊醫師透過機率之認知概念，認為：

> 其中，「得」的意思是可減輕亦可不減輕，並不是一定要減輕，如果法官認為兩人急救過失情有可原，減輕其刑，那其實仍然成立犯罪，只不過刑罰被減輕而已。再來，得減輕或免除其刑，所以當然也有可能免除其刑，但機率多少？我們來算算好了：得算50%，或再算50%，所以可以免除其刑的機會其實只有50%×50%=25%而已，其他75%都是有罪在身。更何況，免除其刑在刑法上的意義，其實犯罪行為是成立的，只不過到了第三階的罪責時，才免除掉其刑責而已。

關於這部分的刑法觀點，由於楊坤仁醫師在該文中似乎並無欲眞正探究刑法上之基礎學理，從而並未在法學問題上獲得解決。事實上，學者認為醫師之醫療行為本就具備緊急避難之阻卻違法事由，而於急救中之醫療過程所為之行為雖因違背醫療常規之過失，並造成當事人法益之侵害，然該醫療過程中之各行為均具有接續性。從而，主觀上缺乏知與欲，客觀上醫療過程中之各細部行為具有時空上緊密之接續性，故除非在醫療過程中有另外的主觀起意，否則均係承續原緊急醫療行為具備之阻卻違法情狀，即合於過失所由發生之行為具備阻卻違法事由者，醫師就其醫療過程過失行爲可主張其行爲之際，具有緊急避難之所有情狀。[4]

但是刑法上法律問題之探究，顯然並非此處具備實務經驗的醫師所眞正關懷的，重點反而毋寧在於其所謂的「風險管理」上。因此楊智鈞醫師引用其所稱的風險管理專家之論點，應用在其被劃分爲「不當濫訟」的醫療糾紛時，應當有的風險管理反應應當如下：[5]

1.風險迴避：不要出手，就不會有醫療糾紛。（編按：如果你跟我一樣打算選1就好，下面就不用看下去了）
2.風險預防：可以出手，但切記你不是醫師，你只是路人。醫師救人賠3,000萬，路人救人，對方紅包給你3,000塊。不要當關係人、不要當證人、不要當相對人，反正就當個好心的路人。（我同時是車禍調解好心路人、侵權求償好心路人、信託業務好心路人、信託所得申辦好心路人，反正不要承認自己是業內人士就對了）
3.風險移轉：醫責險？不！會提出這個答案，表示對醫責險認知還不夠啊……。想想老婆孩子，還是打電話叫醫院派熱血醫師過來吧。
4.風險自留：萬一眞的忍不住還是出手了，那，請記得找幾位幫手。因爲，共同侵權行爲，你們還可以比例分擔啊（燦爛笑），然後記得請被施救人切結！

在這個由實務上具有經驗之醫師對於國家考試題目預設狀的非難中，不難窺見現今在醫療社群中，醫護人員對於醫療糾紛與其後引發訴訟之擔憂與厭惡心態。本文爲此嘗試理解整個醫療糾紛與法律風險管理[6]之關係。

整個關於糾紛發生之過程，事實上依照其發展之時間順序，必定先有醫療行爲，如果經歷醫療行爲之歷程後，出現本可避免之醫療傷害時，即爲醫療事故。此時倘該醫療事故造成糾紛之態樣，即爲醫療糾紛。從而必須分別以可避免性（avoidability）、可預見性（predictability）與迴避可能性（preventability）三者作爲判准，加以區分。

1. 如果根本不具有可避免性，則不屬醫療事故範圍，此時無醫療糾紛問題。例如生命自然之終結歷程（壽終正寢）或疾病發展的自然進程。
2. 醫療行爲自身無結果預見可能性，且無結果迴避可能性者，爲「醫療意外」（medical accident）。例如臨床上的「疾病合併症」或「藥物過敏反應」。
3. 醫療行爲自身具結果預見可能性，但無結果迴避可能性者，爲「醫療不幸」（medical mishaps）。例如臨床上之「醫療併發症」或「藥物副作用」。此處之醫療不幸及前項之醫療意外合稱爲「醫療風險」（medical risk），在過失理論中，屬於可容許之風險。
4. 具結果預見可能性，及結果迴避可能性者，即爲「醫療過失」（medical negligence）。

此際，關於醫療事故與醫療行爲間的因果關係，即與塡補之概念相關；而意欲理解相關之因果關係，醫療常規又是相當重要的一環：醫療糾紛鑑定所慣常審查的重點，通常是在醫療方式之選擇或其執行過程上，是否違背醫療常規而構成醫療過失，以及該醫療過失與病患所受之醫療傷害間有無「因果關係」存在。[7]爲此，本文的下個章節即以此展開，分別討論醫療常規與塡補。

參、醫療過失：關於醫療常規與塡補

一、醫療常規

所謂醫療常規（Medical Custom），即判定刑事醫療過失責任成立要件時，所採行之客觀標準認定。在傳統刑法理論上，甘添貴老師認爲：[8]

醫療常規，係在臨床醫療上，由醫療習慣、條理或經驗等所形的常見成規，須具備適應性、適正性、實踐性及倫理性等要件。醫療業務正當行爲除應符合醫療常規外，尚須符合醫療倫理規範的要求，由於現在醫學以尊重病人自主爲原則，故醫師於實施侵襲性醫療行爲前，除須負說明義務外，尚須獲得病人同意，方得阻卻違法。

而衛生署及實務上認爲其實質內涵係：

在臨床醫療上，由醫療習慣、條理或經驗等所形成之常見成，其中最主要之判斷因素爲醫療之適正性，亦即以診療當時當地臨床醫療實踐上之醫療水準作爲判斷之標準。至具體評量依據，係依醫療機構醫療設備之完善、專業知識之高低、臨床經驗之多寡以及各科會診之可能等等，加以綜合考量。而醫師之醫療行爲是否符合當地之醫療水準，則繫於其注意能力之高低，而注意能力之高低，原則上依醫療機構之等級，而以一般醫師之平均注意能力爲準。[9]

按醫療行爲具有其特殊性及專業性，醫療行爲者對於病患之診斷及治療方法，應符合醫療常規（醫療準則，即臨床上一般醫學水

> 準者共同遵循之醫療方式）。而所謂醫療常規之建立係賴醫界之專業共識而形成，如醫界之醫療常規已經量酌整體醫療資源分配之成本與效益，就患者顯現病徵採行妥適之治療處置，而無不當忽略病患權益之情形，自非不可採爲判斷醫療行爲者有無醫療疏失之標準。[10]

須注意者，「此之客觀標準係指一個具有良知理性且小心謹愼之人，處於與行爲人同一之具體情狀下所應保持的注意程度。就醫師言，應以『醫療成員之平均、通常具備之技術』爲判斷標準。在我國實務操作上，則以『醫療常規』名之，苟醫師以符合醫療常規之方式對病人爲診療行爲，即難謂其醫療行爲有何未盡到注意義務之情形，自不能以過失犯相繩」。[11]再者，「醫療行爲本身違反醫療常規致生危害者，始有被評價具有故意或過失之可能」。[12]

然而，在此應注意的還有兩個問題：

第一，此處的醫療常規，沿用實務上採取客觀注意義務違反說的精神，並非以醫師本人的注意能力爲標準，而係以一般醫師，依照不同層級醫院以及醫療團隊的水準來做判斷，[13]也就是醫療系統中，大多數成員所慣常使用的診療方式以及程序。而這邊的「醫療水準」也就是「醫療照顧標準」（Standards of Care）係指「大多數的醫師已經應用在臨床上，當成照顧病人的一般水準」。[14]而該等所謂的醫療水準，也有可能會以醫學機構制訂之醫療準則作爲認定依據。因此，符合醫療準則之醫療行爲，反面來說，即可能被解釋爲沒有過失責任；而相對地，違反醫療準則時，則必須由醫師舉證證明其行爲之正當性。並且，該等過失條件還必須同時具備有客觀上的可預見性以及可迴避性，方可成立。在此等情形之下，「偏離醫療常規」似乎成了唯一可能的過失犯罪態樣。

但是在這些解釋之下，仍然有幾個待釐清的問題：

(一) 前面提到，「醫療水準」是可以醫學機構制訂之醫療準則作爲認定依據的。在此狀況下，以「實證醫學」（evidence-based medicine, EBM）以及「實證護理照顧」（evidence-based practice, EBP）所發展之醫療／護理行爲準則，可以作爲明確的過失認定標準。所謂的「實證醫學」，根據楊培銘等指出，乃是以病人爲中心，佐以醫療問題爲導向，結合最新臨床研究結果與個人臨床經驗而成，爲病患做出最合理之診斷及治療。[15]這種方式除了可以減少醫療糾紛判斷困難外，還被聲稱爲可以減少防禦性醫療的狀況（因爲不負過失責任）。在實證醫學的標準上，現今普遍流行的判定程序爲：提出問題、搜尋證據、嚴格評讀、恰當運用，以及衡量結果等步驟，依據世界衛生組織之建議，採取「評估、發展與評値建議等級（Grading of Recommendations Assessment, Development and Evaluation, GRADE）」之系統去進行文獻之證據等級評價。[16]只是這種訂立醫療標準作業流程的行爲準則式思考除了承繼實證醫學的諸多盲點，例如容易忽視醫療的個別針對性、醫師專業自主權限與臨床個人經驗，以及降低臨床醫學創新可能等，更重要的問題毋寧是：到底是誰（團體），又是依照什麼程序與監督方式，去訂立、修改或甚至是刪除這些標準作業流程？

(二) 如果一個醫療照顧行爲屬於一般醫療照顧標準（Standards of Care），也就是多數醫生慣習性地將之運用於臨床，但是尚未經過確認成爲標準作業流程時，應當如何認定其在過失判定上的地位？在此情形下，很有可能一項符合醫療照顧標準的行爲卻遭認定爲不合於需要經過形式上醫療機構判定爲準則，而不是醫療常規。在此情形之下，很有可能對於醫療風險的認定出現理論不連貫的問題。相反地，如果不做此種判定，則以準則作爲醫療常規的精神卻又會被架空。

(三) 在新型態醫療嘗試行爲，也就是去透過新藥物嘗試或新醫療行爲，而與研究做出臨床印證，或是處理轉譯醫學[17]之新型態研究時，因為其從實驗室到臨床上快速銜接的新穎性，將很難有所謂的醫療照顧標準，或是具一般性特徵的「醫療水準」出現。換句話說，無論該等醫療常規係指何種內涵，都無法去完整覆蓋醫療活動的所有領域與範疇。無論把醫療常規認定為前述哪一種涵攝範圍，在這種沒有醫療常規存在的情形之下，過失傷害的可能性殊難想像。

第二，即便醫療常規的問題得到一定程度的緩解，但是受限於：1.醫療技術及科學知識之限制、2.病患體質之迥異、3.疾病發展的自然進程以及4.醫療行為自身無可迴避的傷害（併發症），醫師所採取之醫療行為仍然難免有一定程度之失敗風險。此時如果使醫療機構或醫師個人，必須就此風險之發生負絕對責任，將迫使醫療院所或醫師採防禦性之醫療措施，對於提高整體醫療水準，將構成明顯阻礙，對於病患來說，亦無法獲得可能之最有效醫療。然若醫療機構或醫師就實施手術所發生之一切風險，均不必負任何責任，亦可能被證成為有侵犯病患對於自己身體隱私或生命權之自主支配權利之虞。在此種論證下，醫病之間對於醫療行為過失之認定，更加模糊難辨。

事實上，醫療常規在實務上可能僅僅具有作為排除過失的功能。也就是說，如果「醫師依照一般醫療常規進行合理檢查與診斷，即應認為無過失。」[18]從而，只要合於醫療常規，且非故意之醫療行為，在可容許的風險之下，通常醫療糾紛時，醫事人員刑事部分是無罪的。問題在於，既然遵循了醫療常規，則要去落入故意行為射程的可能性，是相對難以想像的。

但是另一方面，即便偏離了醫療常規，但最高法院也認為「如何選擇在最適當之時機，採取最有利於病患之治療方式，本屬臨床專業醫師裁量、判斷之範疇；倘診療醫師就此所為斟酌、取捨，確有所本，並無明顯輕率疏忽，或顯著不合醫療常規之情，不能因診療醫師採擇其所認最適時、有利於病患之治療方式，摒除其他，即謂其係懈怠或疏虞，有錯誤或延遲治療情事，而令其負刑法上之業務過失責任。」[19]所以說，即便「稍與醫療常規不盡相符，然並無明顯輕率疏忽」[20]時，仍排除過失的相當因果關係。另一方面，法院甚至有僅就事件眞實性及因果關係判斷，而完全不討論醫療常規者。[21]從而，醫療常規並不是醫療過失之唯一判定標準，[22]甚至，根本就不是判斷的標準。就不具醫療常規之事項，法院仍得以其他事項作爲醫療行爲注意義務之判準，即便有醫療常規偏離事實存在，法院也還是會去審酌其他事項。[23]也因此，醫療常規僅能被視爲是規範一般醫師從事醫療行爲實應盡之注意義務，且可以用來排除醫療過失的護身符，在醫療事故的除錯功能上，其實所能展現的功能，十分地有限。要言之，因爲醫療常規本來就只是一個去評斷醫療過失的標準之一；並且，爲了鼓勵醫學創新與臨床最佳照顧與醫療行爲，醫療常規本來就爲了避免落入防衛性醫療行爲窠臼，而可以被以晦澀的方式「鼓勵性地不遵守」。

回過頭來看草案本身的相關規範，就醫療常規言，草案僅僅在第7條提及。然而，衛生福利部對此認爲，該條屬於整份草案的〈第二章－醫療糾紛說明、溝通及關懷〉，「故此階段並不是用有無符合醫療常規決定是否補償，而是在醫糾發生後，若經醫糾關懷小組之說明、溝通，認爲需要第三方意見協助，可申請初步鑑定，供醫病雙方對話或調解參考。此處初步鑑定之內容即包含有無符合醫療常規。」[24]那麼，關於除錯的部分，可能就需要繼續從其他兩個面向上去找尋。

二、填補

延續前面制裁面向問題的第二點論述，我們可以看到在醫療糾紛關於注意義務的標準中，對於醫療過失認定的模糊難辨之處。也就正是因爲此等無法減消至零的原因，造成了過失難以判定，所以不但在制裁的部分產生問題，也同時造成醫療事故塡補損害在實務上認定的困難。從醫療糾紛處理及醫療事故補償法草案立法意旨（總說明）來看，因爲醫事人員所實施醫療行爲有無過失責任之認定，或是鑑定所生損害是否屬於醫療疏失的困難，因此草案第38條前段規定：「醫療事故之補償，以中央主管機關設立之審議會作成審議決定時無法排除醫療事故與醫療行爲之因果關係者爲限。……」從而，關於醫療事故的補償部分，僅以過失責任難以歸屬者爲限。此時依照衛生福利部之解釋：[25]

(一)當醫療事故、醫療行爲間，確定並「無」因果關係，則無補償問題。

(二)當醫療事故、醫療行爲間，確定係「有」因果關係，則不補償，蓋此類型通常是極端情況，其中一種可能是故意，亦不屬於補償範疇。

(三)當醫療事故、醫療行爲「無法判定是否有」因果關係：此時即無法判定是否有因果關係（也就是條文中所說的「無法排除」因果關係），補償之。這種情形最常見於纏訟多年的醫糾訴訟中，而這也正是醫糾法最希望減少的醫糾類型補償。

在討論填補問題的時候，首先必須釐清的是，究竟填補的基礎爲何，以及填補的態樣爲何，最後是填補態樣的手段爲何的問題。填補的基礎方面，較無疑問的部分在於過失賠償的責任基礎是過失責任。至於第38條所載的「醫療事故之補償，以中央主管機關設立之審議會作成審議決定時無法排除醫療事故與醫療行爲之因果關係者爲限。」此種「責任難以歸屬」的狀態，在解釋上看來，有兩個情況：

(一)醫療作爲科學發展之應用，本來就有一定程度的風險存在。如果風險本身在醫學技術發展的現時水準上，本來就是不可預見的，在此情狀之下，醫師或醫療機構本身並無過失，當然也沒有責任。在這個時候或許應該考量的填補手段，反而應該是保險制度。也因此北歐[26]以及美國部分州的無過失責任體系（No-Fault Liability, Liability without Fault）的制度都是比較接近保險制度（patient insurance scheme）的概念。前者這種填補之手段，理論上並不會去碰觸到過失的歸責基礎，[27]只是提供了另一個快速塡補的選項。有趣而值得注意的一點是，至少在美國有這些制度的州（Florida and Virginia），病方都比較傾向於從侵權法的角度去提出訴訟，這是因爲侵權法體系所能得到的塡補通常大於這種保險制度。[28]但是，本法的塡補範圍並不以醫事人員的無過失爲限，從而有以下第二種情況。

(二)過失與否無法確定，也就是眞正的責任難以歸屬。此時的事故塡補基礎與過失問題無涉，也就成了liability regardless fault。這個時候，制度的設計上爲了能使事故發生之病方得到即時的補償，所以在責任難以判斷歸屬，並且也還沒有眞正地歸屬確定以前，去降低因爲訴訟程序延宕而產生的「遲來的正義」的相關不利益，而有先去補償病方之損失的手段。在這個制度的設計下，如果責任確實是在醫事人員，則病方得到即時之塡補；相反地，在因爲醫療風險而發生錯誤時，即時塡補的同時也使得醫事人員免去訟爭負擔。也正因爲後者的緣故，在有第38條但書第4款，也就是有訴訟案件持續現時存在時，不予以立即補償。必須注意的是，這個制度的關懷重點在於無法「即時」釐清責任歸屬。

問題在於，如果只是主觀責任難以認定等因素而落在前述第二點的情形下時，因爲醫方仍然有可能有過失，責難醫師的訴訟權利如果就此使其消滅，恐有關於訴訟權利限制的憲法上疑慮。[29]再者，如果是採主觀責任難以認定的看法，則是否即接受「遇見可能性」難以認定的概念，尚有疑議。無論如何，就塡補的部分來看，醫療除錯的可能仍相當有限。

肆、醫療過失：風險管理

一、所謂「預防」

醫療錯誤發生後的處置手段已經分別討論過制裁與塡補，相對於制裁將焦點面向醫方，塡補部分則聚焦病方，在預防的討論上，則應當重視的是整體風險的管理問題。

本文將「預防」的概念分做兩部分，第一個「預防」概念，嚴謹一點來說，並不是眞正的預防（precaution），而僅只是紓解訟源的防止／減少進入訴訟制度，也就是醫療糾紛說明、溝通與關懷過程中，醫事人員或其代理人所爲遺憾、道歉或相類似之陳述（第6條）；以及調解（前置）制度以及當事人所爲之不作爲爲民、刑事案件之證據或判決基礎的遺憾、道歉或其他相類似陳述（第21條）。調解制度相當一部分會牽涉到前面討論過的制裁與塡補部分制度的設計，但是既然此制度並不是眞正的落在「預防」的概念裡面，本文茲不贅述。本文要處理的焦點，主要眞正在風險管理概念下的「預防」概念，重點在於以醫療除錯爲核心，探討如何藉由一個可能的機制，去降低醫療錯誤及其所帶來的結果。換句話說，與其在錯誤發生後僅僅去追問制裁與塡補部分的問題，不如在處理前二者的同時，藉由風險管理的概念，有效地使該等處理經驗成爲醫療除錯的基石，配合可行的機制，達成降低醫療風險的可能。

二、風險管理

只是，就本草案而言，或許能看到的僅僅是在急切地在制裁與塡補機能上提倡放棄不責難與無過失塡補制度的同時，預防風險與除錯的想法並沒有眞正地以風險管理概念作爲思考上的基礎，而只有寥寥數語形式上的預防機制躍然於草案上。

首先，本草案第50條係「爲預防及降低醫療事故風險之發生，醫療機構應建立機構內風險事件管控與通報機制，並針對重大醫療事故事件分析根本原因、提出改善方案，及配合中央主管機關要求進行通報」，而對於通報結果，僅（中央及地方）主管機關進行統計，由中央主管機關進行分析。（草案第51條參照）但是依該草案第52條規定，只有在中央主管機關認爲有需要分析發生原因時，才需要加以分析，並命其檢討及提出改善方案（草案第52條第1項參照）。問題在於，該等「分析」所憑恃的基本原則乃在於匿名、保密、共同學習之原則，且不以處分或追究責任爲目的（草案第52條第2項參照）。也就是說，重點在於以不追究責任的方式去進行醫療除錯之任務。然而，該等通報系統因爲與制裁面向的究責部分的基礎原則並不相同，[30]因此在以自願與相對安全爲建立基礎的通報系統中去要求醫事人員進行通報，而要求通報內容正確，其實根本上就牴觸了不自證己罪的精神。也因此，期待能夠藉由該等評估機制除錯，無異緣木求魚：不是在要求醫事人員進行無關痛癢的通報，以避免成爲刑事追訴標的，就是期望醫事人員大義滅己地去將通報錯誤成爲往後可能的自白證據。這點在風險管理的概念下，根本無法達到辨識風險的目的，既然無法進行有效的風險陳述（包含衝擊評估等）與風險辨識，則其後的防止危害策略，例如安全控制措施規劃、建立組織人員權責分配、風險管理程序、安全控制措施溝通與教育訓練、評估報告檢視、監督管理稽核、錯誤事故追蹤處理、組織審議會議與管理改善計畫等等積極作爲，更是難以達成。

更有問題者，在於第52條所提之符合匿名、保密、共同學習之原則，且不以處分或追究責任爲目的等原則，乃是沿襲自原有的「台灣病人安全通報系統（TPR）平台」。[31]只是，該平台之效果早受學者質疑其成效並無明顯實益。事實上根據該平台建立三年後之統計分析，TPR接受來自醫師之通報根本不及2%。也因此迭有避重就輕之議，如今因循苟且，豈是正確的機制架構藍圖？

再者，該平台乃係一個為了進行病人安全相關資料的蒐集與研究，同時提供醫療機構經驗分享與學習的平台，性質上屬於外部通報之整合機制，因此為去除通報者或醫療機構擔心受到苛責的心理障礙，才有了包括匿名、保密與不究責等原則之導入。即便如此，相關研究仍然有該等原則「仍然無法完全去除醫療人員的心理障礙與疑慮，特別是擔心一旦事件成為醫療訴訟時，接受通報之機構無法抗拒司法機關的調閱要求」之觀察。[32]然揆諸本草案第50條乃是機構內部風險之管控與通報機制，與TPR之外部通報機制不同，在整合上仍待討論，則是否在滿足第53條之調查程序後，能眞正得出具有一般適用性與價值之除錯，非無疑問。換句話說，該等僅是內控的風險控管機制，在缺乏外部獨立監管機制（institutional framework）的自律狀態下，實效方面或許有可爭議之處。

三、可能的處理方式

管理模式下的兩個關鍵要素為：1.預防原則（Precautionary Principle）；與2.防止措施（Preventive Measures）。在風險管理的陳述過程中，首先要辨識出的就是風險事件的發生原因。

(一)預防的策略

因為醫療常規本來就只是一個去評斷醫療過失的標準之一；並且，為了鼓勵醫學創新與臨床最佳照顧與醫療行為，醫療常規本來就為了避免落入防衛性醫療行為窠臼，而可以被以晦澀的方式「鼓勵性地不遵守」，因此，在制裁機能面向的思考上，並非眞正地去以風險管理概念作為思考基礎。

對於不確定的醫療風險意外，在這部分應該要集中的焦點應該是能夠把這些意外給辨識出來，並建立起減少該等意外發生的除錯機制。這些意外的類型包括了醫療風險的不可預見與不可避免意外，以及醫療人員或是機構的過失二者。兩者雖然類型不同，但都可以藉由除錯機制的適時介入，去降低風險或事故發生的機率。在這部分，適當的通報機制以及風險衝擊影響評估，當有助於辨識風險所在。

(二)防止的策略

在防止（降低）醫療意外與醫療糾紛的策略上，既然風險的辨識已經在前一階段得出，在這一階段要做的則是去降低已知風險或頻繁發生醫療糾紛的減少。策略上除了提出有效的指導原則以及安全規定外，重點毋寧在風險溝通的面向上，也就是宣導、教育，以及公民參與雙向溝通，以建立，或是重建醫、病雙方間的信任關係。在此概念之下，一個獨立的醫療補償鑑定與除錯機制，或許是可能考量的組織機制（institutional framework）。

再者，大部分的醫療管理與健康照顧管理指導原則，均會大量且反覆地重申書面紀錄做成（documentation）之重要性。[33]由於醫療紀錄經常被稱作是在醫療糾紛，乃至於後續可能衍生訴訟案件之沈默證人（silent witness），因此醫療紀錄之書面做成的優化，可能是防止醫療糾紛請求之最佳選擇。[34]也因此，整體書面作成之標準化，事實上也牽動著整個法律風險管理。

伍、結論

由於醫療糾紛在醫界已然被形塑爲造成「四大皆空」乃至於「六根清淨」的重要元兇之一，從而在這次草案的審議過程中，引起相當大的議論。更甚者，在2015年6月底以後關於八仙樂園塵爆事件的討論中，也不斷地聽見來自於醫界對於根本尚未發生之醫療糾紛的「預防性」擔憂。[35]在此氣氛之下，實在不難想像，也不應責怪部分醫界輿論已經從「路見不平，拔刀相助」，轉爲「路見不平，拔腿就跑」。而在關於路倒或大規模緊急災難必須施予急救的案例時，卻更多來自醫界或是一般民眾的聲音，認為應該考量所謂「好撒馬利亞人法（Good Samaritan law）」（卻忽略了該法重要共通原則之一，即為當醫療專家執行急救是由於與他們的職業相關聯時，根本就是不受好撒馬利亞人法保護的典型），[36]讓醫護人員得到想像中的免責。

然而真正的法律風險管理相關課題卻應當更為複雜，例如，整體醫療救護與照顧體系之除錯與能量之建置等，都是意欲達成「維護醫病雙方權益，促進醫病關係和諧」、「迅速解決彼此爭議，實現社會公平正義」、「促進病人安全，提升醫療服務品質」之政策目標時，需要深切地考量之面向。除了目前「醫療糾紛處理及醫療事故補償法草案」受到的關懷與爭議外，整體醫病關係的重建不僅僅必須著重在對於病方之溝通與說明，醫方對於法規範之認識也同樣地重要。除此之外，本於合理照顧之嚴格標準，採用一個能評估、監控風險之系統去評斷法規範以及執行層面之妥當性而整體醫護體系對於法律風險管理之認知與回應，更是值得研究之課題。醫界的聲音當然並不孤單，在訴訟過程中感到的無助、失去尊嚴，乃至於時間、精力的浪費，正是法律人在追求保障人權時，一同希冀讓醫、病「雙方」當事人能減輕訟累，維護人性尊嚴之共同目標。

註 釋

* 翁逸泓，世新大學法律學系助理教授、亞洲大學財經法律學系兼任助理教授、英國德倫（Durham）大學法學院法學博士。

1 江東亮，內外婦兒醫療爲何四大皆空，聯合報，台北，2012年12月27日。

2 衛生福利部醫事司，衛福部廣納綜合各界意見，提出十一項醫糾法草案建議 免除醫病雙方訴訟負擔」新聞稿，< http://www.mohw.gov.tw/cht/Ministry/DM2_P.aspx?f_list_no=7&fod_list_no=5312&doc_no=49344 >（最後瀏覽日期：2015年7月16日）。

3 本文論述之發想來源，係楊坤仁醫師之部落格：http://kunjen.blogspot.tw/2015/06/blog-post8.html（最後瀏覽日期：2015年7月11日）以及其後延伸楊醫師思考脈絡的楊智鈞醫師部落格：http://chihchunyang.blogspot.tw/2015/06/rescue.or.not.html（最後瀏覽日期：2015年7月11日）而來。

4 參：吳志正，解讀醫病關係II：醫療責任體系篇，元照出版，2006年9月，頁371-372。另參該書所引，林山田與林東茂老師之著作：吳志正，前揭書，頁371，註18、19。

5 楊智鈞醫師部落格：http://chihchunyang.blogspot.tw/2015/06/rescue.or.not.html（最後瀏覽日期：2015年7月11日）。

6 所謂「風險管理」，在國家標準（CNS）中指的是「指導與管制組織有關風險的協調活動」（CNS 14889）。而整體風險管理之過程當然不是如同該專家所言，以該等四階段過程加以區分。依據國家標準局所頒布的國家標準（CNS 14889），「風險管理」至少應當包含建立（組織）全景、風險衝擊影響、評鑑、風險處理、溝通與諮詢，以及監視與審查等過程。然，本文並非對於法律風險管理整體概念之總論介紹性質之文章，茲不贅述。

7 吳俊穎、楊增暐、陳榮基，醫療糾紛鑑定的維持率：二十年全國性的實證研究結果，科技法學評論，第10卷第2期，2013年，頁213。

8 甘添貴，醫療業務正當行爲之內涵，自版，2009年4月。

9 同註7，頁222-223。

10 最高法院 103年台上字第 2070 號判決。

11 台灣高等法院97年度醫上訴字第5號判決。

12 台灣高等法院99年度醫上字第6號判決。

13 吳俊穎、賴惠蓁、陳榮基，醫療過失判斷的困境，法學新論，第17期，2009年，頁54-56。

14 同前註。

15 楊培銘、梁繼堯、邵文逸，實證醫學特輯，台灣醫學，第7卷，2003年，頁530-578。

16 World Health Organization, 'Guidelines for WHO Guidelines' EIP/GPE/EQC/20031 <http://whqlibdoc.who.int/hq/2003/EIP_GPE_EQC_2003_1.pdf> accessed 17 Septmber 2013.

17 根據國家衛生研究院所指出，所謂「轉譯醫學」是將實驗室所獲得的分子醫學發現，運用到臨床上，其過程爲：

(1)探索與疾病相關的基因及其病理機制。

(2)發現病人疾病的特定生物事件（biological event）、生物標記（biomarkers)，或分子途徑（pathways）。

(3)運用上述發現來進行有系統的研究與分析，以發展新的診斷方法、治療方法，或藥物產品。

(4)採用以上新的診斷方法、治療方法，或藥物產品，以建立特定疾病的例行治療規範。

參：國家衛生研究院，何謂轉譯醫學，國家衛生研究院電子報。<http://enews.nhri.org.tw/jpg2007/20080117_bc_frame.php>（最

後瀏覽日：2013年9月14日）。

18 台灣高等法院98年度醫上字第19號參照。

19 最高法院102年度台上字第3161號參照。

20 同前註。

21 台灣高等法院99年度醫上易字第4號參照。

22 參：陳聰富，醫療事故民事責任之過失判定，政大法學評論，第127期，2012年6月，頁403-404。

23 See also, Clarence Morris, ‘Custom and Negligence’ (1942) 42 Columbia Law Review 1163-1167.

24 衛生福利部，醫糾法懶人包《衛福部澄清醫勞盟五點疑問》，< http://www.mohw.gov.tw/CHT/Ministry/DM2_P.aspx?f_list_no=334&fod_list_no=0&doc_no=49151 >（最後瀏覽日期：2015年7月16日）。

25 同前註。

26 例如芬蘭的病患傷害法（Patient Injuries Act），簡略說明可參：Ewoud Hondius, ‘General Introduction’ in Ewoud Hondius (ed), The Development of Medical Liability (CUP 2010) 19-21.

27 Ibid 19.

28 David A. Hyman and Charles Silver, ‘Medical Malpractice and Compensation in Global Perspective: How does the U.S. Do It Symposium on Medical’ (2012) 87 Chicago-Kent Law Review 172.

29 相關的論述，請參：陳聰富，醫療糾紛調解制度之立法爭議，月旦法學雜誌，第213期，2013年2月，頁68-70；林萍章，醫療調解前置主義之爭議，月旦法學雜誌，第216期，2013年5月，頁80-84。

30 另參：陳聰富，醫療糾紛調解制度之立法爭議，月旦法學雜誌，第213期，2013年2月，頁64-65。

31 該平台之原則爲：匿名、自願、無責、保密與共同學習。參：石崇良、林仲志、廖熏香、楊漢湶、翁惠瑛，台灣病人通報系統三年經驗，台灣醫學，第11卷3期，2007年5月，頁298。

32 石崇良、林仲志、廖熏香、楊漢湶、翁惠瑛，前揭註，頁303-305。

33 E.g., R. Monty Cary and James L. Cary, 'Chapter 36 - Medical Malpractice and Risk Management' in Ruth Ballweg Edward M. Sullivan Darwin Brown Daniel Vetrosky (ed), Physician Assistant (Fourth Edition) (W.B. Saunders 2008) <http://www.sciencedirect.com/science/article/pii/B9781416044857500408> 657.

34 Steven M. Donn, 'Medical liability, risk management, and the quality of health care' 10 Seminars in Fetal and Neonatal Medicine 3, 5.

35 由於根本尙未有任何關於該案之醫療糾紛訴訟發生，但社群網站與新聞媒體均大肆「討論」起了如果病患或其家屬對於醫療或照顧人員提起相關訴訟時之情狀，故在此稱爲「預防性」擔憂。

36 同註5。

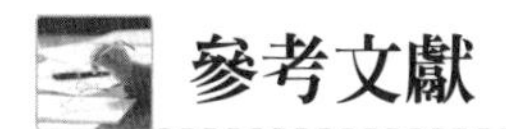

參考文獻

1 Cary RM and Cary JL, 'Chapter 36 - Medical Malpractice and Risk Management' in Vetrosky RBMSB (ed), *Physician Assistant (Fourth Edition)* (W.B. Saunders 2008) <http://www.sciencedirect.com/science/article/pii/B9781416044857500408> 655-662.

2 Clarence Morris, 'Custom and Negligence' (1942) 42 Columbia Law Review 1163-1167.

3 Donn SM, 'Medical liability, risk management, and the quality of health care' 10 Seminars in Fetal and Neonatal Medicine 3-9.

4 David A. Hyman and Charles Silver, 'Medical Malpractice and Compensation in Global Perspective: How does the U.S. Do It Symposium on Medical' (2012) 87 Chicago-Kent Law Review 172.

5 Hondius E, 'General Introduction' in Hondius E (ed), *The Development of Medical Liability* (CUP 2010).

6 Ewoud Hondius, 'General Introduction' in Ewoud Hondius (ed), *The Development of Medical Liability* (CUP 2010) 19-21.

7 World Health Organization, 'Guidelines for WHO Guidelines' EIP/GPE/EQC/20031 <http://whqlibdoc.who.int/hq/2003/EIP_GPE_EQC_2003_1.pdf> accessed 17 Septmber 2013.

8 台灣高等法院97年度醫上訴字第5號判決。

9 台灣高等法院98年度醫上字第19號參照。

10 台灣高等法院99年度醫上字第6號判決。

11 台灣高等法院99年度醫上易字第4號。

12 甘添貴，醫療業務正當行爲之內涵，自版，2009年4月。

13 石崇良、林仲志、廖熏香、楊漢淥、翁惠瑛，台灣病人通報系統三年經驗，台灣醫學，第11卷3期，2007年5月，頁298-305。

14 江東亮，內外婦兒醫療爲何四大皆空，聯合報，台北，2012年12月27日。
15 吳志正，解讀醫病關係II：醫療責任體系篇，元照出版，2006年9月，頁371-372。
16 吳俊穎、楊增暐、陳榮基，醫療糾紛鑑定的維持率：二十年全國性的實證研究結果，科技法學評論，第10卷第2期，2013年，頁203-238。
17 吳俊穎、賴惠蓁、陳榮基，醫療過失判斷的困境，法學新論，第17期，2009年12月，頁57-73。
18 林萍章，醫療調解前置主義之爭議，月旦法學雜誌，第216期，2013年5月，頁80-84。
19 國家衛生研究院，何謂轉譯醫學，國家衛生研究院電子報。<http://enews.nhri.org.tw/jpg2007/20080117_bc_frame.php>（最後瀏覽日：2013年9月14日）。
20 陳聰富，醫療事故民事責任之過失判定，政大法學評論，第127期，2012年6月，頁403-404。
21 陳聰富，醫療糾紛調解制度之立法爭議，月旦法學雜誌，第213期，2013年2月，頁64-70。
22 最高法院103年台上字第 2070 號判決。
23 最高法院102年度台上字第3161號參照。
24 楊坤仁醫師之部落格：http://kunjen.blogspot.tw/2015/06/blog-post8.html（最後瀏覽日期：2015年7月11日）
25 楊培銘、梁繼堯、邵文逸，實證醫學特輯，台灣醫學，第7卷，2003年，頁530-578。
26 楊智鈞醫師部落格：http://chihchunyang.blogspot.tw/2015/06/rescue.or.not.html（最後瀏覽日期：2015年7月11日）而來。
27 衛生福利部，醫糾法懶人包《衛福部澄清醫勞盟五點疑問》，

< http://www.mohw.gov.tw/CHT/Ministry/DM2_P.aspx?f_list_no=334&fod_list_no=0&doc_no=49151>（最後瀏覽日期：2015年7月16日）。

28 衛生福利部醫事司，衛福部廣納綜合各界意見，提出十一項醫糾法草案建議 免除醫病雙方訴訟負擔」新聞稿，<http://www.mohw.gov.tw/cht/Ministry/DM2_P.aspx?f_list_no=7&fod_list_no=5312&doc_no=49344>（最後瀏覽日期：2015年7月16日）。

第六章

醫療糾紛法律風險與醫療責任保險

張濱璿*

摘要

醫療糾紛的發生，對於所有盡心爲病患權益努力的醫療人員，無異造成嚴重的陰影，對於執行醫療業務之方式造成負面影響，進而影響醫病關係與病患權益。因此，對於醫療糾紛的事先風險預防、事中危機處理與事後紛爭解決機制，均需加以分析規劃。

本文便以醫療糾紛現況分析出發，說明醫療糾紛之概況、發生原因、爭議之點，以了解醫療糾紛之風險來源後，針對這些風險討論可能之醫療糾紛解決方式以及風險管理之對策，進一步探討適切之醫療糾紛訴訟外之解決途徑，包括調解、事故補償等等。

最後，醫療責任保險實爲目前較佳之醫療糾紛處理方式，但就現今市場上醫療責任保險產品，仍有諸多不足之處待改善，因而本文亦就現今醫療責任保險之內容問題進行檢討，以期未來能更符合醫療人員需求。

關鍵字：醫療糾紛、醫療責任保險、醫療訴訟、醫療法律風險、醫療事故補償

壹、前言

醫病關係互動方式，隨著社會提倡人權的觀念而隨之改變。早期醫病關係，由於病患專業知識絕對不足，因此醫師是以「父權」姿態與病患相處，不挑戰醫師所做的決定或結果。但當社會的人權思想興起，病患權益亦漸受重視，「尊重病患自主及人格」的觀念在現代醫病關係中相對重要，但也因爲病患挑戰醫師之決定，甚至不盡滿意醫療結果，進而挑戰醫師先前決策，造成醫療糾紛的爭議。

依據醫療糾紛處理及醫療事故補償法草案[1]中第3條所定義之「醫療糾紛」（medical dispute），指病人認醫療行爲有不良結果，而應由

醫事人員或醫療機構負責所生爭議；醫療事故則指病人因接受醫療行爲而發生死亡或重大傷害之結果。至於這些事故，可能是由醫療錯誤（medical error）所致，指的是未正確的執行原定的醫療計畫之行爲或採取不正確的醫療計畫去照護病人。一旦事故被發現是因爲醫療錯誤所造成，便須進一步加以判斷是否爲醫療過失（medical negligence），亦即該醫師之醫療照護水準是否低於所處醫療領域中一般醫師所預期的標準之下[2]。

醫療糾紛的發生，將涉及未來醫師對於病人醫療行爲，是否改採取較爲防禦性之醫療，甚至改變了一位醫師對於其醫療工作之投入，以及其生涯醫療工作型態之規劃；在醫療糾紛處理之過程當中，則涉及處理方式之選擇，以及未來發生糾紛之預防，此醫療糾紛風險的管理，對於醫師是否能順利執業，有極大的影響。因此，本文將自醫療糾紛之現況及概念出發，就醫療糾紛之法律爭議、風險管理及糾紛解決方式，與相關之醫療責任保險型態及問題，加以說明及討論。

貳、醫療糾紛現況與認知差異

一、醫療糾紛之實證現況

「醫療糾紛越來越多」是諸多醫療人員對於醫療糾紛的感受，惟實證上醫療糾紛之嚴重程度是否與醫療人員之感受相符，應予詳細檢視，近年來並有數篇值得參考的判決實證研究數據。

在刑事實證研究上，較完整的研究[3]統計了民國（下同）89年1月至97年6月間共223個地方法院的刑事判決，共有312名醫師列爲被告。從醫療傷害發生開始至一審判決作成日止，平均耗時經過3.12年，相較於一般刑事案件歷時更久，此可能導因於醫療案件多需經過多次來回專業鑑定之時間耗費，於此一研究中便有204件（91.5%）經過專業鑑定。被告醫師的服務單位中，醫學中心占35.5%，診所僅有17.6%，這可能與醫學中心所面對的疾病程度較為嚴重有關；而被告科別以外科26.3%、內科20.5%、婦產科16%、急診科12.8%、兒科3.2%為最多，似乎印證了目前「五大皆空」[4]的醫療生態。而在被告醫師中，僅有80名醫師（25.6%）為有罪判決，平均刑期為6.7個月，且其中有64人（80%）被宣告緩刑或易科罰金，亦即於未上訴前，有入監服刑風險者為16人，占全部被告醫師人數之5%。

至於針對上開同一期間地方法院民事判決之實證研究[5]，則發現有372件民事判決，共有560位被告，其中469名是醫師（88.3%），最多被告科別亦為外科、婦兒科及內科。從醫療傷害發生開始至一審判決作成日止，平均耗時經過4.2年，此相較於刑事判決耗時更長，此可能因為其中有122件（39.8%）為民刑雙訴之案件，因而民事判決多會待刑事判決作成後始進一步進行民事程序之審理。在所有一審民事判決中，病患勝訴為69件（18.5%），不到所有案件之五分之一；至於賠償金額於傷害案件最高為新台幣（下同）2,746萬2,579元，於死亡案件最高金額則為1,502萬1,175元，最低則為5萬6,325元，平均為372萬3,171元。

相較於法院所統計之101年民事、刑事案件收件情形[6]，於全國約14萬件地方法院民事案件中，醫療民事訴訟為288件；於約18萬件刑事案件收件數中，醫療刑事訴訟收件數約60件。因而往往法務機關或司法機關，多認為醫療糾紛相較於一般案件而言，情形並不嚴重。惟該些法界人士忽略醫療訴訟所呈現出之之醫療糾紛現況僅如冰山一角，多數醫療糾紛案件可能因和解、家屬威脅等因素，於訴訟外便已息事寧人，但此些和解案件之數量可能占醫療糾紛案件之絕大多數，猶如冰山浮出水面之部分僅占約一成的體積，故實際醫療糾紛之數量並不可小覷。

另一重要現象為，醫療糾紛可能造成醫療行為以及判斷上的改變。一般民眾並不會因為遭遇一交通刑事或民事案件，而致使其不願再駕駛交通工具或上街行走；但於醫療此一高風險、高不確定性之工作行為中，可能致使一位優秀的醫師不再從事高風險之科別，或對於病患採取較為保守或較低不確定風險之治療方式，致使病情較為棘手之病患無機會嘗試較新但風險可能較高之治療，此即所謂「防禦性醫療」一詞之所由。因此，醫療糾紛的處理與觀念的導正，其重要性不僅係單一案件之解決，更對全民醫療是否能得到適當保障，造成影響。

二、醫病間之認知落差

在現今全民健保財務吃緊之情形下，健保的事後審查，與醫師事前判斷所取得之資訊、判斷的時間長短，均不相同，更與發生醫療訴訟時法官判斷或衛生福利部醫事審議委員會（下稱醫審會）所做鑑定時的情境、背景知識完全不同，因而往往造成醫師會對於事後審查或鑑定以及病患不滿意醫療結果而主張訴訟忿忿不平。

著名的例子是一位地方法院之審判長，因為歷年於某醫學中心接受腹部超音波檢查均發現膽囊瘜肉，懷疑為惡性腫瘤而接受膽囊切除手術，但術後取下膽囊卻發現僅有膽囊發炎而無任何瘜肉或腫瘤，因而提起業務過失致重傷之刑事自訴[7]。自訴人主張醫師明知電腦斷層掃描、核磁共振等方法，乃較腹部超音波準確之檢查方式，卻未進行高階儀器檢查便進行手術，致使正常之膽囊遭切除之重傷害。

幸而一審法院判決認為：「就自訴人所提之病主原則與善意原則，乃所有醫師在臨床上最重要之標準，而本件最主要之醫療目的在於風險防範，倘若醫師因面臨訴訟，心裡猶豫，不建議自訴人做膽囊切除，將來過了幾個月，自訴人變成膽囊癌又回到醫院主訴因醫師未建議自訴人切除膽囊造成膽囊癌發，醫師也可能因此坐在被告席被追訴其過失。」此一情形即如同父子騎驢，不論如何做都將遭致詬病，最後醫師可能在不斷進行各種檢查，或暫時不做任何處置之兩個極端中進行選擇，對病患雖均非妥適，但反而較能保障醫師不至於面對糾紛或是訴訟。

因此，在健保爲節省支出之情形下，對於事後檢查結果爲正常之所有檢查，竟稱之爲「無效醫療」[8]，殊不知檢查之目的便是在確認臨床上的判斷是否爲正常，卻將正常之檢查結果稱之爲「無效」，若醫師得以在事前確認爲正常，又何須進行進一步之檢查？且醫療之本質即是在種種錯誤經驗中不斷累積進步，醫院始需就死亡或重症之病人進行回顧討論與檢討，若不允許醫師之事前判斷有任何錯誤，最後之損失實爲廣大有醫療需求之病患。

但不能否認的是，病方提起爭議或訴訟，除了自身之情緒因素以及發生事故後一定要「有人負責」之推託心理外，病家亦有可能是由於對醫療判斷過程之不了解，在醫學倫理要求醫師對於病患有「同理心」之外，病患卻未能對於醫療人員亦有醫療判斷極限之同理心而興訟，造成醫方認爲病患是「濫訴」，病方認知卻爲希冀司法單位協助查明「眞相」而提起之「盲訴」，病方殊不知採取訴訟之手段，將致使醫病關係越來越疏離，並非病患之福。

參、醫療訴訟之主要爭議及風險來源

一、醫療過失之一般判斷

在常見的醫療糾紛爭議類型中，發生最多的應爲病患爭執醫師於醫療處理上有無過失，亦即醫師是否有違反其注意義務，也成爲醫療糾紛訴訟案件中之首要法律風險。但病方或諸多法院判決往往僅將醫師可能於醫療處置上之錯誤，簡化爲法律上之過失。在本文先前已提及，醫療之錯誤，係採取了不正確的治療計畫或措施；但是否爲法律上之「過失」，則需判斷該醫師之醫療照護「水準是否低於一般醫師」所預期的標準之下；簡言之，是否屬於可容許或普遍會發生之錯誤。

就此，最高法院95年台上字第3884號刑事判決闡釋了醫療過失的意義：「醫療過失，係指醫療人員違反客觀上必要之注意義務而言……應以醫療當時臨床醫療實踐之醫療水準判斷是否違反注意義務。」、「原則上，醫學中心之醫療水準高於區域醫院，區域醫院又高於地區醫院，一般診所最後；專科醫師高於非專科醫師。尚不得一律以醫學中心之醫療水準資爲判斷標準。」[9]。亦即，所謂法律上的過失，是一個浮動的概念，並非一旦有錯誤之處置便逕予認定爲應負過失之責任，而必須依據醫師專業資格及機構層級水準（medical standard of care）而調整。

也因此在前揭膽囊切除之案件中，法院認爲：「自訴人主張被告等人業務過失重傷害主要理由乃多年來錯誤之診斷，然錯誤診斷之前提爲不管在任何情況都應該做電腦斷層掃描、核磁共振或是內視鏡超音波等，並因此導出被告等人有錯誤診斷。……醫師是在進行健康檢查中之腹部超音波檢查時，依渠等所見如實記載於報告中，並依照當時醫學知識與醫療水準提出建議，……確實係依照當時檢查之影像內容診斷自訴人膽囊存有膽囊瘜肉，並建議自訴人要持續追蹤，從渠等之報告中完全看不出渠等之檢查與報告中有何診斷錯誤。」因此，實不能僅以結果判斷之錯誤，便認定醫師之處理應負法律上過失之責。

二、醫療過失概念與刑事責任

常聽到許多人闡述醫療糾紛現況，多稱「醫療糾紛偏好以刑逼民」。事實上，以台灣之司法體制而言，先尋求刑事程序再附帶民事訴訟之情形，遍及於各種案件類型，而非醫療糾紛案件專屬。此原因無非係無論刑事程序或附帶民事訴訟程序，均無須負擔訴訟費用；刑事程序可由檢察官依職權調查，避免民事訴訟原告所需負擔之舉證困難；另外，刑事程序之威嚇作用，且可以緩刑逼迫醫師和解，均爲訴訟實務上，受害人以刑事程序爲優先考量之原因。

但刑事程序之缺點爲，刑事之犯罪構成要件較爲嚴格，且就刑事過失之判斷上，雖刑法第14條規定：「行爲人雖非故意，但按其情節應注意，並能注意，而不注意者，爲過失。行爲人對於構成犯罪之事實，雖預見其能發生而確信其不發生者，以過失論。」但就醫療行爲中主觀上之過失判斷仍爲困難。法院往往係以醫師之客觀行爲是否違反前揭醫療上必要之注意義務，或是醫師之治療是否遵行醫療之常規，作爲其判斷之基準。但醫師客觀行爲上之事實認定，是否即等同於法律上之主觀過失，筆者仍認爲不可相提並論。

就刑事過失之檢驗架構理論上，必須綜合判斷行爲人之行爲於客觀以及主觀上是否有注意義務之違反，以及就傷害結果之發生是否有預見及避免可能性。但是醫療決策之作成，無非係根據病患當下的病況，就該名醫師過去所知悉之經驗、知識，判斷選擇對病患較爲適當之治療。任何一種治療，均有一定比例之成功率與失敗率，但當下眼前該名病患，究竟會屬於成功或失敗的群組中，醫師於治療前實難以對於傷害之結果有預見或提前避免之可能；此一避免可能性之判斷前提，當然需爲理智而小心謹愼之醫師，已盡到任何醫師在處於相同具體情狀下，所應保持之注意。因而，此過失之界線是一浮動之概念，必須配合個案病患的特殊性加以治療，而非僅以單一疾病判斷治療之方法。也因此，任何醫療行爲上之錯誤，只要該名醫師已盡其所能盡力去注意仍然會發生錯誤，且此一錯誤乃任何一個小心謹愼之醫師均可能發生之錯誤，便不能因此視爲法律上之過失。

著名的境外移入瘧疾感染案[10]，醫師對一名自非洲返國發現發燒之病患至發病第三日診斷出爲瘧疾感染，但病患於發病第七日仍因全身性血管內凝血（DIC）死亡。法院僅以醫師「應注意任何剛從瘧疾疫區之熱帶國家回來之病患，並能注意○○○甫至瘧疾疫區，且事前未爲預防注射，又已出現多日高燒現象，極有可能係在疫區遭瘧蚊叮咬感染瘧疾所致，即應爲○○○做瘧原蟲之血片檢驗，……而依當時之情況，並無不能注意之情形，……，而疏未注意及此，未立即下醫囑對○○○做瘧原蟲之血片檢驗。」，判決醫師有期徒刑一年八個月。

但事實上，包括考量可能未於第一時間診斷，甚至診斷錯誤之情形下之不論任何原因所致未能於第一時間診斷，於三天內診斷瘧疾實爲符合醫療實證上之合理時間，自無違反注意義務；且即便於發病第一天即診斷病患感染瘧疾，亦不能因此而絕對避免病患之死亡結果。因此，本案經上訴最高法院發回後，更審判決醫師無罪[11]。可見法院就醫療訴訟上之爭議判決，多係因法律構成要件適用於醫療行爲判斷之誤用或細膩度不足，致使與一般醫療行爲之期待有所差距。

三、告知義務與民事責任

另一常見之法律爭議爲醫師是否已善盡告知說明義務。由於病患權益漸受重視，「尊重病患自主及人格」成了現代醫病關係的新觀念。美國大法官Benjamin Cardozo在西元1914年提出：「每一個心智健全之成年人都有權利決定其身體要接受何種的處置。」，無非係尊重病患的自主與人格，爲現代病患自主權潮流的起始。

所謂告知後同意，是指醫師有法律上義務，以病人得以了解的語言，主動告知病人病情、可能治療方案、可能風險與利益，及不治療之後果，以利病人作出合乎其生活型態的選擇[12]。其目的在於是否能給予病患在接受醫師告知及解釋後，做出適合其自身之選擇。基於醫療倫理四原則：出於善意（Beneficence）、避免傷害（Non-maleficence）、自主權（Autonomy）、公平性（Justice）[13]中「自主權」的落實，在病患自主權之運作中便要求具備四個要件：醫師充分的資訊告知（information）、有決定能力的病患或合法代理人（capacity）、對於所做治療的充分了解（comprehension）、出於自願的同意（voluntary）。因而醫療法上規定了諸多應予告知之情形，包括醫療法第63[14]、64[15]、79[16]、81[17]條，分別規定實施手術、進行侵入性檢查、人體試驗、以及一般性診治時，均要對病患告知並取得同意；安寧緩和醫療條例第8條[18]也規定醫師爲末期病人實施安寧緩和醫療時，應將治療方針告知病人或家屬。

至於解釋的程度，依據法院實務之見解，「醫師爲醫療行爲時，應詳細對病人本人或其親屬盡相當之說明義務，經病人或其家屬同意後爲之，以保障病人身體自主權。……醫師對病人說明之義務，以實質上已予說明爲必要，若僅令病人或其家屬在印有說明事項之同意書上貿然簽名，尚難認已盡說明之義務。」[19]亦即不能僅形式上簽署同意書即認定已善盡告知義務，而須使病患實質了解並同意，始得稱之。醫病間之告知義務，於民事法律實務上多定位爲醫療契約中之附隨義務而非主給付義務，屬於契約上之責任，且一旦醫師善盡告知義務，似有風險移轉之效果。

然而，司法實務上對於告知義務之認定似亦有不少遭法院誤用之情形。一件因患有甲狀腺性眼病變之病人，爲避免因原本之疾病造成失明之風險而接受眼部減壓手術，卻於術後發生雙眼失明之結果。醫審會鑑定認爲醫療處置並無疏失；惟法院見解卻認爲：「進行『眼窩減壓手術』既有可能產生上開所述之『失明』結果或併發症，則是否施以上開『眼窩減壓手術』之手術治療，乃極重大之決定，被告自負有於施以上開『眼窩減壓手術』手術前，就原告之病情及手術風險及預後之可能結果，對原告或其家屬明確告知及詳細說明等義務，以供其等爲選擇及決定。……是否曾提供原告選擇施行系爭『眼窩減壓手術』與否？是否兩眼同時施行或先以一眼施行，以觀察原告因施行系爭『眼窩減壓手術』可能導致之副作用及併發症之機會。」[20]，並以此認爲醫師需負全部之損害賠償責任。

惟本判決就未盡告知說明義務，與發生傷害結果間之因果關係之判斷似有所錯誤。醫師單純未盡告知義務說明進行手術可能導致失明，與眼睛失明結果間事故發生是否有因果關係？若病患不進行手術，是否可避免因其原本疾病所將造成之失明結果？此外，縱使病患因未受告知而得選擇接受手術，致使發生因手術造成之失明結果，亦僅係使其原疾病發生之失明結果提前發生，醫師至多亦僅需就此一提前發生之結果負擔賠償責任，而非將病患終身之失明結果均由醫師負擔。因此，法院實務對於所謂告知義務之違反，與醫療糾紛中醫師所需負擔責任之判斷，尚須更審慎之思考。

肆、醫療糾紛可能的解決方式與風險管理對策

一、檢討醫療傷害的政策目標

醫療本身即是一高危險性、高不確定性的行爲，在醫院中，各科醫師每日舉行各種大小會議，無非是希望從各種治療成功或失敗的案例中，整理出可能係出於醫療行爲所造成之傷害。對這些醫療傷害的檢討，主要的目的是要能達到「對於過去所造成損害的塡補」以及「對未來醫療傷害的預防」，因爲若是出於非正常風險所造成的傷害，病患也不應承擔這些傷害。

因此，適切地解決醫療糾紛，不但可以儘快減少病方家屬與醫療人員持續長期對峙之折磨，同時亦可提供醫師於執業時加以防範之參考。政策規劃上，便希望透過最低的行政成本，達成塡補與預防的功能：一方面減少醫師面對訴訟的風險，以使其未來行醫能修正錯誤，謀取更多病患的福祉；另一方面能使不應當承受正常醫療風險以外傷害的病患，得到適當的補償。

二、醫療糾紛發生前之風險管理對策

「預防勝於治療」一向是任何風險管理上的最重要概念，其目的無非是爲了避免風險事故發生時之精神耗費與財力花費。同樣的，於醫療糾紛之處理上，糾紛發生前之風險管理，較糾紛發生後之紛爭解決更爲重要。而管理之對策便須依據糾紛爭議之所在加以防範。

例如就民事告知義務之爭議，往往係傷害發生後，病患可能無法

發現或不能確定於醫療行為本身是否有過失存在，因而就醫療契約上關於告知說明之附隨義務加以主張，以期能因醫師未予告知獲得賠償。因此，醫師若能於治療前給予病患詳細之告知，並就告知之內容詳加記載於病歷中，以利面對糾紛時得就是否予以告知加以舉證。如此，不但能因詳細解釋，使家屬對於疾病以及治療結果之不順遂較能坦然接受，也因已明確告知並於病歷上予以記載，而使醫師面對糾紛時得以取得證明上之優勢。

再者，由於過失之判斷往往仍是最優先且最重要之判斷，因此醫師於執行醫療業務行為時，能確實依據醫療之常規作法加以治療，並以充分考量所處之醫療院所能力水準上可給予病患之協助，而非以毫無依據及範圍之恣意裁量進行，始能於過失之判斷上得到鑑定人之認可，為無過失之認定。是以，醫師對於病例個案之處置，雖有依據個案特性判定之裁量權利，惟仍須於合理之限制範圍內進行。

三、醫療紛爭發生後之解決與處理途徑

醫療紛爭之解決，無非係為使受害人所受之傷害儘快得到填補，避免一切之民刑事訴訟耗費之精神、時間、金錢所造成醫病雙方之雙輸結果。因此訴訟外的紛爭解決方式是政策上鼓勵的方向，包括和解與調解，甚至目前在醫療案件尚未被廣為使用之仲裁，都是積極鼓勵與推動的方式。而為使病患能了解究竟其所受傷害為正常之醫療風險或係醫療錯誤所造成之傷害，甚至此一錯誤為醫療過程中非醫師所能掌握的部分，因此，透過專業調解委員居中之協調，更優於僅由當事人雙方進行交涉之和解。

目前醫療糾紛之調解制度，除依民事訴訟法第403條第1項第7款之規定應於起訴前強制調解外，各地方之衛生主管機關、司法機關無不希望建立起有效之醫療糾紛調解機制。例如台中地區係由醫師公會與台中地方法院自101年10月起合作主辦調解制度，並由各教學醫院及醫師公

會協助，建立雙調解委員制度，病患向地方衛生局申請調解後，由資深醫師或退休法官各一位作爲調解委員，並且由教學醫院協助於調解申請後二個月內完成鑑定報告，目前調解成功率超過50%[21]。至於新北市則是由衛生局聘請醫療專業領域之委員協助審查，調處會議中由法律及醫療背景委員各一人居間協調，並將醫病雙方先行隔離分別溝通，以使雙方心平氣和解決紛爭，避免尚無共識時可能發生之衝突，據悉目前調解成功率達62%[22]。

調解制度的採行，無非係希望縮短訴訟中醫療鑑定冗長的時間縮短、避免訴訟程序所造成之敵意，並透過雙委員、提前初步鑑定之機制使調解成功率提高，進而達到改善醫病關係、防止訴訟的目的。因此，衛生主管機關與醫法各界無不希望透過更完善的調解與對病方的關懷解決醫療糾紛。

四、民事與刑事責任之修法

87年馬偕醫院肩難產事件，台北地院首度將消費者保護法中之企業主無過失賠償責任適用於醫療行爲，希望爲長期以來在醫療糾紛中處於弱勢之病人解套，卻引起醫界猛烈的反彈[23]。因此促成了醫療法第82條第2項於93年的修正：「醫療機構及其醫事人員因執行業務致生損害於病人，以故意或過失爲限，負損害賠償責任。」，將醫療機構及醫療人員之損害賠償責任限縮於故意與過失爲限，法院實務上之判決趨勢亦不再視醫療爲消費行爲，而不再有消費者保護法無過失賠償責任之適用[24]。此條文之修正，使醫師及醫院負擔其應負擔之合理損害賠償責任，可視爲就民事賠償責任過大問題之初步解決。

然而，就醫療刑事責任似尚未有一合理之解決。由於司法制度之因素，我國各類刑案件以先提刑事訴訟後始進行民事訴求之情形極爲普遍，已如前述，此已造成醫療人員極大之心理壓力。輔以目前我國刑法係以故意與過失負擔刑事責任，並不區分過失之程度均一視同仁，因此若醫療上之錯誤行爲評價爲法律上之過失行爲，極有可能使醫師或醫療人員觸犯業務過失致死或致傷害之刑事責任，造成醫療人員動輒得咎之恐懼心理，進而衍生防衛性醫療處置或是無醫師願意從事風險較高醫療科別之窘境。

相較於國外雖仍可能負擔刑事責任，但以刑事程序作爲醫療糾紛解決之優先手段者，實屬少見。因此，過去曾有醫療行爲應去刑化之呼聲，但因鮮有立法例與正當之法理基礎，因此退而希望在特別法上能訂定醫療刑責之合理標準，限縮於較爲重大之過失始負擔刑事責任，以使在正常情形下之一般醫療過失，能僅負擔民事之賠償責任，不以刑事程序作爲手段。目前衛生福利部於101年12月14日所提出醫療法第82條之1之增訂條文草案內容：「醫事人員執行業務致病人死傷者，以故意或違反必要之專業注意義務且偏離醫療常規之行爲爲限，負刑事上之責任。但屬醫療上可容許之風險，不罰。前項注意義務之違反，應以各該醫療領域當時當地之醫療水準及醫療設施爲斷。」

然而，此一草案內容尚存有許多爭議，似亦難解決目前醫療刑事責任之問題。首先，草案希望將「違反必要之專業注意義務且偏離醫療常規之行爲」作爲醫界所希冀「重大過失」之解釋，惟此一解釋，事實上仍僅屬普通過失而非重大過失之內涵，亦爲刑法理論原即有之概念。再者，此一修法草案之內容，並未有任何防訟之功能，一旦病患提起告訴，檢察官仍須依法偵查並傳喚醫師到庭應訊，並未減少任何訴訟之心理負擔，差別僅在於原檢察官應判斷過失之有無，改變爲判斷是否爲較爲重大之過失而已，亦無法解決所謂「以刑逼民」之現象或減少任何訟源。因而此一修法之實益，仍存有疑問；是否能符合醫界之期待，避免對於病患醫療行爲之不利影響，更屬可疑。

實則，檢視目前各個醫療糾紛之民刑事判決，最大的問題仍在於醫療鑑定之認知差異，包括過失與因果關係之判斷是否夠嚴謹。衛福部醫審會之鑑定所陳述之疏失或錯誤，在法律上應確實檢視是否能評價爲前揭最高法院所闡明之違反「客觀上必要之注意義務」。若在同一情形之下，任何一位醫師均有可能發生之疏失，在法律上便無法評價爲過失。因果關係之判斷，更爲法院判決常忽略，縱醫師有所過失，此一過失是否對於死亡或傷害結果有避免之可能性？程度爲何？或過失僅爲使結果提早發生之因素之一？在多數判決中均未能詳加審視，亦造成許多爭議之判決發生。

綜合上述，目前法務主管機關或司法機關雖不斷宣稱我國刑法並無「重大過失」之概念，但本文以爲，依據國外尤其是大陸法系國家之立法例，刑法理論上並非無重大過失之概念，而僅係我國刑法無重大過失之「條文」而已，法務主管機關或司法機關之反對理由，實無根據，亦不合理。因此，在醫療糾紛之立法精神及方向上，無非希望朝向若造成病患之傷害結果，係因醫療人員之故意或重大之過失所致，始由該醫療人員本身同時負擔刑事及民事責任；若爲一般程度之過失，僅需負擔民事賠償責任，此時甚至有醫療責任保險提供醫療人員保障；但醫療尚有許多過失以及因果關係不明或難以判定之情形，此與其他例如工程或交通案件較易於明確鑑定過失比例不同，此時是否能有一補償制度適時提供病患補償，避免訴訟，是相當重要的。

伍、醫療糾紛處理及醫療事故補償法草案簡評

基於上開醫療糾紛解決政策之目標，行政院亦於101年12月18日提出「醫療糾紛處理及醫療事故補償法」草案，並於103年5月29日經立法院朝野政黨協商後，除基金來源與醫界分攤之比率尚無共識外，此朝野協商之草案版本（下稱草案）與原行政院版已大爲不同。基於醫療行爲之特殊性、侵害性、高風險性及不可預期性，且病患之傷亡結果與醫療行爲間之因果關係不易認定，因而以「促進病人權益保障」爲核心，納入「強化調解機制」、「提供即時補償」而提出此一草案[25]。

草案前段規劃醫療糾紛處理之方式，希望透過醫院內之關懷小組，提供病患受到醫療傷害後最直接之關心，避免目前醫療糾紛中，因醫院、醫師擔心直接面對病患情緒，遭受病患之不諒解，甚至造成本意爲關心病患之言語於後續訴訟中爲病患所利用，反落病患口實，稱醫院與醫師對於病患不聞不問，模糊了眞正的焦點。其次，規劃訴訟前之強制調解程序，病患可自行申請院內或縣市政府之調解，若逕行提起訴訟時法院亦會移送予地方政府之調解委員會[26]，另外納入初步鑑定之機制，使病患就發生傷害之原因能有初步了解[27]。調解若能成立，調解結果將移付管轄法院核定，將使當事人不得再行提起民事訴訟或刑事告訴及自訴[28]。然而此一草案，看似提供訴訟外之紛爭解決方式，實尚有諸多之問題存在，本文就醫療事故補償部分爭議較大之重點，簡略分析如下。

一、醫療事故補償制度之財源

依據草案第32條：「中央主管機關爲辦理醫療事故補償，應設醫療事故補償基金。基金之來源如下：一、醫療機構及醫事人員繳納之醫療風險分擔金。二、政府預算撥充。三、捐贈收入。四、基金孳息收入。五、其他收入。」及第33條：「（第1、2項）前條第一款醫療風險分擔金以醫療機構爲繳納對象，醫療機構並應於中央主管機關規定期限內繳納之。醫療風險分擔金按醫療機構每年醫療費用總額之一定比率計算繳納，實施第一年定爲千分之一；第二年起由中央主管機關視實際情形，衡酌基金財務收支狀況，於千分之三範圍內，調整其比率。……（第5項）前條第二款政府預算撥充以不超過前條醫療事故補償基金總額之百分三十爲上限。」

由上開條文可知，草案第32條所設計之經費來源，係仿造目前藥害救濟以及疫苗救濟制度由廠商負擔之方式，要求提供醫療行爲之人，即醫療機構及醫事人員，繳納醫療風險分擔金。然而，由於我國醫療機構目前加入全民健康保險特約醫療機構者高達九成，因此基於提供之醫療勞務所收取之費用，均取決於全民健康保險齊頭式之給付規定，醫療機構或醫事人員並無法對其所提供之醫療勞務，自訂其所欲收取之報酬。因此，醫療機構亦無法綜合考量其所可能承擔之醫療風險及成本，將所增加之費用，納入定價之考量。以目前健保採取點值計算之方式，長久以來點值均低於1，亦即醫療人員所提供之勞務與所得到之報酬已顯失均衡，欲再從目前的健保給付中提撥爲數不少之金額做爲醫療事故補償之醫療風險分攤金，對醫療人員無異是雪上加霜。此外，藥害救濟廠商提撥金額之計算，係依據廠商銷售金額之比例，因而廠商得以預見其可能須承擔之金額；但醫療風險分擔金之計算，卻係以整體基金金額爲基礎作爲計算，由醫療機構及醫事人員平均，則醫事人員實難預期每人所應分攤之金額多寡。

因此，財源上，醫療人員負擔大多數之財源，無異無端增加了醫療人員的財務負擔，將可能使醫療人員經評估之後，寧願透過冗長之訴訟程序，獲得勝訴判決而無須支付任何賠償，亦不願意承擔沈重之事故補償分擔金，反而違背了減少訟爭之初衷。因此，醫療事故補償基金之財源，實不應單由醫療人員負擔絕大部分，而必須納入全民負擔之因素；且計算基礎必須先預估總基金之上限，且不以醫療糾紛總數量預估，而是以可能財務來源之計算，決定補償範圍認定之寬嚴。

二、醫療事故補償之對象

依據草案第38條第1項：「醫療事故之補償，以中央主管機關設立之審議會作成審議決定時無法排除醫療事故與醫療行爲之因果關係者爲限。」似以與醫療行爲之因果關係無法判定之醫療傷害作爲補償之對象。此一條文與原先行政院版本以「非因醫事人員之故意或過失，亦非醫事人員無過失爲限」之對象有極大之改變，亦即不問有無過失，只問因果關係是否得以判定，若無法判定，即給予補償。

然而，補償制度之本意，無非係不深究行爲人之過失，基於執行正當合法之醫療行爲時，因醫療行爲之特殊性及不確定性，所導致之「無法預期或無法避免」造成之醫療不幸傷害，並難以歸責於醫療機構或醫事人員時，對於受害者所遭受之不幸給予即時塡補。亦即醫療人員雖無過失，或不確定是否有過失時，卻發生「因其醫療行爲所致」且「不可避免」之不幸醫療事故。但須排除病患原有疾病之病程，以及排除原已「可預期」或「常見」之該治療副作用或併發症之等不良情形始可納入補償。當然，對於在醫療糾紛中一再討論之因醫療不確定性所致之不良結果，以及無法排除之醫療事故，不論是責任或是因果關係難以認定之情形，不再加以細究，均納入醫療事故補償之範圍，始能符合醫療事故補償之原理。因此，此一條文是否即爲補償制度所應協助之對象，實有疑問。

另有論者提出，無過失補償之判斷方式，以英美法上判斷「過失責任」必須符合「照顧責任」、「違反照顧義務」、「因果關係」及「損害」等要件爲基礎，則無過失補償係「不追究」有無「違反照顧義務」，但其他如「照顧責任」、「因果關係」與「損害」三者，仍需審究，方予補償[29]，此觀點提出了法理上較爲容易之判斷方式，值得參考；甚至可進一步修正爲判斷「正當行爲」、「因果關係」、「損害」等三者，更貼近前揭事故補償之本意。而若對應我國學者於侵權行爲法所提出之判斷體系要件：行爲、侵害權利、發生損害、因果關係（以上係構成要件）、違法性、故意或過失等六個要件所構成之三層體系[30]，則無過失補償之制度，應係主要判斷第一階層之構成要件，且於第二階層則需屬不可具有違法性之正當醫療行爲，並不追究第三階層是否具有過失之情形。若確實有故意或明確過失之情形，則再以排除條款之方式加以限縮排除。透過要件之歸納，便可使法律之適用更爲明確。

因此，在不責難過失之補償制度下，似仍應以有因果關係爲主要之補償對象，與草案中因果關係難以判斷之情形似有不同，是否爲立法之本意，實有疑問；而主管機關衛生福利部亦未能提出足夠數量可符合使用醫療事故補償之參考案例，可能會造成未來事故補償審議的困難，以免即使法案得以順利通過，屆時事故審議又將成為另一戰場。

三、小結

草案之其他爭議尚有此草案是否眞能解決醫療糾紛或使醫療糾紛數量減少；病患是否因得到補償後，縱依法必須交回，仍先行藉此提起訴訟，造成防訟之目的無法達成，甚至造成糾紛更爲嚴重；未來補償之案件數將有可能遠高於目前估計數量，造成補償基金破產等等，都是爭議之議題，而就此事實部分之爭議，均爲難以預測。因此，目前因尙有諸多爭議，截至104年6月止，立法院仍未能繼續進行審查，須待各方認知差距縮小後，始有可能再繼續。惟此透過補償制度給予受到傷害之病患適時之塡補，並尋求其他醫療糾紛解決方式之思維，已爲各國所普遍採取，並有效防止醫療訴訟之發生，因此仍係各界繼續努力之方向。

陸、醫療責任保險

一、醫療責任保險概況

一旦醫療人員及醫院對於病患需負擔損害賠償責任時，對於即將面對之可能訴訟程序及賠償金額，醫療責任保險爲一現存且能有實質幫助之醫療糾紛解決方法，亦爲醫師或醫院對於醫療糾紛風險防範上之直接可行做法之一。台灣目前市場上醫療責任保險之產品，分爲「醫師業務責任保險」與「醫院綜合意外責任保險」。其產品之法源依據無非係保險法第三章第四節之規定[31]，除就賠償金額之保險外，並依據同法第91、92條，要求保險人提供訴訟之必要費用及參與和解。在醫療責任保險實務運作上，提供醫師包含賠償金額負擔之減輕，以及糾紛解決過程之協助。

但就目前投保狀況而言，截至102年底醫師投保「醫師業務責任保險」件數約為11,709件，僅占當年醫師（包含西醫師、中醫師、牙醫師）總人數60,688人之19.3%；醫院投保「醫院綜合意外責任保險」之件數則為2,927件，僅占當年度醫療院所總數21,713家之13.5%，投保比率均不高[32]。

探究上開投保比例不高之原因，由於責任保險必須由醫師承認需負擔責任始能賠償，但是否應負擔責任卻缺乏公證的評議或審議單位加以判斷；保險公司又缺乏專業能力進行判斷，因而常需仰賴法院之判決。然對醫師而言，繁瑣的法律程序往往是最大的壓力來源而非判決結果，已如前述，致使責任保險並無法解決醫師面對醫療糾紛的恐懼。另外，由於台灣有62%的醫師在醫院中執業，醫院多設有互助基金供醫師加入，由醫院內部自主管理，因而分散了的保障的能量。

因此，目前台灣醫療責任保險的問題在於，應如何認定以及由何人認定是否有責？另外，由本文前段所呈現之實證資料，究竟醫療糾紛所需要的保障，是防範訴訟或是防範賠償？程序上的有效協助，避免醫師面對醫療糾紛時之無助感；且在糾紛前階段便解決問題，避免糾紛擴大而進入訴訟；最後才是賠償金額的分擔，避免負擔鉅額之賠償。最終的目標還是能妥善處理醫療糾紛，改善醫療環境。

二、國外之概況

國內醫療責任保險之問題，可以參照數個國外之經驗一併探討。

以絕對資本主義社會之美國，由於醫療支付之體系亦以商業保險機制為主，是故純粹之商業型保險亦為醫療責任保險市場之主流。由於美國之訴訟往往必須面臨龐大的賠償金額及訴訟費用，若醫師未參加保險，不但受害人難以獲得充分賠償，醫師個人亦難以承擔鉅額賠償金，醫療院所也無法為每位醫師負擔賠償責任，最重要還是病人就醫權利會因此受到負面影響。然而美國之責任保險市場曾於西元2004年前後發生財務危機（Medical Malpractice Insurance Crisis），原因可能包括保費削價競爭、賠償金額增加、投資獲利減少、價值準備金減少、再保險費用增加以及當時經濟大環境惡化，因而透過補償制度改革、促進和解調解以減少訴訟耗費、訂定非財產損害之金額上限以及對未來損害採取分期給付等方式，維持保險市場之財務穩定[33]。

英國由於其醫療體系屬於公醫性質，因此其責任保險之型態亦屬於醫師互助型之責任保險，包括醫師維權聯合會（Medical Defense Union）、醫師保護協會（Medical Protection Society）、國民醫療服務訴訟委員會（National Health Service Litigation Authority）等組織，均爲互助型之團體保險。以醫師保護協會（Medical Protection Society）之運作方式爲例，其對象包含醫師、牙醫以及其他醫療人員，全球共超過29萬名會員。其所能提供醫療人員的幫助，包括提供賠償金額及風險評估、專業（醫療、法律、倫理）建議，甚至包括心理支持。該組織之任務無非係給予病人補償、維護醫療專業之尊嚴並希望促進醫療之進步。在其運作體系下，宣稱可預防超過76%的訴訟或可能之潛在訴訟[34]。

至於鄰近的日本，係以日本醫師會（JMA，相當於我國之醫師公會全國聯合會）之保險爲主，並以日本醫師會爲要保人，醫師會員則爲被保險人，並由五家商業保險公司共同承保；地方醫師會（相當於各地方醫師公會）之保險爲輔，作爲日本醫師會投保金額不足時之補充；其他尚有商業保險，承保個別醫師較爲高額之投保。截至西元1999年之資料，日本醫師會中每年每100名醫師大約有0.31人發生醫療糾紛，地方醫師會則約爲1.4人，合計比例約接近2%。日本醫療責任險之特色爲醫師公會與商業保險之結合，每年每位醫師之保費約491美元，能獲得單一案件8,930美元之賠償上限，每年累計賠償上限則爲89萬3千美元。在日本約25萬位醫師中，至少有43.5%之醫師參與投保。但近年來，日本亦面臨醫療賠償支出不斷增加之財務困境[35]。

三、現行台灣醫療責任保險之問題

由上開國外之不同責任保險制度對於台灣醫療環境加以省思，由於台灣之醫療體系是帶有部分公醫性質之健保支付制度，由全民共同分擔醫療之費用；而醫療行爲受限於健保給付及核刪，並非完全依據醫師之專業判斷，致使部分醫療風險無法藉由醫師個人之專業判斷加以避免；醫師又非如其他包括消費者保護之產品責任險之廠商可透過自訂價格轉嫁部分賠償風險。因此，台灣醫療責任保險之定位亦會受醫療體系型態之影響，不能僅以一般商業保險之型態規劃產品；台灣的醫療責任保險也負有解決醫療糾紛的政策性目的，必須規劃入醫療糾紛解決制度的一環，因而不能僅規劃金錢塡補，適當的紛爭解決保障機制也需納入；合理的保費也是重要規劃因素之一，才能負擔合理的理賠金額，達成解決醫療糾紛之目的。

以目前台灣醫療責任保險產品現況而言[36]，大致可從下列問題進行分析：

(一)保費似有偏高

目前國內略以科別分爲五個種類，收取不同高低之保險費率。惟醫師專業責任險於102年之賠款率約爲23.33%[37]，比同年度其他責任險平均49.27%爲低[38]，因此，以賠款率之分析而言，保費似有進一步合理調整之空間。除了可能調降之保費以外，目前理賠金額多以100萬元作爲規劃之方式，可能可以依據實證上賠償金額約在200萬至300萬元之結果作爲規劃之依據。另外，以現今台灣健保體制之下已接近社會保險制度之醫療體系，保費之來源以及醫療之風險似也應由全民共同承擔；或是採取分期給付之方式，避免一次性給付可能高估實際損害之費用；另就精神慰撫金設定上限，始爲合理，上開方式均可進而促使保費降低。

(二)承保範圍須擴大

目前之保單條款，無非係以依法應由醫師負賠償責任者始進行理賠。然而，若參考強制汽車責任險爲完全之政策性社會保險時，負有解決醫療糾紛政策目的之醫療責任保險，似也應有相似的規劃，包括限額之暫時性給付，提供病家即時之協助，避免耗時之訴訟程序造成醫病雙方兩敗俱傷；除依保險法規定給予民、刑事訴訟聘請律師等協助以外，此些律師是否有足夠能力對醫療糾紛案件進行合理分析、保險公司協談或理賠人員之專業程度是否足夠、過多的除外條款例如整型外科或美容手術或牙醫業務所需之全身麻醉均予以排除，其合理性應予檢討，並能將承保範圍擴大。

(三)評議機構之設置

由於保險公司缺乏認定醫療過失之專業，必須依賴被保險之醫師與專家共同認定，由被保險醫師提供專業，由保險公司醫療顧問出具參考意見。但醫師常難以自行承認錯誤，並擔心因此反而導致訴訟，因而無法在糾紛前階段認定初步責任，導致必須進入後階段訴訟程序，失去應有的防訟功能。而司法認定之責任相對嚴格，亦可能爲賠款率低之原因，並造成後續之冗長訴訟。由於目前醫療糾紛係往強制調解之方式進行推動，若參考能設置類如財團法人金融消費評議中心之一公正審議或評議機構協助客觀初判，不但能提供醫病雙方一較爲信服之意見參考管道，也能達到快速處理醫療糾紛之目的。

因此，醫療責任保險確實無法跳脫其爲醫療糾紛訴訟外紛爭解決機制以及醫療糾紛風險防範方式之一環，具有一定重要性負有政策性目標，更是醫療院所以及醫療人員對於醫療糾紛風險控管可具體採行之方法，因而難以單純商業保險之定位相提並論。由於現階段強制保險其合理性以及如何執行均尚有實務上之困難，因此，應先增加現有產品投保之誘因，且產品內容規劃符合醫療糾紛解決需求，始有可能達到目的。

柒、結論

在醫療糾紛尚未能立即減少，甚至可能因媒體報導而日漸增加之今日，尋求適當的醫療糾紛解決機制，以及在糾紛事故發生前進行適當的風險管理，對於糾紛之解決甚至面對爭議之處理，都可能因事前之準備或風險控管，使醫療糾紛之數量或嚴重程度降低。

因此，本文以為，於糾紛發生以前，進行醫療處置階段之早期風險管理，應依據倫理及法律規定上之告知義務，對病患適切之解釋並做完整之病例記載，應可避免發生傷害事故後，病人情緒性之盲訴發生。在發生事故後之糾紛處理，除先給予病患積極的關懷以外，應回歸補償制度之本意，在排除因故意或過失所致之醫療事故後，針對其餘：1.因醫療人員正當之無過失醫療行為，若發生「不可預期」且「不常見」之醫療事故、2.對於無法確定因果關係以及無法確定是否有過失之正當醫療行為所致之醫療事故等情形進行補償，較能符合補償制度之原理。並透過醫療事故專業審議之機制，以及可行之排除條款，適當排除濫行申請補償之情形，以維持基金財務之穩定。至於若醫療人員之醫療行為因有過失而需負擔損害賠償責任時，透過醫療業務責任保險之投保，給予協助，可避免因賠償責任造成醫療人員過大的財務負擔。

事實上，醫療糾紛防範與風險管理之最終目標，仍然是透過不同層次之保障制度，減輕醫事人員之心理負擔與實質責任，同時使醫療行為之受害人得到慰藉以及積極的填補，最終目的仍是促進醫病關係之和諧，並使病人能得到適切之治療。

註　釋

* 張濱璿，現爲寰瀛法律事務所律師、馬偕兒童醫院小兒腎臟科兼任主治醫師，國立陽明大學醫學士、國立政治大學法律科際整合研究所法學碩士、政治大學商學院「生物科技管理學程」結業，小兒科專科醫師、腎臟科專科醫師、醫師公會全國聯合會醫事法律智庫委員、台灣兒科醫學會法律顧問，曾任司法院司法人員研習所（法官學院）講座。專長包括：一般兒科學、小兒腎臟學、醫療糾紛爭議、醫學倫理、醫療自主權、生物科技智慧財產權爭議、生物科技管理、醫藥生技法規等。

1 指民國（下同）103年5月29日經立法院朝野政黨協商後之草案版本。惟104年4、5月間，因該草案條文有諸多不合理之處，與主管機關衛生福利部未能達成全面共識，因此尚未於立法院進一步進入逐條審查。

2 財團法人醫院評鑑暨醫療品質策進會，最後上網日期：104年5月21日，http://www.hongren.com.tw/userfiles/Definitions%20of%20patient%20safety.pdf。

3 劉邦揚，我國地方法院刑事醫療糾紛判決之實證研究，國立陽明大學公共衛生研究所碩士論文，民國97年。

4 係指內科、外科、婦產科、兒科、急診等五大科人才缺乏嚴重之情形。

5 張耘慈，台灣地方法院民事醫療糾紛判決之實證研究，國立陽明大學公共衛生研究所碩士論文，民國98年。

6 資料來源：台灣高等法院統計室。

7 台灣台北地方法院100年醫自字第3號刑事判決醫師無罪，自訴人上訴台灣高等法院103年醫上易字第4號刑事判決因未委任律師，遭高等法院判決自訴不受理確定。

8 「救健保 楊志良：避免無效醫療」，102年9月16日，聯合報。

9 最高法院97年台上字第2346號刑事判決亦同此旨。

10 台灣高等法院97年醫上訴字第8號刑事判決。

11 台灣高等法院101年重醫上更(一)字第76號刑事判決。

12 楊秀儀，誰來同意？誰做決定？從「告知後同意法則」談病人自主權的理論與實際：美國經驗之考察，台灣法學會學報，20期，頁367-406，1999年11月；張濱璿，「兒童醫療自主之探討－以病童臨床經驗出發」，國立政治大學法律科際整合研究所碩士論文，民國100年；張濱璿，「談告知說明義務之民事責任」，兒科最前線雜誌，4卷16期，104年4月，頁89。

13 Christine A. Zawistowski. Ethical problems in pediatric critical care: Consent. Critical Care Medicine. 2003, 31:S407-S410。

14 醫療法第63條第1項：「醫療機構實施手術，應向病人或其法定代理人、配偶、親屬或關係人說明手術原因、手術成功率或可能發生之併發症及危險，並經其同意，簽具手術同意書及麻醉同意書，始得爲之。但情況緊急者，不在此限。」

15 醫療法第64條第1項：「醫療機構實施中央主管機關規定之侵入性檢查或治療，應向病人或其法定代理人、配偶、親屬或關係人說明，並經其同意，簽具同意書後，始得爲之。但情況緊急者，不在此限。」

16 醫療法第79條第1項：「醫療機構施行人體試驗時，應善盡醫療上必要之注意，並應先取得接受試驗者之書面同意；接受試驗者以有意思能力之成年人爲限。但顯有益於特定人口群或特殊疾病罹患者健康權益之試驗，不在此限。」

17 醫療法第81條：「醫療機構診治病人時，應向病人或其法定代理人、配偶、親屬或關係人告知其病情、治療方針、處置、用藥、預後情形及可能之不良反應。」

18 安寧緩和醫療條例第8條：「醫師爲末期病人實施安寧緩和醫療時，應將治療方針告知病人或其家屬。但病人有明確意思表示欲知病情時，應予告知。」

19 最高法院94年台上字第2676號民事判決。

20 台灣台北地方法院99年醫字第27號民事判決。

21 「醫療糾紛先調解後提告 台中地院試辦」，自由時報，101年10月12日。

22 「衛局受理醫療糾紛 內科最多件」，聯合新聞網，104年5月25日。

23 台灣台北地方法院85年度訴字第5125號民事判決、台灣高等法院87年度上字第151號民事判決。

24 台灣高院94年度醫上字第1號民事判決、最高法院96年度台上字第323號民事判決。

25 行政院「醫療糾紛處理及醫療事故補償法草案」總說明、衛生福利部104年6月5日新聞稿：http://www.mohw.gov.tw/cht/Ministry/DM2_P.aspx?f_list_no=7&fod_list_no=5312&doc_no=49151。

26 草案第11條：「病人或其他依法得提起民事訴訟之人，未依法申（聲）請調解者，不得提起醫療糾紛事件之民事訴訟。未依前項規定申（聲）請調解逕行起訴者，法院應移付管轄之調解會先行調解，或依民事訴訟法第424條第1項規定辦理。」、第12條：「檢察官偵查或法院審判之刑事案件涉及醫療糾紛爭議時，應函請或移付管轄之調解會先行調解。但經被害人、告訴人或自訴人明示不同意者，不在此限。」

27 草案第18條第2項：「調解期間調解委員得要求直轄市、縣（市）主管機關蒐集相關資料；必要時，得邀請醫學、法律專家或其他專業機構、人員列席陳述參考意見，或依當事人請求向第7條機構、團體申請初步鑑定。」

28 草案第25條：「直轄市、縣（市）主管機關應於調解成立之日起七日內，將調解成立書及卷證送請移付或管轄法院核定。」、第26條：「調解經法院核定後，當事人就民事事件不得再行起訴；如已繫屬法院，視為訴訟終結。調解經法院核定後，當事人就告訴乃論之刑事事件，不得提起告訴或自訴；……」。

29 葛謹，職業傷病補償法之立法必要性，醫事法學，第14卷第1期．第2期（合訂本），2006年6月，頁7。

30 王澤鑑，侵權行為法第一冊——一般侵權行為，2008年3月出版，頁97以下。

31 保險法第90條：「責任保險人於被保險人對於第三人，依法應負賠償責任，而受賠償之請求時，負賠償之責。」

32 資料來源：保險件數：財團法人保險事業發展中心；醫師與醫院數：衛生福利部。

33 NAIC, the Medical Malpractice Insurance Report: A Study of Market Conditions and Potential Solutions to the Current Crisis, Sep. 12, 2004.

34 醫師保護協會（Medical Protection Society）網站：http://www.medicalprotection.org/uk/home。

35 Medical Malpractice and Legal Resolution Systems in Japan, JAMA, March 28, 2001。

36 本文以中華民國產物保險商業同業公會公告之「醫師業務責任保險基本條款」為例。

37 保險事業發展中心統計資料。

38 中華民國產物保險商業同業公會統計資料。

第七章

由法律面論醫療機構處理醫療糾紛之風險管理

張婷*

摘要

面對國際醫療、醫療觀光與兩岸間發展醫美健檢，醫療日漸包含涉外成分且須跨域互補整合。醫療機構面對環境日益複雜與醫療糾紛日漸頻繁，風險管理已不可或缺且刻不容緩。本文以二則司法實務案例爲例，並依據風險辨識、風險分析與評估、風險改善與風險回饋之四大步驟進行分析。此外，本文歸納醫療機構處理醫療糾紛所面對之三大挑戰，即機動力、嚴謹度與應對性，並提出建議。本文認爲無論醫療行爲或系統性錯誤藉由風險管理，對於緩和醫病關係與促進病人安全皆有所助益。

關鍵字：醫療機構、醫療糾紛、風險管理、法律面、司法案例

壹、前言

面對現今轉變大、節奏快與不可預測性高之多元現代社會，風險無處不在。當各主體認知風險無法避免，無不致力於降低風險發生之機率，而進行風險管理。醫療機構亦不例外，雖爲非營利事業，亦非公司型態，且無「商業登記法」之適用[1]，然在追求病人安全與醫療品質之目標下，進行風險管理之重要性與急迫性更爲凸顯。舉例而言，台灣醫療產業若赴大陸地區發展，須考慮之風險，包含法令限制、醫事人力資源與病人就醫心態等[2]。至於投資方式究應採取獨資或合資？風險面亦須斟酌經營管理、人力資源調配與市場行銷等層面[3]。而醫療糾紛也爲醫療機構所須面對風險之一，尤其近年來醫病關係轉變，醫病間信賴度遞減，導致醫師從事防禦性醫療（defensive medicine）與病人積極尋求法律手段維護權利之可能性皆大增。如：廣義而言，醫病間恐因醫療專業知識不對等，易造成溝通障礙與誤會，進而訴諸陳情或訴訟等救濟手段以保障其權益。故，本文由法律面向討論醫療機構處理醫療糾紛之風

險管理，並進行司法實務案例探討，及提出關於醫療機構處理醫療糾紛之挑戰與建議。

貳、醫療機構處理醫療糾紛之風險管理

隨著人類社會發展，法律目的之一在於妥善分配利益[4]。且法律也爲社會統治方式或工具之一[5]。面對醫病關係日趨緊張之際，醫療機構對於醫療糾紛此一無可避免風險，法律面剖析即爲本文之討論重心。

一、醫療糾紛

目前，台灣醫療糾紛處理專法尚未立法通過，尚在立法院進行審議，名稱爲「醫療糾紛處理及醫療事故補償法（草案）」（以下簡稱本法）。其中針對醫療糾紛予以定義，本法第3條規定，醫療糾紛係：「指病人認醫療行爲有不良結果，而應由醫事人員或醫療（事）機構負責所生爭議」[6]。可見，依據本法，醫療糾紛包含三要素：第一，須爲醫療行爲；第二，須病人認爲醫療行爲造成不良結果；第三，此醫療行爲之不良結果可歸咎於醫事人員或醫療機構。以下依序說明：

(一)須為醫療行為

綜觀「醫師法」第11條、「護理人員法」第24條與行政函釋[7]規定，醫療行爲可依據是否應由醫師親自爲之，區分爲應由醫師親自爲之之主要醫療行爲與醫師指導（示）下得由輔助人員爲之之次要醫療行爲（或稱醫療輔助行爲）二種。主要醫療行爲包含醫療工作之診斷、處方、手術、病歷記載與施行麻醉，而次要醫療行爲包含前述外之醫療工作。所謂輔助人員依據「護理人員法」，包含護士、護理師與專科護理師。其中專科護理師依據「護理人員法」第24條，得於醫師監督下執行醫療業務，故「專科護理師執行醫療業務辦法（草案）」爲專科護理

師執行醫療業務之依循標準。綜上可知，行使醫療行爲之主體不外乎爲醫事人員，至於以醫療機構爲主體，本法稱之爲系統性錯誤。系統性錯誤之名詞解釋同樣規範在本法第3條，即：「指因醫療機構之組織、制度、決策或設備設施等機構性問題，致醫療行爲發生之不良結果。」可見，組織面、制度面、決策面與設備面四面向皆屬醫療機構出現系統性錯誤之範疇。本文探討醫療糾紛時，醫療機構之系統性錯誤亦在討論範圍內。

(二)須病人認為醫療行為造成不良結果

在華人社會重視家庭觀念道德要求下，家屬依據「醫療法」、「醫師法」等，得爲醫療機構或醫師履行法定義務之對象。然，本法在此僅規定病人爲認爲醫療行爲造成不良結果之唯一主體，不包含家屬。究其原因，除限縮醫療糾紛之成立空間外，亦爲尊重當事人自主之表現。惟一旦不良結果爲病人往生，家屬行使權利救濟時，尚須證明病人生前即認爲醫療行爲造成不良結果。但不良結果之出現常出人意外，無法預料，如：手術失敗、麻醉失當或其他搶救無效情形等，病人意識狀態已無法得知其對不良結果之評價，且家屬不在開刀房或加護病房現場，增加家屬舉證之困難。此時，依據「民事訴訟法」第277條但書，恐因風險控制在醫方，而構成由病方舉證有顯失公平情形，而有舉證責任轉換之探討空間[8]。

(三)此醫療行為之不良結果可歸咎於醫事人員或醫療機構

依據「醫療法」第82條規定，施行醫療業務，應善盡醫療上必要之注意。醫療機構及其醫事人員須負損害賠償責任情形爲故意或過失執行業務，致生損害於病人。故意自不待言，至於過失，須成就三要件：應注意而未注意、病人受損害、過失醫療行爲與病人受損害間有因果關係[9]。且過失與否之認定應採應時應地原則，即應依據事發時當地醫療水準予以認定，不可皆以當今醫療中心之醫療水準予以概括認定[10]。「醫療法」第82條爲民事責任之規定，而民事訴訟之請求權基礎不外乎爲侵權行爲或債務不履行損害賠償請求權，二者爲請求權競合說之關係[11]。針對債務不履行而言，醫療契約爲類似委任之無名契約，類推適用委任契約加以規範[12]。另外，尙有刑事責任與行政責任之成立餘地。

總之，「醫療糾紛處理及醫療事故補償法（草案）」一旦立法通過，台灣針對醫療糾紛即有專法規範，對醫病雙方而言提供明確地依循標準與救濟管道。

二、風險管理

台灣近年來，醫療糾紛出現頻率遞增，主要可歸因於觀念改變、醫病倫理關係改變與科技發達等原因[13]。且全民健康保險制度在台灣已推行二十餘年，在此期間，人民就醫方便性提高與價格降低，相對地醫療機構在有限醫療資源下，爲永續經營，無不積極開拓自費市場。一旦人民係高額自費進行醫療，期望程度大幅提升，一旦結果有違已意，訴諸權利救濟亦不意外。有鑑於此，醫療機構進行風險管理舉措，其重要性與急迫性可見一斑。以下依序說明一般企業風險管理之架構與步驟，再根據醫療行爲與醫療機構之特徵，主要聚焦在醫療機構處理醫療糾紛之風險管理。

所謂風險係指無法預期損害起訖、大小、程度而避免之狀態而言，且損害區分爲自然損害與人爲損害。既然風險無從去除，僅可降低，則進行風險管理則爲使風險降低之機制、方法或過程。對一企業而言，風險管理實爲自律之表現，進而推動公司的經營策略與方向，其重要性不可小覷[14]。有研究指出，風險管理係指對於機構達成目標之風險進行系統化政策、步驟和作業、辨識、評估、處理與監督[15]。亦有研究指出，風險管理係定義風險、測量風險、評估風險與發展因應風險策略之過程[16]。亦有研究指出，風險管理係一種降低損失到最低而提高機會到最高之方法。而風險管理之五大步驟，依序爲：風險認定（risk identification）、風險評估（risk evaluation）、選擇對策（risk treatment）、實施策略（risk implementation）、檢討修訂（review and evaluation）。其中，選擇對策包含風險自承（risk retention and reduction）、風險規避（risk avoidance and hedging）、風險分散（risk sharing and diversification）與風險轉嫁（risk transfer）。而實施策略包含內部控制（internal control）、政府與國際組織（government and international organizations）、民間組織與協會（civil and nonprofit organizations）、金融市場（financial market）、實務資產市場（real assets market）與保險市場（insurance market）[17]。亦有研究指出，可採用PDCA（Plan-Do-Check-Action）作爲風險管理之架構，藉由持續循環改善及溝通學習，建構風險管理體系[18]。而針對前述定義風險或風險認定，有研究指出可採用5W2H（Who「人」、Why「事」、When「時」、Where「地」、What「物」、How「如何」、How much「損失」）進行風險辨識，以初步歸納危害因子[19]。有研究歸納經營者須面對之風險，包含財務風險、營運風險、法規風險、災害風險與策略風險[20]。

醫療行爲具備複雜性、高度風險性、不可預測性、損害之不可逆性、高度涉及病人隱私與秘密與實驗性等特色。且醫病雙方，醫療專業知識不對等，在病人自主權意識逐漸抬頭下，病人已由過去被動角色轉變爲積極主動參與，病人對風險之理解程度，取決於病人是否充分了解不同治療選項之優缺點，進而做出適當抉擇[21]。而在醫療機構內，醫事人員各有分工進行團隊行爲。承前述，醫療機構爲避免發生系統性錯誤，本法第50條規定，醫療機構應建立機構內風險事件管控與通報機制，並針對重大醫療事故事件分析根本原因、提出改善方案。且依本法第55條，規範醫療機構違背本法第50條之法律效果爲行政罰鍰。可見，本法針對醫療機構之風險管理已列爲法定義務。

針對以醫療機構或醫事人員爲主體所進行之風險管理研究，如：

研究指出醫療機構應進行系統性介入改善，包含照護方式、醫學處置方面與護理人員方面[22]。亦有研究認爲醫院內之危機管理應包含倫理面（ethics）、管理面（governance）與遵循面（compliance）三面向[23]。亦有研究認爲醫療機構應導入預應式風險管理，內容包含發現潛在風險、迅速回應風險與系統化改善。而進行預應式風險管理，須依循五步驟：風險辨識、風險分析、風險評估、風險改善與風險回饋[24]。亦有研究將醫療產業風險區分爲三類，分別爲一般環境風險、任務環境風險與公司特有風險。一般環境風險包含政治風險、法令風險、經濟風險、社會風險與天然風險；任務環境風險包含供給風險、需求風險、競爭風險與技術風險；公司特有風險包含財務風險、存貨管理風險、病人安全風險、資訊安全風險與員工安全風險[25]。其中針對法律風險，有研究歸納不同法律風險型態，如：病人意圖取得高額賠償、病人對醫師個人或執業行爲不滿及病人意圖尋求眞相三種[26]。亦有研究以台灣中部某西醫基層醫師爲研究標的，實證結果顯示，醫師年齡越大或每週看診人次越高，其風險趨避程度越強，即較不具冒險態度傾向[27]。亦有研究針對醫療機構進行風險辨識，歸納風險排名，依序爲新興傳染病、火災、醫療爭議、資訊系統當機、院內群聚感染、醫療人力不足、爆炸、地震、毒化物洩漏與針扎等[28]。其中，醫療爭議已列入風險排行榜中。

醫療爭議造成之醫療糾紛作爲醫療機構風險樣態之一，須降低其發生機會或一旦發生須進行善後處理，此時即須進行醫療糾紛之風險管理。而重視風險管理即可有效減少醫療糾紛發生機率。有研究指出醫療糾紛類型包含告知或說明內容不足、溝通不良、態度欠佳、醫病間認知落差與第三者介入[29]。有研究以問卷方式詢問醫師，希望專業團體提供之風險管理需求項目，依序爲：(一)委由專家全權處理；(二)調解和解；(三)法律諮詢；(四)律師出面訴訟；(五)醫師人身保全；(六)醫療仲裁；(七)騷擾醫院蒐證；(八)代向保險公司索賠；(九)其他[30]。可見，一旦發生醫療糾紛，醫師希望退居二線，不願再面對病人。此爲現今不少醫療機構內設置法務室或遴聘法律顧問之原因。亦有研究針對用藥此一易造成醫療糾紛之態樣，指出發展資訊科技，作爲降低人爲疏失之方式。如：爲追求醫療品質與病人安全，可以上線方式實施高警訊、高風險用藥提示系統，提升醫事人員對於用藥之認知正確率，進而降低住院病人因用藥疏失造成傷害之機率[31]。此外，亦有研究指出，在符合資訊安全傳送之前提下，電子病歷具備公開、便利與預防竄改等特性，且可攜式電子病歷可規劃由病人自行保管或委託健康資料銀行保管，避免由醫療機構保管所衍生之醫療糾紛發生機率[32]。目前，衛生福利部中央健康保險署所推行之健康存摺政策，立基點即爲增加病方對個人就醫資料之掌握，提升醫病關係之資訊對等[33]。除電子病歷與健康存摺外，亦有研究結合科技技術發展，研發行動點滴監控系統與規劃護理e化工作車等，以提高服務品質，降低醫療糾紛發生機率[34]。以下即以醫療機構面對醫療糾紛作爲風險管理主題進行步驟分析。

參、醫療機構處理醫療糾紛之風險管理步驟

一、風險辨識

首先，承前述，風險辨識可由5W2H（Who「人」、Why「事」、When「時」、Where「地」、What「物」、How「如何」、How much「損失」）切入。一旦醫療機構面臨醫療糾紛，以「人」而言，當事人不外乎爲本國籍或外國籍病人、家屬、醫事人員或醫療機構。而當事人以外第三人包含醫病方依職權或授權處理醫療糾紛之人員，如：醫事人員主管、醫療機構負責人、醫療機構內指定處理醫療糾紛處室（院長室、秘書室、公關室、社工室、法務室等）或委員會人員、病方提起刑事告訴後之檢警人員或提起民事訴訟後之法官、鄉鎮市調解委員會之調解委員、病方所委任之律師或請託之民意代表等。可見，醫療糾紛所涉

及之當事人與第三人範圍廣。

以「事」而言，承前述，本法針對醫療糾紛之範圍予以界定。除醫事人員醫療行爲造成不良結果外，尚包含醫療機構出現系統性錯誤。系統性錯誤之範疇共包含四面向法令之違反，以組織面而言，如：「醫療法」第17條、「醫療法施行細則」（以下簡稱細則）第9、10條所揭示之核准、「醫療法」第23條、細則第12、13條所揭示之備查、「醫療法」第15、23條、細則第6、7、8條所揭示之登記、「醫療法」第14、16、23條；細則第3、4、5條所揭示之許可與「醫療法」第2、3、4、5、6、7、12、18、33與58條所揭示之類別選擇及設置等。以制度面而言，如：「醫療法」第8、78、79、79-2、80條所揭示之人體試驗、「醫療法」第9、84條所揭示之醫療廣告、「醫療法」第20、66條、細則第47條所揭示之公開揭示、「醫療法」第21、22、34條、細則第11條所揭示之統一收費會計、「醫療法」第26條、細則第14條所揭示之提報、備檢及資蒐、「醫療法」第27條所揭示之重災調度、「醫療法」第32、36條所揭示之財產設置及管理、「醫療法」第46、96條、細則第63條所揭示之教育訓練、「醫療法」第59條、細則第41條所揭示之值班、「醫療法」第60條所揭示之適當急救、「醫療法」第62條、細則第42、43、44、45、46條所揭示之醫療品質管理、「醫療法」第63、64條所揭示之告知同意、「醫療法」第65條、細則第48條所揭示之病理檢查、「醫療法」第67、68、69、70、71、74條、細則第49-1條所揭示之病歷建立、保管及提供、「醫療法」第72條所揭示之業務保密、「醫療法」第73條、細則第50、51、52條所揭示之轉診、「醫療法」第75條所揭示之出院追蹤、「醫療法」第76條、細則第53條所揭示之開立證明、「醫療法」第77條所揭示之政府委託與「醫療法」第95、121條所揭示之評鑑等。以決策面而言，如：「醫療法」第82條所揭示之善盡醫療必要注意義務、「醫療法」第81條所揭示之告知說明、「醫療法」第61條所揭示之不當招攬獲益禁止與「醫療法」第57條所揭示之督導管理等。以設備面而言，如：「醫療法」第56條所揭示之安全針具、「醫療法」第25條所揭示之防火、避難及緊急災害應變與「醫療法」第24、56條所揭示之公共衛生及安全等。

以「時」而言，醫事人員醫療行爲造成不良結果之時間點，包含住院前（門診時、急診時、轉診時）、住院中（手術觀察時、手術時、加護病房時、普通病房時、安寧病房時、國際醫療病房時）與出院後（回診時）等。至於醫療機構發生系統性錯誤之時間點，由病人或家屬進入醫療機構範圍或使用醫療機構所提供醫療相關資源時起算。

以「地」而言，醫事人員醫療行爲造成不良結果之地點，包含醫療機構內（門診診療間、急診室、手術觀察室、手術室、各病房）與醫療機構外（轉診時救護車內、社區義診、出診至病人家訪）等。至於醫療機構發生系統性錯誤之地點，以病人或家屬進入醫療機構範圍或使用醫療機構所提供醫療相關資源爲限（包含：醫療機構所附停車場、美食街、購物街、藝廊等）。

以「物」而言，以醫事人員醫療行爲造成不良結果而言，此所謂物即標的係指病人體內某器官或組織，亦包含權利，如：病人生命權、病人身體健康權與家屬身分權。至於醫療機構發生系統性錯誤之標的可以本法第3條之組織面、制度面、決策面或設備面加以概括。

以「如何」而言，無論爲醫事人員醫療行爲造成不良結果或醫療機構發生系統性錯誤，行爲樣態皆包含積極作爲與消極不作爲。

以「損失」而言，以醫事人員醫療行爲造成不良結果而言，病方所得請求之損害賠償不外乎爲殯葬費、醫療費用（掛號費、診療費與自費項目等）、撫養費、喪失勞動能力之損害與精神慰撫金等。以醫療機構發生系統性錯誤而言，病方所得請求之損害賠償亦以填補所受損害與所失利益爲限。

二、風險分析與評估

其次，醫療機溝應根據上述5W2H方法所辨識之風險源進行分析與評估，以控制風險並減少損失[35]。以醫事人員醫療行為造成不良結果而言，如：依據「醫師法」第12-1條規定：「醫師診治病人時，應向病人或其家屬告知其病情、治療方針、處置、用藥、預後情形及可能之不良反應。」此醫師明確報告處理事務範圍，包含病名、症狀、治療方針、預後、用藥等，至於檢驗方法與病情監視等瑣碎技術性過程，無須逐一報告[36]。經過風險分析與評估，為提升病方對自身病情之了解，避免因醫病間溝通不清產生誤會，或病人主觀上隱瞞病情導致客觀上治療未達成效，進而造成風險機率上升，醫師明確報告處理事務範圍之環節重要性不可忽視。以醫療機構發生系統性錯誤而言，依據「醫療法」第63條與第64條規定，醫療機構實施手術、侵入性檢查或治療，須履行告知同意制度。而手術同意書乃醫院制式文書，事先已印製妥當備用，由病人檢查前填具，不足以證明醫師有盡說明義務。即醫師說明義務須針對手術風險、替代方案暨其利弊等進行分析與講解，使病人或家屬知悉、明白為已足[37]。經過風險分析與評估，醫療機構履行告知同意制度，係以實質非形式加以認定。

三、風險改善

其次，以醫事人員醫療行為造成不良結果而言，如：醫師在進行明確報告處理事務範圍時，須確保以病方知悉了解之語言進行，且報告範圍須確實依據法律要求，蓋因病人是否可確實實踐其自主權，取決於資訊是否充分與完整。為進行風險改善，醫療機構可提供醫事人員進行明確報告處理事務範圍之書面表單（check list），以降低遺漏之風險。且醫療機構可要求醫事人員進行明確報告處理事務範圍時，有其他醫事人員在場證明，並由報告與在場之醫事人員及病方皆簽名，藉由提高要式性要求以確保法律責任履行，預防風險發生機率。以醫療機構發生系統性錯誤而言，本法第50條要求醫療機構應建立機構內風險事件管控與通報機制，故醫療機構應訂定處理醫療糾紛之流程與管控通報方法，以供依循。另外，本法第50條亦要求針對重大醫療事故事件分析根本原因、提出改善方案。進行根本原因分析（root cause analysis）實屬落實病人安全制度手段之一[38]。

四、風險回饋

其次，以醫事人員醫療行為造成不良結果而言，進行風險改善後，醫事人員可憑藉醫療機構所搭建之溝通平台交換心得，並藉由醫事人員之經驗分享凝聚共識，此對重視團隊合作關係之醫療行為而言極為重要。以醫療機構發生系統性錯誤而言，醫療機構可規劃相關教育訓練課程、實務案例研習會與預防醫療糾紛研討會，提升醫事人員預防醫療糾紛發生之警覺性與敏感度。台灣長期以來，醫學教育較重視知識與技術之傳授，而忽略身教態度之重要性[39]。藉由風險回饋機制，資深醫事人員應以身作則，不斷藉由經驗交換，精進其行為模式，以供後輩學習；而新進人員藉由觀察資深人員預防與處理醫療糾紛之待人接物，可作為不斷修正、提升與培養自我風險應對能力之依據。

肆、由法律面探討醫療機構處理醫療糾紛之司法實務案例

法律問題包含法學理論相關或法律實踐相關二者[40]。本文以醫療糾紛之風險管理為題，著重在法律實踐面之研究。既然偏重在法律實踐面之探討，即無法脫離事實，且法律與事實本就無法截然劃分，須探究社會文化意涵，非僅拘泥於語意學解釋[41]。以下本文舉二則司法實務案例，進行事實論述、爭點與理由分析與風險管理探討。

一、案例一—最高法院102年度台上字第477號

首先，事實論述爲，某病人因車禍由緊急救護中心被送至某醫院急診，在急診室約12小時，在此期間醫師曾進行緊急心肺復甦術、氣管插管、輸血、升壓劑、接呼吸器、使用心電圖、血壓監視儀及心跳血氧監視器、頭部電腦斷層掃描檢查、腹部超音波檢查、腹部電腦斷層掃描檢查與會診一般外科醫師及骨科醫師等，之後轉送至加護病房後再進行輸血6單位、新鮮冷凍血漿12單位、生理食鹽水及HAES500cc.快速滴注，及增加升血壓藥物劑量及強心劑注射，並會診神經外科、一般外科與骨科，約2小時後死亡。某病人父親爲上訴人，請求損害賠償上訴至最高法院，共同被上訴人爲醫療機構與8名醫事人員，最終最高法院判決爲上訴無理由駁回。

其次，爭點與理由分析爲，爭點一：是否應進行積極手術作爲而非消極藥物治療不作爲？爭點二：是否應進行轉診？爭點三：所使用之藥物屬支持性藥物，是否對腦傷無法有效降腦壓或腦水腫？針對上述爭點，判決書說明其理由。理由一：藥物治療目的在於維持循環與正常血壓，且依據會診回覆意見，一般外科醫師認爲某病人目前不適合手術治療，神經外科醫師認爲某病人可能死亡，未建議進行手術。理由二：某醫院即爲醫學中心，屬醫療能力分級上之重度級醫院，轉診利益未大於風險，故無轉診之必要，留置病人方爲合理之醫療處置。理由三：某病人血壓不穩定，不適合給予降腦壓藥物，以免血壓下降，且某病人頭部有外傷，亦不適合給予類固醇藥物治療腦水腫。

其次，風險管理探討爲依據上述步驟依序進行。首先，風險辨識，醫療機構依據5W2H（Who「人」、Why「事」、When「時」、Where「地」、What「物」、How「如何」、How much「損失」）切入。以「人」而言，某病人父親爲上訴人，即爲家屬，爲醫療機構進行風險管理時，可合理期待主張維權者。以「事」而言，案例一涉及醫療

機構前述系統性錯誤四面向中之制度面與決策面。以制度面而言，涉及未對某病人進行手術，是否符合「醫療法」第60條所言之適當之急救；未對某病人進行轉診，是否符合「醫療法」第73條所言之應建議病人轉診情事。以決策面而言，涉及「醫療法」第81條規定：「醫療機構診治病人時，應向病人或其法定代理人、配偶、親屬或關係人告知其病情、治療方針、處置、用藥、預後情形及可能之不良反應。」即告知說明責任。判決書中指出被上訴人有向「……家屬解釋病情……」、「……解釋並告知需要轉送加護病房之原因及理由……」。但判決書中指出上訴人「……未見醫師採取任何處理……」、「……未見被上訴人施以任何積極醫療手段或輸血，以搶救其生命……」。除告知說明責任外，尚涉及「醫療法」第82條之善盡醫療必要注意義務責任。以「時」而言，涵蓋自送至某醫院急診起算。以「地」而言，包含急診室、轉送過程與加護病房。以「物」而言，涉及某病人生命權與家屬身分權，及醫療機構發生系統性錯誤之制度、決策標的。以「如何」而言，涉及消極不作爲之行爲樣態。以「損失」而言，上訴人主張殯葬費、精神慰撫金與撫養費，依據侵權行爲法則及債務不履行規定、「消費者保護法」，求爲命被上訴人連帶賠償。

其次，風險分析與評估，針對手術與轉診之必要性，由判決書中可見醫病間呈現溝通落差。溝通爲主體間交換思維與獲得認同之方式。醫病間因醫師具備專業醫療知識，呈現資訊不對等，且病人或家屬由於面臨疾病與死亡威脅，心情與理性判斷力皆受影響。故，經過風險分析與評估，溝通之用字遣詞宜淺顯易懂、溝通之時間與地點宜衡量病人、家屬與醫事人員之身心靈狀況、溝通之方式除語言外，宜以文字與圖片進行輔助說明。且溝通過程宜鼓勵病方踴躍提問，藉由一問一答方式，除便於聚焦問題外，亦可達到實質溝通之期待效果，避免誤會導致醫療糾紛。

其次，風險改善，醫療機構經過風險分析與評估後，總結出醫病間落實有效溝通至爲關鍵。改善之道不外乎硬體面與軟體面。以硬體面而言，充實急診室或病房內獨立安靜封閉空間之設置，且此空間內應齊備高科技與文具設備，如：網際網路、電腦、電話、投影設備、布幕、錄音錄影設備、影印與傳眞、視訊設備、文具設備等。以軟體面而言，醫療機構除定期舉辦實務案例講習、工作坊與研討會彼此溝通經驗、交換心得與獲取新知外，醫療機構內可依據病方需求，提供口譯、翻譯（如：閩南語、客家話、原住民語、新住民語等）、法律諮詢、衛教宣導、社工福利資源諮詢等服務，以達到實質溝通、解決問題之目的。

其次，風險回饋，醫療機構提供定期交流平台使醫事人員交換心得與進行經驗分享。藉由不斷反覆回饋學習過程，使醫事人員可不斷修正言行，精進溝通技巧。醫療機構亦可以樹立標竿作爲學習典範方式，正向鼓勵醫事人員進行良性競爭，建立以病人安全爲導向之氛圍環境，緩和日益緊張之醫病關係。

藉由案例一之情境分析，醫療機構依循風險管理四步驟，期望可預防未來再發生因溝通所衍生之後續醫療糾紛事件。

二、案例二—最高法院103年度台上字第1368號

首先，事實論述爲，某孕婦因破水至某醫院待產準備分娩，醫師依據產前病歷建議孕婦以陰道自然生產，之後監測到胎兒心音呈現不定性減慢，此時胎頭離產道約1至2公分，之後醫師以眞空吸胎器與McRoberts Maneuver併恥骨上方壓迫助產方法將胎兒娩出，但胎兒由於出現肩難產，終導致胎兒右上臂神經叢損傷及右肩右肘殘廢。某孕婦之女兒（即胎兒）爲上訴人，父母爲法定代理人，請求損害賠償上訴至最高法院，共同被上訴人爲醫療機構與醫事人員，最終最高法院判決爲上訴無理由駁回。

其次，爭點與理由分析爲，爭點一：胎兒肩難產可否預測？爭點二：實務上是否存在最有效可解除肩難產並避免傷害之助產方法？爭點

三：除McRoberts Maneuver助產方法外，是否有其他更好之替代助產方法？針對上述爭點，判決書說明其理由。理由一：通常胎頭娩出後，才得以診斷肩難產，目前大部分肩難產案例無法事先準確預測。理由二：依據台灣婦產科醫學會鑑定意見，由99年12月13日醫學統計指出，100個肩難產案例中，有0.5-1.6%比例發生新生兒臂神經叢損傷，目前尚無一種是最有效可解除肩難產並避免傷害之助產方法。理由三：依據美國產科學會見解，若採用Zavanelli助產方法，即胎兒推回產道再緊急剖腹生產之方法，最易造成胎兒重大損傷。且當時醫師若不採用McRoberts Maneuver助產方法，孕婦與胎兒恐有生命危險，即便依據台灣婦產科醫學會鑑定意見，McRoberts Maneuver助產方法僅可減少42%之肩難產，但無法完全避免臂神經叢損傷，何況臂神經叢損傷可能在子宮內即已發生。

其次，風險管理探討為依據上述步驟依序進行。首先，風險辨識，醫療機構依據5W2H（Who「人」、Why「事」、When「時」、Where「地」、What「物」、How「如何」、How much「損失」）切入。以「人」而言，胎兒為上訴人，由父母擔任法定代理人，為醫療機構進行風險管理時可合理期待主張維權之人。以「事」而言，案例二涉及醫療機構前述系統性錯誤四面向中之制度面與決策面。制度面即指「醫療法」第60條之適當急救制度，判決書中言及如未緊急施以McRoberts Maneuver助產方法，孕婦與上訴人均有生命危險。亦即針對危急病人，McRoberts Maneuver助產方法是否為當下最適當之急救方法。決策面係指「醫療法」第81條告知說明責任與「醫療法」第82條善盡醫療必要注意義務責任。相較於其他助產方法，醫療機構是否有告知病方採行McRoberts Maneuver助產方法作為治療方針、處置之必要性及其可能之不良反應。以「時」而言，涵蓋自送至某醫院待產起算。以「地」而言，包含某醫院待產室、產房、恢復室與病房。以「物」而言，涉及某病人之健康權與家屬之身分權，及醫療機構發生系統性錯誤之制度、決策標的。以「如何」而言，涉及積極作為（施以McRoberts Maneuver助產方法）與消極不作為（未施以Zavanelli助產方法）之行為樣態。以「損失」而言，上訴人主張醫療費用、喪失勞動能力與非財產上損害，求為命被上訴人連帶給付。

其次，風險分析與評估，針對肩難產可否預測及何助產方法為最適，判決書中呈現醫病雙方之不同意見。首先，若肩難產可預測，病方質疑為何未察覺。本文認為基於風險管理之角度，無論肩難產可否預測，在孕婦懷孕的數月中，醫療機構皆可提供衛教宣導。即便孕婦自當日上午5點50分許破水至某醫院待產，至當晚11點46分分娩，近18個小時，醫療機構亦有足夠時間告知病人與家屬肩難產之發生可能性與各助產方法之差異。易言之，分析與評估風險後，醫病間針對肩難產可否預測、是否有最有效解除肩難產並避免傷害之助產方法及各助產方法之差異等皆可藉由充分與實質之溝通進行，既然胎兒臂神經叢損傷目前無法避免，病方相較於獲得敗訴判決，可考慮直接依據生育救濟管道進行救濟。

其次，風險改善，婦產科相較於其他專科，風險較高。醫療機構針對生產時，可預測與不可預測之風險，醫療機構可聯合製作紙本或多媒體衛教宣傳載具，於孕婦得知懷孕時起即交付孕婦。另外，孕婦與家屬於待產室時，可播放生產提醒注意事項之相關影片。相關生產醫療資訊，醫療機構亦須依據醫療機構自身能力與目前生產醫療技術定時更新。在資訊充分揭露下，可適度緩和病方藉由訴訟方式獲得醫療資訊，改善醫療糾紛訴訟頻繁之現狀。

其次，風險回饋，各醫療機構婦產科醫事人員可參加由醫療機構主辦之各型會議，交流最新生產醫療技術以更新其知識與技術。各醫療機構亦可參訪模範待產室或建置模擬產房以交換經驗。其中，模擬產房之設置乃藉由模擬孕婦生產時所面臨之情境，排列不同作法與選項，以寓教於樂方式，達到醫病溝通。尤其婦產科專業，以肩難產為例，無法預測，目前亦無生產方法可解除肩難產並避免傷害。易言之，一旦發生肩難產，傷害無法避免；而是否發生肩難產，純屬機率，無從預測。

藉由案例二之情境分析，醫療機構針對風險高之專科，既然風險無法避免，更應藉由多元有效方式，強化醫病間之實質溝通。在資訊充分揭露與醫病充分溝通之前提下，可降低病方藉由訴訟方式獲得本應在醫療機構即可獲得之資訊。

伍、醫療機構處理醫療糾紛之挑戰與建議

一、挑戰

本文依據醫療糾紛之三大特徵，即不可預測性、不可還原性與損害嚴重性，歸納醫療機構處理醫療糾紛所面對之挑戰。

首先，醫療糾紛具不可預測性，故醫療機構之機動力面臨挑戰。自病方角度而言，一旦邁入醫療場域或開始接受醫療服務，任一環節皆影響病方判斷是否造成最終不良結果之原因。醫療機構內雖依據分工不同各有職掌，但不可否認醫療活動爲一團隊合作之整體。一旦某處室或某醫事人員面臨急須緊急支援時，醫療機構此時應展現機動力，而非受限於傳統人爲藩籬。

其次，醫療糾紛具不可還原性，故醫療機構之嚴謹度面臨挑戰。醫療糾紛一旦發生，病人生命權或身體健康權即面臨剝奪或減損，且無法恢復還原。有鑑於此，在醫療機構內工作之醫事人員身心靈健康影響其工作表現。醫療機構應避免產生過勞環境，充實合理之人員配置。唯有醫療機構以嚴謹態度面對醫事人員之工作環境，最終醫病雙方方可皆受惠。

其次，醫療糾紛具損害嚴重性，故醫療機構之應對性面臨挑戰。病方生命權、身體健康權與身分權受損，其痛苦程度可想而知。而基於

此，病方全力訴諸權利救濟與保障實屬預期。醫療機構面臨既已發生之醫療糾紛須審慎、理性、冷靜應對。一味逃避責任、閃躲媒體、態度消極無法妥善處理醫療糾紛。故，醫療機構之專業判斷、積極態度、同理回應等舉措，皆對醫療機構之應對性形成挑戰。

二、建議

針對上述挑戰，本文歸納建議如下：

首先，針對機動力，本文建議為三點：醫療機構搭建平台定期舉辦實務案例剖析課程、醫療機構定期舉辦跨科室合作之演練、醫療機構定期舉辦醫病角色互換演練。為避免歷史不斷重演，藉由過去實務案例剖析，可使醫事人員知悉其任何行為對整體醫療過程及最終結果之影響力。藉由平時跨科室合作之演練，增加部門間對彼此業務之熟悉度，及增加未來合作之順暢與機動度。為促進醫病關係和諧，同理心與設身處地換位思考至為關鍵。醫療機構可定期舉辦活動，藉由不同情境下醫病角色互換，可彼此體驗各自角色扮演之甘辛，藉此增加互諒之心，重拾醫病間之互信。

其次，針對嚴謹度，本文建議為三點：醫療機構應善盡企業社會責任，以打造幸福事業自居，提供合法與友善之工作環境為最低要求、醫療機構皆應以標竿進行自我定位，提升服務品質、醫療機構為達零失誤目標，醫療機構可訂定獎勵措施。除評鑑期間外，平時醫療機構之人員配置與工時規定，即須時刻符合法律之最低要求，並進一步營造幸福事業提供優於法律最低要求之待遇，以吸引醫事人員投身此行業。為提升服務品質，可積極以進行認證方式進行自我要求。醫療機構藉由獎勵措施可以正向積極鼓勵方式，提升醫事人員執業之嚴謹度。

其次，針對應對性，本文建議為三點：醫療機構針對醫療糾紛之防止與因應處理應設置獨立部門並編制有專職法律、心理、醫管或社工等背景之專業人士參與、醫療機構應制定完善處理醫療糾紛程序之規定並公告周知、醫療機構應加強對醫療糾紛防範之宣導工作。醫療機構投入成本以專人方式預防與因應醫療糾紛，可避免非專職之法律顧問或其他專業人士對醫療機構營運不熟悉所造成之時間延宕與效率低落。醫療機構可以紙本張貼、海報公示或網站揭露等方式宣導院內醫療糾紛處理程序，爭取在第一現場進行第一時間處理，避免不良結果進一步惡化。既然醫療糾紛不可預測性高，一旦發生醫療機構應爭取時效，儘速在院內循公示程序立即處理，以積極面對態度相較於冷漠忽視逃避，對於醫病關係之恢復與重建方，可重新展現曙光。

陸、結論

本文依序說明醫療糾紛與風險管理之範圍、醫療機構風險管理之四大步驟、並舉二則實務案例進行風險管理四大步驟之分析，並提出醫療機構處理醫療糾紛之挑戰與建議。醫療機構處理醫療糾紛之良窳爲判斷醫療機構面對風險管理之態度與決心。隨著近年來探討之國際醫療、醫療觀光與兩岸醫美健檢等議題，皆透露出醫療之輸出性、異業整合結盟性與資源互補性。但也表示未來醫療糾紛恐面臨醫師或病人非本國籍或醫療實施場域延伸（如：病人開刀後返國經視訊復健進而產生醫療糾紛）之複雜多變性可能。易言之，醫療機構進行風險管理並建置或舉辦相關軟硬體時，須多方審慎觀察與評估不同文化背景、語言或宗教風俗差異等之適用性與便利度，以提早因應未來醫療機構所須面對之風險管理考驗。

註　釋

* 張婷，嶺東科技大學財經法律研究所助理教授，Assistant Professor, Graduate Institute of Financial and Economic Law, Ling Tung University, tingchang@teamail.ltu.edu.tw。

1 最高法院102年度台上字第556號。

2 陳彩鳳、許怡欣、李雅惠、林雅齡，醫療產業赴大陸發展之背景與風險探討，醫務管理期刊，第3卷第4期，2002年，頁1-10。

3 廖俊凱，海峽兩岸服務貿易協定簽訂後對台灣投資大陸醫療機構的影響，台北市醫師公會會刊，第57卷第7期，2013年，頁3-4。

4 邱聰智，法學方法論之課題—法學方法導論之一—，輔仁法學，第13期，1994年，頁6-7。

5 程明仁，楊仁壽先生「法學方法論」一書讀後感，律師通訊，第192期，1995年，頁58-63。

6 立法院第八屆第五會期第一次臨時會第四次會議紀錄，103年6月27日，立法院公報第103卷第49期，http://lci.ly.gov.tw/LyLCEW/lcivComm4MISQBgt.action?Meeting_Date=1030627&keyword=%E9%86%AB%E7%99%82%E7%B3%BE%E7%B4%9B%E8%99%95%E7%90%86%E5%8F%8A%E9%86%AB%E7%99%82%E4%BA%8B%E6%95%85%E8%A3%9C%E5%84%9F%E6%B3%95&Meeting_Name=%E9%99%A2%E6%9C%83，最後瀏覽日：2015年4月2日。

7 行政院衛生署65年6月14日衛署醫字第116054號；行政院衛生署65年6月14日衛署醫字第116053號；行政院衛生署65年4月8日衛署醫字第1009184號。

8 台灣高等法院94年度醫上字第2號判決；詹森林（2007），德國醫療過失舉證責任之研究，台北大學法學論叢，第63期，頁47-80；陳聰富（2007），美國醫療過失舉證責任之研究，政大法學評論，第98期，頁183-229。

9 張念中、陳聰富，用法律觀點看醫療不良事件之風險管理，醫療品質雜誌，第5卷第4期，2011年，頁70-73。

10 最高法院95年度台上字第3884號判決。

11 最高法院63年度台上字第1988號判決。

12 最高法院103年度台上字第1985號判決。

13 陳進明、廖浩欽，急診醫師的法律危機管理，中華民國急救加護醫學會雜誌，第12卷第4期，2001年，頁161-169。

14 劉清明，淺探企業風險管理機制，內部稽核，第62期，2008年，頁20-22。

15 于樹偉，風險管理發展趨勢和挑戰，海峽兩岸與香港、澳門地區職業安全健康學術研究會論文集，第18期，2010年，頁1-12。

16 廖熏香，以醫療風險管理營造病人安全文化，台灣醫界，第57卷第10期，2014年，頁26-27。

17 張金堅、林子儀、林明燦、蔡甫昌、黃榮堅、劉宗榮、朱柏松、雷文玫、林國明、周桂田、馮燕、薛承泰、周迺寬、戴浩志、周玲玲，外科新醫療科技及醫療風險的管理與倫理探討，澄清醫護管理雜誌，第6卷第3期，2010年，頁4-17。

18 高振山、楊曼君，風險管理推動實務，研考雙月刊，第30卷第2期，2006年，頁25-36。

19 陳俊男、廖茂宏，醫療針扎風險管理與本質較安全設計策略，勞工安全衛生研究季刊，第22卷第2期，2014年，頁147-157。

20 黃國寶，風險管理—你了解自己的組織嗎？，品質月刊，第48卷第4期，2012年，頁12-14。

21 李靜穎、林芳穗，醫療風險溝通工具之探討，設計研究，第8期，2008年，頁94-101。

22 詹鼎正，醫療風險管理的運用：以譫妄病人之照護爲例，台灣醫界，第57卷第10期，2014年，頁27-28。

23 張念中、陳聰富，用法律觀點看醫療不良事件之風險管理，醫療品質雜誌，第5卷第4期，2011年，頁70-73。

24 陳俊男、廖茂宏，醫療院所預應式風險管理，工業安全衛生月刊，第290期，2013年，頁29-44。

25 陳奕豪、張碩毅，醫療院所風險管理機制之建構與實證，資訊安全通訊，第19卷第1期，2013年，頁82-103。

26 林恩璋、陳奕彣、林芷瑄，醫療機構法律風險研究：風險形成與確認，醫療品質雜誌，第7卷第6期，2013年，頁63-75。

27 蔡文正、王正治、許可達、龔佩珍，西醫基層醫師之風險趨避態度與相關因素—以中部地區爲例，澄清醫護管理雜誌，第5卷第4期，2009年，頁23-29。

28 同前註24。

29 李伯璋、曾平杉（2010），醫療紛爭在臨床醫學與法律實務的探討，1版，台北：新學林出版股份有限公司，頁23-24。

30 高添富，醫師對醫療糾紛風險管理之期望—綜合醫療糾紛問卷調查分析，醫事法學，第17卷第1期，2010年，頁41-51。

31 賴湘芬、葉惠慈、李文瑞、郁弘、高儷娟、施威竹，提升病人用藥安全—以「高警訊／高風險用藥提示系統」爲例，醫療品質雜誌，第7卷第5期，2013年，頁70-75。

32 劉絀（2009），醫療過失之犯罪與醫療傷害補償制度之研究，國立台灣大學社會科學院國家發展研究所碩士論文，頁227。

33 衛生福利部中央健康保險署，http://www.nhi.gov.tw/，最後瀏覽日：2015年4月14日。

34 監控點滴流速 新系統解護士荒，2014年6月28日，聯合報B2版，大台中綜合新聞，http://udndata.com/library/，最後瀏覽日：2015年4月15日；聯醫ｅ化工作車 減醫護負擔，2014年5月23日，聯合報

B2版，北市綜合新聞，http://udndata.com/library/，最後瀏覽日：2015年4月15日。

35 楊琳琪、林秋菊，風險評估之概念分析，護理雜誌，第57卷第1期，2010年，頁89-94。

36 同前註12。

37 最高法院103年度台上字第774號。

38 蔡秀男（2013），醫療糾紛處理及醫療事故補償法草案立法芻議—以加強主管機關強制調解解決醫療紛爭功能及成立醫療諮商團體爲中心，第一屆台中醫法論壇，台灣台中，2013年9月1日，頁115-150。

39 賴其萬，醫學典範在推動醫學倫理的意義，收錄於醫病雙贏—醫學倫理暨病人安全論壇，頁17-27，財團法人澄清基金會（2012）。

40 梁曉儉，實踐理性：一種法學方法論意義上的探究，比較法研究，第2期，2004年，頁30-43。

41 郭德厚，論法律與事實—法律意義共享理解之協商，中央警察大學法學論集，第23期，2012年，頁107-129。

參考文獻

1 于樹偉，風險管理發展趨勢和挑戰，海峽兩岸與香港、澳門地區職業安全健康學術研究會論文集，第18期，2010年，頁1-12。

2 李伯璋、曾平杉（2010），醫療紛爭在臨床醫學與法律實務的探討，1版，台北：新學林出版股份有限公司。

3 李靜穎、林芳穗，醫療風險溝通工具之探討，設計研究，第8期，2008年，頁94-101。

4 林恩瑋、陳奕彣、林芷瑄，醫療機構法律風險研究：風險形成與確認，醫療品質雜誌，第7卷第6期，2013年，頁63-75。

5 邱聰智，法學方法論之課題—法學方法導論之一，輔仁法學，第13期，1994年，頁1-13。

6 高振山、楊曼君，風險管理推動實務，研考雙月刊，第30卷第2期，2006年，頁25-36。

7 高添富，醫師對醫療糾紛風險管理之期望—綜合醫療糾紛問卷調查分析，醫事法學，第17卷第1期，2010年，頁41-51。

8 張念中、陳聰富，用法律觀點看醫療不良事件之風險管理，醫療品質雜誌，第5卷第4期，2011年，頁70-73。

9 張金堅、林子儀、林明燦、蔡甫昌、黃榮堅、劉宗榮、朱柏松、雷文玫、林國明、周桂田、馮燕、薛承泰、周迺寬、戴浩志、周玲玲，外科新醫療科技及醫療風險的管理與倫理探討，澄清醫護管理雜誌，第6卷第3期，2010年，頁4-17。

10 梁曉儉，實踐理性：一種法學方法論意義上的探究，比較法研究，第2期，2004年，頁30-43。

11 郭德厚，論法律與事實—法律意義共享理解之協商，中央警察大學法學論集，第23期，2012年，頁107-129。

12 陳俊男、廖茂宏，醫療針扎風險管理與本質較安全設計策略，勞工安全衛生研究季刊，第22卷第2期，2014年，頁147-157。

14 陳俊男、廖茂宏，醫療院所預應式風險管理，工業安全衛生月刊，第290期，2013年，頁29-44。

14 陳奕豪、張碩毅，醫療院所風險管理機制之建構與實證，資訊安全通訊，第19卷第1期，2013年，頁82-103。

15 陳彩鳳、許怡欣、李雅惠、林雅齡，醫療產業赴大陸發展之背景與風險探討，醫務管理期刊，第3卷第4期，2002年，頁1-10。

16 陳進明、廖浩欽，急診醫師的法律危機管理，中華民國急救加護醫學會雜誌，第12卷第4期，2001年，頁161-169。

17 陳聰富，美國醫療過失舉證責任之研究，政大法學評論，第98期，2007年，頁183-229。

18 程明仁，楊仁壽先生「法學方法論」一書讀後感，律師通訊，第192期，1995年，頁58-63。

19 黃國寶，風險管理—你了解自己的組織嗎？，品質月刊，第48卷第4期，2012年，頁12-14。

20 楊琳琪、林秋菊，風險評估之概念分析，護理雜誌，第57卷第1期，2010年，頁89-94。

21 詹森林，德國醫療過失舉證責任之研究，台北大學法學論叢，第63期，2007年，頁47-80。

22 詹鼎正，醫療風險管理的運用：以譫妄病人之照護為例，台灣醫界，第57卷第10期，2014年，頁27-28。

23 廖俊凱，海峽兩岸服務貿易協定簽訂後對台灣投資大陸醫療機構的影響，台北市醫師公會會刊，第57卷第7期，2013年，頁3-4。

24 廖熏香，以醫療風險管理營造病人安全文化，台灣醫界，第57卷第10期，2014年，頁26-27。

25 劉清明，淺探企業風險管理機制，內部稽核，第62期，2008年，頁20-22。

26 劉縝（2009），醫療過失之犯罪與醫療傷害補償制度之研究，國立台灣大學社會科學院國家發展研究所碩士論文。

27 蔡文正、王正治、許可達、龔佩珍，西醫基層醫師之風險趨避態度與相關因素－以中部地區爲例，澄清醫護管理雜誌，第5卷第4期，2009年，頁23-29。

28 蔡秀男（2013），醫療糾紛處理及醫療事故補償法草案立法芻議—以加強主管機關強制調解解決醫療紛爭功能及成立醫療諮商團體爲中心，第一屆台中醫法論壇，台灣台中，2013年9月1日。

29 賴其萬（2012），醫學典範在推動醫學倫理的意義，收錄於醫病雙贏—醫學倫理暨病人安全論壇，頁17-27，財團法人澄清基金會。

30 賴湘芬、葉惠慈、李文瑞、郁弘、高儷娟、施威竹，提升病人用藥安全—以「高警訊／高風險用藥提示系統」爲例，醫療品質雜誌，第7卷第5期，2013年，頁70-75。

31 立法院第八屆第五會期第一次臨時會第四次會議紀錄，103年6月27日，立法院公報第103卷第49期，ttp://lci.ly.gov.tw/LyLCEW/lcivComm4MISQBgt.action?Meeting_Date=1030627&keyword=%E9%86%AB%E7%99%82%E7%B3%BE%E7%B4%9B%E8%99%95%E7%90%86%E5%8F%8A%E9%86%AB%E7%99%82%E4%BA%8B%E6%95%85%E8%A3%9C%E5%84%9F%E6%B3%95&Meeting_Name=%E9%99%A2%E6%9C%83，最後瀏覽日：2015年4月2日。

32 監控點滴流速　新系統解護士荒，2014年6月28日，聯合報B2版，大台中綜合新聞，http://udndata.com/library/，最後瀏覽日：2015年4月15日。

33 衛生福利部中央健康保險署，http://www.nhi.gov.tw/，最後瀏覽日：2015年4月14日。

34 聯醫ｅ化工作車 減醫護負擔，2014年5月23日，聯合報B2版，北市綜合新聞，http://udndata.com/library/，最後瀏覽日：2015年4月15日。

第八章

改善台灣「民事」醫療——訴訟制度芻議

陳學德*

摘要

醫界「五大皆空」現象日趨惡化，原因之一爲醫療糾紛。台中地院因而於2012年9月首創醫療試辦制度，實施迄今，醫療調解比例在40%以上，法官使用醫療諮詢與醫療鑑定制度比例亦達40%以上，鑑定報告由醫審會平均十月降至二月內送回，初步解決鑑定長期化問題。在醫療訴訟方面，確定判決結果與鑑定結論相符達90%以上現況，應加強法院輔助者制度即醫療專家之協力及醫療鑑定改革。爲落實武器平等原則，醫療訴訟時，法官應職權調查證據，其與辯論主義之界限爲何？爲改善醫學專家不願面對當事人及醫療鑑定採「不問不答」現況下，允宜改採日本專門委員或自然人複數鑑定制度，除解決法官欠缺醫療專業，鑑定提問未能切中醫療眞相，無法對醫療鑑定結論行使司法審查權等困境，並保護當事人拒卻鑑定證人權及聽審請求權，避免醫學專家遭「秋後算帳」等情事發生，落實法官對醫療鑑定結論行使司法審查權，發揮促進訴訟及眞實發現之目標。

關鍵字：醫療訴訟、專門委員、武器平等原則、職權調查證據、自然人複數鑑定

壹、緒論：台灣醫療糾紛現況

目前醫界外科、內科、婦產科、小兒科、急診醫學科醫師發生人力短缺，而有所謂「五大（科）皆空」之困境。醫師迴避易發生醫療糾紛之五大科，或採取防禦性醫療[1]，實非全民之福。考其原因有二，其一爲全民健保制度，其二爲醫療糾紛[2]。而目前醫療糾紛現況有下列四大特色，茲分述如后：

一、先刑後民

造成此現象的原因，係因現行民事訴訟採當事人進行主義，原告病家依法需對被告醫師之醫療過失行爲負舉證責任，而醫療訴訟具有證據偏在，且現行具有醫療鑑定職權之衛生福利部醫事審議鑑定委員會（下稱醫審會）及各醫學中心僅受理司法機關委託鑑定，並未對私人開放，致病人先提起刑事告訴，請求檢察官介入，以減輕民事訴訟須自身聘請律師、蒐集證據及繳交訴訟費用的負擔，同時在刑事訴訟中請求附帶民事賠償，達到損害賠償請求目標。

二、低敗訴率、低定罪率

民事醫療訴訟方面，依台灣高等法院統計，近七年（迄2012年12月止）民事訴訟一審原告勝訴率（含部分勝訴）17.3%，和解、調解及撤回率爲24.86%、敗訴率爲46.34%[3]；在刑事訴訟方面，依學者實證資料，台灣地區刑事病患敗訴率達97%[4]，是以醫療訴訟定罪比例甚低。雖醫界人士有謂醫師是犯罪率最高、定罪率最高，是全國第一大黑幫云云[5]，然依官方就2001年至2012年6月統計資料，醫療過失起訴率爲8.587%，一審有罪比率爲19.91%，有罪確定比率爲起訴人數之7.59%，而就每萬名醫師有罪確定比例爲0.967名，相較於其餘業務過失傷害、致死罪動輒九成以上，醫師遭定罪比率甚低[6]。縱使定罪率爲日本2.4倍，德國3.2倍[7]，然而同時期德國、日本採行ADR方式處理醫療紛爭終結醫療糾紛比率達90%以上，台灣則成效不彰，依衛生署統計僅20%之調處成功率，法院則鮮有醫療調解事實，以之與德國、日本醫師醫療糾紛定罪比例相比，亦有不公平之處。

三、任意鑑定制度

實務上依刑事訴訟法第155條第1項、第163條之2第1項規定認爲，有關鑑定之決定，乃是法官的職權，從應否鑑定、命何人鑑定、應鑑定什麼、鑑定結果是否採信、應否再命鑑定、乃至應否訊問鑑定人等事項，均屬法官之裁量權，原則上不受當事人拘束（最高法院29年滬上字第196號刑事判例、40年台上字第71號刑事判例）[8]。而學者研究，醫療訴訟一審送鑑定後判決達79.6%、二審爲34.4%[9]，足見法官高度依賴醫療鑑定。

四、判斷有無疏失

醫療訴訟因涉及醫學專業，法官事實上無法實質行使司法審查權，常委由醫療鑑定，而醫療鑑定又常由醫界人士組成，鑑定結果常有利於醫師，因而被詬病爲「醫醫相護」，加上學者統計醫療訴訟判決結果與鑑定結論相符率達90%以上[10]，致有「醫師爲白袍法官」之譏。

貳、台中地院醫療糾紛處理試辦制度省思

爲改善前揭醫病關係緊張及醫療訴訟促進，台中地院自2012年9月起試辦醫療糾紛處理制度，即先以訴訟外解決紛爭機制（Alternative Dispute Resolution，簡稱爲ADR[11]）之醫療調解制度，參考台中地院家事法庭專家調解制度及德國醫師公會「無鑑定、無調解」之醫療調解制度，採行醫療調解委員、法律調解委員雙調解制度，提供醫病雙方更友善、妥適之之司法環境，其效果將更勝於「醫療行爲除罪化」[12]。而經由醫療專家諮詢試辦制度，可協助法官整理醫療爭點，並協助鑑定提問，再透過四大醫學中心參與醫療鑑定試辦制度，於二月內提出鑑定報告，使醫療訴訟早日終結，減少醫師及病家不必要之心理折磨，落實法院發現眞實及訴訟解決紛爭功能。試辦以來，不論係醫療調解、醫療諮詢、醫療鑑定試辦制度，其調解成立比例達40%以上，使用醫療諮詢、醫療鑑定比例亦高達40%以上，醫療鑑定報告亦從醫審會之平均十月減

爲二月內送回，初步已收到ADR解決醫療紛爭及醫療訴訟促進之功能[13]。本文擬以醫療訴訟法院輔助者試辦制度，探討其可能之改革方向，至於醫療調解另爲文介紹。

參、確立醫療訴訟處理之指導原則為憲法上平等原則及程序法上武器平等主義

一、從醫病文化談醫療糾紛處理時，武器平等原則之落實

就醫療文化言，訴訟的對立構造，會侵害醫師對於自己執業方式的支配掌控能力，以及他們與同事及病患維持良好關係的能力。認爲醫師都無法自己解決衝突，那就沒有人解決得了，尤其不可能被一個欠缺堅實醫學知識之法官所解決，免其專業權威遭到威脅，解決醫療紛爭方式爲，是由「適當的人」即精通醫療事務及受跨文化調解技巧訓練的人擔任調解委員[14]。

就病家文化，醫療糾紛發生時，病人方係生命、身體、健康等法益受到無可替代損害，會帶有強烈的情緒意義，處理時應先處理紛爭當事人的情緒衝突，其次才是「眞相究明」、「誠意的對待與抱歉」、「再發防止」，此外才是金錢賠償，故醫療ADR有效運作，「對話過程的保障」、「事實認定的功能」及「經濟上救濟之保障」三個面向的機能均不可或缺[15]。

依社會控制理論，醫療糾紛解決機制應在雙方對等、武器相同的基礎上，逐漸走向減少對立之非法律途徑，不僅既有的法律訴訟、醫療鑑定等制度應加速改革、透明化以及公開化，減少醫病患對鑑定結果醫醫相護或判決偏袒醫師的疑慮，否則病家走向「抬棺材、拉白布條」抗議，甚至黑道介入等非理性手段，即便最後對簿公堂，殆可預見[16]。

從而訴訟或代替紛爭解決機制，應秉持武器平等原則下進行，此

項武器平等原則，配合醫療調解「無眞相、無調解」精神，於調解過程中，應由調解委員扮演武器平等的促進者角色，初步認定醫療過錯有無，予以確認，以滿足病家對醫療眞相知悉之權利，作爲調解之重要參考資料，方有調解成立可能。

二、武器平等原則之依據及其落實方式—法官應依職權調查證據發現醫療真相

依上述醫病文化及社會控制理論，醫療訴訟時，必須確保兩造享有地位平等、機會平等及以風險平等，此係源於憲法上平等權保障而來，此即「武器平等原則」之憲法上依據。就地位平等而言，係指當事人不論係攻擊者之原告或防禦者之被告，亦不論其在訴訟外之實體法律關係是否有上下從屬關係，在訴訟上，均享有相同之地位。就機會平等而言，則指當事人享有平等地位接近、利用法院之機會，以及提出攻擊防禦方法之機會。就風險平等而言，係指訴訟勝敗之風險，對兩造當事人應爲平等之分配，不應由一造負擔較高之敗訴不利益風險。此不僅爲形式上之平等，亦須爲實質平等之保障，在立法制度及法律之解釋適用上，必須使主張權利之人均有機會使用訴訟制度，且爲其排除主張權利之障礙，此從前揭醫療文化及病家文化言社會衝突處理的角度，亦應如此。

爲落實上述憲法要求，使當事人能有平等提出攻擊防禦方法之機會，並使訴訟之風險平等，台灣於2000年修正之民事訴訟法證據法部分已新增諸多規定，例如強化法院之闡明義務（第199條、第199條之1、第296條之1）、當事人之解明事案協力義務（第266至268條）、舉證責任之調整（第277條但書）、證明妨礙（第282條之1）、損害額之酌定（第222條第2項）、法院依職權調查證據（第288條）、課持有文書之當事人或第三人負有文書提出義務（第344條第3項、第345條）、勘驗協助義務（第376條）、鑑定制度之健全化（第330、334、337條）[17]。

本文擬以法院職權調查證據爲中心，研究其於醫療訴訟適用時之原則及其界限。

三、強化法院輔助機關，以落實醫療訴訟之武器平等原則

醫療訴訟時，法官並非醫療知識專家，對於醫學專業知識之欠缺，立法上雖有鑑定人制度予以彌補，惟台灣醫界封閉，醫師同儕間如非師生關係，即爲同學校友關係，均不願於公開場合指明同儕醫療行爲之過錯，此種醫療文化下，始建制醫審會鑑定制度，惟醫審會鑑定有上述缺點，故有認基於判決結果與鑑定結論一致性達90%至95%，而認對於醫療訴訟之改革，與其繼續停留於爭論舉證責任之分配，更重要的毋寧是強化法院輔助者制度，即對於鑑定程序之改革及強化醫療專庭與醫療專家之協力，提升裁判品質，亦有助於加速審判之進行等語，有如前述。因而學者專家倡議改行專家參審、專門委員制度或自然人複數鑑定制度，其學理上理論爲何？國外實證結果如何？是否適合台灣醫病文化，均有透過人類文化學及法律社會學角度加以探討其可行性評估、辨析，以作爲改進醫療訴訟制度之依據。

肆、強化法官事實爭點整理及鑑定提問能力

按法官對於需要特別知識才能得知之事項，須透過鑑定將特別經驗法則轉換成一般經驗法則才能了解，並爲正確之裁判，因此鑑定者係法院之輔助機關[18]。鑑定在醫療糾紛的意義乃是提供專業的協助，透過醫療專家的協力來「輔助」進行事實之認定與責任之判定，但鑑定本身並不直接認定事實、判定責任，認事用法本就是專屬於司法機關之執掌[19]。

醫療訴訟之特性—複雜性、長期性、事實及證據之偏在性，故法官在欠缺醫療專業背景下，對於醫療訴訟涉及之醫學專業知識，實務上

大多仰賴醫療鑑定，目前醫療鑑定機關主要爲醫審會，醫審會歷年來受理之醫療鑑定數量呈現直線成長，由2008年之470件增至2012年600件，縱使每週開會二次，每年開會四十五次，每次審議8件，其鑑定報告提出時間亦僅能於6至8月內提出[20]，是以醫療鑑定具有複雜化、長期化現象。

目前醫審會鑑定係採不問不答、不接受詰問、不調查事實原則[21]，因病家及法官欠缺醫學專業知識，對醫療過錯所在，無法指出眞正爭點，無法爲正確提問[22]，致所爲鑑定報告認定醫師違反醫療常規比例低於二成。而醫審會鑑定採合議制，鑑定結果採一致意見，未併陳不同意見，使法官無法行使司法審查權[23]，因而醫療鑑定報告被譏爲「醫醫相護」或「醫醫相害」[24]，無法發現眞實，致判決結果與醫療鑑定結論相符比例又高達90%以上[25]，因而有「醫師爲穿著白袍之法官」之譏，解決之道在於強化法院輔助機關的協力義務。

一、2000年民事訴訟法修正舉證責任規定及採行之立法指導原則

按民事訴訟法第277條原規定，當事人主張有利於己之事實者，就其事實有舉證之責任。亦即採特別要件說，即原告就其起訴事實，負有舉證責任。惟其於2000年修法時，增列但書「法律別有規定，或依其情形顯失公平者，不在此限。」[26]，修正增列但書之立法理由，係認爲關於舉證責任之分配情形繁雜，僅設原則性規定，未能解決一切舉證責任之分配問題，故最高法院於判例中，關於公害事件、交通事故、商品製作人責任、醫療糾紛等事件之處理，即曾依誠信原則定舉證責任之分配。故於原則之下增列但書，以資因應。是有關於醫療訴訟，法院適用時，如有關於舉證責任之分配有顯失公平時，應注意是否有該條但書適用。

二、武器平等原則落實於民事訴訟實務，緩和原告病家舉證責任

依照規範說，民事舉證責任的分配模式，病患不具醫療專業知識以及處於資訊不對等之劣勢地位，因此在醫療訴訟時，在病人與醫院間，應合理分配舉證責任，始符合訴訟上武器平等之要求。另外，爲了避免課與醫師過重的民事責任導致防禦性醫療的產生，在訴訟上對醫師方面同樣也有舉證責任減輕的適用，而在德國醫療訴訟實務之發展，即以公平分配舉證責任，及適度減輕合理轉換病人以及醫師之舉證責任，爲其特色。是以對於民事訴訟法第277條但書所稱「顯失公平」，爲一不確定之法律概念，其判斷之具體標準通常係依「兩造之對等性」、「危險領域之專擅性」、「當事人對於證據之接近可能性」及「非負舉證責任一方之可歸責性」等要素綜合判斷之[27]。

就民事訴訟法第277條但書之適用，學說基於武器平等原則，認爲在醫療過失與因果關係之舉證責任，應以英美法之事實說明自己原則、德國法上之表見證明原則、日本法之過失大致推定概念等減輕病家之舉證責任。在舉證責任轉換上，則以德國法之重大醫療瑕疵原則、可完全控制之危險原則時，將舉證責任轉換於醫方，加上醫方應就其未違反說明義務應負舉證之責等，以期緩和、減少病家舉證困擾。實務因而有基於上述舉證法則，偶有採用於醫療訴訟之判決者[28]，是以隨著實務判決案例的增長，對於醫療訴訟舉證責任案例類型的累積，當可達到類型化舉證責任目標。

三、法官依職權調查證據，與民事訴訟辯論主義之界限

按民事訴訟採辯論主義，而辯論主義有三大命題，其一爲當事人所未主張之事實，法院不得將之作爲判決基礎，其二爲當事人間所不爭執之事實，法院須將之作爲判決基礎，其三爲法院不得依職權調查證據，

依民事訴訟法第288條規定得知，台灣係就第三命題為部分採認，與日本法刪除職權調查證據主義不同，而該條適用應以當事人間存有攻擊防禦能力（含事證蒐集能力）上差距而乏當事人對等性事件，或特須保護公益、集合性利益之事件，應認為有關調查證據之職權活動，係被期待發揮貫徹武器平等原則及賦予程序保障之機能[29]。醫療訴訟特性具有前揭欠缺當事人對等性，是以於醫療訴訟時，法院得依職權調查證據[30]。

不過，在醫療訴訟的裁判上重要事項，法院並非全盤為職權探知，法院職權探知的範圍應僅限於為調整當事人間武器不平等的範圍內為之，例如關於醫療專業的事實、醫療行為的過失、因果關係，此等事實非原告能力所能主張時，法院宜以職權探知[31]。

四、醫療爭點整理及鑑定提問之法院輔助機關

(一)台灣之醫療專家諮詢制度

台灣專家諮詢制度，係依據司法院「專家諮詢要點」而來，其角色定位為法官之私人顧問，不參與事實之認定及法律判斷，故於要點第8點第1項明定之[32]，就現行「專家諮詢要點」規定，學者認其有專家之中立性及當事人參與性不足問題，亦即當事人無從對專家資格、人選表示意見？專家意見是否應附卷，保障當事人卷宗閱覽權？專家意見是否依民事訴訟法第278條第2項但書予當事人辯論，確保其聽審請求權？此係因台灣醫療專家不願顯名或到庭陳述意見，企圖藉由「專家諮詢」方式取代鑑定人，無法發揮偕同當事人整理、限縮爭點目的[33]。

(二)日本之專門委員制度

日本專門委員制度係明定於民事訴訟法第92條之2，明定專門委員可參與訴訟之階段有：(1)為爭點整理或證據整理，或有關訴訟程序之進行上必要事項之協議時、(2)為證據調查時、(3)試行和解時等三個程

序，其目的在爲明瞭訴訟關係、謀求訴訟程序之順利進行與調查證據結果之要旨，故規定必要時，聽取當事人意見後，法院以裁定令專門委員參與程序，以聽取其專門知識之說明，核其立法意旨與台灣現行「專家諮詢要點」相同[34]，又可解決台灣上述專家諮詢之弊病，從專門委員協助法院爭點整理及證據整理角度言，其協助法院爲醫療事實及證據整理，對醫療鑑定提問有莫大助益。

(三)專家參審制度

所謂參審制度，一般乃是指由職業法官以外之國民以參審官之身分，與職業法官共同參與審判程序，由於一般國民奉召維護實現司法正義，在現代法治國家屬於一種榮譽，又稱爲榮譽法官，其並不需要具備特別之專業知識，又有「外行人法官」之稱。

參審制度由職業法官與榮譽法官混合組成審判庭，以從事法院特定案件的審判工作，目前歐陸各國眞正實施專家參審者僅德國、法國、丹麥之商事法庭，其原因係爲彌補職業法官之專業不足，德國商事法庭，其存在目的，主要在於彰顯國民主權，不在彌補職業法官法律以外專業知識不足，與台灣參審制度提倡目的在於彌補職業法官法律以外專業知識不足不同。至於法國商事法院法官則全由商人組成，實質上已爲「商人自治」，係歷史因素使然，非台灣所得繼受。因此雖有學者倡行專家參審制度[35]，然醫療訴訟應加強訴訟外紛爭解決機制，如醫療調解及改進現有醫事鑑定制度，因爲現行醫事鑑定備受質疑原因，在於鑑定人忌憚同儕壓力，所爲鑑定又多有利於醫師，因認有「醫醫相護」之嫌[36]。法律學者亦多有持反對說者[37]。

(四)陪審團制度

陪審團制度，係於法院審理訴訟案件時，由陪審團負責判斷事實之眞相，及評議刑事被告之「有罪」或「無罪」，或民事被告之是否應負責任，如賠償損害及其數額。換言之，審判陪審團負責「認定事實」，法官負責「適用法律」。

惟陪審團成員以家庭主婦、無固定職業者、社會低層階級者占大多數，此等人欠缺審判所需之專業知識，因陪審團認定事實仍須仰賴醫事鑑定協助[38]，與醫療訴訟引進陪審團制度目的，在於補足職業法官法律以外醫學專業知識之目的，恐不能達成。

(五)智慧財產權法院技術審查官制度

台灣智慧財產法院組織法第15、16條明定設有技術審查官，其任務依該法第15條第4項為承法官之命，辦理案件之技術判斷、技術資料之蒐集、分析及提供技術之意見，並依法參與訴訟程序。實施以來頗受好評，減省過去需另行鑑定困擾，又可避免等候行政爭訟程序中有關專利權、商標權等智慧財產權權利範圍之爭議，惟技術審查官固得於法庭開庭時詢問當事人，調查相關事實，但不予當事人詢問，其後提供之技術意見，並不對當事人公開，輒為學界、業界所訾議，認為對當事人聽審請求權或拒卻權等保護不足。

五、醫療爭點整理及鑑定提問之法院輔助機關之採擇

醫療訴訟延滯原因有二，其一為鑑定事由不明確，其二為鑑定時間長[39]。鑑於醫療行為具有專門性、連續性及複雜性、醫療紛爭事實之不明確性及事實證據之偏在性下，基於武器平等原則，應依民事訴訟法第288條規定，依職權調查相關證據、事實，因而台中地院依司法院所頒專家諮詢要點為依據，建制醫療諮詢試辦制度，醫療諮詢委員以專家身分協助法官整理醫療爭點，即提供醫學知識，整理是否違反醫療常規、違反醫療常規與醫療結果間是否有因果關係等醫療爭點及鑑定提問事項，使鑑定提問事由明確，不致遭鑑定機構退件一再重新補正鑑定事

由。

開辦以來，醫療專庭（股）法官均感受到醫療諮詢委員提供之醫療專業意見，對於醫療爭點確定、鑑定提問發揮甚大功能，迄2015年6月止，醫療訴訟案件使用醫療諮詢比例高達40%以上，配合送轄區醫學中心實施醫事鑑定，未聞有遭退件情事，且鑑定均能於二月內送回鑑定報告，對於解決醫療訴訟遲延初步已發揮預期效果。

惟實施以來，因醫療諮詢委員定位為法官之醫療顧問，提供之醫療資料均不對當事人公開，因而有認較諸醫審會黑箱作業更為黑箱，因而自2014年起，醫療諮詢委員提供之意見，允許當事人閱卷，解決當事人疑慮，惟當事人之聽審請求權及拒卻諮詢委員之權利仍未得到保障，應另循其他方式補強之。

就前揭法院輔助機關，陪審團、專家參審制度，或因歷史背景及國情因素，或因彌補法官醫學專業知識不足之目的，並不適合於醫療訴訟，因仍需借助其他制度。就此，日本民事訴訟法所建構之專門委員制度，其目的同為提供法官法律專業知識不足而為設計，對於協助法官醫學專門知識，或醫療過失、因果關係等之爭點整理，甚而鑑定提問之協助言，應可發揮法院輔助機關之任務，因專門委員可於法庭上本於醫學專門知識，與法官、當事人討論案情有關醫學知識、過失有無、因果關係有無等爭點，甚而協助鑑定提問，配合國內醫事鑑定所採「不問不答」原則，應可有效找出眞正醫療爭點，所為鑑定當可發揮眞實發現功能，而醫療諮詢委員並不做「是非判斷」，無庸擔心回到醫界遭「秋後算帳」疑慮，又可保障當事人之聽審請求權及拒卻鑑定證人權利[40]，此項專門委員制度可於民事訴訟法或醫療法明定之，作為依據。

至於現行民事訴訟法雖無專門委員之明文，可透過證據契約[41]方式為之，經由當事人合意由醫療諮詢委員擔任如同專門委員之功能，對於醫療眞相發現及解決醫療訴訟長期化，當可發揮莫大助益。

伍、醫療鑑定制度改革

一、鑑定之性質及鑑定報告之定性

最高法院認鑑定性質上爲一種證據方法[42]，學者則認鑑定爲法院之輔助機關，從鑑定人陳述特別經驗法規或陳述特別經驗定則之觀點觀之，其與證人陳述事實相同，可認爲係證據方法；但自鑑定人應用特別知識觀察事實之後，並就事實加以判斷陳述鑑定意見之點觀之，則爲法院之輔助機關。

二、當事人拒卻鑑定證人及對鑑定人發問權之法律上依據

鑑定可分自然人之個人鑑定與機關鑑定，各國主要以個人鑑定爲主，機關鑑定爲輔，因醫事鑑定爲證據方法之一種，依民事訴訟法鑑定制度目的在透過專家之協助法官及當事人整理爭點並釐清事實，以保障當事人之訴訟權，不論係個人鑑定或機關鑑定，實際鑑定之人均需至法院接受法院或當事人詢問，以保障當事人之適時審判請求權（民事訴訟法第331條）、公正程序請求權（民事訴訟法第334條）、聽審請求權（民事訴訟法324條準用第320條）等訴訟法上基本權利[43]。

三、醫療鑑定制度外國法制介紹：以大陸地區、日本、德國、美國為例

大陸地區於「醫療事故處理條例」施行（即2002年9月1日）後，最高人民法院明確規定[44]人民法院在民事審判中，根據當事人申請或者依職權決定進行醫療事故司法鑑定者，應交由條例所規定之醫學會組織鑑定[45]；因醫療事故以外原因引起之其他醫療賠償糾紛而需要進行司法鑑定者，須由法院之司法鑑定機構 、或按「人民法院對外委託司法鑑定管理規定」[46]委外組織鑑定。是大陸地區關於醫療損害鑑定採二元

化方式，由醫學會執行之鑑定仍稱為「醫療事故技術鑑定」或簡稱為「醫學會鑑定」，由法院對外委託法醫鑑定機構所執行者為「醫療損害技術鑑定」或稱「法醫鑑定」[47]程序。「法醫鑑定」於司法鑑定文書上加蓋司法鑑定機構的司法鑑定專用章，並實行鑑定人負責制度，鑑定人於鑑定意見簽名負責，並有出庭說明與接受詰問之義務，近於我國訴訟法上之自然人鑑定（非機構負責制度），對鑑定意見有不同意見者應當註明，本質上係屬「複數」鑑定。另外「醫學會鑑定」雖屬「機關鑑定」，但就鑑定意見之形成過程而言，本質上仍是由多位涉及系爭病症學科之專家於鑑定會上進行討議而成，亦即實際進行鑑定者其實是複數自然人，如有不同意見，均呈現於鑑定書上，原本不對外公開鑑定人姓名，但自2010年後北京市、江蘇省經由地方協調後，各該省市醫學會鑑定亦具名於鑑定書上。而鑑定過程中，法官及當事人得列席鑑定會詢問或當事人接受鑑定人詢問，鑑定會並得調查事實，是鑑定人均係自己負責制度，法院及當事人得以知悉就同一醫療爭點，不同醫師間之意見所在，而可實質發現眞實，確保了法院對醫療鑑定之司法審查權。

在日本，鑑定人必須為自然人，不得命法人或其他團體為鑑定，縱使命機關或團體內擔任一定職務之人作鑑定，受鑑定命令之人仍為擔任該職務之個人，而非該機關或團體。該國醫療訴訟亦有類似台灣鑑定長期化問題，其原因在於鑑定人選任困難、未建立鑑定人選任系統及鑑定事項不明確，為解決上開問題，日本最高法院於2001年7月設立醫事關係訴訟委員會，建立鑑定人候補推薦制度，確定鑑定人之順利選任。地方法院設立醫療專庭後，多與轄區內之大學醫院建立溝通管道及合作關係，以便利鑑定人之選任，並採取自然人複數鑑定方式，鑑定人於法庭接受法院及當事人詢問，再進行商議提出鑑定意見。以此降低個別醫師壓力願擔任鑑定人，另外在法庭上接受當事人詢問，直接對話，提高鑑定結果可信性，縮短鑑定時間，如加上爭點整理程序，大幅縮短訴訟程序期間達一年以上[48]。上開鑑定改革，東京地方法院係採圓桌法庭方式[49]，鑑定人協助法官發現爭點、調查證據，並接受法官及當事人詢問或詰問後，提出鑑定意見，如鑑定人意見不同時，共同商議後提出共同意見。千葉縣地方法院[50]則係由法官將鑑定提問連同相關資料送交三以上鑑定人，如鑑定人意見相同時，則不再傳喚鑑定人到院說明，如鑑定意見不同而為重要之點，則傳喚鑑定人到院接受法官及當事人詢（詰）問，至於大阪地方法院則折衷於東京地方法院及千葉縣地方法院間，視案件類型採東京圓桌法庭方式或千葉縣複數鑑定方式進行[51]。

德國為使鑑定人負責任，並使當事人得對鑑定人發問，以個人鑑定為原則，機關鑑定為輔，即涉及某重大困難問題須由多數不同領域科別專家共同回答始為機關鑑定，但仍必須具名，關於鑑定人之拒卻權、鑑定人具結義務及當事人發問權，不論個人鑑定或機關鑑定均有適用。值得注意者，其鑑定人選任，視鑑定內容為醫學知識或有無醫療疏失等而分成四類來源，值得注意[52]。

美國因採當事人進行主義，有關鑑定所需之專家證人由當事人自行選任，故專家證人當然為自然人，在當事人進行主義架構下，專家證人必定在法庭接受法官及當事人詢問，作證前必定宣誓，確保當事人公正請求權、拒卻鑑定證人權及聽審請求權。雖因專家證人受選任，易有偏頗選任方當事人之證言，專家證人在提供法院與陪審團對於爭執之專業知識，因實務運作結果，遇兩造各自選任之專家證人證言內容不同時，常令陪審團無法判定採信何者[53]，故美國在統一專家證言法第1條、模範證據法典第403條、統一證據規則第58條及聯邦證據規則第706條具體明定法院具有選任傳喚鑑定人之權利，使當事人選任專家證人時採取較為公正態度之效果。

四、台灣現行醫療鑑定實況[54]

台灣現制醫事鑑定七成以上係委由醫審會鑑定，惟依學者及監察院之意見，現行醫審會鑑定之弊病有五：(一)從民事訴訟法第328條、刑事訴訟法第198條規定觀之，醫審會之鑑定違法：因醫審會將鑑定案件轉託其他機關進行初鑑，實無從事鑑定所需之設備、學術、技藝職業之特別知識，不具鑑定人資格，且依最高法院76年度台上字第1721號民事判決亦認醫審會之初步鑑定程序所出具之鑑定意見，實質上不符民事訴訟法第328條、刑事訴訟法第198條規定，有違法情事。(二)醫審會之鑑定書，無益訴訟中眞實的發現：醫審會鑑定爲合議制，意見不同時，以表決方式確定，排除不同意見，使法院喪失得知斟酌不同意見機會。且其不派員到院說明，使當事人聽審請求權不能得到確保。(三)醫審會組織與鑑定流程淪爲黑箱作業：其爲醫療院所監督機關，又鑑定所屬醫療院所醫療糾紛，角色衝突。鑑定流程採秘密方式，不使當事人參與、詢問、質疑權利，無從得知初鑑人員、初鑑內容、鑑定委員名單，無法令人信服。(四)醫審會討論情形草率和遲滯：每三個月開會一次（按依衛福部簡任視察周道君於台中地院檢察署報告，現制係每週開會一次），實際上從未於三月內向法院提出鑑定報告，每次會議8小時，討論案件眾多，每件案件平均討論時間不超過30分鐘，無法作詳密討論。(五)鑑定報告取代法院判決：法院多依鑑定報告作爲裁判依據[55]。是就醫審會鑑定現制，有異於外國醫事鑑定以自然人個人鑑定之原則，且剝奪當事人之聽審請求權、適時請求權、拒卻鑑定證人權利，脫法行爲，反而使鑑定結果之公正性受到質疑，亦使司法之公信力淪喪[56]，有改弦更張必要。

五、改革醫審會鑑定長期化、遲延化之方法[57]—以醫療文化為中心評估採擇之依據

探討醫事鑑定長期採取機關鑑定原因，不得不從醫療文化切入，按諸國情相近之日本，其原因有三，其一爲鑑定人選任困難，醫師多不願擔任鑑定人，其因一人鑑定責任過重、時間負擔大、不同於發表論文，鑑定書之內容亦不會受到評價，如作成對醫界不利之鑑定書，將在醫界

受到排擠，如作成不利病患之鑑定書，將受到病患之嫌惡，對鑑定人之反對詢問，常帶有人格之非難，不能爲客觀適當之詢問。其二，係法院未建立有鑑定人選任系統，由個別法官自行尋找，需時甚久。其三，係鑑定事項不明確，致鑑定書作成困難[58]。台灣亦有此等問題，是以解決鑑定問題，允宜從醫療文化角度探討。

(一)短期改革方案

短期而言，如醫界未能接受個人鑑定時，則改革現行醫審會鑑定方式有三，其一爲成立醫審會分會，仿衛生福利部之地區醫療網，分成北部、中部、南部地區醫療網，建立醫審會分會，以收快速鑑定之效。此係參考台中地院試辦醫療鑑定，均能於二月內完成醫事鑑定報告而來。且考慮醫療資源分配，因醫事鑑定依案情需要，其醫療鑑定人選任，有時爲醫學中心醫師，有時爲地區醫院醫師，以兼顧不同醫療院所之醫療水準判定，此種鑑定人才庫，除台北市、新北市、台中市、高雄市外，其他縣市無法滿足此項鑑定需求。所需經費，筆者詢問醫政主管機關，成立醫審會分會所需經費約每年新台幣2,500萬元左右，是以於預算上亦屬可行。

其二爲採跨區鑑定，參考台中地院推行之醫療鑑定試辦計畫，參與醫療鑑定之醫學中心分設於台中市及彰化縣，多數病家選擇彰化縣之醫學中心鑑定，是以宜採跨區鑑定，確保鑑定之公正。

其三爲採匿名鑑定，立法院二讀審議中之醫療糾紛處理及醫療事故補償法明定醫療調解應進行初步鑑定，鑑定時採行如同論文審查之「匿名鑑定」[59]，減少鑑定人之心理壓力，及避免病家認有醫醫相護之嫌，是於法院訴訟時，醫事鑑定亦應採同一標準，惟此項匿名鑑定制度，在醫界推廣之電子病歷未全部普遍前，有認不可行，因相關醫事資料到處有醫事人員簽名，惟依筆者經驗，以台中地院醫療鑑定試辦制度推行前三年年平均收案量，醫療案件收案件數合計80件（民事案件29件、刑事案件16件，偵查案件35件），經醫療調解後，僅餘六成即48件，就該等案件採行數位卷宗方式，消除相關醫事人員簽名當屬可行。是以不論醫審會分會或跨區鑑定，如能兼採匿名鑑定，當可減少鑑定醫師之心理壓力。

雖有建議建立仿交通鑑定之複審鑑定制度：縣市成立第一級鑑定機關，醫審會爲複審機關[60]或建立法醫鑑定系統，由法醫出庭接受詢問或詰問[61]云云。惟現行醫審會鑑定，係將初審工作交由各地醫學中心擔任，初鑑報告送至醫審會，再由醫審會之鑑定小組開會審議，鑑定小組人員除2/3左右爲醫學專家外，另1/3爲社會、法律公正人士，此種組成，如採上述醫療網模式成立醫審會分會，亦可達到同一功能，因醫療網轄區內，均能延攬所需醫事、法律人才，且專家資格相同，亦無建立複審機關必要。

(二)中期改革方向

而初期改革後，進一步落實眞相發現之方法，似可參照日本、大陸地區醫事鑑定精神爲之，亦即採取複數鑑定，日本係採取自然人複數鑑定制度，大陸地區係採機關複數鑑定，但不論係自然人或機關之複數鑑定，其鑑定人均係簽名負責，並接受法院詢問或當事人詰問，以確保當事人之適時請求權、拒卻鑑定證人權及聽審請求權，以期發現眞實。

而就台灣醫療現況，採取日本自然人複數鑑定制度或有其實際困擾，至少應增加法醫鑑定系統，採取「機關複數鑑定制度」，亦即由醫審會、醫學中心或法醫研究所中擇其二者以上進行機關鑑定，法院同時將鑑定提問及相關資料影印送交不同機關，如鑑定機關結論相同時，則無庸再通知機關派員說明，機關鑑定內部討論時如有不同意見，鑑定書除記載多數意見外，亦應將不同意見記載於鑑定書，而法院發現有不同意見時，可就不同部分詢問其他鑑定機關，必要時則應依民事訴訟法第340條規定通知鑑定機關派員到院說明，接受法院及當事人詢問，落實當事人拒卻證人權、聽審請求權及法院之司法審查權。

或有認爲，現制法醫來源，有未就讀醫學院者，彼等於現行醫療環境下，法醫未必有醫師資格，又不從事醫療臨床工作，就相關醫療常規、最新醫學新知均不如從事臨床或教學研究之醫師或醫學教授，如何令醫界心服口服之疑問。此於大陸地區法醫鑑定時亦有同樣質疑，惟法醫鑑定如欲爭取法院及當事人認同，自會加強法醫的臨床經驗，經由良性競爭，藉由「專家證人間之戰爭」（battles of expert witnesses）[62]，使醫療眞相得以發現，此觀大陸地區之法醫鑑定日益爲法院接受可得證明[63]。

(三)長期改革方向

前已言之，先進國家如美國、德國、日本之醫事鑑定，均同其他民事事件，採行自然人鑑定，以滿足當事人聽審請求權、公正請求權、適時請求權及拒卻鑑定證人權，是以終極目標，仍需採行自然人鑑定制度爲妥，如因囿於醫界封閉環境，至少可採行日本自然人複數鑑定制度，即由司法院會同衛生福利部頒行「醫療鑑定自然人複數鑑定作業要點」，作爲法院實施自然人複數鑑定依據。並以衛生福利部之醫療網爲單位，由法院與轄區醫學中心、醫療院所組成鑑定人選推薦制度，建立鑑定人才庫，於具體案件需鑑定時，由法官按案情需要，自鑑定人才庫選出二人以上之醫師爲鑑定人，彼等於言詞辯論期日前，協助法官整理醫療爭點，必要時直接或透過法院向當事人調查相關事實、證據，如鑑定意見相同，則無庸到法院接受詢問，如重要意見不同時，於言詞辯論期日，採行圓周法庭方式，接受法官提問及當事人反對詢問，辯論完畢後，如鑑定人間意見不一致，退庭即時討論，並提出共同鑑定意見，免除醫界所擔心「秋後算帳」壓力，解決上開一人鑑定流弊，應屬可行。

陸、結論：於醫療法明訂專門委員制度，並建立自然人複數鑑定制度

醫療訴訟具有證據偏在性之特色，病家欠缺醫學專業知識，缺乏武器對等，法院自應依民事訴訟法第288條規定職權探知，並以法官職權調查為中心，落實當事人武器平等，在台灣醫療鑑定長期化現狀下，應強化法院輔助機關功能及改善醫療鑑定制度。其具體方向，可分近期及長期方面，茲分述如下：

一、近期方面

現行醫療訴訟長期化原因之一，為法院送鑑定之提問事項不明確，此部分應強化醫療專家協助法院之制度，其方式有二，其一為透過鑑定人協助法院確立醫療爭點，其二為依證據契約建立專門委員制度，由專門委員協助法官爭點整理及鑑定提問，配合醫審會分會制度建立，就醫事鑑定結果，並由專門委員協助解讀個案鑑定意見，落實法官行使司法審查權。

再者，短期內如仍採行醫審會鑑定制度，參酌現行醫學中心集中於北、中、南都會區城市，宜採地區醫療網模式，由衛福部設立醫審會分會，並允許跨區鑑定，接受司法機關醫事鑑定囑託，並增加法醫鑑定系統，法院得同時囑託二以上醫審會分會及法醫系統鑑定，各醫審會分會或法醫系統鑑定書上除記載多數意見外，並加入不同意見，以利法院發現爭議所在，並參考台中地院二個月送回鑑定結論經驗，當可使鑑定時程縮短在二個月以內。而法院收受二以上鑑定機關鑑定結論，如鑑定結論意見相同時，不請求鑑定機關派員到院說明，如鑑定結論之重要爭點不同時，將其他機關鑑定結果送另一鑑定機關，仍有不同意見時，則依民事訴訟法第340條規定，傳喚鑑定機關派員到院說明，並接受法官及當事人詢問，此項鑑定機關派員到院說明規定，台中地院就民事醫療訴

訟案件，業已自104年2月5日起予以部分落實[64]。

二、遠期方面

參考美國、德國、日本等先進國家，改行自然人鑑定制度[65.66]，考量醫界環境，至少參考日本千葉縣之自然人複數鑑定制度，法官應將同一鑑定提問問題同時影印二份以上分送不同鑑定人，鑑定人彼此不通聲息，鑑定過程中鑑定人得主動調查證據，由法院命當事人補充提出，鑑定人送回之鑑定意見相同時，即不再要求鑑定人到法院說明並接受詢問，如重要爭點鑑定意見不同時，經各鑑定人對他人鑑定意見爲補充鑑定後，仍不能達成同樣結論，則傳喚鑑定人到院接受法官及當事人詢問，滿足當事人適時請求權、公正請求權、拒卻鑑定證人權及聽審請求權之需求，經由直接詢問鑑定人過程中發現醫療眞相，落實法官司法審查權行使。

而採行自然人鑑定制度，允宜由司法院會同衛生福利部建立醫療鑑定人作業要點，作爲建立鑑定人推薦制度依據，使法院得以作爲與轄區醫療院所協商設立選任鑑定人機制，具體個案得以選任適合鑑定人，免生不易尋找鑑定人困擾。

註　釋

* 陳學德：台灣高等法院台南分院法官。作者於台中地方法院醫療庭庭長任內推動台中地方法院醫療試辦計畫，起於台灣大學陳聰富教授及台灣高等法院法官邱琦之啓發，方能於試辦伊始找到正確試辦方向，試辦過程中得到東吳大學吳志正教授撥冗爲中部地區司法官擔任鑑定提問講座，並至各醫師公會、醫學中心擔任法院與醫界溝通橋樑，加上院內前後任院長李彥文、陳東誥提示及同仁協助外，中部醫界不論醫師公會或醫學中心均大力支持，推薦醫療調解委員、醫療諮詢委員，醫學中心並允諾在鑑定報酬虧本狀態下協助醫療鑑定，方能順利上路有成，謹借本文致感謝之意。

1 防禦性醫療行爲，包括醫師增加檢查、複診次數及問診時間，以確保結果正確；減少門診次數和時間，或減少治療急重症患者及沒有把握的患者，以避免多做多錯；不採積極療法以尋求一絲治癒之可能，而以支持療法以求不出錯的結果等。詳謝啓瑞，醫療糾紛風險與防禦性醫療行爲，人文及社會叢刊，第6卷第2期，頁199-230（1994）。

2 五大皆空主要原因有二，其一爲健保的問題，其二爲醫療糾紛的問題。詳衛生福利部林奏延次長，「醫療安全暨品質研討系列《48》101年度醫療案例學習討論會，病人安全與醫療糾紛：問題與對策」討論時之發言，台灣醫界，第55卷第9期，頁23（2012）。

3 邱琦，「醫療訴訟之爭點整理與案件管理」，台灣台中地方法院2013年度第1、2季醫事法律專業研習，講義頁1、2（2013.2）。

4 吳俊穎，「由醫療糾紛的觀點看台灣實證醫學未來之發展」，台灣醫學，第8卷第4期，頁576（2004.7）。

5 林萍章，「由美日德醫療訴訟實證研究看台灣醫療刑責合理化」，台北榮民總醫院醫療療糾紛案例學術研討會系列—台北醫法論壇(VIII)實務判決與實證研究，頁76（2008.11）。

6 劉邦揚，我國地方法院刑事醫療糾紛判決之實證研究，陽明大學公共衛生研究所碩士論文，頁5（2009.6）

7 姚念慈，「醫界對於醫療訴訟的幾個迷思」，醫療糾紛處理之新思維(一)論文集，頁302-304（2014）。

8 惟學者陳運財認為刑事訴訟法第163條之2第1項規定，適說明法院實務所謂「法院有自由裁酌之權」，因法院認對必要時，應裁定說明其理由，如未為說明，即有同法第397條第10款之違法。詳氏著，「醫事刑事訴訟之證明活動」，月旦法學，第183期，頁12-14（2010.8）。

9 沈冠伶、莊錦秀，「民事醫療訴訟之證明法則與實務運作」，政大法學評論，第127期，頁29（2012.6）。

10 沈冠伶、莊錦秀，同註9文，頁29。

11 ADR係民事紛爭以裁判以外方式解決制度之總稱，包含調解（mediation）、仲裁（arbitration）、談判交涉（negotiation）等，相較於訴訟程序，ADR之程序簡易迅速性、費用低廉性、切合個案實情而不過分受限於法規之紛爭解決可能性等。

12 醫界原本均主張廢除醫療刑事責任，惟世界各國亦未廢除，已漸為醫界接受，此有陳再晉副署長於2009年4月18日「台北醫法論壇—醫療糾紛案例學術研討會」時發言指出，美日各國均有業務過失之刑責規定等語，是以醫界改推重大過失醫療刑事責任，現醫療法修正草案改採重大過失責任。

13 有關台中地院醫療試辦制度之詳細介紹，詳拙文，「醫療風險與糾紛管理」，月旦法學，第223期，頁174以下（2013.12）。醫療調解委員延聘醫學專家擔任，係因鄉鎮調解時，並無醫療專家在場協助諮詢，對於醫療行爲與損害間的因果關係無法查明，實際上難以達成調解之功能。參見陳自強主持，「台灣醫療事故損害賠償問題的現況與展望」研討會(二)，台灣本土法學，第40期，頁97-99（2002.11）。楊秀儀教授於前揭研討會雖表示，法院之強制調解作實證研究會發現是沒有實益的，因台中地院率先實施醫療調解試辦，其調解成立比例相較於德日並不遜色，氏之發言，詳見陳自強前揭研討會發言，頁98（2002.11）。

14 Marc R. Lebed & John McCauley, Mediation Within the Health Care Industry： Hurdles and Opportunities, 21 Ga. St. U.L. Rev. 911(2005）, at 917-19，轉引自謝柏芝，「醫療糾紛之法律文化研究」，國立中正大學法律學碩士論文，頁147（2010.6）。

15 曾淑瑜，建構醫療糾紛裁判外紛爭解決模式—引進日本ADR制度，月旦法學，第160期，頁20（2008.9）。林東龍，醫療糾紛之社會控制：社會學的分析，中山大學學術研究所博士論文，摘要頁i（2004.7）。邱琦，「民事醫療訴訟與專家意見的運用」，發表於醫療糾紛處理之現在與未來—以台中地院醫療試辦制度爲中心》台中醫法論壇(I)，台灣法學，第243期，頁114，台中（2014.2.1）。李詩應、陳永綺、和田仁孝，「由日本經驗看各種醫療糾紛調解制度及可能適合台灣採取之制度：溝通關懷員—各種醫療事故紛爭處理制度及日本經驗」，月旦法學，第225期，頁208（2014.2）。

16 有關社會控制理論，詳Black Donald ed..1984 Toward a General Theory of Social Control. Orladdo：Academic Press，引自朱柔若、林東龍，「醫療公道如何討？台灣醫療糾紛處理機制弊病之探索」，醫事法學，第11卷第3/4期，頁42-44（2003.12）。

17 沈冠伶，武器平等原則於醫療訴訟之適用，「民事訴據法與武器平等原則」論文集，頁92以下（2004.1）。

18 王甲乙、楊建華、鄭健才，民事訴訟法新論，頁443（2003.8）。鑑定人在訴訟上應受法官的指揮，係法官「事實發現的當然輔助者」，而非當事人的當然輔助者，詳張麗卿，「刑事醫療糾紛之課題與展望」，檢察新論，第8期，頁146-147（2010）。

19 最高法院79年台上字第540號民事判例。司法院法學檢索系統：http://jirs.judicial.gov.tw/Index.htm。

20 周道君，台中地院檢察署「中部地區醫療專業研習會」講義，（2013.5.28）。

21 周道君，同前註20講義。吳俊穎、陳榮基、賴惠蓁，「醫療糾紛鑑定的未來」，月旦法學，第183期，頁44（2010.8）。學者陳運財採不同見解，同前註8文，頁15。

22 學者楊秀儀研究醫審會2,000多件的鑑定意見書後，認爲鑑定意見書品質參差不齊的最主要原因是委託鑑定機關之詢問事項失當，詢問事項泰半爲有無疏失、有無因果關係？根本就是將責任成立與否的裁判權讓渡給鑑定單位，侵害人民在憲法上訴訟權。詳氏著，「論初步鑑定對醫療糾紛處理之意義─對立法院『醫療糾紛處理及醫療事故補償法』草案第7條之期待與展望」月旦法學，第216期，頁54（2013.5）。

23 法官對鑑定報告行使司法審查權方法，其一爲調查通案鑑定意見來源（醫療文獻）可信度。其二爲調查鑑定書所載之通案鑑定意見內容與其來源（醫療文獻）之內容間是否具有一致性，其三爲通案鑑定意見所描述之情節與委託鑑定之內容是否相符，其四爲通案鑑定意見所描述之情節（病症、術式、併發症等）與個案情節是否相同。其五爲由通案演繹至個案之論理過程是否正確。

24 醫療鑑定醫師違反醫療常規比例低於二成，因而病家認爲醫療鑑定係醫醫相護，而鑑定違反醫療常規時，被告醫師輒指爲係事後諸葛，致醫審會鑑定報告公信力大爲降低。

25 沈冠伶，「醫療糾紛處理與專家之協力—從行政院版『醫療糾紛處理及醫療事故補償法』草案論醫療糾紛調解與鑑定」，台灣法學，第216期，頁31（2013.1.15）。

26 有關民事訴訟法第277條但書舉證責任轉換之規定，於刑事案件並無適用，因刑事訴訟法第161條第1項明定檢察官負有舉證責任義務，不生舉證責任轉換於被告問題。

27 姜世明，醫師民事責任程序中之舉證責任減輕，月旦民商法，第6期，頁7以下（2004.12）。

28 參見台北地院89年度重訴字第472號判決（採用事實說明原則）、最高法院98年度台上字第276號、99年度台上字第2428號判決（說明義務違反），台北地院91年度重訴字第761號判決（舉證責任倒置）。

29 邱聯恭，「處分權主義、辯論主義之新容貌及機能演變」，程序選擇權論，頁99-106（2001.4）。

30 有關德國醫療訴訟法院實務係走向武器平等原則，強調在醫療訴訟中，要職權調查證據，也強調第二、第三鑑定的獲取必要，甚至傳鑑定人到場，偏向對於病人有利方向發展，因而影響ADR之發展，因爲德國在1970年代有所謂烏鴉理論（一隻烏鴉不啄另一隻烏鴉的眼睛，即醫師擔任鑑定時不能擔保自己下一次遇到同類事情，能否做得更好），「認爲鑑定不公正，鑑定人要傳去問，公平性才會慢慢浮現，詳姜世明，加強調解解決醫療糾紛功能—從台中地院試辦醫療調解制度談起」與談稿，發表於「醫療糾紛處理之現在與未來—以台中地院醫療試辦制度爲中心」論壇，台灣法學，第241期，頁101以下（2014.2.1）。

31 沈冠伶，同前註25文，頁34。

32 詳細介紹，參見詹惟堯，專家參審制度之探討，世新大學法學院碩士論文，頁135-143（2005）。

33 沈冠伶，同前註25文，頁29。

34 鄭威莉，「日本2004年施行新修正民事訴訟法介紹」，司法周刊，第1024期（2004.9）。邱琦，同前註15文，頁115-116（2014.2.1）。

35 張麗卿，同前註18文，頁159-160。

36 邱琦，「醫療專家與專家參審─以德國、法國商事法庭爲借鏡」，月旦法學，第185期，頁80以下（2010.10）。

37 採反對說者，如學者陳運財認爲如引進該制度，可能造成專業的階級化、新司法官僚或專業壟斷的現象，本質上即違反專業知識仍應透過調查程序接受檢驗的法理，且對系爭專業知識已持特定見解之專家如直接參與審判，亦與審判者儘可能維持空白心證之公平審判精神有違，造成與自由心證抑制機制的內在衝突，並不妥當。需要改革者係鑑定制度本身，並強化醫療專業法庭即可，應透過上揭專家諮詢制度強化爭點整理及爭點擬定審理計畫。詳氏著，同前註8文，頁17-19。黃榮堅，「評參審制度之研究」，如何建立一套適合於我國國情的刑事訴訟制度，頁99（2000）。持肯定見解者，詳張麗卿，「鑑定人鑑定或專家參審」，刑事法學之理想與探索第3卷，甘添貴教授六秩祝壽論文集，頁216以下。

38 詹惟堯，同前註32論文，頁22以下。

39 學者間就醫療鑑定長期化原因之一，即爲法官欠缺醫學專業，在無醫學專家協助下，無法針對醫療爭點提出適切的鑑定項目，致一再補充鑑定，故台中地院始建制醫療專家諮詢制度，協助法官整理事實爭點及鑑定提問。學者陳運財亦認爲應透過上揭專家諮詢制度強化爭點整理及爭點擬定審理計畫，詳氏著，同前註8文，頁17-18。

40 沈冠伶，「民事醫療訴訟之鑑定程序與程序保障─最高法院101

年度台上字第1765號判決之評析」，台灣法學，第223期，頁84（2013.5.1）。

41 證據契約係當事人間以合意就特定訴訟標的所爲關於如何確定事實，或以何種方法確定事實之證據方法，最高法院88年度台上字第1122號民事判決參照。另參見姜世明，「概論訴訟契約之種類」，萬國法律，第144期，頁9-10（2005.12）。新民事證據法論，頁123、135以下（2004.1）。氏認爲證據契約亦屬訴訟契約之一種，其成立可在訴訟中或訴訟前爲之，現行法明定之證據契約，如民事訴訟法第305條第3項（證人在法院外以書狀爲陳述）、第326條第2項（合意選任鑑定人）、第436條之14（合意不調查證據。由法官審酌一切情事，認定事實爲公平裁判）。於2000年新法施行以後，增列第268條之1第2項、第270條之1，明文要求法院應運用訴訟指揮權致力於促成簡化爭點，又於第376條之1第1項承認當事人得於保全證據期日，就事實及證據成立協議，明文承認證據契約之效力。

42 最高法院79 年台上字第540號民事判例意旨。

43 沈冠伶，同前註25文，頁34。

44 2003年1月6日由大陸最高人民法院頒布關於參照「醫療事故處理條例」審理醫療糾紛民事案件的通知。

45 人陸第十屆全國人民代表大會常務委員會第十四次會議於2005年2月28日審議通過「關於司法鑑定管理問題的決定」，並於2005年10月1日起施行，規定人民法院和司法行政部門不得設立鑑定機構，實行司法鑑定人的准入制度，對從事司法鑑定業務的鑑定人和鑑定機構實行登記管理制度，原來各級人民法院設立的鑑定機構自此全被取消。一般稱此爲行政鑑定。

46 2002年2月22日由大陸最高人民法院審判委員會第1214次會議通過發布，自2002年4月1日起施行。

47 2001年11月16日大陸最高人民法院發布「人民法院司法鑑定工作暫行規定」及2007年7月18日由司法部部務會議審議通過「司法鑑定程式通則」（以下簡稱「通則」），自2007年10月1日起施行。暫行規定或通則中所規範之事項對所有司法鑑定均適用，而其中就醫療損害事件所進行之司法鑑定，即其學界與實務所謂之「法醫鑑定」。

48 沈冠伶，同前註25文，頁32。

49 東京地方裁判所医療訴訟対策委員会（2008），東京地方裁判所医療集中部における鑑定の実情とその検証(上)，判例時報，1963号，頁4以下（2008）。

50 千葉県医事関係裁判運営委員会，〈千葉県医事関係裁判運営委員会第10回定例会〉，《判例タイムズ》，1235号，頁63-64（2007.5）。

51 大阪地方裁判所專門訴訟事件検討委員会，大阪地方裁判所医事事件集中部発足5年を振り返って，判例タイムズ，1218号，頁64（2006・11）。

52 其分爲下列四類來源：(1)大型醫院或大學醫院之院長或主任級醫師，涉及抽象法則或科學性法則問題案件時。(2)地區性醫院之主任級醫師，涉及與醫學臨床實務密切相關之鑑定事項時。(3)專科醫師、大型醫院或大學醫院中次於主任級醫師之資深醫師，與(2)相同之鑑定事項時。(4)檢驗鑑定機構之負責人，轉引自沈冠伶，同前註25文，前註45。

53 Timothy J.Harris,The requirement of expert testimony in appraisal litigation.Appraisal Journal,Jan92,vol.60Issue 1, pp.68-74, 轉引自熊谷秀，論鑑定制度之理論構成與實踐，成功大學法律研究所碩士論文，頁92，註85（2011年）。

54 林萍章醫師認鑑定醫師如出庭接受詰問，將使得鑑定醫師面臨

「秋後算帳」的窘境。林萍章，99年5月29日「台北醫法論壇」，就張麗卿「刑事醫療訴訟審判之困境與改革—最高法院96年度台上字第4793號判決評釋」報告後之提問時之發言。 有關我國醫療鑑定作業沿革介紹，參見邱清華、劉緒倫、饒明先，「醫療糾紛鑑定之現況、檢討及建議」，醫事法學，第8卷2-3期合訂本，頁7-9（2009.12）。有關醫審會鑑定流程、內容，初審著重醫療學術鑑定，初審委員會審核學術鑑定內容，審議委員會著重醫療過程鑑定，詳細之介紹，參見高添富，醫療鑑定與分級制度，司法新聲，第107期，頁22-26（2013）。

55 邱清華、劉緒倫、饒明先等，同前註54文，頁7-12。邱清華，「醫療，法律，消費者—重建醫療關係」，醫事法學，第7卷第2期，頁4-6（1999.6）。監察院，「行政院衛生署接受醫療糾紛之鑑定涉有弊端之調查報告」，全國律師，第2卷第2期，頁93-103（1998）。林志來，「醫療鑑定」，台灣醫界，第43卷6期，頁49-50。陳隆基、吳正喜、劉緒倫、鄒怡梅、鄧貴美、蕭純春，衛生署研究計劃，確立醫療糾紛鑑定制度之合理性，81年6月。許義明，「我國醫療鑑定之現況與檢討」，萬國法律，第151期，頁58以下（2007.2）。

56 薛瑞元，刑事鑑定程序中「機關鑑定」之研究，台灣大學法律系碩士論文，頁134（2005）。

57 學者沈冠伶認為，其於實證現象，經送鑑定始為判決占一審比例79.6%，二審達34.4%，且判決結果與鑑定結論一致性於一審達95%以上、三審確定則達90%以上，因認醫療訴訟之變革，與其繼續停留於爭論舉證責任之分配，更重要的毋寧是對於鑑定程序之改革及強化醫療專庭與醫療專家間之協力，以助於提升裁判之品質，並加速審判之進行。氏著，同前註25文，頁31。學者之看法與台中地院自2012年9月起試辦醫療諮詢及醫療鑑定謀求醫療訴訟制度改革之目標不謀而合。

58 沈冠伶，同前註25文，頁31。

59 審議中之「醫療糾紛處理與醫療事故補償法」草案第7條則採「雙向匿名」制度，亦即不僅委託鑑定人無以得知實際鑑定醫師姓名，而實際鑑定醫師也無由得知系爭醫療糾紛當事人醫師姓名，希望藉由「無知之幕」來儘量避免鑑定之偏頗。

60 張麗卿，傳聞證據與醫療鑑定報告書，中華法學，第14期，頁84（2011.11）。高添富，同前註51文，頁26以下。

61 張麗卿，同前註60文，頁85。

62 英美法院採絕對當事人進行主義，醫事關係訴訟上爭點之攻防係由兩造所委請之專家證人爲之，是以有所謂「專家證人間之戰爭」（battles of expert witnesses），法官如何利用此戰爭進行審判，可參Anne M. Glaser, Impartial Medical Expert Testimony in Illinois: Removing the Barriers to Its Use, 27 Vol. U. L. Rev. 695 (1993).

63 喬世明，試論醫療侵權鑑定制度的完善，法制研究，2010年11期，頁17（2010.11）。

64 此爲台中地院試辦轄區醫學中心辦理醫療鑑定業務後，於103年度工作會報時與轄區辦理醫療鑑定之醫學中心達成共識，不含醫審會之醫療鑑定。因醫審會鑑定要點即明白表示不派員到院接受詢問。

65 所以不採取專門委員制度，係因此制度於日本實踐後，專門委員參與率於2005年至2010年間始終不高，僅約5.5%而已，且專門委員所參與之場合多半是醫學基本知識之提供、爭點或證據整理程序等，並未直接參與對鑑定人之質問。究其原因，可能是新型鑑定方式之自然人複數鑑定取代了專門委員這方面之機能。統計資料方面，參見日本裁判所官網：http://www.courts.go.jp/about/siryo/hokoku_05/index.html（最後瀏覽日：2015 / 7 /21）。不使用專門

委員制度原因，各地方裁判所對專門委員制度之態度不一，可參看，池田辰夫等，〈医事関係訴訟における審理手続の現状と課題（下）〉，《判例タイムズ》，1331号，頁17-21；大阪地方裁判所專門訴訟事件検討委員会（2006. 11），〈大阪地方裁判所医事事件集中部発足5年を振り返って〉，《判例タイムズ》，1218号，頁71（2010. 11）。

66 台中地院實施醫療諮詢制度迄2015年6月止，雖使用比例達41%，然提供諮詢內容以醫學專門知識及解讀鑑定結論爲主，未能發揮爭點整理或證據整理功能，如鑑定人發揮訴訟法上要求之事實調查、爭點整理功能，專門委員制度似無立法必要。

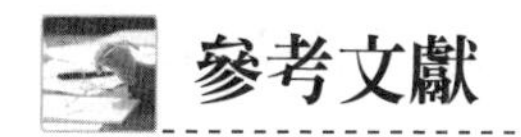

參考文獻

一、書籍部分

1 王甲乙、楊建華、鄭健才，《民事訴訟法新論》，2003年修訂版，三民經銷，台北（2003）。

2 姜世明，《新民事證據法論》，修訂2版，新學林出版，台北（2004）。

二、期刊論文

1 大阪地方裁判所専門訴訟事件検討委員会，〈大阪地方裁判所医事事件集中部発足5年を振り返って〉，《判例タイムズ》，1218号，頁71，2006年11月。

2 千葉県医事関係裁判営運委員会，〈千葉県医事関係裁判運営委員会第10回定例会〉，《判例タイムズ》，1235号，頁63-64，2007年5月。

3 池田辰夫等，〈医事関係訴訟における審理手続の現状と課題（下）〉，《判例タイムズ》，1331号，頁17-21，2010年11月）。

4 沈冠伶，〈醫療糾紛處理與專家之協力─從行政院版「醫療糾紛處理及醫療事故補償法」草案論醫療糾紛調解與鑑定〉，《台灣法學》，第216期，頁19-35，2013年1月15日。

5 沈冠伶、莊錦華，〈民事醫療訴訟之證明法則與實務運作〉，《政大法學評論》，第127期，頁167-266，2012年6月。

6 沈冠伶，〈訴訟權保障與民事訴訟─以大法官關於「訴訟權」之解釋為中心，國立台灣大學法學論叢〉，第34卷第5期，頁203-273，1995年9月。

7 沈冠伶，〈民事醫療訴訟之鑑定程序保障—台灣最高法院101年度台上字第1765號判決之評析〉，《台灣法學》，第223期，頁79-89，2013年5月1日。

8 沈冠伶，〈武器平等原則於醫療訴訟之適用〉，月旦法學，第127期，頁28-49，2005年12月。

9 吳俊穎、陳榮基、賴惠蓁，〈醫療糾紛鑑定的未來—由專業鑑定探討醫療糾紛鑑定之興革〉，《月旦法學》，第183期，頁36-47，2010年8月。

10 邱琦，〈醫療專庭與專家參審—以德國，法國商事法庭爲借鏡〉，《月旦法學》，第185期，頁80-102，2010年10月。

11 東京地方裁判所医療訴訟対策委員会（2008），〈東京地方裁判所医療集中部における鑑定の実情とその検証（上）〉，《判例時報》，1963号，頁4-7。

12 邱清華、劉緒倫、饒明先等，〈醫療糾紛鑑定之現況，檢討及建議〉，《醫事法學》，第8卷第2/3期，頁7-12，2000年。

13 周道君，〈醫療糾紛鑑定作業及法規簡介〉，《台中地方法院檢察署「中部地區醫療專業研習會」講義》，2013年5月28日。

14 姜世明，〈概論訴訟契約之種類〉，《萬國法律》，第144期，頁2-15，2005年12月。

15 姜世明，〈合意選任鑑定人與仲裁鑑定契約—評最高法院97年度台上字第1120號民事判決〉，《月旦法學》，第169期，頁274-281，2009年06月。

16 姜世明，〈醫師民事責任程序中之舉證責任減輕〉，《月旦民商法》，第6期，頁5-29，2004年12月。

17 高添富，〈醫療鑑定與分級制度〉，《司法新聲》，第107期，頁22-26，2013年。

18 陳運財，〈醫療刑事訴訟之證明活動〉，《月旦法學》，第183

期，頁5-20，2010年8月。

19 陳學德，〈醫療風險與糾紛管理〉，《月旦法學》，第223期，頁174-215，2013年12月。

20 張麗卿，〈刑事醫療糾紛之課題與展望〉，《檢察新論》，第8期，頁146-147，2010年。

21 張麗卿，〈傳聞證據與醫療鑑定報告書〉，《中華法學》，14期，頁61-85，2011年11月。

22 許義明，〈我國醫療鑑定之現況與檢討〉，《萬國法律》，第151期，頁55-70，2007年。

23 喬世明，〈試論醫療侵權鑑定制度的完善〉，《法制研究》，2010年11期，頁10-17，2010年。

24 楊秀儀，〈論初步鑑定對醫療糾紛處理之意義—對立法院「醫療糾紛處理及醫療事故補償法」草案第7條之期待與展望〉，《月旦法學》，第216期，頁48-61，2013年5月。

25 監察院，〈行政院衛生署接受醫療糾紛之鑑定涉有弊端之調查報告〉，《全國律師》，第2卷第2期，頁93-103，1998年。

26 鄭威莉，〈日本2004年施行新修正民事訴訟法介紹〉，《司法周刊》，第1024期，2004年9月。

27 謝啓瑞，〈醫療糾紛風險與防禦性醫療行爲〉，《人文及社會叢刊》，第6卷第2期，頁199-230，1994年。

三、中文學位論文

1 林東龍，醫療糾紛之社會控制：社會學的分析，中山大學學術研究所博士論文，2004年7月。

2 詹惟堯，專家參審制度之探討，世新大學法學院碩士論文，2005年。

3 熊谷秀，論鑑定制度之理論構成與實踐，國立成功大學法律研究所碩士論文，2011年。
4 劉邦揚，我國地方法院刑事醫療糾紛判決之實證研究，陽明大學公共衛生研究所碩士論文，2009年6月。
5 謝柏芝，醫療糾紛之法律文化研究，國立中正大學碩士論文，2010年6月。
6 薛瑞元，刑事訴訟程序中「機關鑑定」之研究，國立台灣大學法律學研究所碩士論文，2000年。

四、中文論文集

1 邱聯恭，〈處分權主義、辯論主義之新容貌及機能演變〉，《程序選擇權論》，頁79-136，2版，三民經銷，台北（2001）。
2 姚念慈，〈醫界對於醫療訴訟的幾個迷思？〉，收於陳聰富主編《醫療糾紛處理新思維(一)—以台中地院試辦制度為中心》，頁277-318，元照出版，台北（2013）。
3 張麗卿，〈鑑定人鑑定或專家參審〉，《刑事法學之理想與探索第三卷》甘添貴教授六秩祝壽論文集，頁216以下，2000年。

五、中文研討會論文集

1 沈冠伶，〈民事醫療訴訟之研究〉，《司法院民事醫療訴訟之證明法則與實務運作研討會論文集》，頁1-63，台北（2012）。
2 林萍章，〈由美日德醫療訴訟實證研究看台灣醫療刑責合理化〉，《台北榮民總醫院醫療療糾紛案例學術研討會系列》台北醫法論壇(VIII)實務判決與實證研究，頁76，台北（2008.11）。
3 吳志正，〈醫療訴訟類型化研究—從台中地院試辦醫療諮詢制度談起之與談稿〉，發表於《醫療糾紛處理之現在與未來—以台中地院醫療試辦制度為中心》台中醫法論壇(Ⅰ)，台中地院等主辦，台灣法學，第243期，頁131-134，台中（2013.9.1）。

4 邱琦，〈醫療訴訟之爭點整理與案件管理〉，發表於《台灣台中地方法院2013 年度第1、2季醫事法律專業研習》，講義頁1、2，台中（2013.2）。

5 邱琦，〈民事醫療訴訟與專家意見的運用〉，發表於醫療糾紛處理之現在與未來—以台中地院醫療試辦制度爲中心》台中醫法論壇(Ⅰ)，台灣法學，第243期，頁109-128，台中（2014.2.1）。

6 姜世明，〈加強調解解決醫療糾紛功能—從台中地院試辦醫療調解制度談起〉與談稿，發表於《醫療糾紛處理之現在與未來—以台中地院醫療試辦制度爲中心》台中醫法論壇(Ⅰ)，台灣法學，第241期，頁101-103，台中（2014.2.1）。

7 劉淑瓊，〈加強調解解決醫療糾紛功能—從台中地院試辦醫療調解制度談起〉與談稿，發表於《醫療糾紛處理之現在與未來—以台中地院醫療試辦制度爲中心》台中醫法論壇(Ⅰ)，台中地院等主辦，台灣法學，第241期，頁103-104，台中（2014.2.1）。

六、網站資料

日本裁判所官網：http://www.courts.go.jp/about/siryo/hokoku_05/index.html（最後瀏覽日：2015/7/21）。

第九章

醫病關係與法律風險衡量防範

施茂林[*]、施亮均[**]

摘要

社會急遽變化，人權觀念日益深化，醫療平等權、選擇權、自主權、同意權等醫療人權法制逐漸完備，醫病關係已由傳統醫師爲主之父權主義，轉變爲以病人利益爲中心，新的法律思維，朝病人主體性發展、向醫病平等性思考、趨向病人利益著眼、演進爲病人自主環境、重視病人知的權利，漸至服務導向，使醫病關係迥異以往醫療模式，其中法律議題因而日趨重要。

醫病關係之權利義務以醫療契約爲依據，有關醫療行爲需重視安全與品質，依醫療之本旨執行治療照護工作，若有疏忽不符合契約義務，將有法律責任之風險，甚而醫院並需負連帶責任，因此做好管理工作，考量法律風險管理，乃減少法律責任之良方，凡醫療院所必須從戰略高度，規劃風險對策，積極推廣法律預防管理，萬一發生醫療糾紛，進行危機管理，然後並需實施復原管理，防範醫療責任風險再度發生。

醫院未雨綢繆，防阻法律風險實現變成損害，需建立法律風險管理機制。首先要加強醫療人員與員工法律風險信念，透過醫療事故案例，提供防範法門，形成全體同仁認同之法律風險管理文化，正面積極推廣各項管理措施，解決同仁法律風險困擾，並加強醫療責任保險之保障，化解醫療人員心理壓力，發揮醫療專業之能量，增進醫病關係和諧與信任，提升醫療效能。

預防醫療糾紛發生，貴在培養法律風險預防術，構築醫療團隊具有生命共同團體意識，各醫療人員應認明自我特質與圖像，減少醫病衝突，在執業中掌握病人與家屬之特性，尊重其醫療要求；運用技巧建立良好醫病關係，其中擁有良好論述與溝通能力，巧妙發揮同理心，表達視病如親之關懷情，必可贏得病家之肯定與信賴，防範醫病糾紛之發生。

當醫療糾紛發生後，醫院需有處理之具體方案，指定適當之主管與處理人員負責，與法律專業人員充分配合，要求醫療人員同心協力，立即檢視診療之全部過程與資料文書，辨明病人與家屬之訴訟方略，評量其訴訟之眞正目的，重視司法風險，並掌握司法人員之思維，謹愼行事，擬定訴訟策略，評定鑑定風險，在法庭上發揮攻防技巧，爭取有利訴訟結果，同時，評估訴訟勝敗機率，適時與病家和解，減少時間、經濟上之損害。

關鍵字：醫病關係、醫療契約、醫療自主權、平等權、醫療過失、法律風險、訴訟風險

壹、引言

世界醫學大會於1964年通過赫爾辛基宣言，揭櫫不加害原則、施益原則、自主原則、公義原則等，樹立醫師及醫學研究人員在從事人體試驗之倫理指導綱領，1981年更通過里斯本宣言，強調病人之基本人權包括醫療平等權（Right to medical care good quality）、選擇選（Right to freedom of choice）、自主權（Right to self-determination）、無意識病患／法定失能病患／違反病患意願（The unconscious patient 、The legally incompetent patient、Procedures against the patient'will）之診療同意權、知悉權（Right to information）、病患資料不公開（Right to confidentiality）等病人基本權利。世界各國醫學界及法律界也逐步推動醫療人權法制，以保障病人之權益。

台灣早期醫療環境存在父權觀念，以醫師醫療爲主體，病人權益受到忽視，但民眾知識水準不斷提升，權利意識高漲，消費者保護觀念興起，加上經濟條件改善，對醫療設備、環境、技術、服務態度、要求增強，整體醫療環境已發生質變[1]，在法制上對於病人權利之保障，也逐漸在醫療法、醫師法、醫事專業人員之人員法令中規範，衛生主管機關也要求醫療體系重視病人之權益，舉其大要者，如知的權利、安全的

權利、品質的權利、選擇的權利、健康醫療環境的權利等，其中知的權利，已廣泛爲病人與家屬行使，當其主張知的權利，醫護須履行告知義務，由病人行使同意或反對，是對病人自主權之尊重[2]。又有關安全品質診療權益，涵蓋：(1)機器設備完備權利、(2)適當品質之權利、(3)健康醫療環境權利、(4)選擇治療權利、(5)看診治療合理權等。同時，醫院內外環境有相當多之感染源與病菌。當病人至醫療院所就診、檢查及住院時，從原本熟悉的生活環境進入陌生醫療空間中，醫療院所有責任義務提供安全就醫環境，讓病人安心就醫，不致發生感染與病情無關事件[3]，是以醫院欠缺重視病人權利觀點，未做好醫療服務，引致病家不滿意時，不免成爲風險源之一。

在醫院管理中，病人安全管理相當重要，醫院必須採取有效措施，免除病人意外侵害，降低疏失及攔截疏失。其中醫療疏失更是醫病關係最大衝突點，醫院應將醫療疏失之防範列爲重要課題，包括提高手術安全、加強醫療專業、提升醫病溝通、強化用藥安全、落實感染控制、預防病人跌倒、鼓勵病人家屬與安全工作等（參照衛生署2010年醫院病人安全年度目標及執行策略），以減少安全問題之發生[4]。

台灣近十年來，民意高漲，極爲關注社會事務；政治議題或特定事件，每發生政經社會事件時，各種聲音透過不同謀體管道出聲，平面與電子媒體在競爭壓力下，不免誇大、膨脹及渲染，一有醫療事件發生上報，記者不斷求證、騷擾醫院或醫師，給醫護人員無盡壓力，加上病人或家屬透過第三人關心或施壓，其中自認有權勢之人，氣勢凌人，不願好好聽取醫師、護理人員之講解與說明，反而利用自身權勢壓人，不僅無法溝通，甚至有意找麻煩，小題大作，存心誇大事態，有時透過民意代表或有力人士在電視上指摘汙衊，導致醫院與醫護人員受氣、氣餒與喪志，打擊有志爲好醫師之鬥志與信心[5]。因之，有良好之論述知能與溝通能力是建立與改善醫病關係之法門，正如台積電董事長張忠謀所說：「溝通是一種乘數效果，你的學問及本領要發揮到最終效率，就要靠溝通。」

網路科技日趨發達，資訊之傳遞與知識之取得快速容易，法律知識也隨之普通化，病人之權利意識逐步抬頭，當在醫療院所求治時，遇到任何問題，隨時能以手機、數位相機、錄音筆等錄音錄影存證，並po上網，放在臉書，或透過line、微信、臉書等迅速傳播出去，請全民一同評論、評斷或爭取奧援，在此社會氛圍與醫療環境下，醫病關係已改變早期之互動模式，醫師與醫護人員須體會大環境之改變，調整心態，運用風險觀念，面對新的醫病關係[6]，而且醫院與醫護人員也需認知醫療糾紛不是只有台灣才嚴重，在美國也有同樣情況[7]，如何衡量法律風險，有效調控、防範才是重點。

醫療糾紛發生原因多端，也有不同類型，認知到原因所在，可作風險因應，採取對策因應，茲分析其原因，約為：(1)病人或家屬不了解、(2)不滿醫療態度、時程、(3)對醫療人員服務有意見，要求道歉、(4)診療過程有意見、(5)加害人不明、(6)醫療關係信賴不足、(7)病人或家屬意見不一、(8)意見領袖影響、(9)希望減收費用、(10)醫療行為有疏失、(11)有家屬好訟等[8]。

當醫師面臨醫療糾紛時，壓力與煎熬不斷，一旦進入醫療訴訟，將面臨數年之訴累，花費無數金錢與精神，承受同業同儕與病人之異樣眼光，對其自身必有相當打擊，執行醫療業務多少受到干擾與分心，醫療品質必會受到影響，誠非病人之福，也是守護全民健康之醫師揮之不去之夢魘[9]，解決之道多端，從法律風險著眼，是一可行之法。

現代社會變化萬端，在動盪無盡的環境，呈現劇變（Upheaval）、動盪（Volatile）、複雜（Complex）、無常（Uncertain）、模糊（Ambiguous）等現象，任何企業無法擺脫其影響，必須適應開拓為核心思維，掌握新形勢，順應時代脈動，採取新穎、靈活、激動、創新方法面對挑戰，開創新局面，成為贏家，其中醫院經營管理模式必須審時應勢環境大變化，尤其醫療糾紛出現頻率遞增，既有觀念改變、醫病倫理關係改變等原因，風險預測與衡量成爲控制先機之利器[10]。

由於社會環境之變動以及科技帶來生活模式之轉變，法律規範網相對加廣加密，不論工商、財經、科技與醫療等都有法律規範，在各領域之各類行爲都會因法律評價而產生違法之風險，並因之負擔法律責任，是故，各行各業爲達到企業目標，必經評估外在環境、內部活動涉及之法律風險，建立管理機制，迴避法律風險，控制法律責任風險，獲取最大效益[11]。

「連最大銀行也體認不在輸贏而在風險」，常是銀行倒閉後之體驗，在森林法則中，不容否認800磅之大猩猩，也有致命危機，就醫療業務，醫療行爲而言，與法律風險息息相關，醫病關係更是法律風險管裡最具研究性之議題，是以風險可說是醫界流通之語言，風險如同蜜蜂，產生搶鑽螫效應。再者，醫療如同企業，其內部風險包括營運、人力資源、財務管理、競爭等風險有關，法律風險之癥結在於內部，不必然在外部，需從內部控管防範，再擴及外部防範之降損，如未處理好，法律風險將是醫療產業趔趄之石頭[12]。再從具體醫療行爲觀察，有些風險發生機率高、有些低，對於容易預見或發生機率高之醫療風險，醫師須事先採取預防措施，以免疏於避免風險，被認定爲醫療過失[13]。

法律風險管理係一正發展中之新學門，結合法律學與風險管理學跨領域融合，研究法律風險擴及與連動之解決議題，有效預測、防範與控制法律風險之發生，減降法律風險時時之損害（失）。就新科技而言，具有不安定性、不確定性、不易掌握性、不能預測性、危害高發生性[14]，醫療也隨科技而提升技術[15]，醫療行爲涉及病情多變性與不可預期性，其疏忽又有法律責任，以法律風險管理切入運作，最具實效性。蓋病人自主性、自發性增高，醫病關係逐漸變動中，病人已由被動而主動，病人對醫療之抉擇，存有一定風險性[16]。同時，爲圓滿從事醫療事務之執行處理，當以風險管理思維與體系貫穿其中，發揮其扎實效能，惟其中尚含有諸多人際互動與溝通關係，本文乃側重心理、溝通、諮商、輔導、談判、人力資源管理學等觀念，多方闡釋減少與防止醫療爭議事故之具體策略與作法，使其圖像更為完整。

貳、俯瞰幾個醫療相關議題

一、醫療行為之定位

從醫療社會發展觀察，在過失失權時代，整體社會對於醫師評價極高，尊崇為高知識分子，為社會菁英、意見領袖與地方仕紳，就整個醫療體系而言，亦以醫師為首，所有醫療事務以醫師為核心思考，在從事醫療行為過程亦以醫師為中心，其他醫護人員為支援醫護專業之助手，醫師在社會與醫院內明顯有極崇高之地位。

在當時醫療環境下，醫師以權威方式，專業不可侵犯之態勢診療，加以一般人獲取醫療資訊不易，醫療知識淺薄，對於醫師心生畏懼，期待醫師妙手回春，治癒疾病，可說尊重有加，信服有方，醫師的指示形同聖旨，自然對於醫師之處方與醫囑內容唯命是從，醫病關係之緊密度強、信賴度高，縱有醫療上之問題，病人較容易忍讓退縮，醫病間之問題，相對為少。

時代不斷轉變，社會對於醫療行為之想法已不再如同過去傳統之思維，從醫事倫理以觀，已由絕對主義之社會論出發，逐漸以病人之利益為中心，醫病關係本體上之父權思維，認為醫院有權自主轉為病人自主之契約模式[17]，在民智提升，民意高漲，權利意識抬頭等社會底層力量不斷發揮其效益下，使得現階段醫療服務面臨許多重大的挑戰，認為醫師是醫療照護服務之提供者，病人為醫師之顧客，成為醫療消費者，病人對於醫療過程無置喙餘地之局勢已大加轉變。衛生主管機關也在此環境下，改變以往不太關心與介入之態度，採取開放接納方式，一般民眾對於醫療行為品質或甚至糾紛而由各種管道申訴、調處、調解[18]等。實務上常見病人在進入法院訴訟之前，先藉由各地區的調解委員會[19]、醫師公會或衛生局等單位，先行調處調解，或透過健保局或衛生署的民眾意見信箱取得申訴之管道，此各種申訴等救濟管道，正是因應現代社會民眾意識高漲的作法，醫療院所也逐步調整觀念接受不同變局之到來。

再者，社會群體之心理也逐漸轉變，諸如生存壓力大，抗壓性不足，忍受性挫折力減低，加上不滿現狀聲勢抬高，嗆聲文化感染，逐漸在鬆動醫病原來友善的基礎，鬆弛醫病連結之情感拉力，當醫療之過程或結果不如預期或不如意時，不滿情緒容易爆發，使醫護人員遭受莫名之壓力與挫折感。

從社會角色觀察醫師係醫療者與專業者之集合體，其專業之內涵已超越單純之醫療者角色，醫師專業成爲醫師與社會之無形契約，社會成員對醫師有高標準之期待，醫師也對社會有貢獻與責任，因之歷年來醫師在社會調查中占有崇高地位，經常展現人性關懷、謙虛態度及專業知能，社會上長期勉勵醫師不是治病，而是治人[20]，但醫學面對疾病之變化多端，其風險率高、不確定性強、後果難測，乃有謂之超過醫師能力者，實屬上帝旨意，再者，治療病人疾病，既有相當危險性，基於人命關天，其注意能力要求必然爲高，但衡之一般過失行爲比較，違法性應認係低度，是以醫療行爲之治療醫治，有其特異性，在法律上應有其特殊評價。

醫療院所所組織既非營利單位，甚至是救世濟人之工作。在企業界原有其特殊之性質與獨特之地位，但醫療院所在企業經營引導下，逐步朝商業化、高效率化、低成本化、利潤化與效能化目標推進，呈現在社會上是一種特殊之工商經營組織，導致在一般人觀念上，逐漸認爲以金錢與利潤衡量醫療產業，原來之尊重與推崇之信念開始改變，是以醫療商品化之發展導向關係到醫療業務之定位，不能不有所警惕。

一般工商企業商品化，強調品牌、產品、包裝、價格、市場、差異性，消費主體與客體間界線分明，有明顯主觀傾向，客服人員可以透過行銷包裝手法，說服客戶接受，但醫療無此強烈特性，凡前來醫院治療之病人，都是身心病痛、虛弱、不安、不舒服，一心想了解自己病情，及早治療恢復健康，可見此消費主體非賣方，而係買方，本質上，醫療服務爲內在型，非標準消費型態，在服務技巧上，亦非如同商品，反而係以服務彌補距離感，由眞情服務，溫暖病人惶恐脆弱的心，是以醫療行爲具有特殊性質，醫病關係亦與商品買賣等關係有異[21]。又商品能否被消費者接受，第一印象相當重要，而且要求能迅速，有效達成交易，時間常成爲關鍵因素，此在醫療行爲，診療或手術時間過短，反而會聯想到粗糙印象，當有不滿時，成爲挑剔醫療糾紛之藉口[22]。

再者一般商品消費者下定購買決策時，面臨知覺風險（Perceicied Risk），包括財務風險、身體風險、心理風險與績效風險，所以經營者會提出有利之行銷策略，降低消費者之知覺風險，放心選購商品，此在醫療上固然非標準模組，但醫院如能透過知覺風險，強化品牌、形象、服務品質、優良技術等吸引病人前來求治，對醫院之經營屬性與定位有相當大之效益[23]。

醫學是一門專門科學，醫療是一種專門技術，當醫療內容越複雜，技術性越高，專業性越強，是以醫療行爲，縱有收費，不能輕易視之爲營利行爲，其診療事務應尊重其業務性，而醫病關係基於醫治疾病目的而成立醫療契約，不論與醫師是否認識，本質上含有濃厚之信賴性，與一般工商企業之契約迥異，而醫師以救人爲天職，以解除或降低病人苦痛爲目標，其診療之工作明顯有濟世性[24]。

一般而言，病人願意至某醫療院所求治，乃因對於醫院或醫師具有相當程度之信賴關係，基於不可替代之信任，醫師應親自診察，經醫師診療後，方得開給處方劑，及交付診斷書。而且醫諺：「視病如親」也道出醫師診療之客觀性與信賴性。同時，每一醫療行爲之過程，具有相當不確定性、危險性，醫師在實施診療上，須展現其臨場判斷力與裁決性[25]。因之，不論醫學如何進步，醫療社會觀點如何改變，以及病人權利如何調升，仍不能否定上述之特性，當醫病關係需磨合調節時，需審酌上述特性予以定位[26]。

人權保障之觀念發展，已由第一代參政權演進至第二代自由權，以迄第三代人權興起，包括生存權、環境權、健康權與發展權，從生存權與健康權之保障，正是醫療人權之表彰，而醫療人權是政府需積極增進國民健康，有效分配醫療資源，推動良善醫療制度，以保障病人權益，病人有權要求國家妥善照護（參照醫療法第1條），其中涵攝平等權、病人自主權，決定權與隱私權等[27]。

從世界人權發展以觀，第一代人權以自由人權爲核心，第二代以平等人權爲重心，第三代以集體權、生存權爲主軸[28]，醫護人權涉及病人生存權、發展權已亦成爲法學研究重點，經法律學者積極研究，醫療業務在權利領域開始有新的思維，諸如：(1)朝病人主體性發展；(2)向醫病平等性思考；(3)趨向病人利益方向；(4)演進爲病人自主環境；(5)重視病人知的權利；(6)漸進至服務業導向；(7)建立消費者權益法律觀；(8)侵權行爲之極致賠償等，促使醫界須正面思考法律觀點，重新定位[29]。

二、醫病關係之法律性質

在醫師與病人之關係中，醫師係爲病人解決健康問題之專業人員，對於不擅長醫學知識之病人選擇並提供適合之醫療照護，承擔醫療之責任。醫師與病人間之契約，一般係以口頭、網路、電話或親自掛號完成的，成立醫療契約[30]，其法律性質爲何，學者與實務有不同之看法，有主偏僱傭契約，有採委任契約，有認可成立承攬契約。一般而言，以前二者較爲多數人所主張。所謂「僱傭契約」，係指受僱人爲僱用人服勞動之契約而言。「委任契約」，係委任人委任受任人處理事務之契約而言。兩者之區別，僱傭契約之目的，僅在受僱人單純提供勞務；委任契約之目的，在一定事務之處理，但究竟何種性質，需依醫療契約之內容而定。

醫療契約乃由醫護人員爲病患提供醫護服務，從事診療手術等醫療活動，外觀上係醫院（師）接受病人或家屬委任，接受一定執行處理醫療事務，乃認係委任關係[31]，實務上亦有此見解[32]，又有認爲準委任關係[33]，亦有主張無名契約[34]或近似委任契約之非典型契約[35]；亦有主張，必須視具體情形而定，若醫師與病人間契約，著重於勞務之提供，而以從事某種治療上特殊效果爲目的者，則爲僱傭[36]。若在治療中，醫師盡其知識、技術與經驗救助病人，且對病情治療有自由裁量權，不受病人之指揮監督，則爲委任[37]。目前通說傾向醫療契約爲委任契約[38]。

由於醫療內容有不同型態，有病人希望以治療疾病爲給付報酬條件，亦有醫師以保證治療疾病爲主，其法律關係與與前述僱傭或委任有別，係屬承攬契約，包括包醫其疾病，雷射除斑，從事義肢、植牙、矯正牙齒等[39]。

目前司法實務上，認爲醫療契約係受有報酬之勞務契約，其性質類似有償之委任關係，依民法第535條後段規定，醫院既應負善良管理人之注意義務[40]，自應依當時醫療水準，對病人履行診斷或治療之義務。故爲其履行輔助人之醫師或其他醫療人員（即醫療團隊）於從事診療時，如未具當時醫療水準，或已具上開醫療水準而欠缺善良管理人之注意，因而誤診或未能爲適當之治療，終致病人受有傷害時，醫療機構乃應與之同負債務不履行之損害賠償責任[41]。

醫病雙方締結之目的，可認爲係醫療提供者運用當代醫學知識及技術，爲病人儘速正確診斷疾病，並施以適當安全之有償醫療行爲。醫療契約成立後，醫療機構固負有診斷治療義務，但此診療義務，非負有完全治癒病人病症之義務，而爲依據病人病症盡其可能之治療義務，與買賣、消費借貸等不同。蓋醫療行爲，有高度之專業性、裁量性及不確定性，病人通常無從預知醫療給付之細節，醫療機構囿於病人專屬性，雖於締約時已約明爲病人醫治，即需屬履行債務，無須擔保該醫療工作完成或其診療之效果。醫療機構於醫療契約所負之醫療債務，僅係爲克服疾病之手段而實施之「手段債務」，非爲達特定結果獲予治癒之「結果債務」。不能僅以不良結果之發生就認爲債務不履行，而必須就各個醫療行爲的執行過程，分析檢討是否均符合各別應有之醫學上專業規範或準則[42]。因之，病人或家屬主張不完全給付責任時，可從此觀點抗辯：病人住院期間，已持續給予相當之治療及照護，適度適全完成其醫療債務，並已提供之醫療照護，應認已依債之本旨給付。

當病人至醫院診所掛號後，櫃台給予門診之序號，醫療行爲之要約與承諾已合意而成立，其因緊急治療時，病人或家屬未掛號，但醫師已開始診察行爲或急救等，醫療契約亦認已成立[43]，而依民法第161條關於意思實現規定，依習慣或依其事件之性質，承認無須通知者，在相當時期內，有可認爲承諾之事實時，其契約爲成立。即醫師在相當時期內，有足以推論有承諾之事實時，亦即可認爲契約成立。

又病人住院時，其醫療行爲包括委任醫院診治的委任契約、購買藥品的買賣契約、租用病房的租賃契約、僱用特聘護士的僱傭契約等，此醫療契約爲混合而成，爲混合契約[44]。若發生醫療爭議時，需依醫療階段與事務性質，認定爲何種契約性質，適用該法律處理。

醫療業務係指以醫療行爲爲職業者而言，不問是主要業務或附屬業務，凡職業上予以機會，爲非特定多數人之醫療行爲均屬之，亦不以收取報酬爲要件[45]。醫師在醫療契約中，其業務性爲具有指示範圍強度、整體的照顧流程、醫囑等等皆由醫師依據病人病情衡量。醫療業務性特點有自主性、排他性、服務性、倫理性、法律性、與一般工商事務以獲取利潤爲目的顯然有別，應認爲具相當專業知能之專業性，屬於非營利行爲，不課徵營利事業所得稅[46]。

每位醫師在學校養成教育中，均以救人苦痛疾病爲主軸思想，當其擔任醫師時濟以救人爲職責，在執業過程彰顯醫療之濟世性，是以醫師診治時本於濟世性、平等性，對每一位病人如同親人皆平等對待，不因病人身分、財富多寡、地位高低給予差別待遇，亦不問有無報酬，盡全力治療至不需要程度，例如親自診療、醫治、痊癒、轉院、自動出院等，斯乃盡醫師之職責[47]，亦是履約之法律表徵。

三、法律風險管理之實效性

從醫療司法訴訟案例解析傳統醫師獨特崇高地位與醫療專業不斷受到挑戰，不僅代表醫病權利不平等互動已產生動搖，也是代表病人權益保護意識興起，病人之自主性與信心提升，病人消費者導向風氣逐漸形成，傳統之醫療機構之管理模式已不能不調整，需有變革之心，有改造之作爲，考量醫病間最佳互動方向，思考醫病共同參與可行性，設法建立醫病之共同價值體系，獲取病人與家屬之認同[48]。

醫療事務之管理與品質，攸關醫療行爲之完備與安全，爲強化其效果，須有相當周全之管理措施，側重風險管理，釐出醫療行爲可能產生之風險，訂立良好處理流程，而將法律貫穿在風險評估上，防阻法律責任之風險，以產生最大功效，當醫療發生爭議事件時，採行法律風險衡量作爲基本判斷之標準，必有助於爭議之淡化、弱化、轉化，促成醫病關係雙方達有效解決方案。

醫療行爲具有多樣性、裁量性、有限性、不確定性等，其多樣性常爲醫療行爲給付合成或混合給付，裁量性涉及醫療行爲之裁處與決定，有限性涵容醫療過程與結果，常不能達100%之安全性，不確定性包括醫療內容與結果之不確定性[49]，本質上明顯含有變化、移動、牽連、擴散等問題，正是風險之元素，當醫療行爲有給付不完全時，法律責任隨之而來，足徵醫療行爲、醫療業務及醫療事務均爲法律風險管理之內涵，經由法律風險管理機制，以降低法律風險發生。

醫療行爲之進行，不單僅是醫療工作之實施，更牽連至醫院結構、行政管理、團隊運作、事務分配、支援後勤各方面，要讓醫療過程順遂，品質無慮及安全控管，須整體合作，支援配合無間，以關聯圖示之[50]：

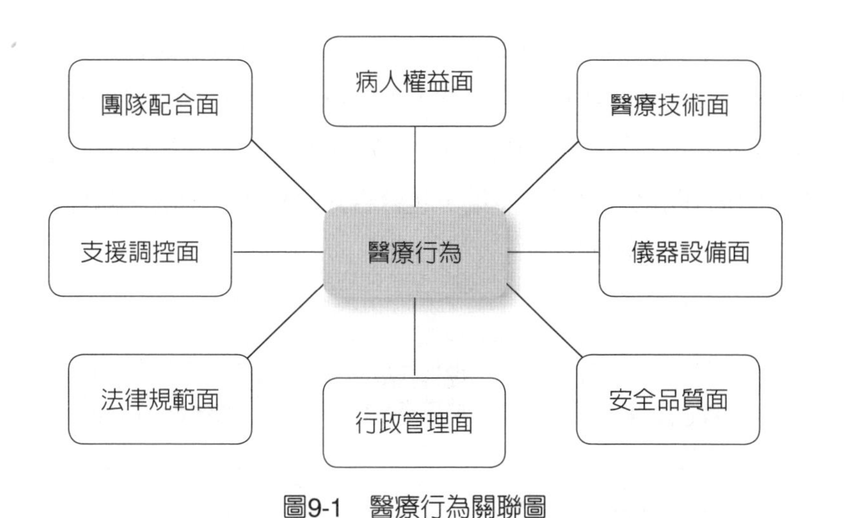

圖9-1　醫療行為關聯圖

醫療風險種類繁多，從內部、外部環境觀察，可分爲內部風險與外部風險。就外部風險而言，來自病人、家屬及第三人之風險，諸如暴力、辱罵、指責、要脅等也經常發生，甚且以肢體加暴行於醫護人員，讓醫護人員飽受壓力與惶恐，醫院主事人員對之不能不有所因應，採行有效安全防護對策，而且醫護人員如何辨識具有如何潛在危險性之病人與訪客？如何有敏銳度之觀察能力？又如何從病人與訪客之行爲舉止迅速研判爆發暴力之機率？如何採取防制、約束等動作？均屬風險管理之內涵[51]。

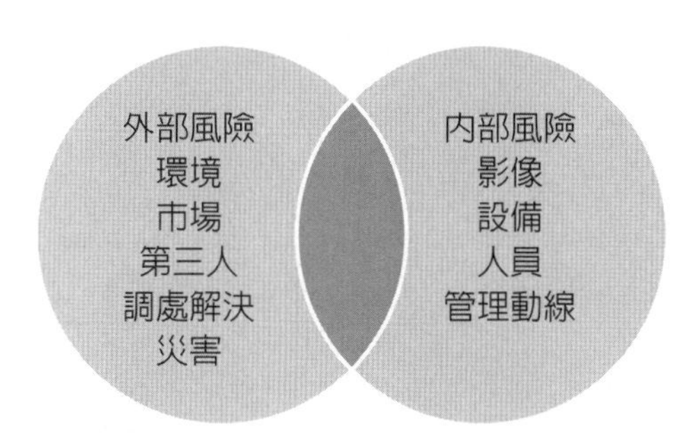

圖9-2　內外部風險交集圖

從諸多事例顯示，法律風險常存，工商百業其營運過程，常關係法律規範，並涉及到法律責任之風險，就醫療行爲具有相當之不確定性而言，風險必然發生[52]，且醫療院所之經營管理，也有法律風險問題。解析醫療事務有關之法律風險多端，包含告知義務履行風險、處理醫療事故風險等，以示意圖明之。

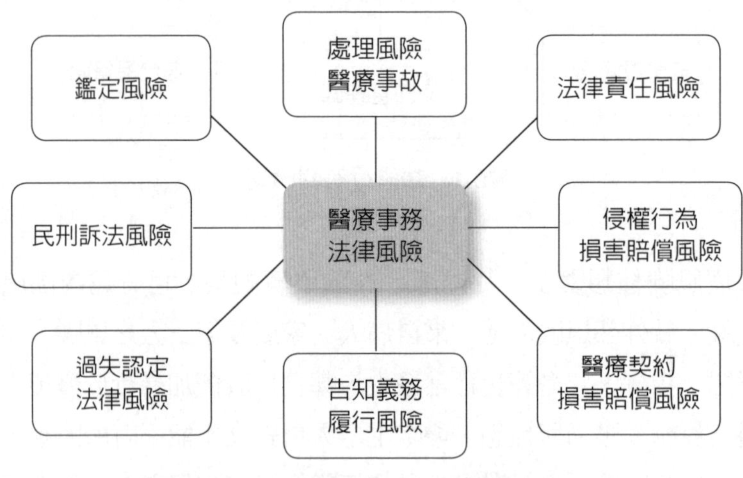

圖9-3　醫療事務法律風險網絡圖

醫療法律風險出現時，醫院應適時傳達與反應，依醫院法律風險管理機制，採行不同之回應作爲，適時吸收、轉化、避讓，減低法律風險之損害[53]。

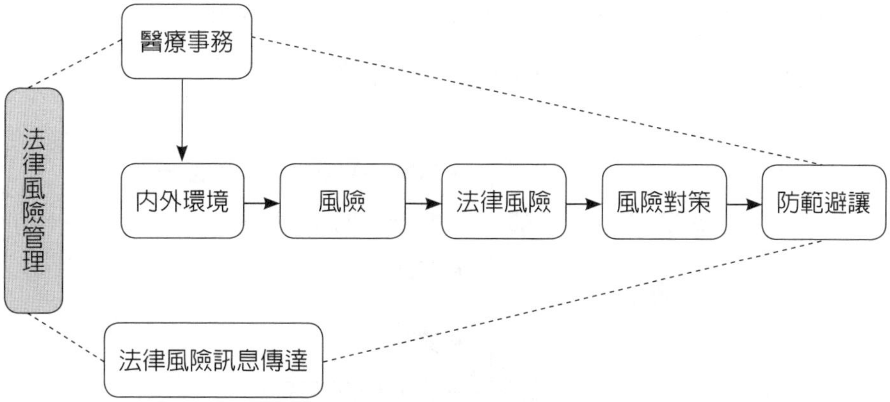

醫療事務
法律風險管理
內外環境 → 風險 → 法律風險 → 風險對策 → 防範避讓
法律風險訊息傳達

圖9-4　法律風險知覺與管理傳遞

法律風險管理可區分爲三個階段：1.法律預防管理、2.法律危機管理[54]、3.法律復原管理。對醫院而言，首重法律預防管理，才是正本之途；否則以法律危機管理爲要，將造成醫院無數困擾，自找苦吃。

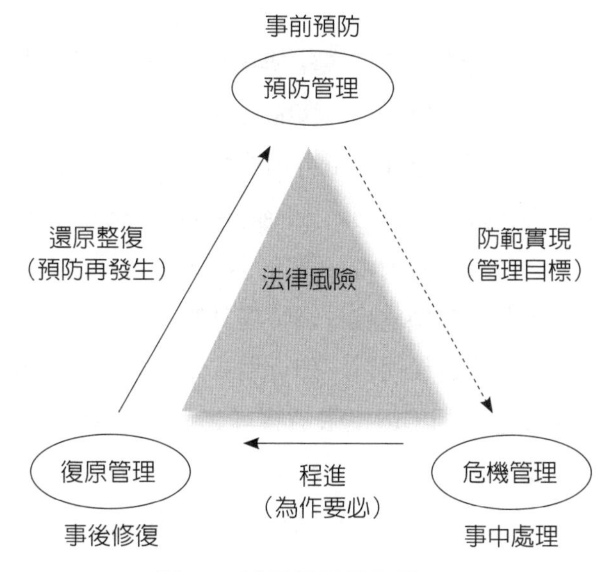

圖9-5　法律風險管理階段

再者，醫院經營層對於醫療風險事故，需有高度思維，根據事件之特性，醫病互動、發展方向，採用不同之因應模式[55]：

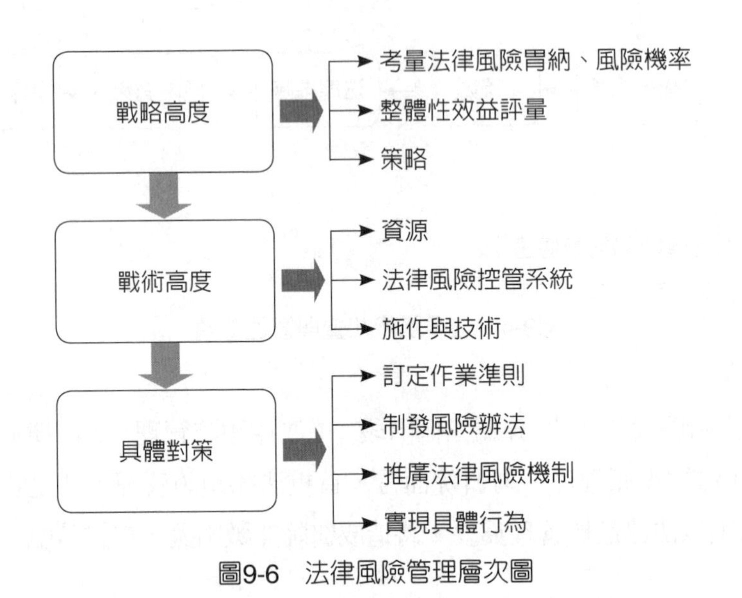

圖9-6　法律風險管理層次圖

不論醫療爭議、醫療事故、醫療糾紛，未必等同醫療過失，而且在醫療行爲中，含出現醫療不幸、醫療意外情形，也難以推斷醫療有過失責任，而且醫療具備複雜性、不可預測性、變化性、風險性，損害不可逆性與不確定性，雖然存有非人力所能預測、控制之情形，此類醫療風險，爲可容許之危險。所謂可容許之危險，係指行爲人遵守各種危險事業所定之規則，並於實施危險行爲時盡其應有之注意，對於可視爲被容許之危險得免其過失責任而言。如行爲人未遵守各該危險事業所定規則，盡其應有之注意，則不得主張被容許之危險而免責[56]。此在法律風險評量時，予以釐清[57]。

醫療體系之法律風險抗制要以預防管理爲主，做好法律風險預測、識別、衡量及評定，將引發法律風險的危險因素和容易引發風險的關鍵環節進行控制，並排除影響之因素，針對本醫療體系之特性，訂頒具體之防範措施，提高醫院員工風險識別和風險處理能力，從法律源頭上遏制其風險之發生，切記忽略預防管理，存著有法律事故再行處理，屆時縱使神仙亦難伸援手，運用在醫療行爲之過失防範最具實益。

法律風險不發生，當爲醫療院所所樂見，但醫院恆存對立之互動方式，總有醫療爭議事件發生，依據法律風險管理之流程，進行下列管理模式[58]：

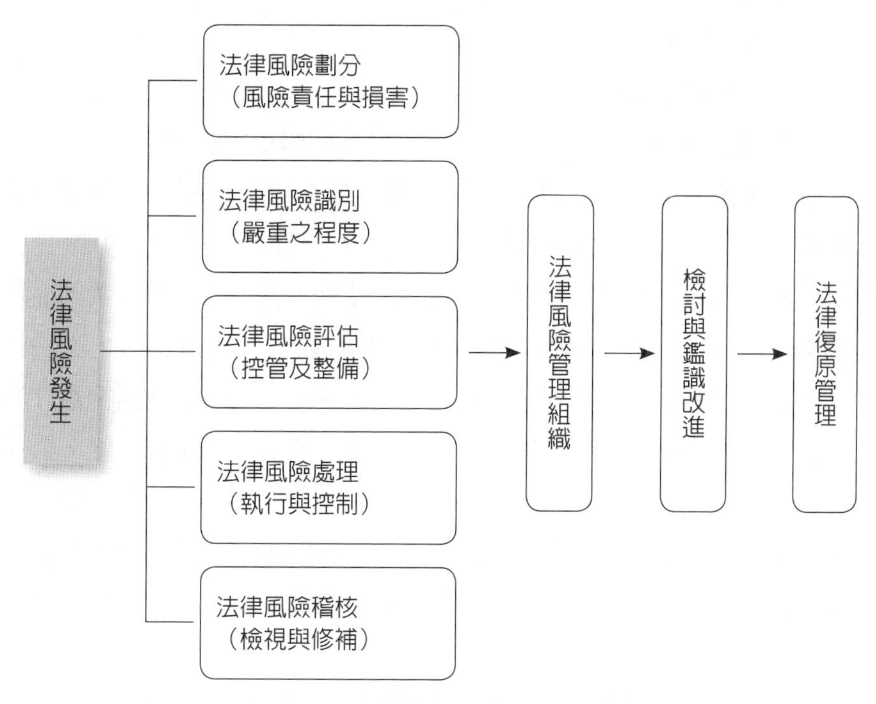

圖9-7　法律風險發生之管理模式圖

再從法律風險控管（制）（Law Risk Control）模組說明，醫院需採取下列對策或策略，降減醫療過失造成之巨大衝擊[59]：

1. 法律風險暴露辨識：了解法律風險之類型、發生原因與責任。
2. 法律風險預防：包括訂定SOP守則，法律風險管理機制與內部稽查控管等。

3. 法律風險規避：採取迴避、避讓、替代、迂迴等作法。
4. 法律風險分散：將法律風險切割、分流及分散，提醒醫護人員將負擔之賠償責任，設法防阻最大風險出現。
5. 法律風險移轉：基本作法是投保醫療責任保險，亦可採與關聯性外部機構單位共同承擔法律責任。
6. 法律風險降損：設定停損點，預備準備金以及降低損害值及風險機率。
7. 法律風險協防：聘請法律顧問，設立法務管理部門，告知員工法律風險源，協助處理醫療糾紛及參與醫療訴訟。

發生醫療爭議，其解決之模式，與其他法律事件相同，可循下列三種途徑解決，其一藉由權威機關第三者角色予以審理裁判，判斷是非曲直，做出公斷，目前爲各國通用之法院裁判；其二爲不經由裁判而經過協調、調停、協商及調解及仲裁[60]等ADR機制[61]，化解當事人之法律衝突；其三則與前二者不同，乃在做事先之規劃，預防法律衝突事件發生，積極運用法律風險管理理念，預測評量可能發生之法律風險，透過協商或契約之設計安排，以及遵法機制，有效控制法律風險之實現，此種事先防範之作法，及預防學之表徵[62]，對醫界而言，預防醫學之觀念與運用已甚爲熟悉，相信推行法律風險管理之預防法學觀念，最容易被醫護人員接納。

醫療行爲發生爭議事件時，需採取風險處理程序，依其發件過程作必要適度之回應[63]：

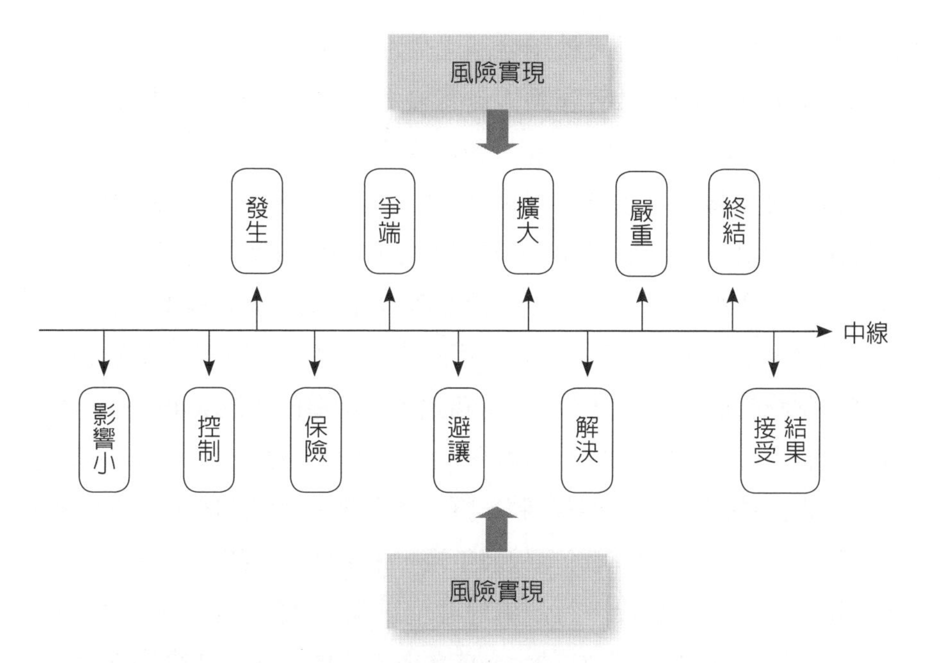

圖9-8 法律風險控管模式圖

對醫療民刑事法律問題，醫院常聘有法律顧問供諮商，而發生醫療民刑事訴訟時，一般都會聘請律師擔任民事代理人或刑事辯護人，如何聘請合適之律師，常是訴訟順利與否之關鍵。首先要考量之律師是否要高知名度？是否常接辦有名案件或重大案件？律師業務量是否更多？專業化之程度是要到達何種程度？又訴訟攻防是否要犀利？有無強大攻擊威力？是否能客製化導向服務？投入溝通協商之時間是否足夠？跨領域專業融合能力是否要強？在訴訟過程是否能有效調整訴訟策略？……等等，都是法律風險危機管理必須處理之課題[64]。

醫療體系之存在，係為治療病人疾病，解除身心痛苦，維護病人健康，其診療過程存有太多變化，加上各個病人之狀況體能與體質不一，同一醫療常規之處置，未必有相同之效果，從風險管理角度，運用相同案例研究結果，依照各科別之醫療行為評定具體可行之作法，以降低醫療風險之實現，具體而言，醫療體系必須重視風險管理效益，根據不同醫療科別之需求、設計及使用合適之識別衡量、評量方式、規劃預整與防範機制，並認眞教育醫護人員有風險管控知能，遵守風險管理措施[65]，以降低醫護風險事故，提升醫療成效。

醫院發生醫療事故後，不論是否經過訴訟了結，需作復原檢討，其經法院判決有罪或賠償者，更應進行法律復原管理[66]，再稽以醫療事故經常在報章雜誌出現[67]，各醫院事例有所借鏡者均可參納，當然各醫院之規模、人力、病人數……等有不同落差，各有其不同思維與作法，有者相當認眞檢討，提出具體改善錯誤；有則進而修改SOP流程，內部作業規範，增加設備，實施在職訓練；有者隨意檢視，草草撰成改善意見，本來此類醫院內之預管機制，原爲其內部之管理問題，惟司法實務上，曾有法院認爲，醫院於事故發生後，未積極面對疏失，尋求解決之道，關於從事故發生後，行政處理態度以觀，竟無法查明眞正肇事原因，僅簡單於其內部評估會議上做成應改善事項，既無具體預防措施，檢討易流於表面，顯見從未自本身事故，深切體察其疏失行爲，造成病患受損之嚴重性，及誠實面對其自身所負社會責任，凡此，均導致病人精神上受有極大痛苦。例如醫院某財團法人，爲國內知名教學醫院，且爲最重要之大型醫療機構之一，此乃眾所周知之事實，足見其資產價值及營運經費等龐大，結果判決非財產上損害500萬元[68]。

現代醫學發展趨向也受自然科學與社會科學合流的影響，也講究與其他學科之結合，醫學逐漸不再是門單一、獨立、獨特之學科，加上醫學社會化屬性加強，使得許多現代醫學與社會科學融合，產生醫學人類學、醫學心理學、醫學倫理學、醫學（療）社會學，而醫學與法律學結合成爲醫學法學[69]，就醫療法律風險之觀點切入，擴大加深研究，醫學與法律學及管理學相融合，對於減少醫療衝突，管理醫療忽乎，更具實益性與常效性，相信這方向將是醫療領域研究之新法門。

參、建立醫院法律風險管理體系與文化

環顧世界各地與周遭環境，風險常存，逐步影響人類共存空間與環境，個人、家庭、公司部門、企業與團體均無法免除風險之困擾與危機，從風險之圖譜觀察，風險來自受損之可能，此可能之機會即爲風險之所生，可見風險是客觀存在，非人類意志所能控制轉變，而且風險係相對現象，會流動轉變，視公私部門與個人之回應能力，以化解風險[70]。

由風險內容解析，風險來自大自然環境、社會經濟環境、政治及法律制度、經營群領導營運能量、經營環境、法律風險等；因各該因素交互作用，將使風險暴露[71]。醫療行爲面對疾病，具有治療、控制等不確定因素，寓含相當風險，所有參與醫療行爲之團隊成員，不能掉以輕心，需有危機感、敏銳度對應，逐步訓練培養，使醫院與醫療團體具有風險反應力與適應力。

風險有可能是突發而來，但深入研析，其來有自，有國際競爭波及，有可能是業主本身存在之因素，例如體質弱、資金差、技術落伍等，有因決策之錯誤或失敗，有漠視或忽略法律風險存在，另有可能是外在環境之改變，如政府政策、法令規範、自然災害……等導致重大法律責任伴隨而來，故預測風險可能性，當可降低危險，減少不利局面，而法律風險之預測若精準與精實，更可事先防範其發生，減低損失，提高風險報酬率（Risk-Return Rate）。對醫療體系而言，重視法律風險與預防，除正面考量執行利益（Benefits），也常評量部門失敗風險，誠爲管理上之重要策略[72]。

風險管理如同前述，可分成預防管理、危機管理與復原管理三個階段，當醫療糾紛增多與醫護人員經歷醫療爭議後，會產生職場自保之反應，面對新的醫療行爲，將會採取預防性作爲，亦即防禦性醫療自保，如從復原管理觀察，此本爲風險回應，但顯然對病人不利，亦影響醫療

技術之進步[73]。

俗云：「未雨綢繆」，醫院要設法避免法律風險變成醫院之損害與損失，建立法律風險管理機制，斯乃醫院必須正視之主題，也認眞正視法律規範，評估法律風險頻率，採取法律風險避讓作爲，借重法律專業人員，實現風險控制效能。其具體作法基於下列各項逐一詳述，以供參採踐行。

一、營造醫療生命共同體信念

醫療院所涉及之事務，可簡分爲醫療業務，醫療行政、醫療後勤設備、醫療研訓與醫療廣告等類，就醫療業務，含括內科、外科、婦產科、小兒科、眼科、耳鼻喉科、皮膚科以及藥理、檢驗、職能治療等業務；醫療行政方面可分成人事管理、行政管理、事務管理等；而醫療後勤設備部分，包含院舍、設備、藥物、總務、膳食等；醫療研訓則有教育、訓練、研發、產學等，醫療廣告乃依法律規範之許可範圍，從事廣告活動。

從醫療本體觀察，上述事務實際上分成醫療系統與支援醫療系統。前者常係醫院運作之軸心，後者從自己職務，發揮職能，支援醫療系統完成醫療目的。因之，醫療院所需醫院全體合作無間，各自運轉，以激出高效職能，在管理上不能忽略期間關聯性、互動性或機動性。再從醫療之縱體面以觀，醫療技術、醫療專業能力、醫療態度及醫療品質環環相扣，難以切割，只是醫院之管理，需充分分工合作，事事重視互動相連，互動其利，務使醫療行爲滿足病患與家屬之期待[74]。

就每一個醫療行爲而言，係由醫師、護理人員、藥師……等醫護人員共同通力合作，由各專業醫護人員組成醫療體，對病人進行完善的醫療診療與醫療照護[75]。醫療團隊中只要有一環節出錯，就算爲小小疏失，皆會影響整個醫療團隊，使醫療行爲功敗垂成發生憾事，而涉及法律責任。

醫療團隊雖以醫師爲中心，但不是所有醫療行爲皆由醫師一人包山包海執行醫療行爲，醫療業務須分工執行，各本專業知能，做好醫療工作，其中護理人員占有極重要地位，其在門診時，與病人互動最直接、最頻繁，在手術中爲最佳助手，在病房更是處理巡房、給藥、打針、觀察等工作，由於工作負擔重，服務之態度與密度相對降低。因之，英國研究顯示，每增加照顧1名病人，病人在三十日內之死亡率增加7%，美國2011年新英格蘭醫學期刊NFJM也執導護理人員連續工作超過八小時，會使任院病人死亡風險提高2%，台灣中山醫學大學伊裕教授研究也認爲護理人員照護病人數多於11人，比照顧7人以下，病人出現插管滑脫、跌倒、傷口感染出血、肺炎等異常事件機率高出1.6倍至5.6倍，由此顯示護理人員與照護人數攸關風險機率，醫院不能不正視解決[76]。

醫療行爲分工則因醫療核心行爲須高度專業能力、高度危險注意及高度應變知能，需由醫師親自執行，掌控醫療全面，藉團隊成員密切合作，達致醫療目標，以免危害病人權利。又非核心醫療事務包括醫療輔助行爲及危險較低的醫療行爲，在其他醫師指示其他醫事人員執行，確保醫療合理性，若現時有醫療附屬行爲，在醫療實務上，有時交由特定資格的醫事人員執行。因之，爲讓醫療團隊通力合作，有採關聯式協調（relational coordination），透過將病人之病痛治癒之共同目標，共享知識及相互尊重之關係基礎上，彼此協調進行工作協調，將效能有效激勵，以提升醫療品質與效率。

醫護人員站在醫療第一線，面對病人、家屬之期待與病情變化之不確定性，壓力相當大，醫院應認知醫護人員之環境，病情及病家之職場上壓力，需要有一套協助員工解決壓力之完善措施（Employee Assistance Program, EAP），體心關懷、照顧員工、紓緩其壓力、協助培養調控能力、增強自信心、克服情緒之障礙與壓力，當員工有健康心理、穩定情緒，於執行醫療時，才能妥善照護病人，防免爭議，減少醫院之困擾[77]。

國內醫師之培養制度，係由醫學系學生經過醫學基礎教育訓練後，再至教學醫院實習，使其醫學知能之理論與實務成熟完整，得以從事醫療專務。教育部96年4月25日就實習學生訂頒實習學生臨床實習指引以供遵循，依該指引第2條第3項、第3條第4項前段、第4條第1項前段、第5條第1項規定，教學醫院在照顧病人及醫學教育工作上，如產生衝突，應以病人之安全爲優先考量；教學醫院之主治醫師，應監督及協助實習醫學生照顧病人之全部過程，實習醫學生、住院醫師、專研醫師及主治醫師，均爲醫療團隊之一員，對於病人疾病之診斷與治療，應在主治醫師的指導下達成共識；實習醫學生只有在被充分監督下始能執行醫療行爲。是以實習醫學生於實習階段所爲診察、診斷、處方、均應經主治醫師確認後，始得執行，如其未經主治醫師確認，即單獨執行診療行爲，違反醫師法第28條規定[78]。因此，教學醫院若無指導醫師指導，容其獨立執行醫療行爲，將涉有違法情事[79]，醫院以實習醫學生爲第一線值班人員，卻未能提供充足之住院醫師、總醫師，以適時指導、協助實習醫學生爲醫療處置行爲，致不能及時給予病患適當之醫療處置，以保障病患安全，亦有醫療契約債務不履行情事，對醫院經營者，要有此風險意識。

二、提升醫護人員之專業知識

醫療專業係醫護人員讓病人與家屬信服之基礎，也是醫護人員賴以優質服務病人之立基，所以良醫成爲眾方敬仰之偶像，亦在於有高超醫技與良好之醫德，各醫療院所更需體會要成爲望重一方之醫院診所，自需有優秀之醫療團隊以服務病人，此在聘用時，需考量醫護人員之基礎教育、養成訓練，服務照顧熱忱以及專業知能，其後並需經常訓練，使醫護人員之知能越來越強，技術越來越純熟，能依「職稱」而「勝任」所負責之醫療事務，必可提升效率增進醫院之效能[80]，更可減少因醫療技術問題以致發生醫療疏忽。

專業知能係醫護人員有能力爲病人服務之本錢，其內涵包括醫療方法（medical method），醫療技術與醫療語言。所謂醫療方法，係以診斷與治療爲主軸，配合醫療技術，運用良好之溝通、諮商或言語，使醫療效果得以發揮，符合病人求治之目的，是以正確之診斷，與優質之療治，是一切醫療行爲之基礎，外科手術、植牙技術、移植手術等均爲醫療方法之內涵[81]，醫院爲提升醫療品質，自應以提高醫護人員之專業知能爲職責。

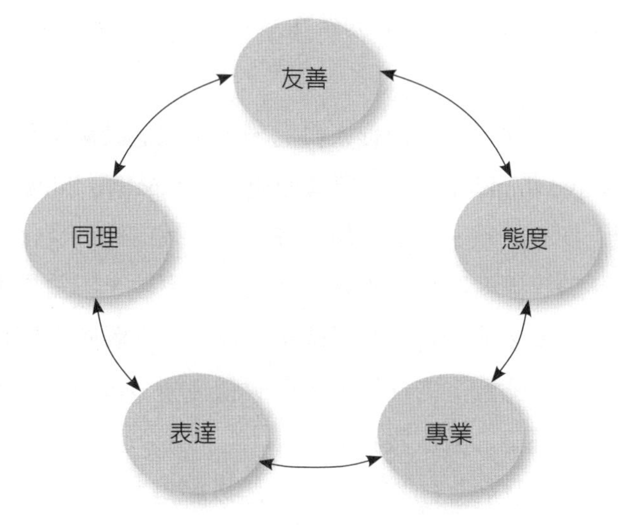

圖9-9　醫療專業與互動示意圖

醫學越來越進步，醫療科別之分工越細密，分科亦越精細，各分科之專業知能也越來越高，爲免思得深、鑽得精、想得細，醫師應同時注意科別間專業之融合，隨時注意病人本科反應現象所連動之其他科別專業，不能只顧自己本科問題之處理，忽略相關醫學專業，同時，從事醫療工作，尚需培養跨領域之其他專業知識，如放射科醫師宜配合運用心理諮商理論，老年醫療配合輔導知識，又如兒童科亦應熟知孩童心理知能[82]。

新科技帶來人類生活之便利以及社會快速進步，但科技也帶來諸多風險，對醫院而言，新醫療科技提供醫療檢查、檢驗、診斷等方便與快速，但醫院也需注意採購最新醫療儀器後，有無操作人才？操作能力是否勝任？是否操控至精確程度？又有無判讀人才？判讀能力是否能十足充分解讀？判讀結果是否有助於病情研判？是否判讀更正確？凡此均會增加危險因子與源頭涉及法律風險，當操作失誤或判讀失真，造成診療之錯誤，將成爲過失之重要依據，而且醫界主張醫師有裁量權，司法機關審理醫療民刑事案件時，應尊重醫師裁量權，但由科技儀器依實際情況實情呈現時，相當明確，若有誤讀誤解誤判，自非醫師裁量權所涵攝[83]。

又醫療糾紛事件，會使醫護人員退縮，醫院應鼓勵所有醫護人員正面思考（positive thinking），不要負面思考（negative thinking）。蓋思考常受到個人身心成熟、年歲、教育程度、宗教信仰、文化背景、社會模仿及行歷經驗等因素影響，不好的醫療糾紛事件，不論是本人或同儕或同業所發生，或多或少會直接或間接影響個人之觀感與思緒，自應避免朝消極、負面、悲觀之方向思考，而應朝積極、正向、樂觀、服務之信念思考，培養正確之醫療服務觀[84]。

新社會是以服務爲主之時代，也是以顧客爲尊之時代，影響所及，公私部門朝顧客至上方向改造，凡與民眾有關之事務，以民爲本、以民爲客、以客爲尊，許多服務項目以滿足顧客要求爲上，而醫療行爲固有其特殊性、裁量性與專業性，也無法避免此新潮流之連動影響，醫院紛紛以顧客導向與服務第一爲其目標[85]，醫護人員即使有其自我思維，也需體會此趨勢，多培養柔軟、關懷、包容、親切氣質，並多觀察、多體會，認明病人與家屬之類型，能從顧客異質性做到病人感心、溫馨與信賴之程度，必能彰顯自己之功力[86]，並能將多年在醫學基礎工作中體會之溝通能力發揚[87]，使醫病有良好互動。

再者，半世紀前之醫師並無精密儀器，精通望聞功力，觸診敏銳，經驗獨步老到，晚近新醫療科技間接導致醫師之基本功夫衰退，觸診等判斷能力減喪，若發生醫療事故而經病家提出質疑，主張醫師知能不足，涉及疏失可能成爲罩門，醫院主事者不能忽略此種現象。

醫療行爲因有其特殊性，容許相當程度之風險，是以醫師在執行醫療過程，已遵守各種醫療常規，並於診療過程盡其應有之注意，對於可視爲被容許之危險，而免其過失責任[88]，此可容許之危險原則，醫院應告知醫護人員認知，以免事事畏懼。再者，容許相當程度之風險，並非漫無章法，應以醫療當時臨床醫療實踐之醫療水準判斷是否違反注意義務。原則上，醫學中心之醫療水準高於區域醫院，區域醫院又高於地區醫院，一般診所最後，而醫師中，專科醫師高於非專科醫師，不能一律以醫學中心之醫療水準爲判斷基準[89]，是故，醫院應以其類型評量醫師應具備之醫療水準最適當。

再者，醫療法第67條第1項規定：醫療機構應建立清晰、詳實、完整之病歷，第2項規定，包含護理紀錄。考其立法目的，無非醫療過程通常須有賴實際參與醫療之醫事人員予以忠實記錄，才能爲他人所知悉並還原，同時可避免不必要的重複詢問、不當治療及護理措施，減少對病人造成的困擾與浪費醫療資源，進而達到照護、醫療之持續性與一致性，以作爲教學、評估、統計、分析、研究、檢討、審核、除錯，甚至發生糾紛時釐清是非對錯之首憑。特別在於病人無法感受、知覺、了解（例如幼兒、老邁、智能不足、無意識、受麻醉等等）醫療過程，又無其他家屬等參與、在場時，正確、詳實、完整之病歷具有重要性[90]。而且病歷之目的主要是提供醫療專業人員爲持續及有效應用之資訊，用以照顧病人使用[91]，涉及病人權益，通說認爲病歷由醫院雙方共有[92]，因之，醫師對於病歷之記載應詳實，既是維護病人權益，完整呈現病情轉變與醫療過程，同時病歷是「永不喪失的證人」、「不會說謊的證人」，也是醫病關係出現問題時，自我保護的利器！

醫療行爲因不同疾病、不同診療方式、手術方法以及各種檢查檢驗等，都有不同之醫療文書，病歷、Laboratory Tests Sheet、貼報告單專用紙、會診報告黏貼單、用藥紀錄表、治療紀錄單、醫囑紀錄單、放射線紀錄單、治療處置醫囑單、治療處置執行聯、臨時醫囑單、檢查檢驗會診醫囑單、體溫表、住院護理評估、健康問題紀錄表、護理紀錄單、給藥治療紀錄、投藥紀錄單、出院病歷摘要等等，均應注意其正確性與眞實性，醫院應督促醫護人員正確詳實記載，以彰顯醫護人員之專業表現。如有事後補強內容、匿飾增減、修改病歷檢查被告等，都涉嫌業務登載不實問題[93]。

社會正在轉型，公民運動風起雲湧，權利意識高漲，當然使病人與家屬之意識抬頭，遇有醫療事故，經常會請求救濟，訴求損害賠償，加以法律諮詢管道多元，網路資訊發展，律師服務功能強化，法律風險相對增多，有時健保局於保險給付後，若再向醫院等代位求償，將負擔醫療事故之最後法律責任，是正本之道，醫院需教育員工有法律風險意識與預防控制之能力，減少醫療責任之發生。

醫療行爲爲使員工有正確風險觀念，需定期或不定期透過教育訓練、組織學習、引進學者專家、實施教育訓練，分析醫療行爲之法律規範，核心醫療之法律權利義務關係，輔助行爲之法律意識與效果，及醫療行政法涉及之法令規定，讓員工有基本之法律認知，體認醫療專業外不容忽視法律問題，進而培養法律風險管理技術，提升法律風險管理意識，逐步形塑優質之法律風險管理組織文化，更重要者，乃是平日要提醒或督促醫師等員工本法律風險意識，謹愼行爲，建立良好醫療關係[94]。

再以手術同意書爲例，衛生主管機關固訂頒各類空白範例格式供參，各醫療院所也依據其需要與目的另制頒範例供參，甚且有規定甚爲細微，包山包海，企圖將有關之告知、認知、同意等事項均涵蓋在內，但未盡到解說清楚程度，縱家屬予以簽具，其法律意義及訴訟上之法律評價並不如醫院預期之高，而且此類同意書與消費者保護法第2條第7項所稱之定型化契約條款有關，尤其不是病家已簽屬即為護身符，醫院與醫師等應有法律風險之意識，在病家簽具前參酌消保法第11條之1第1項關於審閱期間規定，使醫院在透過其醫事人員對病患為手術或侵入性醫療行為之前，能先對病人告知說明手術風險、替代性治療方案等相關資訊，並預留合理期間，不但供病患審閱全部條款內容，更讓其有充分餘裕考慮施行系爭手術的利弊得失，最後再作成是否簽署同意書之決定[95]。

三、加強員工法律風險意識

醫院經營過程，不論人事、財務、採購、管理、會計……等風險，一旦發生除風險本身帶來危害外，或多或少均連動法律風險，帶來民、刑事及行政責任，而醫療過程，發生醫治診療、手術照護等問題，亦涉及法律責任，使醫院與醫療人員共同面臨法律訴訟。因之，醫院全體同仁，從經營層、管理幹部及執行醫療團隊之人員均需有基本上之法律風險認識[96]。

當今社會多數人，常忽略法律規範以及其責任威力，縱使企業界也不將之視為重要事項，甚至無視法律風險無所不在，也不注意法律元素為企業變革與成長之關鍵因子，常在法律風險出現後，應變不及，處理無效時，方體悟大事不妙，對醫療人員而言，不重視風險與法律風險，僅自認醫術好、專業佳，即能順利完成醫療行為，當醫療糾紛發生，往往困擾無比。

近年來，醫療過失之事件，經法院判決損害賠償之金額甚高，從1,000多萬至3,000多萬，引起醫界大震撼，許多醫院逐漸體認到一次重大之醫療賠償事故將增加醫療成本[97]，削減利潤，造成醫院重大打擊，也會動搖醫院經營與成長之基礎，更會打擊醫療同仁之信心與士氣，醫院當局不能視法律風險而不見，反而需正面接受法律風險與管理之重要性。

醫療團隊之任何一人都需有法律風險意識，依據專業知能，謹慎詳明診治病人，並根據團隊之分工與職責，認眞執行任務，例如護理人員有三讀五對原則爲其標準技術，於實施疫苗注射前，需：(1)確認正確之病人，(2)確認正確之藥物，至少讀過藥瓶標籤三次，(3)正確之劑量，(4)正確之給藥時間，(5)正確給藥方法，否則發生錯誤，顯然違反其注意之義務[98]。再者，護理人員之公會訂有護理倫理規範，部分與護理人員法規定相同，部分係護理人員執行護理專業之自律規範，具有指導性、約制性，如予違反會成爲判定有無護理過失之標準[99]，不能不有此法律風險之認識。

當醫院發生醫療事故或醫療糾紛時，醫院醫護人員與員工均會關注，其發展也對事故發生原因、病人與家屬意見以及醫療上問題極爲注意，此時該醫療事故糾紛成爲機會教育教材，喚起醫護人員之警覺性，對醫療行爲之處置不自覺中提高注意力，減少錯誤與疏忽之發生，在相當時期有助於風險管理之推展，在衛生主管機關未來作系統性研究前，各醫院應自行研析醫療過失案例，提供醫護人員參用[100]。

醫療行爲有一定風險，降低事故發生率是醫院，應重視之課題，傳統工程心理學方法（The Engineering Approach）是改變工作環境，醫院則因院會、設備、人員配置等因素，不易經常實施，可運用人事選擇方法（The Personned Approah），經由團體整體性與個體各別預測方法，提高安全性，並可採激勵培訓等手段，強化安全意識，對醫院來說，從專注性觀點，衡量各科各團隊各醫療流程之風險機率時，可用發生之醫療事故審酌評斷，前車之鑑，足供後事之師[101]。

醫院遇醫療事故時，不能心存鴕鳥心態，應正面看待，認眞並務實檢視醫療行爲過程與輔助行爲之執行，其間有無疏忽？有無瑕疵？配合上有無隙漏？診療上有無錯誤？評斷有無失誤？手術有無問題？護理有無不周？劑量藥物有無失誤，並本復原管理原則，找出問題與解決方案，在適當時期對本科及相關科系會議提出檢討報告，也在全院相關會議中提出簡要說明，提供同仁參考以資改進，同時定期討論其他醫院醫療過失案件，讓同仁了解其原因，從中學習避免方法，以供參考改進[102]。

又醫院經一段時間後，發生多件醫療事故糾紛時，應將各該案件檢討結果，匯聚成一改進報告，在主管會議、醫師會議、護理人員會議以及各類教育進修培訓、成長訓練等場合提出解析，使之能發現原委、錯失疏忽所在，以及防範之道，相信醫院人員對自家醫院醫療事故最具關聯性與切身性，認同與體會必深，有助於教育員工風險意識以及防阻風險方法。

各醫院爲提高醫療人員之各類知能，經常邀請學者專家到醫院演講，其宣講效果如何？端賴有無指定演講主題或由演講者自由發揮，前者因醫院要求講解，容易合於醫院設定目標；後者，常發生不同演講人所述所論，對此大同小異，同仁對此類演講已無興趣，效果有限，是以，醫院主辦單位需花費心血構思半年度、一年度或一季之演講主題，並設計部分場次指定演講人以醫療事故案例講解，以提升效益[103]。

四、建置法律風險與管理機制

法律風險管理係運用科學方法，有效率衡量、控制與防範法律風險之發生或降低其發生之危害性，涵蓋法律風險之預測、評量、鑑別、回應、控制與執行其作爲之目的，在於直接或間接達成風險損失控管與降低目標，此種用科學方法，管理可能發生危害之法律事件，以降低其危害而所執行之步驟與作法，是法律風險管理之核心事項[104]。

法律風險管理有其效益，對醫院之管理與效能之提升有正面作用，但醫院之主管與員工管理，往往忽視法律風險問題，若要其研究或深入探討法律風險內涵與方法，可謂困難重重，醫院經營者應建置符合業務需要之法律管理機制，供主管與同仁了解與執行，減少法律風險出現。

有關法律風險管理之步驟及運轉發展，如下列圖明之[105]：

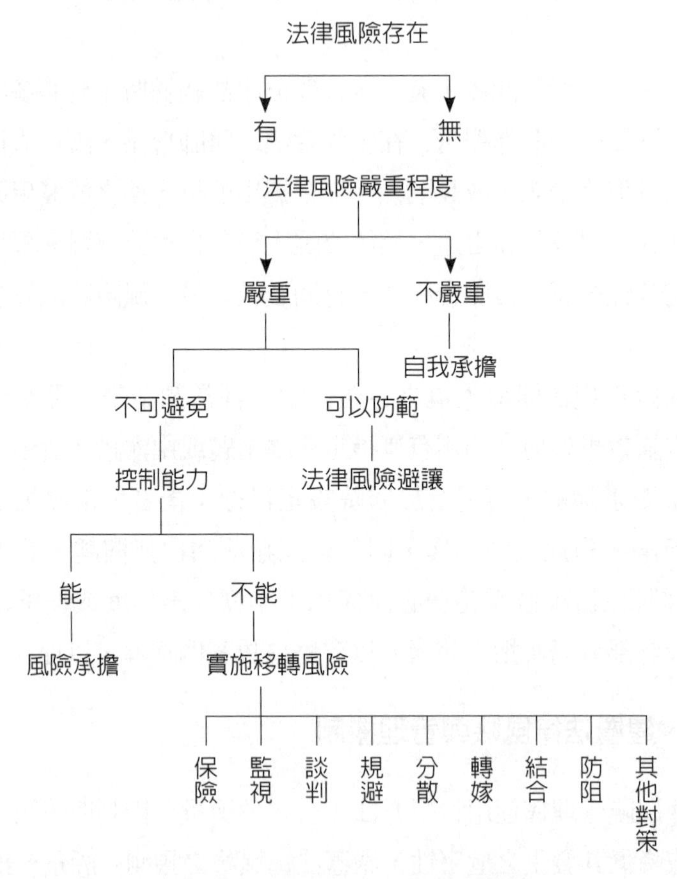

圖9-10　法律風險評估與策略實施

對於大型醫療體系、醫療事務龐雜，其法律風險管理機制須更完備周密，有關計畫或手冊方面，需研析各類醫療事務之法律風險、評量法律風險圖像，深入探討風險因子，編訂法律風險評量基準表，訂定單位法律風險管理、避讓方法與控制目標，及提供法律風險防範對策，以利相關單位負責執行。有關法律風險防範手冊，涵蓋醫療、護理、復健、儀器操作及技術規範或要點，醫療人員工作手冊，各科室之配合、會診、交接等，落實執行[106]。

醫院推動法律風險工作，需要首長重視，各級主管領導認眞配合以展現其成效，另一方面需有法律風險管理計畫與手冊，以供全面了解法律風險事項，分析危險因子，探求可能風險機率，提出預防措施，訂定完善之計畫提供經營團隊參用。在計畫方面，由醫院指定適當領導主管督導與指揮工作小組。在手冊方面，應考量各部門業務項目之特性，與病患接觸程度，醫療危險機率等，分門別類，包括醫療行爲、護理工作、檢查檢驗、預防體檢以及個人資料，隱私維護等類別，制定具體防範作法、狀況發生時之應變作爲，以及各單位之相互支援協助之措施，利於醫院與同仁使用[107]。同時定期檢討法律風險管理成效，對於疏漏部分提出修正，並對重要業務進行驗證，適時修正因應對策，發揮與時俱進功效。

訂定完備法律風險管理計畫或手冊，僅爲法律風險管理之啓端，重要者在於實踐執行，醫院院長與各級主管需各本其職責推動、協調、管控、檢驗及醫學，不能放任而成具文。更重要者，乃是在增進同仁法風險意識，不是只在備具機制與手冊文書，因此各部門主管需以身作則，帶領同仁有防範意識。由於各醫院有其特性，非必然需設置法律風險控管長，但可依其性質，責成各部門主管兼任負責，目前有許多醫院指定一位副院長擔綱，能收統合功效。再者，除前述所言，經常以實際醫療事故提示同仁注意防範外，上述計畫或手冊，也需在相關會議或訓練中多加解析，使同仁逐步建立風險意識。總之，法律風險管理理念應落實在各種行政管理與醫療行爲中[108]。

醫療環境不論內部外緣，逐日發生變化，醫院管理也需隨之調整，法律風險管理足以增進企業管理實效，在構築醫院管理體系時，應將之納入醫體架構內獨立另成一系統規劃與執行，相信可產生早期預警效果，進而得採取必要控管措施，有效降低法律風險發生之可能性，避免發生重大衝擊，使醫院營運績效與利潤達到預計目標。若醫院規模較

小，自可將法律風險管裡融合在醫院管理體系中運作，減少風險事故，增強醫院運轉之順利度，在醫療糾紛案件處理上也大有助益[109]。

有關醫院風險評定程序，分析如下：

法律風險評量	就醫院設備、人員訓練、專業能力、服務品質、科別醫療危險性、行政管理及後勤支援等，了解其法律風險之因子、成分、發生率，匯整出法律風險盤整清單。
法律風險識別	對現有或潛在之法律風險進行識別、鑑析、分類、歸整等專注性處理，並預測發生率、後果影響等，實質探測出法律風險圖景。
法律風險分析	深度解析法律風險圖像所呈現醫險面臨之危機、衝擊、影響層面、損害程度，並從定性、定量鑑析預估法律風險管理方向與作法。
法律風險評價	從管理效能考量法律風險之預防成本、危機成本與錯誤成本，以最經濟有效果之方法，整併法律風險等級與後續效應，評定具體管理措施。
法律風險對策	根據法律風險評價，鑑定法律風險強弱，採取法律風險控制對策、移轉風險、防阻損害，提出可行方案，務實執行，並設置稽核機制追蹤督導。

圖9-11　醫療法律風險評定程序

從醫療組織形態之轉變，商品化觀念逐步被吸納，相對市場導向比重也逐漸加大，醫療院所也會注意市場導向帶來之效應，包括顧客爲上，競爭爲先，整合協調爲要，員工爲焦點，品質需優質等，當醫院建立法律風險管理機制，有效減少醫療事故、醫療疏忽之發生，必爲消費之病人與家屬所樂見，日久聚合爲口碑，對醫院之產值、產能有相當效益，由此並可看出法律風險衡量防控之作用大矣[110]！

五、做好法律諮詢與法務管理工作

現代法治社會，任何公私行爲均與法律規範息息相關，所有公私事務均有法令規範，而且法令越來越周全，規範網越來越嚴密，對於公司事務與行爲之約制力也越來越強，法律風險因子增加，凡不法、違法、脫法、越法等行爲，法律均有所限制與制裁，以實現法律公義價值。

醫院所有醫療事務、行政事項除有醫事法律規制外，尚有民法、稅法等規範。在醫事法律方面，其涵蓋之法律、法規、行政規則更多，而且醫院與其他權利主體間之買賣、租賃、合作、勞務、委任……等行爲，均涉有法律事項，其中契約之簽訂、內涵、履行、擔保等，亦均有法律風險成分，不容忽視[111]。

管理醫院除運用管理方法外，法律之處理，也需列爲重要項目，當醫院人員以醫療護理檢驗等爲主題，對法律規章之專業並不擅長，法律風險常成爲醫院管理獨項，醫院應有法務管理部門專司其事。此部門可成爲獨立之法務室，法律組、法務管理處，亦可僅有一、二人而歸在院長室、副院長室或主任秘書室，方便指揮支援。若醫院事務較多時，至少有一、二人主辦此項法務工作。

設立法務部門用以處理醫院法務工作及協助各部門業務，其範圍與功能甚多，端看各醫院或領導階層，是否能靈活運用。簡而言之，其一可負責檢視或建立現有典章制度，使之配合醫院工作之推展與發展；其二擔任醫院各部門之法律顧問，負責法律服務與諮詢事務，隨時爲各部門解答及解決法律問題；其三所有醫院或各部門之契約、合同、規則、病患同意書、切結書，均由法務部門審閱把關；其四，醫院與各部門在處理醫院行政事務或醫療業務時，凡有可能涉及法律事務者均移請法務部門表示意見供參與選擇；其五醫院向各級行政部門或醫療團體等陳述申請等時，法務部門派人參與，減少與解決法律上問題；其六，醫院或各部門內部有協調溝通或對外談判交涉時，商請法務人員參加，提供法律服務，利於當場析疑解惑；其七，遇有醫療事故或糾紛時，由法務部門協助處理，或參與溝通，或主持協調或法律諮詢；其八醫療訴訟時，擔任代理人或協助訴訟之進行[112]。

從歷年來醫院處理醫療法律事務觀察，有些醫院連一名專職之法律人員都沒有，要期待其面臨法律問題時能正確有效處理或解決，談何容易。但是設置法務部門，聘用法律專業人員後，也應積極重以重任，借重其法律專業，建立有用之法律資訊專線。

國內部分醫院除設立法務部門外，也聘有法律顧問律師以供諮詢，其來源大部分為律師，有者為學者專家，有為醫管公司或法律顧問公司，或提供法律意見書或參與醫院重要決策或管理經營會議，或隨同醫院相關人員參與國內、外重要會議、談判、協調[113]。

六、強醫療責任保險效能

風險管理中相當重視風險迴避（risk avoidance），其目的在做預防性風險迴避（proactive avoidance），期待將風險源頭消除。其實此迴避之觀念，乃在降低不確定因素之存在以及防止風險之發生與引發之損失，如運用到風險確認階段，強化風險預測效果，設法做風險避讓或風險移轉，必能適度解決法律風險帶來之難題，而在風險避讓或風險移轉之方法多端，保險為其重要方式。

在醫院法律風險管理中，本即以法律預防管理為首，法律危機管理是被迫之不得已之方式，而法律預防管理乃在預測、評量、鑑識有何民刑事與行政責任風險，進以研提法律風險控管防阻策略，積極進行法律風險周避移轉措施，其最有效者乃為參加醫療保險，對醫院而言，推動醫療保險正是法律風險轉移之良方[114]。

歐美與日本等先進國家，利用保險手段分散與化解醫院及醫療人員之職能風險，為其通行作法，也開展出互助保險與商業保險等多種醫療責任保險，經由保險公司之協助建構完備之醫療責任移轉之制度，藉由規劃與設計完善之保險計畫，使醫療行為納入保險方案內，當醫療事故發生時，病人或家屬能得到適當理賠，既減輕醫院與醫方人員之負擔，病人與家屬於較短時間獲得經濟上扶助，減少社會成本之支出。在美國，醫師投保以減輕醫療過失責任最為常見，且醫療保險費逐年增加，但為解決醫師責任危機，醫療責任保險仍為化解醫師心理障礙之有利方式，以避免防禦型醫療出現[115]。當前，台灣正加強推動國際醫療服務，風險管理機制及醫療責任保險，正是其應具備之重要項目，有意願推行者，應將此列為考量重點[116]。

醫療責任保險基本上可分醫院專業責任保險及醫師執業責任保險[117]，但目前參加者不普及。以投保醫院責任險為例，在民法上，執行醫療行為者醫師，而負連帶賠償責任為醫院，當醫院無投保時，病人或家屬以醫院資力較佳，執行較容易，常向醫院請求賠償，醫院賠償後，再向醫師全額求償，兩者均生困擾。若已投保醫院責任險，則由保險依保險契約，在未逾保險金額範圍以醫院之賠償責任給付賠償，事後不再向醫師求償，兩相得宜。

由於醫療責任保險尚未普遍適用，醫院基於法律預防管理方式，應積極洽請合適之保險公司投保醫院責任保險，除可減少醫院經營之困擾，亦可減除醫師執業心理之陰影與壓力。若目前醫療責任險不周全、不適當時，可聯繫保險公司研發適合之保險契約，亦可聯合大型醫院共同尋覓有意願之保險公司開發合適之保險契約。

部分醫院或醫師以互助方式定期相互繳納議定費用以供醫方事故之理賠基金，也發揮其一定功效[118]，但與保險不同，不具保險要素，且既乏組織，又乏完備之管理與運作方式，其功能有限，如對互助會之運用發生爭執時，僅得依雙方對提撥約定加以解決[119]。因之，醫院可輔導各部門正式投保，保障實益，才更顯其有效性。

七、營造優質法律風險防範文化

近年，風險管理已成為顯學，廣為工商企業與政府機關採行推動，風險管理學知識逐漸奠基深耕，使個人或企業能做好風險評估，進而防範風險實現。對醫院管理來說，醫療糾紛之預防正是風險管理最佳模式之寫照，若不能防範，其法律風險，常難以控制。近幾年，有醫院經法院判決2,000至3,000多萬元高額賠償，即為未能做好風險危機處理之結果。

在醫院經營管理中，越來越重視企業管理理念建立，有許多醫院管理階層與主管經常參加企業研習訓練，也自我吸收此方面學識，同時，也體會法律風險管理之重要性，逐步建立完整系統的法律風險防範機制，對於存在潛在法律風險的事項，採取事先預防、事中控制、事後補救的方法，減少法律風險的發生，避免造成不必要的損失，從而使醫院得以健全穩定、快速發展。

再從法律風險管理之角度觀之，醫院不能忽略法律與醫院業務之依存性。蓋醫院法規將重要醫療事務納入規範，而醫療事務亦經由醫療法規予以制度化與規整化，兩者逐步連動，醫院為管理上應設法將法律規範融入經營理念，以提高經營績效；而且本藍海策略觀察，如能有效結合法律要求，將之提升為經營之助力，亦能開創更好之利潤；準此正面能量，醫院主事者需有正確信念，建立良好法律風險文化觀[120]。

醫院管理也如同一般企業，在經營管理過程中風險很多，有自然風險、市場風險、社會風險、政策風險、政府風險、法律風險等。在上述風險中，大部分來自外部，醫院難以左右掌握，但法律風險操之在己，所以醫院可檢視法律風險事項、法令規範以及本醫院之特性，擬定適合自己之法律風險管理機制，有技巧、有方法逐步讓全體同仁接受，形成醫院文化之一環[121]。

國內消費意識提高，國民教育水準提升，對醫療品質之要求逐漸增高，部分醫療糾紛之發生，已非因醫療品質之不滿而爭議，近年來，已經因服務不滿意衍生之醫療糾紛而增多[122]，從發生之實例觀察，有些僅是醫療上之小瑕疵，卻因醫護人員之互動方式、談語內容、語氣表達與態度不佳而訴之司法機關，所爭者未必刑罰或賠償，而是爭口氣或有意以訴訟教訓醫護人員，因之，防範法律風險之機制必須加重服務之比重，提醒服務態度與方式爲脫免醫療訴訟之良方。

現代企業很重視企業文化，主要在滿足員工需求，其次是自我實現，社會親和力需求，當組織文化深入員工心中，不用懲罰也不必太有形獎勵，可說是企業之心靈改革，產生無形之企業資產，也凸顯與我企業不同之特質[123]。每一醫院有其不同之歷史、發展、規範與特性，組織形態不同，組織文化亦有差距，要建立醫院法律風險文化，協助醫院之經營，要有一定時間之磨合期，中間經歷抗拒、衝撞、排阻等歷程，醫院領導者需有其高明策略，並有堅定意志，首先遴選有共同信念之醫護人員，經由彼等認同之文化價值實踐、發揮標準效果，也運用社會化方式，經由教育、訓練逐漸認同醫院風險文化，眞實了解風險文化之效益，願意配合推動，減少醫療事故之發生[124]。

醫療人員對於醫療糾紛都避之唯恐不及，對每種醫療事故更是誠惶誠恐，在執業之人生旅途中，期待不要發生。從既有之醫療賠償事件分析，經由長期司法訴訟程序之折磨，醫療人員之身心倍受煎熬，也付出相當之財物損失，連同身心壓力付出相當代價，其實病人或家屬經此冗長訴訟過程，也無比痛苦，似此醫療雙方都非贏家，預防醫療事故或糾紛實爲醫院之重大任務。基此法律風險管理意識，正是防範不幸事故之法門，醫院應告之內涵、教以方法，使醫療人員能體會在心，得以遵循，並在醫院形成共同文化。在此特別提出者，乃醫院應鼓勵員工參加醫療責任險，減少醫療事故理賠公積會作法，在大家均有醫療保險保障下，執行醫療業務必能發揮專業能量，利人利己。

醫院在經營上相當重視成本觀念，而危機或風險成本，最不可測，當醫療事故之賠償成本、錯誤成本，帶來巨大之實際損失，屬於不可逆，較之訓練教育之預防風險成本，顯然偏高，因之，增加預防成本，顯然比醫療事故之風險成本為低，醫院本此觀念，更體認培養醫療同仁之預防教育相當值得，如能積極，有效率密集研訓教育，必能培育法律風險之正確團體意識[125]。

誠如上述對醫院經營者，如何認清預防成本效能較之危機成本為便宜合算，相信對強化員工教育法律風險管理必更積極，而且逐步體會醫院存在之意義與價值，在醫院各項會議與活動中，以醫療環境、醫療建物、醫療儀器互動往來，構建蘊含醫院價值之精神文化，贏得員工支持，在思想、心理認同與行動中表達醫院有別他人之自我文化，並在領導階層以身作則，隨時提醒同仁注意防範法律風險事故發生，在上下同心，全體同念下，法律風險管理文化必能深入人心，逐步深度化與優質化[126]。

肆、培養醫治診療之法律風險預防術

醫療只是專業，只是一專精技術，並非萬能，醫師不是專門在觀看病情和治療病情的機器人，也是同一般人一樣，是個獨立個體，不能視為超人。但醫師從事診療病人疾病、病情，有其神聖使命，醫療人員在為病人服務時，不能不具備專業知識與技術，小心診察、判斷病情，善待病患，甚至病人家屬也需好好溝通、講解說明清楚，是以醫師與病人溝通相當重要，不僅是門藝術，需要學習了解，奠立預防醫療糾紛發生的基礎，否則只關心病情，而不關心病人感覺，必會引發病人與家屬之不滿，質疑其專業能力與技術，容易發生醫療糾紛。

當前社會轉變劇烈，民意高漲，民粹主義流行，加上自我權益強烈，傳統醫病關係也隨著大環境之變化而有所改變，醫療體系從事人員自然需體察社會民情變化，隨時注意大環境在變動，體認一般人要求他人標準提升，對醫療品質之需求日益嚴格，以致要求更多、標準更嚴、效果要更好，連動及醫病關係日漸鬆動，部分人因財大氣粗，關係良好，形成醫療新貴族，其服務之要求更高，醫療人員需有所體悟。同時，由社會有人常利用事由挾持，騷擾他人，藉機找問題之風氣日熾，凡此提醒所有醫療人員有所認知，提高警覺，避免不必要困擾。

一、醫療團隊構築生命共同體意識

負責醫療行為之人員，因診療手術方式與需要有不同規模，如有可能僅為醫師與護理人員，如門診，有時由多位醫師與護理人員及助手參與，如手術，又有可能幾個不同專業人員配合執行，如會診，但從醫院體系而言，上述各醫療人員均為醫院之一員，而且醫院有機體系需群體共同發揮醫療力量以達醫院功能，加上上述人員在執行醫療過程恆需諸多其他醫院人員幫助與配合，如掛號人員、檢驗人員、藥局人員、醫療器材操作人員，因之，從醫院組織構造，可包括下列醫療人員：

(一)醫療與行政首長、主管。

(二)各科部主任與醫師。

(三)醫師與護理人員。

(四)不同科別間之醫療人員。

(五)醫護人員與協力支援人員。

從中，不難發現層層之同仁之間具有相當關聯性，有如一般企業體，從底層之員工至高層主管，每個階段間環環相扣，運用在醫院，可靈活發揮一般企業管理理論，諸如分工合作、互補互利、潤滑圓場、協助妥當、收拾殘局等等，透過合作無間，業務處理順暢[127]。因此在團隊之間，更應該了解工作團隊之互動原則，在照顧病人至上之觀念上，發揮合作、協調、互助、支援之動力，亦即善待同仁、相互體諒、歡喜合作、解決問題、創造多贏等等。相信互相合作的概念，必能達到最適解決問題的效果[128]。

醫師與醫護人員是夥伴關係，假如醫師沒有護理人員協助，醫師自己包山包海診斷、治療病人、照顧病患，對病患的醫療服務品質會大打折扣，無法提供病人高品質的醫療服務。醫師注重在診察病情、評斷病情、如何治療病痛，而護理人員聽從醫師醫囑指示，協助醫師治療病情，照顧及隨時注意病情狀況，病人治療上一有突發情況，可隨時通知醫師，只是醫師與護理人員間，需建立並維持良好的治療互動關係，使醫護活動順利推展，其亦爲避免或減少醫療糾紛發生之良方。

再從與醫療行爲與每天關聯之醫療事故觀察，如：

(一)停電造成病況惡化死亡。

(二)送錯針劑輸入致死。

(三)早產兒睡保溫箱失明。

(四)急救發現氧氣瓶早已缺氧。

(五)搬錯病人誤予手術。

(六)檢驗成果弄錯。

(七)傷口照料嚴重感染。

(八)耳朵爲鼠咬傷。

(九)掉下病床受傷。

(十)消毒不全感染。

凡此均係醫療人員以外其他部門發生之錯誤，但病人與家屬既怪罪醫院，對醫療人員亦加以指責，似此如何提升醫療部門間、醫療與行政部門、行政部門間以及與管理階層間之無縫合作銜接，並思考核心醫療行爲與非核心醫療行爲之結合，才不致發生任何差錯，亦爲醫療體系必須重視之課題。同時，醫護人員有高度專業知能，都有良好醫療技術，在管理上要激勵其潛能、提振其士氣、發揮最大效能，以人性管理最具實益效，確立以人爲管理中心，尊重員工尊嚴、帶人帶心、鼓舞工作意願、實心任事，必可建立堅實醫療團隊[129]。

醫療執行團隊由不同專長組成，因性別、年齡、個性等因素。而有不同之組成成效，其如同質性之搭配，好者更好，有問題會更惡化，從企業管理實務而言，可採下列搭配方式組合[130]：

(一)性別配：男女搭配，陰陽調和。

(二)年齡配：老少配，經驗互補。

(三)資歷配：資深資淺對應，經驗協和。

(四)個性配：急緩剛柔搭配，化解衝突。

(五)脾氣配：脾氣好壞互補，減少爭執。

(六)責任配：責任感強弱合作，減除醫療失誤。

然而從執行面之角度觀察，發現團隊間之協調性與互動性問題重要，從下列白色巨塔醫師相互吐嘈之浮世繪現象[131]，更可以顯現醫療團隊建構生命共同體的需要。

(一)這個人常出狀況，我非常頭痛，勸你不要再追究了。

(二)病不是我看的，如果是我，不會這樣。

(三)我怎麼知道他如此不專業（不負責）。

(四)這個問題不要問我，你當面找醫師理論好了。

(五)叫你上網查還不錯，他常不理人。

(六)他一向如此，你習慣就好了（慢慢就會習慣）。

(七)不只你生氣，我也對他不滿。

(八)我常受他窩囊氣，你也不必太在意。

(九)不要生氣了，今天你又不是第一個。

(十)你多忍耐，不然就不要掛他的診。

(十一)他們常常這樣，講也不聽。

(十二)他們散散的，會叫他們改正的。

(十三)你放心啦，他們的檢驗數據只供我們參考。

在醫療生命共同體上，醫師之垂直分工必須相互合作、信賴、尊重及配合，不能有推諉、偷懶或過分依賴等情事，這不僅是病人之福音，亦是預防醫療糾紛發生之良方，在司法實務上，曾發生二者涉及責任之奧妙互動之事例：

(一)病人於急救時，主治醫師未到現場，家屬對該醫師提起自訴。法院認定門診主治醫師非全天候、不間斷爲病人病況負責，對病人客觀上不負有任何注意義務。醫院分層負責，當轉由其他值班醫師承受，非課予該主治醫師業務過失致死之責[132]。

(二)胎兒胎位不正，醫師爲緊急剖腹，檢察官對醫師及住院醫師依業務過失致死起訴。法院認爲：主治醫師決定爲病人採自然產，指示住院醫師觀察，此醫療決策非住院醫師決定。該孕婦發生狀況時，住院醫師於院內爲另一位緊急病人救治，難謂住院醫師有疏忽[133]。

(三)病人接受心導管檢查，主治醫師未親自到場實施診療，而僅依護士口頭報告病情變化，不幸引發心肌梗塞死亡，法院認爲僅依口頭報告指示護士給予藥物治療，是否符合醫師法第11條診察義務，有疑義[134]。

上述案例，提醒住院醫師與主治醫師都要有法律風險意識，住院醫師需現場掌握狀況，隨時處理各種情形，有事或必要時立即通知主治醫師到場或給予指示，而主治醫師不能對住院醫師之呼喚請示，不予置理，需給予立即明確指示，有必要時，更需立即到場處理，採取必要醫療措施；有關護士部分亦同[135]。

二、醫療人員應認明自我特質與圖像

醫療人員雖受相同之醫學教育與訓練，但個人因其認眞度、敏銳感、體驗度、處事能力以及個性、興趣、人格特質等，各有其長與其短，再加上脾氣、情緒、個性、應對、溝通、反應等因素，表現之醫療技術與成效有異，所以醫療人員需認清判斷自己之特性與圖像，發揮所長，補其所短，快樂爲病患服務。

醫護人員能辨明自我個性、脾氣及特質，了解自己優缺點，在診療時，必能減少自我偏見，降低自我意識，有效發揮視病如親態度，本同理心對於病人，必能降低病人與家屬之不安全感與陰影，尤其病人處在私密、複雜之身體與心理空間，有相當無助與無力感，善用感同身受之同理心去處理病人疾病，病人在受尊重感時，必對醫療人員產生好感與信心。而且，醫師如體會醫療行爲之風險性與韓德法則（The Hand Rule）之奧妙，必能放下身段與病家站在同一線上從事醫療工作[136]，相信被病人肯定爲良醫時，口碑好必成爲病人流通語言，其口頭溝通（word-of mouth communication）方式；成爲病人擁戴之對象，也在無形中成爲降低風險之安全瓣。

又醫療人員平日要多充實諮商、溝通與輔導知能，這時展現使醫療專業更能獲得信賴，基本上明瞭應對與表達技巧，注意下列原則：

(一)病人是夥伴，並非立於敵對立場。

(二)指導性語言不如諮商式交流有效果。

(三)口德勝於專業。

(四)肢體關懷有益互動。

(五)適度讚美，利於信任。

醫師在爲病人治療時，對自己之專業能力要有充分認知；換言之，需有風險預測、認知，諸如學識是否充實？經驗是否相當？技術是否熟稔？EQ是否良好？臨場判斷是否良好？當涉及個案治療時，更需辨明是否能勝任？碰及未曾經歷者能否克服？對此項疾病或手術是否能處置順利，不能無所預期與體認，而僅心存碰到再說或只要盡力就好……等思維，以免誤人誤己[137]。

社會上對名醫都相當崇拜，也喜歡指定名醫醫治，除造成名醫門診或手術病患遽增，不堪負荷，也因病患太多，病人等候長久時間，看病品質不佳，容易有諸多抱怨，對名醫並不公平，就此醫院應有應變作爲，疏解病人，名醫也需有所抉擇，選擇最適當之醫治方式，否則病人多，反成爲負擔，增加不滿之風險。

醫療人員在解除或降低病人疾病之痛與身心煎熬，能看好病，治療疾病是雙方期待之目標，因之，醫療人員應面面俱到，對症下藥，符合並滿足病患之心願，本此眾方殷殷懇切期待，對自我圖像要有所辨明：

(一)當英雄式之治療者或有傳道式精神之追隨者。

(二)是解決問題之專家或延續病情之麻煩者。

(三)醫療是工作或者是專業或濟世救人。

醫療事務分類分科越來越精細，醫療人員常僅精通自我科別醫療行爲，爲保人保己，面對「鄰接科別」、「鄰接技術」、「鄰接醫學處置」多所涉獵，同時，對本科別醫療行爲之風險亦需常加檢視與評量：1.病情與生命危險之關聯性與成功率、2.病況與身體康復之時間與程度、3.病程與復原時間之長短與成效、4.藥物與副作用之關聯、5.風險之百分百比率高低、6.本科新技術之應用熟悉度[138]。

又台灣地區雖建制有轉診制度，但醫院與診所缺乏有效率之雙向溝通，各級醫院醫療水準參差不一，開業醫師無法參與轉診後之病情了解等原因，以致轉診機制並未落實[139]，但醫師主導醫療行爲之全部，對病人之病情最爲了解，若知悉自己醫院設備不足、人力不夠、專業知能有限、醫療技術普通，對病人難以做到治癒之程度，而因留住病人，心存僥倖等原因，竟未予轉診，可能涉及醫療疏失，不可不愼[140]。

三、掌握病人與家屬之特性與要求

一般醫療糾紛案件，經過深入分析可得到務實的徵候現象，亦即預見危機因子與動作，可作適當之防範。首先要提出者，乃告知同意義務之遵守，而且要注意告知義務在非典型治療型之醫療行爲中，如安寧緩和醫療條例第8條、人體器官移植條例第6條等均有規範，其爲人工流產及結紮手術亦有同意問題，縱使診斷出胎兒異常，絕大多數婦女願意作選擇性流產，但如孕婦拒絕，在未經同意下，仍不得對其實施人工流產或終止妊娠手術[141]。

又從病人與家屬就醫之下列事例，當可了解其中已透露出危險因子，醫療人員當有所警惕，以防下列效應出現[142]：

(一)看過眾多名醫，喜歡比較長短優劣。

(二)準備眾多醫療訊息，有備而來。

(三)意見奇多，似對又錯，難以溝通。

(四)按碼錶、計時間，預留後步。

(五)不遵守醫院規定，衍生諸多困擾。

(六)鮮少照顧病患之家屬，指責醫療人員特別出力。

(七)不願帶病人出院或轉院。

(八)威脅恐嚇，示意有黑色背景。

(九)以言論、眼神、肢體騷擾女性工作人員。

(十)拍照錄音、申請階段錄影、心機重重。

無論護士、助理或醫師在與病人及其家屬接觸時，需先掌握病人與家屬之特性，由其中找出防範方法。有關彼等特質，可能因個別病患而有所不同，不過對家庭出身背景、家庭成員特質、家人照顧勤惰、關心度、家人對病患財產之態度與需求等，予以預測，釐出其人格傾向、心理特質、處事心態，當評量有不利因素出現時需高度防備，採取因應措施。

又病人家族圖譜，也是醫療團隊不能忽略對象，從實務上探討，下列現象均爲危險因素，不能不防[143]：

(一)互動中呈現特別個性與看法。

(二)查問過於詳盡與繁瑣。

(三)喜愛研究醫療知識。

(四)屢次更換醫院，且爲不必要之動作。

(五)對醫療人員持敵對態度。

(六)精神心智異常。

(七)未來照顧之家屬，常在探病時，蓄意表現其關注，百般挑剔。

(八)醫療費用甚高，本身收入不高。

(九)加害人不明，追究其人法律責任困難。

以醫療人員長期之觀察與互動，容易累積經驗與反應，提醒自己要有警覺性，內心有所準備，必能針對問題減少法律風險發生。

醫師對病人不只是要詳細了解病情、病情發展史，如利用每一次診察時間與病人交心，多多關心、關懷、溫情、誇獎、鼓勵，病人會更信賴醫師，詳細把病痛、病症描述說清楚，醫師更能對症下藥，掌握病情。如能與病人交心，自然而然掌握病人家庭出身背景、家庭成員與特質，也能多查知病人與家屬經常更換醫院之原委，爲何家屬不關心病人，家屬中何人對醫師（院）懷有敵意，有何醫療過程爲家屬所不滿……，均有助化解糾紛之發生。

四、建立良好醫病關係

綜合這幾年研究醫病關係，有因醫病互動不良引起醫療糾紛之情形，亦有因互動良好，關係和諧，信賴優良而獲得良好口碑，眾相稱譽，甚且醫療不盡妥善之處時，亦得到病患或家屬之諒解，不捨出面提出司法訴訟，舉例言之[144]：

(一)地區醫院勝過大型醫院：原因是醫師看病例時，視病人如家人，常話家常，病患心理舒暢，有病情不會去大醫院求診。

(二)徒弟醫師風評贏過師父醫師：原因乃師父醫師嚴肅有架子，徒弟醫師看診親切和藹、快速，與病人溝通順暢，贏得病人信任，其病人數遽增，多於指導的師父醫師。

(三)小兒科醫師門診人數急增：原因是該醫師使用聽診器前先摩擦導熱，俾小孩不該因冰冷機器哭泣，看在父母眼中，倍覺窩心，口耳相傳，讚譽有加。

(四)沒病掛診要求醫師勸導服藥養生：病患體弱多病，又不依醫囑服藥或不改變有礙健康習性，病人家屬因病人信服醫師，乃掛診希望醫師本具充分信賴、願意接受、多加勸導，使病人乖乖聽話。

(五)換過不少醫師、定情於陌生醫師：病人長年看病，找過不少名醫，因名醫忙碌，互動有限[145]，候補排名不熟悉醫師，發現其用心關懷、能全盤了解病情、不必反覆答覆，嗣後專找該名醫師診療。

(六)醫療失敗，主和派家屬主導不訴訟：主和派感受主治醫師之認眞負責，認爲不便興訟，主戰派不敵主和派，終而未訴訟。

從上述事例，可得知醫師態度爲醫病關係之關鍵因素[146]，也是醫療糾紛之主要因素[147]，如醫病建立優良臍帶關係，縱病人與家屬知道醫療行爲有問題，也會予以諒解，不致鬧上法庭，所以醫療團隊可從二方面取信於病患家屬，構建信賴基礎，其一是考量非醫療因素之心理鼓勵安慰，例如關心、關懷、溫情、誇獎、鼓勵等；其二在醫療工作上發揮專業功力，多方溝通，使其信服，配合醫囑要求，是以病人爲中心之親切關懷，使病人感受「人」味是關鍵因素[148]。

醫療團隊在行醫時，要展現良好和善態度。蓋態度決定命運，命運操縱未來，親切態度是民調首肯，病人信賴之機先，而親切之表達即是展現關懷心、關懷情，當關懷穿透醫療核心，病家感受到被體恤、尊重，必能和緩其情緒與壓力，減低其身心之不安與不適，充分顯示醫療醫療團隊之關懷理念，贏得好感與信任，而醫護人員願表現關懷，適足以提高自信心，增強醫療效能，提升醫療品質[149]，因此許多良醫少有醫療糾紛，與其和善、柔性醫療行爲有密切關係，職是任何醫療團隊務必體察良好態度爲一切美好根源的哲理。

病人因爲疾病，才會上醫院求治，而本身並無醫學專業，容易惶恐不安，其態度也是謙卑、客氣及表達求助，醫療團隊能見力使力，運用此種情境，很容易獲得病家之好感，如能運用諮商之要領，例如有溫馨真誠之接觸，真誠面對病人，病人明顯感受醫師積極關懷，也認知到醫師同理心之了解，進而做病情最好之溝通，相信醫病關係會有好的開展[150]。在此提出心靈處方供參[151]：

(一)同情心：體諒疾病痛苦之折磨。

(二)同理心：展現感同身受之感受。

(三)包容心：柔軟細膩，殷切關懷。

(四)尊敬心：病人常有財經政治或社會歷練，表現對長者賢達之尊敬；必能得之多贏。

(五)感謝心：病人乃衣食父母，醫院因有病人才存在，如換個角度思維，感謝病人與家屬，彼此更親近。

從醫療契約之義務關懷上，醫師須依照醫療之本質，忠實履約，然履行程度，應如醫師倫理規範所揭示精神，本擔任醫師初衷，依良心、良知、良能執行醫療業務，使病家感受醫師視病猶親之心意，由衷感謝醫師，建立良好信任關係[152]。

五、培養良好論述與溝通能力

引發醫療糾紛之原因多端，有些並非不滿意醫師之醫療行為，而是因醫病間溝通不良，因未良好溝通，常出現認知之問題，而在診療出現不如預期理想，又未溝通解釋清楚，以致病人懷疑其間藏有隱情，當醫病發生爭議時，又未善加說明，有效溝通，誤會加深，進而發生民刑事訴訟[153]。

對於醫療人員而言，在專業養成過程，未必有諮商輔導或協調溝通之訓練，一般醫院者，也以醫學專業之精進為目標，對於與醫療重要關聯之諮商協調專業，鮮少重視，醫療人員忙於工作，既無時間研習，也忽略其重要性，各醫療院所對於溝通技巧、說話藝術與諮商輔導等知能，需每年安排相當課程與訓練，各醫療人員也要抽空研習自修，增進此方面知能[154]，必要時，相互演練以充實其知識，利於與病患與家屬溝通，減少障礙，化解誤會。

從醫療實質歷程觀之，每位醫師與病人之接觸、談話和檢查，診療中都包含心理治療成分，細分爲一般性治療，如說明、鼓勵、安慰、暗示、保證等以及個別深入之心理治療，如傾聽、引導、發洩、調整、啓發等[155]，而且在從事醫療行爲過程中，醫師爲使病人接納與信賴，不妨以諮商師或治療師之角色與病人或家屬溝通，展現諮商之核心特性—審愼（prudence）、眞誠（integrity）、尊重（respect）與慈悲（benevdence），在互動過程中，發揮敏銳度與洞察力，耐心又有愛心善意、誠懇關懷，必能得悉病人心境、病況、反應與身心特質，能對症下藥，作最好之判斷與治療[156]。

再從醫病互動的溝通觀察，包括三個面向之評估：1.語言適用性、2.口語溝通之方式、3.非口語溝通方式，而要病人或家屬認明的表達之醫療訊息，要注意對談時之社會化之關聯性，不宜以過分專業語言傳達，最好掌握情境，以日常生活世界之知識與言語互相溝通，避免造成溝通上之代溝或藩籬；換言之，醫師應從病人主觀或客觀所表現之言行，推演出病痛原因、種類與疼痛程度，進以譯解病人表達訊息之疾病網絡，利於達到治療效果[157]。

正面促進醫病良好關係，最重要者在於有良好之論述能力，除能完整呈現醫師所要說明之內容，讓病患與家屬能快速及完全理解醫師之意思，達到事半功倍的效果，如論述極爲有本事，則更可發揮加乘效應。有關論述包括對象、病患、家屬及其相關人員，如親友、病人諮詢對象等，最好不要有遺漏，必要時，邀同一起給予解說，並以影片介紹，使之了解經歷圖像。

人與人交談需有論述與溝通，而醫師與病患也需有良好論述與溝通。期良好態度爲一切美好互動之根源，醫師善意與親切更是病患喜愛方式，而「話」人人會說，只是不見人人會「說話」；「有話好說」，只是不見人人「會說好話」。就說話技術以觀，醫療人員應體會下列各點之效益[158]：

(一)會說話的人比較吃香。

(二)會讚美的人比較受歡迎。

(三)會肢體語言的人比較有魅力。

(四)會說服他人的人比較占便宜。

(五)會尊重的人比較容易受肯定。

在溝通方面，有正式溝通、非正式溝通，但以溝通技巧為主，首在維護病人自尊，專心細心聆聽、鼓勵陳述病情、減少醫病衝突、化解誤會，讓病人與家屬感受醫師之親切、關懷情與解決病情之誠意，有形無形中良好信賴關係於焉建立[159]。由於醫護人員未必精通溝通技巧，有可能態度不佳、言語不當，有因未善用環境，也有未選擇適當時間、地點，有則肢體動作傳達訊息錯誤，造成不良溝通結果，就醫學言語措詞上，宜採下列原則，1.善用正面辭令、2.盡量少用抽象模糊或抽象概念、3.避免使用相對字句、4.防免引致情緒反彈之用語、5.配合肢體動作[160]，進而言之，本以病人為中心支原則，採取下列策略以對[161]：

(一)有講比沒講好。

(二)有問比沒問好。

(三)有聽比沒聽好。

(四)囉嗦比不吭聲好。

(五)中性描述會好比誇張強調好。

(六)多人參與與訊問商量比少數人好。

(七)以低標準（國小三年級程度）說明比高標好。

(八)以病家聽得懂之話語解說。

(九)不厭其煩，反覆說明，讓病家充分了解。

良好之醫療溝通可使醫護人員與病人之間之認同，協調與合作，促進病人對醫療團隊之信任且能在最短時間達到最大效果，其功效宏大，所有醫師、護理人員及醫療相關人員在各自醫療過程中應充分發揮溝通之功能，化解醫病原有鴻溝，要達到這樣目標，醫護人員需培育溝通技巧，平日需多觀察、多閱讀、多體會、多練習，充實溝通知能[162]。

大家都耳聞，病人到醫院看病，有共同抱怨語言：「三常二短」，對危急病人，缺乏憐憫之心，也有醫師不管病人如何陳述病情與困擾痛苦，均漠不關心，一副有聽沒有懂的反應，其而再三訴苦時，醫師仍不能進入狀況[163]，經深入了解，原因很簡單，是醫師忙於處理電腦應備載內容，整個身體與眼睛直直盯住電腦螢幕，猛看電腦，猛打電腦，不正面看病人，只對電腦回話，其風險不僅埋下不滿因子，也會忽略病情全面性，有時會造成綜合判斷之疏漏，如何能得到病人與家屬之認同，當醫療不盡完善時，醫療糾紛必然發生，醫院需提醒醫師兼看兼聽，告之要用電腦，也要注意病人反應。

在醫療過程中，溝通如此重要，每一醫護人員必須認知溝通是化解醫病障礙之橋樑，當中，傾聽爲溝通之核心，經由傾聽，才能了解病人，也才能主動解碼病人言談之訊息，進而傳送醫護人員回應之內容，使雙方間無障礙存在，而傾聽之心法，乃在專心傾聽、善用思考，認知病人意思，全面接受病人表達之訊息，經由詢問等方式確認醫療所需之元素，再進行評斷處方，必可減少誤解[164]。

醫師工作繁重，業務繁忙，常會碰到囉嗦繁瑣之病人與家屬，喜歡問又多問，不滿醫師所答，容易不滿不爽，有口直心快或壓力太大之醫師會隨口說「這麼囉嗦多話」或「沒人像你這麼多話」，很明顯的禍從口出，增加風險率，預防之道，以諮詢要領處理，正面解答，設法簡要說明，化解其疑慮，糾正其不正確之醫療觀念，相信病人家屬必肯定醫師服務態度。

由於台灣各地有其不盡相同之風土人情與語言，要做好醫病之溝通，必須對服務地區之社會狀況、人文社情、生活習性、風俗禮儀等有相當了解，才容易了解病人與家屬表達之意旨，利於溝通互動，尤其語言亦需能有聽、講之基本能力，以免所述與所聽南轅北轍，甚而誤會其眞意，曾有不通曉台灣語之醫師向口腔癌病人表示要切片，病人都不答應，而且情況越來越嚴重，指導醫師再三指示務必讓病人同意切片，醫師都表示病人堅持不肯，某日指導醫師親自溝通，才發現該醫師將切片講成切一塊肉來化驗，眞是烏龍，可見語言溝通能力，亦不能忽略。

醫病關係之溝通，並不限於診療時段，從進入醫院開始，志工予以解答引導，是溝通之起頭，接著掛號解說、洽談掛診醫師、給予排序號次，也不能忽略溝通，迨至候診間報到，護理人員與之互動，也要溝通，當治療完畢，醫療人員給予處方箋與說明，再者領藥，溝通行爲也在進行，病人家屬在藥局領藥時，藥局人員之確認、介紹用藥方法、遵循事項，傳達醫囑內容更是在執行溝通，甚至病人或家屬返家後，來電、來信、line、或email等查問時，也要以溝通方式處理。不幸有病人家屬不滿意時，從事善後處置時，良好溝通常可化解糾紛。

誠如前述，友善關係之建立，應從多面相進行，以竟其功：

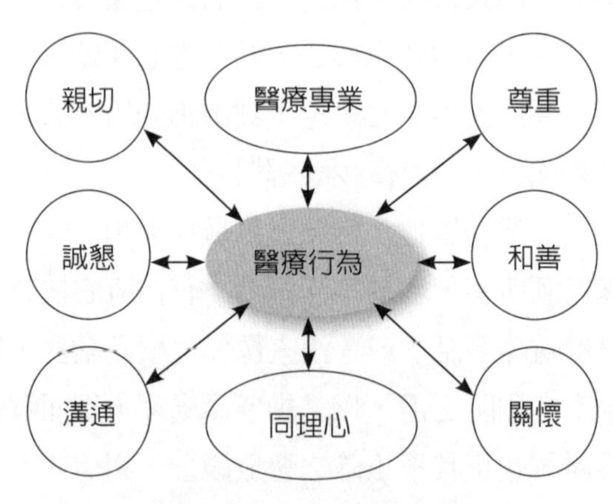

圖9-12　友善醫病關係

六、真誠親善關懷，視病猶親

醫療法當中明確規範醫師親自診察及說明告知之義務，雖然法律之規定爲最低之規範標準，但透過眞誠關懷表達等方式來強化，讓病人了解醫師，於診療行爲的重視，例如問診、看病、查（巡）房、觀察、檢驗與檢查等，都本親善態度盡心盡力謙和平順互動，正如醫界泰斗奧斯勒醫師（Dr.William Osler）所言：「醫師需要有清醒的頭腦與仁慈的心」[165]。

在門診與各項診療行爲中，本諮商輔導原則，讓病患與家屬感受到醫師之和善與親和力，在病人陳述病情等情況時，考量諮商之技巧，採取傾聽姿勢，做到心到、眼到、耳到、口到、手（身）到功夫，必能贏得好感[166]。簡而言之，就是親切的帶領、虛心傾訴[167]，同時，平時對於心理學多所涉獵，運用行爲論與學習論內容，例如：正增強作用（positive reinforcement）予以病人鼓勵、肯定、嘉許等，可適度增加病人信心，樂觀看待自己病情，也足以促進醫病之親近感，又如負增強作用（negative reinforcement），強化其心理壓力，減少不與醫療需要之行爲，促導病人依醫囑行事服藥，可增進醫療效果[168]。

要表達眞心關懷，只需做到將必要動作做出來，讓病人與家屬明顯感受到醫療團隊醫盡心盡力，實施其專業知能，因之1.問診、2.看診、3.查（巡）房、4.觀察、5.檢驗與檢查、6.緊急醫治與觀察等，均需展現出來，減少被檢討或誤會之風險。

再舉例而言，很多病患到醫院看診住院後，會抱怨說門診醫師態度不友善、看病不深，而住院中，有病痛想找主治醫師詢問，拜託護士小姐請主治醫師來，主治醫師不是找不到，就是不肯來，也不常來巡房，當主治醫師巡房時又僅簡短詢問、說明，沒讓病人及家屬聽明白、了解，就又離開；有些主治醫師只是照時間該巡房就巡房，對病患漠不關心，讓病人及家屬懷疑其專業治療誠意，容易種下危機因子。

目前，許多病人與家屬常抱怨掛號困難，排隊費時，問診草草，給藥不合病情，醫囑不清楚，究其原因當然是醫師門診人數過多，所以有識者呼籲病人之治療合理權，各醫院對看診人數有效掌控，在醫師診療時，需花費合理時間，安排看診人之間扼要適切，提醒醫師要遵守，相信在此方面用心必能減少怨尤。

又如醫療團隊對病人之因應互動與態度，常在不知不覺中埋下地雷而不知，例如病人尚在陳述病情，醫師處方箋已出，病人會認爲無異緣木求魚，因之等病人陳述時，加上必要解說後，處方箋在適時提出，病人與家屬才能放心，也不致帶來不必要困擾；又如慢性病病患或家屬詢問：「這種藥要服用多久？」，有醫師率直答以：「不必多問，反正藥要吃到死」，如此病患或家屬必大爲反感，當場給予臉色，其風險顯然自找，是惡緣、惡情也是惡行，如當時能技巧告之：「老人家不必擔心，認眞依時間服藥，可以活過百二」，病患或家屬一定舒坦，所以用心答與隨意答、不安好心答之效果不言可喻。

曾有病人家屬請教主治醫師，病人之病情嚴不嚴重，主治醫師直白說：「這種病很嚴重，容易死亡」，家屬大慌，再三請教原由，醫師告之：「不手術會惡化，以致死亡，不過手術過程易有變化，也容易死亡，另外手術不易復原，也會死亡」，讓家屬相當難過，一直惶恐不安，促導不滿情緒，且增加糾紛成數，眞是自找麻煩，是醫師應有同情心，體會病人與家屬心情，依病患之探求目的、謹愼回答，如試以答後：「病情不單純，有時會變化，我們會盡心盡力，不要太擔心」，不是很好之溝通嗎？再如有心臟病病人請教可否出國旅遊，主治醫師很不以爲然，直說：「好啊！就帶一副棺材去好了」云云，病家聞後痛罵不已，設告以：「你情況嚴重，如是我，我就不敢出國了」，或以輕鬆口語答以：「你的病怕有變化，那我也陪你一起去好了」云云，不失輕鬆自然表達立場，又何必惡言相向，引發病家不滿情緒。

又女性病人較爲內向、客氣與保守，提供婦女親善醫療服務有其必要性，也是醫師贏得婦女口碑之重要因素，其中涵蓋溫馨就診環境、優雅安靜空間、親切主動之諮商服務、親切和善問診態度，尤其檢查胸部與下體時，要有隔板、門簾，保護其隱私，提供免費紙褲衛生用品，相信貼心服務與溫馨隱私就診環境，必能建立良好醫病關係[169]。

醫師看病過程，病人常有順便請教他科病狀或請教接續之醫治方式，例如問未來狀況，或問相關醫療問題或查問他科醫療知識，有時醫師很嗆答稱：「你問我，我問誰？」或「我不是萬能，不要煩我？」或「你眞奇怪，爲什麼不會自己去查!」等等，病人當然不爽，若有醫療小差錯，也容易引起醫療糾紛，何以不委婉告之：「各有專業，可請教某科醫師」，或「這個問題與某科有關，可介紹某醫師」，或「這個問題等下可去找掛號小姐或服務台查問」，至少讓病患有方向感，何必拒人千里，口出惡言，自找麻煩，引發不快。

當病人有手術之必要，而醫師本人很忙，病患又一再要求，安排病患住院，屆時，由其他醫師主刀手術，病人會怪罪醫師不負責，不盡主治醫師責任，容易引發醫療糾紛。檢討原因，係門診時未講明醫師本人無法開刀，只是代安排住院而已，將由值班醫師手術，相信不致發起衝突，揆其原因，醫師可能未能了解病人之感受，亦可能與未能視病如親有關，當然在表達代爲安排住院手術時，病家不同意，也要小心，需做好收尾動作，避免家屬不滿。

又醫療行爲最主要工作固由醫師擔綱，但在門診、手術、住院階段，護理人員擔居實際操作處理事務，與病家相處互動最爲直接、密切與關聯，其態度與服務品質，關鍵到醫病和諧關係，醫院應深刻體悟護理人員之重要性，給予多方照顧與福利，訓練護理人員以愛心、耐心、親切服務病人，必能得到病家信賴[170]。

伍、醫療糾紛風險處理對策

醫療之範圍甚廣，一般以西醫部門發生醫療糾紛之事例較多，中醫及牙醫較西醫爲少，然牙醫部分之醫療糾紛也日漸增多，原因與醫療水準提升，要求之品質加高，既要好用也求美觀，所以補綴、拔牙、植牙手術、美容、注射、痲醉等都曾發生醫療糾紛[171]，其他與醫療行政或管理，也不能忽視，也發生諸多醫療糾紛。

醫療糾紛發生後，醫院與醫療團隊必須以理性、正面態度處理，處理糾紛人員也需有正向、健康態度，依照病人特性、要求及條件採取適當之政策，基本上誠實爲上策，不能操之過急，也不能拖緩引起病家反彈，如何恰到好處？如何抓到眉角？如何找出核心點？如何突破僵局？如何建立互信？不僅是技巧，也是經驗，更是藝術。而且要針對該件醫療風險評估究係圖取高額賠償，或對醫療行爲不滿或者重在尋求眞相等，採取不同之對策[172]，不應盲目處理，致事倍功半。

又醫療糾紛發生時，依一般處理之流程與內容如下：

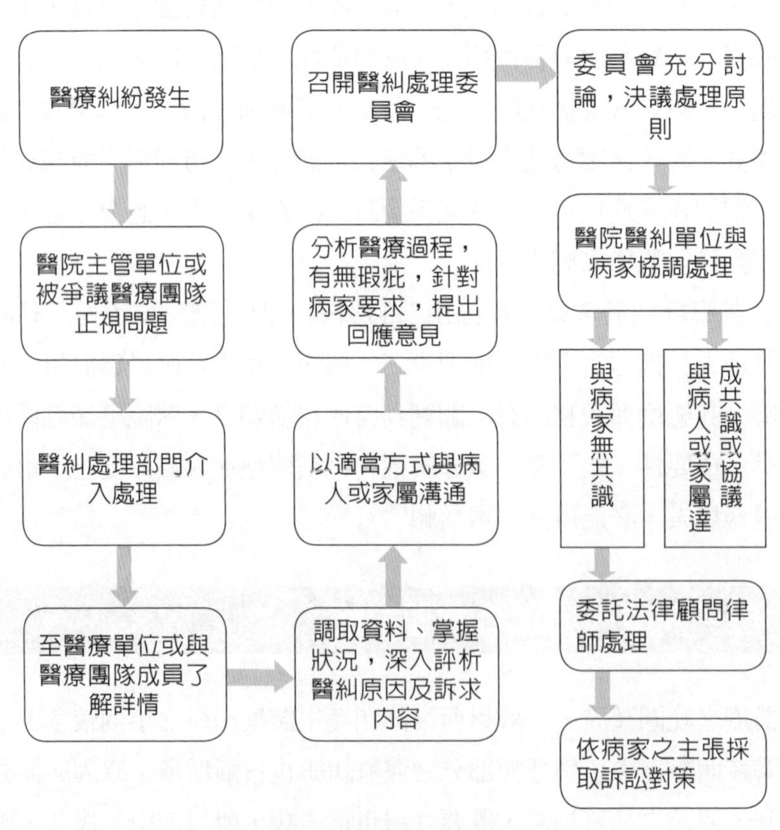

圖9-13　醫療糾紛處理流程

處理醫療糾紛之過程，涉及醫病雙方協調以及影響病人之親友參與程序，有時進展得快速，有時其時程相當緩慢，在折衝互動過程，變化多端，現將處理過程呈現之情緒反應週期，列圖如下：

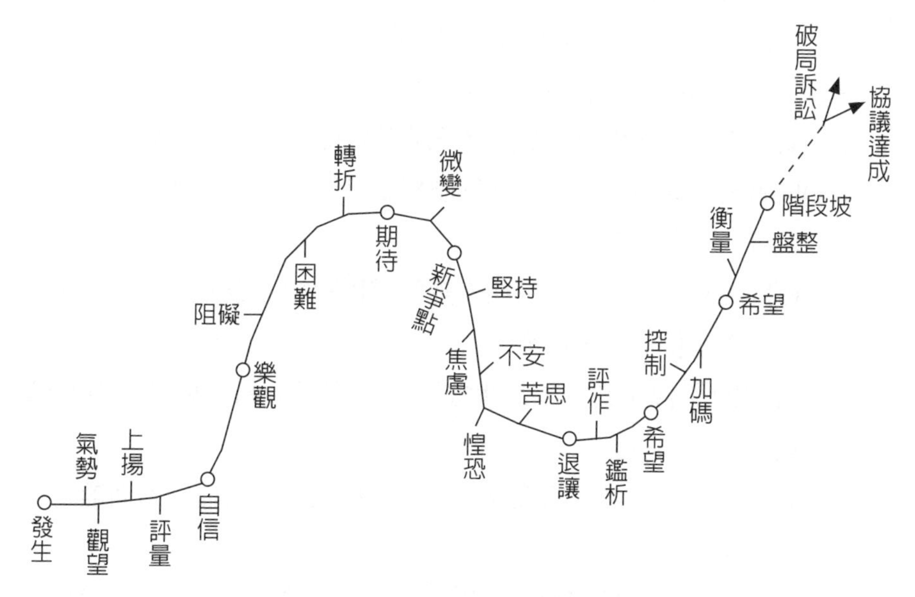

圖9-14　醫療爭議處理情緒反應

一、發揮生命共同體意識

首先醫療行爲之參與或執行人員，包括醫師、護理師、藥師、醫事檢驗人員、物理、職能語言、呼吸等治療師、放射人員、輔佐（助）人員等，需有團體意識，認知此醫療糾紛事件須大家同心共同面對，應具下列觀念[173]：

(一)相互體諒同甘共苦，以解決問題爲要，創造共贏結果。

(二)醫療過程環環相扣，醫療行爲層層相輔，不是切割即能成事。

(三)醫療團隊人員本於專業，火力交叉，相互支援，澄清與解釋醫療行爲之完整性。

(四)法務相助，其專業有限，不能完全依賴其有能力完全處理妥適。

(五)涉及醫療行爲有瑕疵之主角，全力投入，不能卸責避煩，推諉於行政人員、法務同仁或主管處置。

在作法上，朝下列方式處理[174]：

(一)醫療團隊共同檢視，全部醫療過程與文書完備、妥適性。

(二)所有成員共同檢討醫療執行歷程之可能缺失或有無疏失或有無瑕疵，以利判斷。

(三)團隊人員分工合作，或檢查評估或檢閱相關數據或文件或搜羅文獻等，便於往後作業。

(四)各部門配合完備，本於專業職責，提供分析，輔助等意見俾附。

(五)以實務態度，認眞研究醫療行爲之周延性，進而針對面題，提出對策。

(六)借重院內、院外醫療法律專家，搜索、解釋類似案例，尋找有別參據。

當醫療糾紛發生時，相關人員必帶來相關壓力，容易產生各自爲政現象，例如：1.事主不關心、2.相互猜忌與防備、3.各自爲政、4.大扯後腿、5.互相指責何段醫療過程有問題[175]、6.先行與病患或家屬接觸溝通或解決、7.處理不順。再者很多醫院常指派法務人員或律師先出面與病患或家屬接觸判決，容易引起病患家屬等誤會與不滿，認醫院無誠意，反而激發被害人各之於台府，訴之訴訟之決心，建議先指派心理、社工人員先探視、慰問、化解敵意，增進信賴程度，方好繼續議商。

二、檢視診療全部過程與資料文書

醫療行爲是否有過失，恆以診療過程所記載之紀錄、文書、檢驗資料等為評斷之重要基準，是以當醫療糾紛發生時，對於關鍵性之文書資訊必須了解，掌握實際狀況，利於研判是否有所疏失。

當檢視醫療文書資訊時，須注意是否完整？記載是否完備？記載是否一致？有無銜實矛盾之處，而醫療文書不限病歷表，須包括門診病歷、住院病歷、護理病歷、交接紀錄、診斷報告、檢查（驗）報告、處方箋、醫囑單、患者或家屬所交之字條等，也需注意診療間等過程之相關資料、病患主訴就診問題之處置資料、處方給藥與評斷之資料、醫療上下游工作之接軌資料[176]。

醫療文書係由醫療人員依照就診治療時之實況予以記載，一般醫療專業人員大致上都了解其內記載之診療情形與醫療處理內容，但經病患調閱或司法機關封存、調取後，常會轉至與非醫療專業人員閱覽，例如病人本身、家屬、調解人員、協處人士、律師、及檢察官、法官，其內容若簡化、縮記、重要描述、簡述或專業符號慎寫，容易被誤導或誤判其內容，造成莫大落差與誤會，此在處理之初，不能不提高警覺，所以診療後予以補充、填補、修改、增刪或補足實情意旨時，注意一致性、合情性，不能有前後不一論之矛盾或判斷衝突等情形，當然不能有事後加入非原先診療事實之內容，否則既容易被識破，更增加不利之後果，也需有風險意識，必要時能有令人信服之理由及說明[177]。

三、評量醫療行為之失誤可能性

醫療行為未必有過失，其有醫療過失，需具備下列條件：1.為醫療之行為：檢驗、診察、診斷、治療、用藥、放射、護理等，2.患者有受傷或死亡之事實，若無傷亡之一般刑事責任，3.醫療人員行為有過失：指醫療時，應注意能注意而不注意，4.醫療行為與傷亡間有相當因果關係[178]。

又醫療行為是否有疏忽，則從：1.醫療技術、2.專業能力、3.醫療態度、4.服務品質、5.醫療過程、6.輔助過程、7.協調銜接等觀察。一般認定之標準，則以下列各點判斷注意義務：1.是否遵循醫學理論、技術，2.有無遵守法令，3.是否符合醫學界之慣行事項，4.對於醫學之適應程度與處置，5.診療時醫院設備，醫治能力爲何？6.醫學書籍、文獻、藥典是否遵守[179]？

有關診療過程之完整性與完備性，應納入風險評量之重心，從下列各方面檢視、整備、補強與搜集相關之文件，以利訴訟攻防之用[180]：

(一)醫療文書之保存與完整：包括門診病歷、住院病歷、護理紀錄、交接紀錄、診斷報告、檢查（驗）報告、處方籤醫囑單、患者或家屬所交之字條等。

(二)各種紀錄單據之記載充足完備程度。

(三)診療間斷等過程之相關資料。

(四)病患主訴就診問題之處置資料。

(五)處方給藥與評斷之資料。

(六)醫療上下游工作之接軌資料。

(七)封存保留原始資料與實物。

(八)搜羅相關文獻。

在應注意、能注意、不注意三要件中，一般著重在應注意，然應注意本即必然之事，其生死門實爲「能注意」，有關是否不注意則爲研判之重心，再者醫療人員因有較高較專業之之特殊業務人，外人認其有高等之注意能力，也有專門之注意力，所以其醫療注意義務，本於高度之專門知識與技術、需具備高度之專注力，也需盡其特別注意力。

從客觀角度的因素，整個爭點環節關係在於醫師本身的醫療技術、專業能力、醫療態度以及服務品質，但整體團隊之醫療服務，易影響及醫師之診療品質與周密，職是提出有力對策可以作爲準則參考[181]：

(一)掌握醫師團隊之強項與弱項。

(二)培訓護理人員應變處置與能量。

(三)提升協力人員之專業與品質。

(四)根據病人族群特性，採因應策略。

(五)了解病患與家屬特質與群體思維。

四、探明病家真義，採取適當回應

(一)設法辨明病家爭執與指責之原因

當病家對醫療過程或結果提出質疑或有不滿等情況時，需了解其原因與背景因素，才能評量如何因應，否則對病家何以生氣不滿均不清楚，則反問病家原委，可能引發病家更多不滿，如詢問態度與技巧不好，或有所質疑，平添更多不滿與憤怒，其若以挑釁、刺激、反制等方式，必帶來更多之衝突，再則情況不明，所採取之解答、安撫等行動，也會加重病家之情緒，又從部分醫療糾紛之處理過程，醫糾家屬最想要的是了解眞相與道歉，而非賠償，此時之溝通以誠懇、誠實解釋清楚最爲重要[182]，因之，醫院或醫護人員或出面解決之員工，務必釐清病家爭議與不滿等眞正原因，究屬於眞醫療糾紛或假性醫療糾紛或惡性醫療糾紛，進以採取適當之對策[183]。

(二)先處理情緒，再處理爭議事項

病家對醫療若有不滿，因關心、憂煩、情愛等原因，表現之情感力道極大，情緒普遍是著急、迫切、不甘、不滿或怨恨，此時需以化解安撫病家情緒爲上，並傾聽病家之抱怨、質疑與建議，認眞將病家之反應，朝向正面思考，表現肯溝通、能協調、能解決之態度，逐漸將病家情緒穩定，然後再針對病家醫療爭議內容進行協調與處理。

病家找醫院或醫護人員理論，未必只是一時不滿或情緒失控，需評量是否已有謀議討論再採取之行動，如其爭執經過精細計算，連帶會將醫院或醫護人員之反應納入盤算中，此時風險對策需加倍小心，是以以雷霆萬鈞之勢逼人或以極端不友善之肢體動作示威，可能已評計醫院

可能之回應，此時既不宜示弱過分退縮，也不宜認為病家程度與水準不高，當下需洞識病家技法，冷靜謙和以對，設法降低其不滿情緒。

(三)表達真誠處理之態度

病家對醫療行為既有爭議，對醫院或醫護人員有所不滿，連帶也對醫院有戒心，在協調時，心存有鴻溝，不論醫院員工或醫護人員需體認在我方誠意或表現真誠態度前，不會輕易示告其內心眞正意圖，所以醫院或醫療人員態度要誠懇平和，運用諮商技巧，使病家擔心與心防卸除，依據病家要求再調合我方可能接受條件，認眞協調，達成雙方認同之方案[184]。

當病家咄咄逼人時，應對要特別小心，可以用中性、無實質內容之訪談溝通，例如：「可以了解您的感覺」、「可體會出喪父之痛苦」、「對於醫療過程費時良久，可以了解」、「您提的意見，我們會納入考量」、「謝謝您好意提出之……」等等，但是否道歉、能否附和，則需小心行事，以免未來被提出做為醫院、醫生承認有醫療疏忽之憑藉。

五、探悉病人與家屬採取之步驟

病人或家屬發生醫療爭議時，初步萌發憤怒、不滿、怨尤、痛心等反應，部分認為人死不能復生，是命運不好發生，不幸事故，部分可能因醫護人員已盡力，不想再生是非，有則需要該名醫師繼續診療，有則評量不如醫院、醫師專業，訴訟勝訴機率不大，有可能僅提出抗議、指責、理論及申訴，未進一步採取下階段動作。

部分病人或家屬認為醫院未盡責，看病疏忽，為究明實情眞相，追討公道，或醫院、醫師回應不滿意或支付款項不足等，進一步採取積極作為，其一是直接對上醫師，想了解醫療眞相；其二是向醫院提出交涉索賠；其三是找民意代表及醫院熟況之第三人施壓溝通；其四訴諸媒體，給予醫院強大壓力；其五向地方衛生局申訴、陳情、調處；其六運用消基會、消保會、醫改會等協助；其七聘請律師發出律師函索賠；其八向監察院陳情；其九提出民刑事訴訟或透過刑事過失致死傷刑案，提出刑事附帶民事訴訟[185]。

當病家採取上述處理方式時，未必依序上列模式進行，此與病家之觀念、資源、協力等相關，有則先經由行政系統尋求救濟，有則先透過民意代表有力人士介入，有則經由消費保護團體出力，有則直接採取訴訟，故醫院負責處理醫療糾紛之人員需依據掌握資訊、評估病家所可能採取之對策，由此對策評量其思維，進而採取對應方案。

在民刑事訴訟中，醫師對於其製作之病歷、醫囑單、面診紀錄等應謹慎行事注意，內容是否實在？有無事後匿飾填加？有無記載之事項……，否則，若有不實與失眞，或隱匿病情，必對自己造成不利影響，以實務所見，有醫師於二審審理中並無二次回診紀錄，事後卻又主張有其事，病家乃堅指醫師臨訟虛妄主張，法院亦認爲最關鍵之該二次診療行爲前後有隱匿、矛盾，產生對其不利之心證[186]。

由於醫護人員受僱在醫療院所擔任醫療工作，其涉有疏忽過失時，醫院需負連帶賠償責任，但因醫護人員資力較醫療院所爲弱，加上醫療院所不致脫害，在訴訟攻防戰上，病家較爲容易主張及發揮，是以病人或家屬常放過醫護人員不請求損害賠償，僅單一請求醫療院所負損害賠責任，此時醫院不要因病家就該爲侵權行爲之受僱人究否一同起訴請求而有影響，應知道以此作爲訴訟抗辯，並不被接受，所應注意者乃應了解醫護人員是否已與病人或家屬私下和解或另案民刑事訴訟中已達成和解，俾做爲有利於醫院之主張。

六、選派適當人員出面處理

目前醫療院所對於醫療糾紛事件之處理擔綱之人員，各有不同作法，有指派醫師，有指定醫療團隊人員，有責成法務人員，有則由社工師擔任，亦有由心理師出面，亦有指派行政人員進行處理，也有由主治醫師負責，部分則委任律師出面。

上述人員之功效何者爲上？何者最適當？繫於各醫療糾紛事件之性質、內容、過失程度、病患家屬之特質……等而有所不同，但由主治醫師出面處理往往因病人或家屬心理之情緒尚在不滿、不甘或激動中，容易有衝突，對醫師有所謾罵、汙衊等行爲，有時讓雙方陷入更不知之衝突情境；其由律師或法務人員，亦引發對方之警戒心，促發其過度反應，誤會有意以法律或訴訟壓制，未必帶來好處。鑑於醫療訴訟案件中，鑑定無疏失之比例高（64.78%）之原因在於醫院大都設有醫療糾紛處理小組，一旦有糾紛，先由社工、院務部介入處理，亦可窺見社工等人先行處理之功用[187]。

由於社工人員[188]與心理師均有個案管理、談商輔導與溝通協調訓練與能力，具同理心，本其柔性心法，與對方互動晤談，比較容易被接受，建立初步和諧關係，再逐步產生信賴，從此逐步化解不滿情緒，洽談出雙方可以接受之結果，因此，先期介入處理，最具實益[189]。同時運用社工師與心理師進行關懷先行主義實爲化解醫療糾紛之重要方法[190]。

凡人都有七情六慾，都有情緒作用，而情緒使人際關係變得與歡樂、痛苦、悲傷等重要作用，病人或家屬對醫療行爲有所責難不滿時，情緒必起、激情難免，調和其情緒之方法有宣洩、疏導、轉移等模式，處理醫療糾紛或爭議人員必須體認及此，對於病家怒罵、指責、痛斥、批駁、不理性反應等需予接受、化解其內心之情緒，必有助於接續之溝通與磋商[191]。

在接觸洽談過程，可採下列原則：1.情緒疏導、2.同理關懷、3.接納認同、4.信賴配合、5.法律後位；在技巧上，1.諮商輔導爲先、2.了解對方情況、3.掌握問題關鍵、4.找出病患目的。

醫療人員在醫病糾紛處理過程，則應循下列方式與處理人員充分配合：1.主動聯繫討論、2.提供完整資訊、3.提供文獻、4.隨時了解發展、5.誠實報告問題，協助雙方充分合作，減少法律解決問題[192]。

又醫院對於已發生爭議，醫療糾紛等事件時，當然需面對，並正視之，而且處理之相關人員必須清楚認知到尋得眞相才能有良好處理方向，尤其病家需要醫院「給予公道」、「還原眞相」時，事實眞相才是化解醫療糾紛危機之鑰匙。

七、洞識病人或家屬訴訟方略

兵家有言：「知己知彼、百戰百勝」，在醫療糾紛上，應了解病人家屬提出何類訴訟與事證，須知訴訟可分爲民事訴訟、刑事訴訟、行政訴訟三類，民事訴訟以賠償損還爲主，刑事訴訟以追究過失致死或過失傷害或僞造文書等罪責，行政責任在於追究吊扣廢止醫師證照或執掌執照或懲戒等。依現有審判體例、行政訴訟由行政法院審判，各訴訟程序依照民事訴訟法、刑事訴訟法及行政訴訟法審理。

由於病人或家屬之訴訟原因不同，有只要求民事賠償，有者以追究刑事訴訟法爲要，有則向衛生主管機關檢舉其行政責任懲戒，而有人則民事訴訟法與刑事訴訟法同時進行，甚而有「以刑逼民」，先提出刑事告訴逼迫醫療人員賠償，懂法者也會併同要求懲戒，因此如有醫療糾紛事件，先要體察訴訟種類，以利後續作爲。

醫療院所或醫療人員對於醫療糾紛之案件，均如臨履冰，惶恐不安，其原因主要爲怕被認定爲有醫療過失，另則因時間拖延許久，壓力一直存在，惟醫療行爲縱有過失，司法實務上因之服刑者幾希，而且病人或家屬勝訴率不高，僅在二成左右[193]，是以先不必自我煩惱，最好找法律專家研究病家之訴訟策略，採取攻防對應。

目前醫療糾紛案件，除訴訟外，有諸多訴訟外紛爭解決機制（ADR），如申訴、和解、調處、調解、仲裁等方法，調解部分包括鄉鎮市調解與法院調解等。但因品質不佳，難以令人信服[194]。台灣台中地方法院起頭，從2012年7月，開始試辦醫療專業調解、鑑定、諮詢三項新措施，其用意在推動訴訟外和解，縮短爭議鑑定期程，提供諮詢意見，創造「當事人、醫師、法官、社會」均受惠之四贏制度[195]。有關醫療案件之調解人有法律專業及醫療專業面兩種調解委員，其流程為：收文受理調解案件後，由法律調解委員審查合法要件，試行調解，先調取病歷，通知兩造提出證明，經醫療專庭整理成摘要及確認爭點，再通知兩造針對爭點表示意見，然後由醫療調解委員，提供專業意見，由法律調解委員參酌醫療調解委員意見，確認爭點所在，接著定期由醫療調解委員及法律調解委員討論後，共同進行調解，如有續行調解必要，繼續調解，減輕醫病雙方之困擾[196]，此新制推行以來，獲得中部醫界之肯定，台灣其他地區法院也有許多地院陸續參考辦理。

又提出或主張有醫療糾紛者，係病人本人或家屬或家屬之何人，亦常關聯到協調解決之可能性，而病人與家屬多人中，主張有醫療糾紛者，係全體或多數人或少數人或僅1人，亦攸關處理之可行性，是以在處理醫療時，需旁敲側擊多方觀察，廣泛蒐尋訊息現象，提出可行方式，積極尋由各種管道下手。

在本件醫療糾紛中，病人或家屬曾否使用訴訟外手段，例如曾向醫院提出溫和訴求，希望院方給予圓滿答案，或提出非理性主張，強人所難，院方不易滿足其需求，或使用類似暴力手法，如恫嚇、脅迫、圍醫院、抬棺等，甚而使用暴力手段，對醫院或人員攻擊、施暴、肢體動作等，關係其處理之複雜度與困難度，必須花費心力與時間尋得化解方案，以利協商解決[197]。

從以往發生之醫療糾紛之案件觀察，常有病人與家屬外之第三人介入或主導，其範圍甚廣，有民意代表、有親友、有媒體或關係人員，在處理之前要先設法了解該第三人影響力，何種原因介入？這此間之關係深淺？介入之動機為何？以往有無參與之情形？對本醫院診所之敵或友態度？當摸清實際狀況後，有利接續之處理方式。又如能找出關鍵性，並善加利用，反而能助力使力，便利於協商成為解決方案。

八、與法律專業人員充分配合

工商事業發生法律風險，常借重法律專業人員協助，藉法律專業評量法律風險之危害情況，經由法律規範與要求，提出解決法律風險事件，降低法律風險損害或損失[198]，此在醫療事務上、醫療相當專業，法律有其專業，當專業碰及專業時需相互尊重吸納，在醫療糾紛處理上，涉及法律專業既多且深，醫療人員儘量與法律專業人員協調配合，依法律專業人員之意見提供事證、文獻，當然法律人員對醫療事務不了解或誤解或認知有出入時，醫療人員當然要適時提供醫療專業意見，雙方充分配合，共同接受挑戰。

一般醫療院所設置法務室（部）或法務行政室，聘有法律系所專業人員，負責醫院法律事務，包括醫療糾紛之處理，也有聘法律顧問律師供諮商，有時候特定醫療事務委由特定律師處理，不論何種方式，醫療人員能與法律專業人員配合，利於爭取最佳結果。在於協調配合時，把握下列原則[199]：

(一)充分溝通原則

將醫療過程周邊銜接行為詳細說明，對於法律專業人士之查問，做詳細解說，也就自己質疑或疑問部分，向法律專業人員請益，千萬不要隱瞞，造成法律專業人員認識錯誤，影響往後策略之擬定與執行。

(二)完整資訊原則

法律專業人員對醫療事務並不熟悉，對個別醫療行為也陌生，有關病歷等醫療文書數據表單也不易解讀，醫院與醫療人員必須將所有資訊文書等完整提出並做詳密解說，方便法律專業人員之判斷。

(三)提供佐證文獻原則

醫療診治有其一定之學理與成規技術，本大數原則，對所有病患之診治大致無何問題，但每個病人之身體狀況、疾病情形、體質機能等均有相差性，對少數人之反應與結果，有時出現其特殊現象或超過常規技術之情形，若歸咎於醫療人員，並不公平，在醫學文獻上也常有類似討論之論文或解析文章，此非法律專業人員所能了解，所以醫療人員應設法搜索類似病歷資料文獻，供法律專業業人員應用。

(四)評估訴訟結果原則

經醫療人員與法律專業人員充分溝通過後，對涉及之醫療糾紛事件之整體輪廓，已有相當概念，雙方可考慮：1.證據完備程度、2.事件發展之可能性、3.醫療過失機率、4.刑事成案率、5.損害賠償金額等，有利於決定如何應變與降低損害。

(五)機動調整原則

醫療糾紛處置過程，常因病人與家屬之態度與條件有所變動，需適度調整應對方式與解決方法，而且當法律專業人員，本其專業評量時，醫院與醫療人員需要配合，根據事件發展適度回應，當訴訟攻防中發生重大變化時，更需適時改變原有策略與作法，以因應事件之變化。

九、掌握法律人之思維，謹慎行事

醫療人員有正規教育，有完整訓練，其有相當專業能力，而從法律人包括司法官、律師、學者專家角度鑑測，認爲醫療人員知識高、專業足、水準好、能力強，其注意標準與較之其他行爲爲高，對於醫療行爲之審認，採高標準爲之。

醫療人員遇有醫療糾紛訴訟時，在法庭攻防過程，常深刻體會法律人思維之表達：既然醫療人具有高專業能力，未盡注意能事不是一般過失，而是重過失；改爲重大過失，應負更大法律責任，何能除罪免刑？此亦即醫界呼籲除罪化、除刑化，不能爲法律人認肯之重要原因[200]。

衡之醫療實務，醫療有一定危險率是必然、是大數、是不可避免，但法律人則認定爲：爲何不設法避免、排除，既已知有風險，爲何未予克服，茲發生該可認知之危險，正是未盡責之疏忽。此對應正是醫療行爲之風險所在，醫療人員必須針對此觀點，提出有利且有效論點與根據，設法被法庭上之法律人接受。

又醫療行爲常因病人狀況、病情、醫療設備、醫療教育，支援補給等評量病人之存活率之高低，萬一不幸失敗死亡，則家屬不能接受，法律專業人也有所懷疑，此時，醫療人員經常費盡口舌說明，也未必能說動司法官，因之在治療前所作告知，必須注意其適當說法，預測可能變化，當醫療糾紛發生，更需對存活率有充分完整之論述，提出相關事證參據，說服相關人員。

探微未能治療或手術成功之醫療行爲，未必即有過失，但實際上，在司法官、律師、病人家屬高度懷疑時，必須以謹愼態度應對，尤其刑事訴訟法上固言「被告無自證無罪」之義務，但爲防免未自證致帶來不利結果，司法實務上，涉及之醫療人員仍盡其全力，舉出諸多有利事證保護自己。

醫療法於2004年4月28日修正第83條規定，司法院應指定法院設立醫事專業法庭，司法院遂於2005年1月起在台北、士林、板橋、台中、高雄等五個地方法院設置醫事專業法庭，並在台北、台中、高雄三個高等法院設置二審醫事專業法庭，自成立以來，效果尙未彰顯[201]，但法院遴選之法官較之一般法庭法官之醫學專業知識較高，對醫療糾紛案件之審理應會越來越專業，所提論據與理由應容易被接受，因之在上述法院攻防時，可提出較爲醫學專業之意見供參。

十、重視司法風險、制定訴訟策略

醫療糾紛成爲訴訟事件時，表示醫事事件已進入新的處理階段，而訴訟之偵查或審判結果，關聯醫院與醫療人員之民刑事責任，絕對不能掉以輕心，對於訴訟進行稽方、攻防過程、司法審查態度、表現之認知看法、以及雙方證據之強弱等，均需步步爲營，嚴正以對。

在自由市場經濟體制下，生產與消費分離，連帶係生產者與消費者之利益發生衝突，消費者保護課題逐漸成爲主流，消費者保護主義更逐步成熟，當然影響醫療事務開始重視病患之權益事項，加上病人主體性與醫病平等性之趨向，病人權益之保護也成爲主流，近幾十年以來，醫療院所組織與經學模式之變革，醫療商業化之趨勢越來越明顯，普遍認爲所及，在法庭之攻防過程，容易使醫院與醫療人員陷入不利之氛圍。

評量司法風險項目甚多，醫療過程之前期醫備工作是否周全？病人檢驗是否充分？告知義務是否詳細？手術治療是否順利？術後觀察照護是否周密？復原是否正常？復原照護是否確實？併發症之處置是否適當？出院後之醫囑藥物是否適當等等，均不能忽略。凡此均可在司法訴訟中呈現，無從逃避，縱予遮飾美化，往往於事無補，是以風險項目均需詳實判斷，而證據需充足與完備性亦爲重要考量點，另關於律師之專業能力與攻防實力亦涉及訴訟戰之成敗。

當前，解決醫療糾紛之機制甚多，除仲裁尚少援用外、和解、調處、調解等外訴訟方式甚多，以和解而言，屬簡便方式，儘量讓當事人私下和解或法院成立和解，而調處方面，可以由醫事審議委員會調處，達成和解。另外，調解部分可透過鄉鎮市調解，亦可在法院調解，而且目前在台灣諸多法院採取試辦調解新制，均爲方便之途徑，未來衛生主管機關規劃推動之強制調解方案，如立法通過，有利醫療糾紛之解決[202]。

就訴訟而言，探究當事人係要求民事賠償，或在追訴刑事責任，或民刑事訴訟並行，或利用刑事訴訟，提起附帶民事訴訟，再根據對方之目的、需求等採取對方可接受之方式，儘量調解與和解、減少訴累。

現行刑事訴訟法有諸多有利於被告之新制，如緩起訴處分，認罪協商、簡易訴訟程序等，如刑事事件之證據相當不利自己，應考量是否進入公判交互詰問程序，應可與律師等法律專業人員詳加討論，採取該新制之對策方法，不必進入冗長繁雜之訴訟程序。

在司法偵查訴訟中，需有風險意識，從偵查過程、開庭態度、攻防討論戰，法庭氣氛等，做好風險評量工作，研判評估風險可能性與機率，作必要之風險反應，例如庭上暗示多提出證據，究竟對己方有利或不利，又如偵查檢察官請被告儘量多陳訴，是否爲警訊，均要有風險認知[203]。

同時在司法實務上，被告若未自白，百般否認，提出論據，其結果反能獲判無罪，反之有自白，卻容易成爲被定罪之重要憑藉，令人質疑刑事訴訟法第156條：被告之自白，非出於強暴、脅迫、利誘、詐欺、疲勞訊問、違法羈押或其他不正之方法，且與事實相符者，得爲證據，被告或共犯之自白，不得作爲有罪判決之唯一證據，究竟如何適用？又如在民事損害賠償事件，因刑事正在審理中，兩造乃同意簽訂證據契約，以刑事認定結果，其後刑事爲判決有過失，但民事事件卻鑑定無疏忽，形成對己未必有利之結果。

又因醫療行爲常經病人或家屬分別提起民事及刑事訴訟，因民事責任重視結果責任，刑事責任著重主觀責任，二者之因果關係之判斷也是刑事責任較爲嚴謹，因此民事訴訟與刑事訴訟審理結果不一定相同。當發生醫療司法案件時，不必然民事案件判決需予賠償，刑事案件即當然成立過失致死傷罪，應依二類案件之性質、攻防方法、爭論要點等審慎處理，例如民事法院認爲醫師告知義務有不足，需負損害賠償責任，刑事訴訟不必然即成立過失罪。蓋判斷醫師有無過失致死傷責任時，需視醫師有無違反客觀注意義務，如已盡到客觀注意義務，在法律上即無過失，此與醫師有無盡到告知義務及未經病人同意，僅違反醫療法之處罰問題，與刑事責任無關，是縱因醫師未盡到告知義務，可認爲違反預見及迴避義務而有過失，是間接認定之標準，而非直接判定有疏忽[204]。

十一、評估鑑定之風險

當醫療糾紛訴訟之檢察官或法官偵審時，常有鑑定問題，此在民事或刑事事件均常送請鑑定，而鑑定是否必要，有由病人或家屬聲請，有則由醫院或醫師聲請，有由承辦檢察官決定，有由承審法官依職權送請鑑定。最後鑑定之意見，成爲裁決之重要依據，甚且事實之調查，也幾乎爲鑑定人所取代，而且鑑定存有諸多問題，包括眞確性、公平性、效率性之爭議，以及多次鑑定帶來不確定因素，病人與醫院難以參與等[205]，不能不謹慎以對。

鑑定爲證據調查之方法，於偵查或審判時，由法院或檢察官命有特別知識經驗具備專業能力之人，就特定事項陳述其判斷意見，補充檢察官或法官法律以外專業知識之不足[206]。就刑事訴訟而言，擔任鑑定者不限自然人，依刑事訴訟法第208條之規定，醫院、學校或其他相當機關、團體，亦得爲鑑定或審查他人之鑑定。

在醫療糾紛事件，一般委請教學醫院、區域醫院等相當規模之醫院從事鑑定工作，也有委託消費者保護協會或法醫研究所等鑑定，亦有中央衛生主管部組成之醫事審議委員會鑑定。由於部分事件先後送請不同鑑定機關鑑定，以致鑑定意見不同，甚至南轅北轍，造成當事人與法院困擾。又有檢察官或法院未將全部卷證全部事實委請鑑定，而僅就其認爲有問題或關鍵性部分送請鑑定，請該機構提供專業意見，影響到鑑定實質結果，職是醫院等在訴訟中必須注意送鑑方式、內容與法官檢察官之認知傾向，防範不利之風險發生。

有關醫療糾紛之鑑定，一般有解剖鑑定、死因鑑定、臨床鑑定、護理生化鑑定等，亦有以偵審辦案需要之醫療問題以公函送請提供專業上研判意見，實質上，亦爲鑑定之一，對醫療院所而言，需先了解司法機關囑託鑑定之型態[207]，並對法律上爭執之問題予以評估、例如醫學上之疏忽與法律之過失是否等價？醫學上強調醫療行為為整體動態之連續性行為與法律重視其特定醫療動作之評價是否有危險性？醫療上係以醫療時之情況、病況等為準與法律鑑定係以醫療結果為重心如何調和？又醫療上係浮動式需要當機立斷之診療動作與鑑定為事後充分且反覆觀測推斷過程有何落差？醫療時為具體、實際治療病人疾病，與鑑定時有可能以教科書上抽象概念予以鑑識有何不同[208]，都是面對鑑定且不能不認識且具危險性。

鑑定攸關司法官判定有無醫療過失之關鍵，而鑑定結果之意見，因為書面審查，又少調取相關資料，常僅憑司法機關檢送之卷證參酌審斷，是否客觀公正，不能無疑，加上鑑定未必敘明詳細理由，又乏憑證之論述，有時與事實不相符合，避重就輕等[209]，對醫院存有法律風險，需與法律專業人員詳細討論，考量：本案背景事實？鑑定之基礎資料是否完備？醫療過程之詳細解說能否清楚？可能被推斷有問題部分之強力佐證為何？類似案件相同處置之文獻可支撐力道如何？、鑑定人員可能態度與偏差之預防？再者，醫院有優良醫療專業之學者專家，對於鑑定意見之內容有能力解析，並檢視：1.所採用之檢驗是否正當？有無嚴格審認知是否超嚴苛標準判斷？2.係採用醫療常規，或事後神仙標準衡量，3.所稱之醫療常規是當時當地之醫療水準？或事後修正之標準？或鑑定人員自行採擇之醫療技術與方法，4.鑑定結果有無情緒因素，有無同行同業存心刁難之嫌？凡此經檢視後研判其眞實狀況，有利後續訴訟作為[210]。

在鑑定之前，需採取下列期前作業，做好預備工作，提出完整之資訊：1.詳實檢驗病歷等文書、2.充分檢評診療過程、3.檢核影像圖檔、4.處置病患反應意見、5.稽核當時醫療技術、6.檢核醫療技術設備與技術水準。同時，鑑定結果是否有利於己，也需作風險評估，預測可能之鑑定專家或團隊，其將採取之鑑定標準為何？推測鑑定人係友善或敵性鑑定人？如果不利，其程度爲何？如何應變或反駁鑑定結論？萬一難以推翻鑑定結果時，如何風險回應？是否接受？又接受程度爲何？均需先有所了解[211]。

十二、積極爭取有利之訴訟結果

醫療技術日新月異，醫學新知識、新科技一日千里，在訴訟時需定性在醫療時爲準，注意偵審或鑑定以事後送鑑中之醫療技術作爲判斷之基準，而且司法官不易了解醫療上有其技術之極限，實質上存有可容許之危險，此時醫院與醫師務必提出說明。同時，在短暫時間對各個病患之病情當下作判斷，相當困難，在醫學上容有自由裁量空間，醫師常面對不可預期之情況，也因病人病情、特質、體質、健康情況等。常發生不可抗力狀況，在偵審中需將之明確提出，作有利之辯駁保護[212]。

又過失認定，醫療與其他業務有相差，在醫療糾紛事件，醫療人員與律師等針對醫療之專門性、時代性、緊急性、裁量性、客觀性與病人個別性、特殊體質充分解釋，並提出有說服力之事證與文獻，以實己說。

在刑事案件，固由檢察官負舉證責任，被告不必自證無罪，然醫療當事人如未提出相關事證供參，可能帶來實質不利之結果，萬全之策爲：1.多提供有利背景與事實、2.多搜查有利證據、3.多提出有力事證、4.設法解釋、駁斥不利部分、5.有方法說服法官接受。

現行刑事訴訟法採改良式當事人進行主義，賦予被告諸多法律上之武器使用，例如交互詰問、務必事先構思、詳列計畫、列出詰問內容、待證事實之重點，詰問證人與鑑定人以究明事實，又如賦予當事人調查證據請求權及詰問權，當據理力爭，有效實施，他如賦予當事人辯論證據證明力之機會，更應重視而不能忽略或放棄。

醫療過失刑案，個案事實不同，情節有異，證據亦不同，需清楚了解偵審結果之類別，根據己案之情形，考慮有利於己之方案，若事證明灼，在偵查階段，有職權不起訴處分、緩起訴處分、聲請簡易判決等有利之處分，而在審判階段任一醫療行爲之過程，常有背景事實，如病患就醫情形，病患或家屬就診時之陳述，當時需求診治之重點與需求，住院醫治中治療過程，與醫療人員之互動，期間家屬間之反應，診療告一段落之意見時，可以窺見病人或家屬眞實之態度以及變化，一般人常認爲與訴訟無關，提出事證亦屬無用，但提出可現本案問題，增強辦案人員之想法，防制對方負面主張與訊息，由公正之司法官究明而得其實情，相信有利醫療人員。

醫療糾紛之民事事件，大多數爲請求損害賠償，在訴訟攻防戰中，證據部分注意舉證責任轉換課題[213]，有關證據量採取加乘法，儘量提出有利事證，對於法院常採之醫療常規，應注意提出診療當時當地原則，以事發當地醫療水準衡量，不能以審理當前醫學中心之醫療水準衡斷[214]，包括背景事實，又應訴對方所提事證而言，則採減除法，提出事證，以削減對方威力，及對方事證之效力，並運用過失相抵等法律規範，降低賠償金額。

從司法實務上，法院常善意勸導雙方和解，可斟酌有利不利之因素順勢接受，儘早達成和解；反之有醫院或醫師則不願和解，無論法官如何剖析、勸告，曉諭利害關係，仍不爲所動，到頭來判決結果是天價賠償，後悔不及，因之，在訴訟過程中，評量己方需負賠償責任，愼重考量和解可行性，作好損害控管，見好即收，儘量降低賠償金額。

陸、結論

從刑法個人法益之保護體系以觀，生命之保護爲最重要之核心，可說是人之生命爲個人價値體系之建立根本，凡殺人者處以最重之刑罰，而健康正是生命、生存之基石，健康也是人之基本權利，但無人能永遠健康，身心多少會有病痛，活得健康是基本人權；換言之，每個人都有生病之權利，醫療法規也就在展現維護健康人權之目標[215]。

醫師醫治病人之身體、生命，社會上賦予較高的注意程度，而醫療契約性質屬於委任契約，依據民法第535條規定爲善良管理人之注意義務，即以醫師處理醫療事務，具有專業知識、經驗，其所能注意之能力必高，因之，醫師自需深刻體認其注意責任顯然重大，凡醫護人員對此法律上之意涵，需有法律風險之認識，在醫療行爲時，謹慎行醫。

醫療行爲存有法律之風險，需予管理，藉風險管理方法，從事法律風險之評量、評定，選擇風險對策，實施避讓轉嫁以及復原重建，對員工藉由持續循環教育學習、溝通與改善，實施風險管理機制[216]，同時醫療院所需對法律風險管理之類型，參考其他醫院形態以及司法實務之類別[217]予以學習分析、利於管理，而且訟者兇也，在國內醫療風險分擔機制尚未制度化以前，最好不要進入訴訟程序，利用社會上自我約制方式，運用ADR制度處理較爲便捷[218]。

眾所周知，在醫病之社會互動關係上，甚至醫療訴訟武器利用上，病人是弱勢族群，論者呼籲値得法律人關懷[219]，再從病人在整個醫療行爲過程中，屬於醫訊較不對等的地位，病人僅從醫師的告知當中了解各種病況詳情及其他治療方式等等，基於此種落差，病人之自主性逐漸提高，亦即，病人在醫療行爲中具有主體性地位，應有知的權利。而且享有講求安全的權利、選擇適當品質之權利，同時擁有健康醫療環境權利。基於此等權利的賦予，方能使其在醫療行爲中有主動、自主地位，並促動醫師與病人間產生良好之互動關係；換言之，新醫病關係已非指示與接受型，也非強制與服從型，而演進爲平等與對等模式，雙方原需互信、互諒、互尊及合作協力關係，共同讓醫療行爲圓滿順利，因之，醫師獨大、獨尊、獨裁時期已劃下休止符[220]。

從司法實務上觀察，醫療爭議與糾紛之案件逐漸爭多，有從醫護人員刑事責任向檢察官提出告訴或向法院提出自訴；有從醫護人員之民事賠償責任依侵權行爲法則、醫療契約責任，向法院提起損害賠償訴訟；

有從醫護人員行政責任向衛生主管機關要求加以行政處罰或懲戒，甚且抬棺、撒冥紙、丟雞蛋、包圍醫院、對醫師施用語言、肢體暴力，企圖以外力未審先判。各涉案之醫療人員遇訟時，不僅困擾煩惱不已，也易有煩詞怒言，經常質疑醫護人員旨在救人，一心一意維護病人之健康與權益，何以法律仍不予保護，使醫護人員士氣大傷，對於基層醫療重大打擊。分析其因，可悉其對法律規範並不了解，其間或不予注意，或誤解其意，或以專業爲念，因本身欠缺法意識，又忽略法律風險，以致從事醫療行爲時，鮮少注意法律相關事項，如規範要求、過失認定標準、法律責任種類等，爲消除此法律之茫與盲點，保障醫護人員之專業尊嚴，以免於被騷擾、汙衊、威脅，宜強力宣導，使大眾得悉法律之界線與禁制，超越悲情與憤怒，減少非理性之抗爭行動，避免發生不必要之救濟行爲[221]。

醫療乃在爲病人服務，減緩病痛，維護身心健康與生命，而且每一病人之病情不同、觀念有異、衍生習性不一、病發之自我處理有誤，醫師對此林林總總之狀況處理上相當不易，即使相同病名之病人，亦需作不同處理[222]，可謂每一醫護人員於執行醫療行爲時，均本救人濟世信念，盡最大心血，提供醫療專業與技術之服務，如發生不幸死傷結果，不僅是病人與家屬之最痛，也是醫護人員長期之夢魘，任何人均不希望有此結局，因之，病人與家屬應了解醫護人員之救人爲職志，體諒其診療之壓力與用心，對於不幸之結果，不宜先入爲主，粗率斷定必是醫療過失，而應深入了解，聽取醫護人員之說明，再辨清究爲人爲有所疏失，或是醫療上之風險機率出現，畢竟病情千變萬化， 醫師不是神，有其人力無法掌握之因素。當醫界強烈感受法律有失公義，訴訟結果不利醫師，防禦性、預防性醫療必然出現，對醫病雙方未必是好事，對醫療發展更有影響[223]。

醫學是自然科學之一課，但它含有濃厚強烈之人文與情感成分，不能以公式視之，而且醫療過程常有病情變化，面對不可預測之發展，顯然不是直線關係，醫病雙方需有共同信念，良好互動，迎戰生命與身體不可預期之突變，當然需要醫病互信與互重。要培養熟練之互動溝通技巧，絕非天生俱來，值得醫護人員在醫療治療上多方學習與體會，其中最重要的是溝通與同理心，從心做起，不只是靠口才，而是由「眞心、關懷心」自內心啓動，讓病家感受醫師之眞誠與用心，是以有良好溝通能力之醫師，必會練成純熟好功夫[224]。

醫師需培養自己具有良好溝通能力，可化身爲心理諮商師，也可身兼社會工作師，需要體認柔性醫學之價値，平日培育豐富人文涵養、重視病人代替重視疾病，尊重生命價値，維護病人健康，體現維護病人健康上位概念，維護病人自主原則，促發雙方和諧與健康之醫病關係。有技巧性與病人以建立生命共同體[225]。

當醫療不如病家預期時，以病人未依照醫囑內容辦理，可適度防範法律風險之出現，古人明訓：「刀傷易好、口傷難治」，分析醫病互動關係中，醫師出口無好話，喜歡教訓病家，挑剔病人不是之處，或者冷漠以對，不願回答病家查問，或者厭惡病家，或者肢體語言表達不悅等，都是埋下衝突之地雷，眾所周知，優質之醫病關係，是山高水長，細水密流，也能培養個人良好形象，形塑肯定口碑，因之，傾聽是良好之溝通、懇切態度，就是醫療法律風險管理最佳法門。

鬼谷子說：「時機尙未成熟，不宜驟變」。逆之者，雖成必敗。形勢機運已經成熟，處理不當，亦將喪失良機。只有掌握關鍵時機，順勢而爲，才能轉圜趨福。醫學是以濟世救人爲志，醫療不是單純之科學，更需藝術手法表現[226]，又醫療工作也非單純之醫學問題，更是人類生活之診察學問，涵蓋社會學、心理學、行爲學、經濟學、物理學、化學、人類學之綜合之學問之體現，符合人性之醫療，遠比爲醫療而醫療更有積極意義[227]，是以醫病雙方應合作配合，建立良好互動關係，有效治好疾病，如不幸發生醫療爭議事故，究明實情眞相，尋求雙方可接受之解決方案，才是正確之軌向。

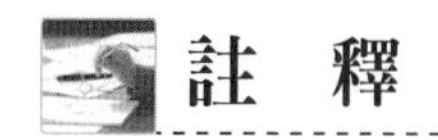

註　釋

*　施茂林，亞洲大學財經法律系講座教授、中山醫學大學講座教授、中華法律風險管理學會理事長。

** 施亮均，中國醫藥大學附設醫院主治醫師。

1. 魏慶國、王舜睦，《醫療機構績效管理》，華杏出版公司，2006年9月1版一刷，頁26。
2. 盧美秀，《護理與法律》，華杏出版，1998年2月，頁163。
3. 葉清益、朱子斌、鄭惠芳，《就醫環境與安全管理—病患安全理論與實務》，萬芳醫院—委託台北醫學大學辦理，2004年，頁265。
4. 陳楚材，《醫院組織與管理》，宏翰文化，2013年1月10版，頁226-228。
5. 施茂林，〈醫病關係與法律風險控管〉，中山醫學大學專題演講，2014年11月22日。
6. 醫療過程不僅是診療階段，包括基本檢查、抽血檢驗、問診、諮詢、判斷、處方、給藥、麻醉、注射、手術、復原、觀察、住院、回診……等一連串既嚴謹又專業之結合行爲，顯見醫病關係不單純爲醫療行爲，本文爲論述之便，以醫療行爲醫病關係之主軸，從相關議題予以說明。
7. 1999年美國醫學研究院研究報告指出，病人死亡原因依序爲心臟病、惡性腫瘤、腦血管疾病、慢性阻塞肺病，意外與不良反應、醫療過失、糖尿病、車禍、乳癌、愛滋病，醫療過失爲主要死因之一，人數在44,000人至98,000人之間，2004年醫療平等（Health Grades）機構估計，與年有195,000人因爲可避免的醫療過失而死於醫院，有些估計數字，更高達每年225,000人到284,000人之間，其過失不只發生在治療時，診斷也常出現錯誤疏忽，占美國治療不當賠償（判決給付加上庭外和解）之30-40%，參見麥可・波特（Michael, E. Porter）、伊莉莎白・泰絲柏格（Elizabeth Olmsted Teisberg）著，李振恩，羅耀宗澤，《醫療革命》（*Redefining Health Care: Creating Value-Based Competition on Results*），遠見天下文化出版公司，2014年9月20日一版二刷，頁62-63。

8. 施茂林，〈醫療司法程序與訴訟攻防策略〉，中國醫藥大學附設醫院專題演講，2013年6月15日。
9. 吳志正，〈為改善醫療刑事法律環境盡一言〉，《台中市醫師公會》，第83期，2013年4月，頁23-24。
10. 陳進明、廖浩欽，〈急診醫師的法律危機管理〉，《中華民國急救加護醫學雜誌》，第12卷第4期，2001年，頁161-169。
11. 施茂林，〈法律風險管理體用矩陣與連動議題之研究〉，收錄於氏主編《法律風險管理領域融合新論》，五南圖書，2013年9月初版一刷，頁15-19。
12. 陳端、周材顯，《風險評估與決策管理》，五南圖書，2007年3月初版一刷，頁493-494。
13. 何建志，《醫療法律與醫學倫理》，元照出版，2012年2月初版一刷，頁5。
14. 施茂林，〈科技發展與法律風險規劃探微〉，第二屆皖台科技論壇論文集，第二屆皖台科技論壇組織委員會，2012年5月，頁13。
15. 李靚穎、林芳穗，〈醫療風險溝通工具之探討〉，《設計研究》，第8期，2008年，頁94-101。
16. 李太正，《醫事專業倫理規範之研究》，台灣澎湖地方法院，2000年6月，頁71-72、81。
17. 曾淑瑜，《醫療倫理與法律15講》，元照出版公司，頁6。
18. 施茂林，同前註11，頁32-33。
19. 當前調解機制，以鄉鎮市調解最有功效，經政府多年來強力宣導，有許多當事人已知鄉鎮市調解之功能，會聲請鄉鎮市調解，有關醫療糾紛之案件，當事人亦會申請鄉鎮市調解。又法務部爲勸導息訟，疏減訟爭，節省司法資源，於1998年5月14日頒布「檢察官偵查中加強運用鄉鎮市區調解功能方案」，檢察官就偵查中案件，得徵求當事人之同意，由其提出聲請後，塡寫轉介單，函請鄉鎮市區調解委員會進行調解，醫療糾紛之刑事案件，亦得依此方式辦理，調解期間，檢察官對於刑事部分仍應繼續調查事證，並可將案件暫行簽結，俟鄉鎮市區調解委員會將調解結果回覆後，另分調偵案繼續偵辦。醫療過失傷害之案件，經調解成立，因屬告訴乃論之罪，告訴人撤回告訴者，檢察官應爲不起訴處分，其非告訴乃論之案件，經調解成立書，得衡酌情形處分不起訴或職權不起訴處分，或聲請簡易判決處刑或起訴時，請求法院從輕量刑或宣告緩刑。又司法院依鄉鎮市調解條例第26條訂定法院移付鄉鎮市調解委員會調解辦法第2條規定，本條例第12條第1項所列事件，第一審法院於言詞辯論終結前，依法律關係之性質、當事人之狀況或其他情事，認有調解成立之望者，得以裁定移付調解委員會調解，是以檢察署與法院對於鄉鎮市調解之功效相當肯定，醫療糾紛之事件，適合鄉鎮市調解可聲請檢察官或法官移送鄉鎮市調解。

20. 參照張聖原，於2013年3月16日在台灣醫院協會、中華談判管理學會合辦「重塑良好醫療就業環境系列活動—醫療糾紛與司法研討會」中主講「醫師的天職」之內容。
21. 陳國團，《經營之道—醫院企業化管理》，新文京出版，2004年10月15日初版，頁123。
22. 疾病之變化瞬息不同，以台灣醫師看病之時間而論，要在短暫時間從病人簡單敘述及閱讀內容眾多之檢驗結果數據，以及問診內容即下診斷，相當困難，再以手術爲例，事先即使已作多方檢查、檢驗、確認方行開刀，但手術刀一起，可能與評估有出入，另急診時，時間更急迫，病人又常意識有問題、描述不清，旁人不了解全部狀況，所為急救更為不易，是以涉訟時，診療、手術及急救時之當時現場情境，需予重建敘明以供檢察官、法官完全了解，否則，事後以神仙標準或學理研究法等或機械式之審斷認為時間過短，必是相當草率，顯與實情實相有出入，所為之判斷亦屬失眞。

23.從醫療服務業角度，醫療行為需提供消費之病人滿意，為滿足病人需求，醫療成為事業，所有設備、醫療事務品質就是符合病人需求，讓病人滿意，而且為吸引病人上門、採用商業行銷手法，從醫院之獨特性、品牌特色、市場區隔等進行行銷，各醫院並以商品最大化為目標，甚且對醫療專院產業大力擴充，開創績效與利潤，無異與工商企業相同，若從醫療商品化之目的在強調照顧整體「人」而非單純只是「治病」，不但解除身心上疾病，一併滿足求治療外之需求，立場良善，病人也接受完善之照護，但是醫院以治療疾病為主，行銷廣告表達訊息是否眞實？是否剝奪病人知之權利？又以營利為導向之醫療品質是否會降低？病人是否會成為追求利潤之祭品？過度強化商品化，是否稀釋治療之主體性 ？強調商品化，激起消費保護意識，何以不適用消費保護法？均是以令人省思。實質上，這是醫療商品化之風險，也是病人應認知之風險（參閱陳國團，〈品質管理運作實務探討—新光醫院〉，收錄於楊漢泉等著《醫療品質管理學》，偉華出版，2007年3月二版一刷，頁346-360。康納・巴萊特・詹姆士・史提爾（Donald L. Barlett James B. Steele）著，楊佳陵、楊智超譯，《別讓醫院殺了你—揭開醫療體系的共犯結構》，2006年5月初版，頁143-177。

24.黃茂榮，〈醫療糾紛的法律問題〉，《台灣醫界》，第26卷第6

期，台灣醫師公會，1911年6月，頁6。

25.醫師在執行醫療專業時，具有裁量性，其裁量空間、權限與程度，因不同醫療行爲而有不同，但需以滿足醫療之本旨，就醫療給付內容以技術性、細節性、有效性及方便性爲準；參照吳志正，《解讀醫病關係》，元照出版，2006年9月初版一刷，頁124。李依宸、葛謹，〈醫醫相害？〉○○，最高法院99年度台上字第248號刑事判決讀後心得〉，《台中醫林》，2012年7月季刊，頁12。

26.黃丁全，《醫事法》，元照出版，2000年7月初版一刷，頁265-266。

27.王志傑，〈病人自主權理論基礎之研究—兼論病人自主權對我國安寧緩和醫療條例之啓示〉，國防管理學院法律研究所碩士論文，2003年6月。吳全峰，〈全民健康保險制度與醫療人權相關之分析〉，陽明大學衛生福利研究所碩士論文，1999年2月。

28.彭堅汶，《民主社會的人權理念與經驗》，五南圖書，2006年9月初版一刷，頁4。

29.施茂林，〈醫病關係與風險管理〉，發表於中國醫藥大學醫療與法律風險研習會，2012年5月5日。

30.李聖隆，《醫護法規概論》，華杏出版，1992年10月版，頁267-274。黃丁全，前註26，頁246。石木欽，〈從醫療過失論醫師之民事責任〉，收錄於司法官訓練所第15期學生論文集，司法官訓練所，1977年10月，頁2。

31.鄭玉波，《民法債編各論》（下冊），三民書局，1997年8月17版，頁363、414、422，邱聰智，《債法各論中冊》，自刊，1996年10月新版二刷，頁191。

32.最高法院53年度台上字第2354號判決：「上訴人所屬醫師爲上訴人診斷病症及用藥，均無錯誤，其處理委任事務，絕難指爲與有過失，被上訴人自不負損害賠償責任」。70年度台上字第1049號判決：「為病患治療骨折不當，致增加支出之醫藥費及薪資損失，應負損害賠償責任。又被上訴人請上訴人治療骨折屬於民法上之委任關係，於事務未處理完畢前，因可歸責於上訴人之事由而終止，上訴人已受領之醫藥費及車費應返還於被上訴人。」（本文為說明及參用方便性，凡屬政府機關或司法機關使用之年代，均以中華民國年代為準，其餘年分以西元標示之）

33.周國隆、楊哲銘，《實用醫事法律》，五南圖書，2010年8月初版一刷，頁27。曾育裕，《醫護法規》，五南圖書，2006年10月三版三刷，頁77。薛瑞元，〈醫療契約與告知義務〉，《月旦法學雜誌》，第112期，2004年9月，頁35-45。劉文瑢，《醫事法要義》，合記圖書出版社，1999年11月初版，頁 291-292。最高法院97年台上字第2735號民事判決。

34.孫森焱，〈論醫師為行為應負之專務〉，民商法理論之研究，收錄於鄭玉波先生七秩誕祝序論論文集，三民書局，1988年10月，頁167-169。曾隆興，〈論醫療事故之民事責任〉，法務通訊，第201期，1985年2月7日，頁2。

35.曾隆興，〈現代非典型契約論〉，自版，1994年1月版，頁311。

36.陳聰富，〈醫療法律概論〉，收錄於陳聰富、吳志正等合著《醫療法律》，元照出版，2012年初版1刷，頁20。

37.吳志正，〈醫療民事責任〉，收錄於前註書，頁279。

38.王澤鑑，《民法實例研究叢書（第1冊）》，三民書局，1982年9月版，頁211。

王澤鑑，〈醫療糾紛的民事責任〉，發表於彰化縣衛生局、彰化縣醫師公會等共同主辦醫療糾紛之預防與處置研究會，2005年4月29日。曾淑瑜，《醫療倫理與法律15講》，元照出版，2010年4月初版一刷，頁76。

39 曾隆興著，同前註35，頁422。邱聰智，同註31，頁37。

40.台灣台北地方法院101年度醫字第27號民事判決。

41.最高法院97年台上字第1000號、101年台上字第7735號民事判決，台灣台北地方法院101年醫字第83民事判決。

42.台灣台北地方法院101年度醫字第27號民事判決。

43.陳聰富，〈醫療法：第四講醫療契約之法律關係〉（上），《月旦法學教室》，第72期，頁88。

44.曾淑瑜，同前註17，頁17、93。

45.行政院衛生署65年4月6日衛署醫字第107880號函釋。

46.司法院院解字第3331號指出：「對於牙醫診所不應徵營業稅」。

47.醫師法第11條規定：「醫師非親自診察，不得施行治療、開給方劑或交付診斷書。但於山地、離島、偏僻地區或有特殊、急迫情形，為應醫療需要，得由直轄市、縣﹝市﹞主管機關指定之醫師，以通訊方式詢問病情，為之診察、開給方劑，並囑由衛生醫療機構護理人員、助產人員執行治療。」

48.葉肅科，《健康疾病醫療：醫療社會學新論》，三民書局，2008年6月初版一刷，頁247-257。

49.吳志正，《解讀醫病關係Ⅰ》，元照出版，2006年9月初版一刷，頁47、98、145、188。

50.施茂林，〈醫療事故與法律風險〉，發表於台中醫師公會、中華法律風險管理學會等共同主辦，醫病關係協調處理研討會，2013年4月28日。

51.周志中，《急診家暴力》，加大圖書，2007年8月1版，頁5-8。

52.每個人因先天因素或後天環境影響，身心狀況、體質、體能與健康情形均有其差異性，不幸有病痛也有不同，即使相近之生活環境、工作背景、生活習性及健康管理，也常有不同類之疾病，而且同種類之疾病作同樣醫療診治、使用同一方法、執行相同療程並投入相同之藥物，其醫療效果亦不同，分析其影響因素多端，包括：(1)病人之基因會影響醫治效果。(2)病人之體質會影響治療效果。(3)病人之生活習性影響療治效果。(4)病人之飲食習慣與內容會影響診治效果。(5)病人之生理機能會影響藥物效果。(6)病人對於囑咐事項遵從程度會影響醫療效果。(7)病人信心及意志力會影響治療效果。(8)病人家屬之意見會影響診治效果。

53.施茂林，〈醫療世界與法律風險連動論證〉，中山醫學大學演講，2013年3月14日。

54.法律危機處理依各法律事件之不同，有其處理之步驟，一般可採下列階段處置：預防法律危機發生，擬妥危機計畫，測量法律危機存在，避免法律風險擴大，迅速採取對策，設法化危機爲轉機，參照諾爾曼·奧古斯丁（Norman R. Augustine）等著，吳佩伶澤，《危機管理》，天下遠見出版，2003年1月15日一版三刷，頁10-32。

55.葉小忠，〈企業法律風險管理發展十大趨勢〉，發表於中國法律諮詢中心，雲南省法學會，中華法律風險管理學會，雲南大學合辦2013年兩岸法律風險管理研討會，2013年9月2日，收錄於該次研討會論文集，頁63-64。

56.最高法院86年台上字第56號刑事判決。

57.高添富，〈刑責明確化自醫療風險免責開始—醫界不必急著要醫療糾紛去刑化〉，《台灣醫界》，第55卷第8期，2012年8月，頁39。

58.施茂林，〈企業經營與法律風管理之規制與課題〉，發表於廣東工業大學、亞洲大學、中華法律風險管理學會共同主辦2014年兩岸企業經營與法律風險研討會，廣東廣州，2014年6月27日。

59.施茂林，〈法律風險綜觀與發展趨向〉，發表於中華談判管理學會、中華法律風險管理學會、中華民國國工商協會等共同主辦風險管理與談判研討會，台北市，2013年2月23日。

60.有關仲裁之可行性，參照楊崇森、黃正宗、范光群、張迺良、林俊益、李念祖、朱麗容，《仲裁法新論》。薛瑞元，〈仲裁—解決醫療糾紛的另一個可能性〉，《中華民國婦產科醫學會會訊》，第24期，1988年9月。郭英調，〈醫療糾紛適合仲裁，醫療爭議審議報到系列38〉，2009年1月。王國成，〈兩岸醫事仲裁制度之比較研究〉，《北台灣中醫醫學雜誌》，第4卷第2期，2012年12月。趙榮勤，〈醫療仲裁之研究〉，嶺東科技大學財經法律研究所碩士論文，2013年6月。趙嘉瑞，〈簡介仲裁與醫療仲裁〉，《北市醫師公會刊》，第49卷第7期，2005年，頁44-47。

61.曾淑瑜，〈建構醫療糾紛裁判外紛爭解決模式—引進日本ADR制度〉，《月旦法學雜誌》，第160期，2008年9月，頁20。李詩應、陳永綺、和用仁孝，〈由日本經驗看各種醫療糾紛調解制度及可能適合台灣採取之制度：溝通關懷員—各種醫療事故紛爭處理制度及日本經驗〉，《月旦法學雜誌》，第225期，2014年2月，頁208。

62.預防法學是由Louis M.Brown律師首次提出，側重法律專業知識的提出與規劃，透過事先之安排與設計，防範法律風險事故，使風險降至最低，此與傳統法律重視治療法學與救濟法迥異，也因之將使法學領域重組分合成爲「預防法學」、「救濟法學」、「治療法學」三區塊，參見施茂林，同前註11，頁56。

63.施茂林，〈醫療鑑定在司法訴訟之運作與實務〉，中山醫學大學演講，2014年3月21日。

64.施茂林，〈法律風險預測與管理—兼論律師職場運用心法〉，台中律師公會演講， 2011年4月23日。

65.高添富，〈實務下醫療糾紛之態樣與風險控管〉，收錄於台灣醫院協會論文集，2013年3月16日，頁109-110。

66.社會上對於醫療過失之案件相當關注，平面或電子媒體也常報導相同案例，以本人多年來蒐集之資料中，提出下列案例供參：

(1)新北市一婦女因左乳房有硬塊，至甲醫院看病，醫師未詳細檢查即判定為乳癌，予以手術切除，事後發現為良性腫瘤，白挨一刀，高院判賠100萬元。

(2)男病人因攝護腺肥大至醫院求治，醫師做胸部X光檢查，發現肺部病變卻未告知，致延遲診斷，俟手術後再進一步檢查，已達肺癌第四期，切除後仍復發危及生命，地院判決醫師與醫院賠償200萬元。

(3)婦女吊單槓摔落，胸椎骨折，醫師予以手術後，併發腦中風死亡，高院判決醫院賠償450萬元

(4)病人痛風引發腳部蜂窩性組織炎，手術醫師未積極追蹤感染之病菌，又未改用強效抗生素致死亡，地院判賠415萬元。

(5)未幫頸椎病人戴護頸箍，翻身因而癱瘓成為植物人，判賠1,019萬元。

(6)剖腹產將手術針留在腹內，法院判賠120萬元。

(7)男子車禍受傷送B醫院就醫，醫師未追蹤腦壓，致病人手術後成為植物人，地院判決醫院連帶賠償2,600萬元。

(8)婦女因胸腔腫瘤在醫院治療，醫師延誤搶救時機，致成植物人，地院判決醫院連帶賠償3,300萬元。

(9)女病人至醫院做子宮肌瘤割除手術，醫師麻醉疏失成為植物人後死亡，最高法院先判醫院需賠病人到2005年的醫療看護等費用2,300萬元，再判決追加到2012年的費用1,050萬元，合計3,350萬元，因另須加計法定年息5%，總金額增至4,545萬元。

(10)病人腸胃道潰瘍合併穿孔送醫開刀，後另行就醫，照胃鏡拍到幽門處卡金屬環，判賠85萬元。

(11)牙科醫師為病人植牙，花費170萬元，咬合不全，病人訓醫師

專業不足，雙方和解，退回20萬元，半年內重作治療。

(12)婦女因腸阻塞至醫院治療，3名醫師未考慮其身體虛弱是否插鼻胃管，又未注意病人狀況，導致因急性肺功能衰竭成爲植物人，檢察官依業務過失傷害罪起訴。

(13)婦女右腳麻木疼痛，醫師卻由左側腰椎開刀切除椎間盤，致病人左腳肌肉無力，檢察官依業務過失傷害罪起訴。

(14)內科醫師將病人久咳不癒之病患X光片之肺部陰影，二度判爲正常，致未及時發現爲腫瘤，但另名醫師看診已是肺癌四期並已轉移，三月後死亡，地院依業務過失致死罪判處有期徒刑八個月，緩刑二年。

67.醫療上有疏忽發生醫療糾紛之案件，經常在報章媒體報導，本人篩檢將2010年至2013年間不同類型之事例14則以供參酌：

(1)整形名醫爲出車禍受傷之少年縫合，忘記做血管攝影檢查，未及時發現一血管未縫合，致有小腿缺血性壞死，而截肢，被提起公訴（聯合報2010年3月5日A16社會版）。

(2)接受腹腔鏡膽囊切除手術，不愼肝動脈血管破裂，腹部大量出血險喪命，檢察官予以起訴（聯合報2010年3月5日A16社會版)。

(3)將病人當感冒醫治，忽略婦人心臟病史與典型症狀，又未安排轉診或檢查，致病人死於主動脈剝離，經檢察官起訴（中國時報，2010年8月3日A9社會版）。

(4)洗澡燙傷新生兒，致小男嬰臀部及左右腿二度燙傷，一度有生命危險，經檢察官提起公訴（自由時報2011年8月24日A9生活新聞版）。

(5)器官移植時，弄錯愛滋病毒血液，檢查報告，致捐取死者器官移植，5名病人有感染愛滋病之虞（自由時報2011年8月28日A1焦點新聞版）。

(6)醫師不當用藥，致減肥女病人引發心臟冠狀動脈硬化及阻塞死亡，一審判刑拘役十日，緩刑二年（自由時報，2011年11月4日A8生活新聞版）。
(7)8旬老婦就醫，家屬已表明四十年前已割掉盲腸，醫師仍堅持99%是盲腸炎，致白挨一刀（蘋果日報2011年12月12日A4要聞版)。
(8)名婦產科醫師爲病人打過期排卵針，有50多名病人受苦，被檢察官求刑十五年（自由時報2012年1月4日A12生活新聞版）。
(9)婦女接受剖腹手術，醫師不愼將消毒用棉球留在腹中，導致病人不時腹痛，一審判決四個月徒刑（蘋果日報2012年1月31日A8社會版）。
(10)女病人矯正暴牙，竟愈矯愈糟，牙床歪斜，醫院與醫師一審判賠70萬元（自由時報2012年7月4日A6生活新聞版）。
(11)醫師診斷食道癌，治療過程引發敗血症，急救不治，一審判賠100萬元（聯合報2012年8月9日A11社會版）。
(12)就醫遭精障病人咬掉左耳朵，一審判賠95萬元（自由時報2012年10月4日B2社會版）。
(13)肝癌末期病人被誤診爲消化不良，只給胃腸藥，十天後轉診發現腫瘤已6公分，手術不治，二審判賠71萬元（聯合報2013年3月23日A15社會版）。
(14)中醫師針灸埋線減重，四肢共扎1,500針，出現紅腫化膿、感染蜂窩性組織炎，手術三次，開340刀救回一命（蘋果日報2014年11月21日A1頭版）。

68.台灣高等法院高雄分院100年度醫上字第6號民事判決。

69.黃丁全，〈現代醫療與醫事法制之研究〉，收錄於法務部編印，《法務研究選輯（下）》，1999年6月，頁947。

70.施茂林，〈法律風險管理之課題與圖像〉，收錄於氏主編《工商事業活動與法律風險管理》，五南圖書，2014年11月初版一刷，頁3-4。

71.鄭燦堂，《風險管理理論與實務》，五南圖書，2010年10月三版一刷，頁14-16。

72.陳定國，《高階策略管理企劃與決策》，華泰文化，2009年6月初版，頁13-14。

73.盧瑞芳、謝啓揚，《醫療經濟學》，學富文化，2000年8月一版一刷，頁234-235。

74.盧孳艷、邱慧洳、蘇柏熙、蘇秀男、劉育志、方瑞雯、白映俞、吳靜芬等，《護理崩壞－醫療難民潮來襲》，貓頭鷹出版，2013年四月初版，頁178-187。

75.施茂林，〈醫院組織公司化之發展趨勢〉，中山醫藥大學演講，2015年1月8日。茱蒂‧吉泰爾（Jody Hoffer Gittell）著，黃貝玲譯，《打造高績效健康照護組織》，美商麥格羅‧希爾公司，2010年4月初版一刷，頁40。

76.護理人員在醫療團隊居關鍵性角色，在醫療行爲過程更擔任諸多重要支援與輔助行爲，其是否盡職用心，關係醫療行爲之成效，即以住院病人之用藥爲例，其有無盡到取藥、抽藥、歸藥責任，對治癒病人有連帶影響，一般作業準則要求護理人員需做到下列五項原則，不僅是要求護理人員需盡到其注意義務，而且也昭顯用藥爲醫療行爲是否有效之指標。

77.蔡正龍，《企業策略性人力資源管理的道與法》，華立圖書，2008年8月一版二刷，頁335、337、342、343。

78.台灣高等法院高雄分院2012年醫上字第1號民事判決。

79.司法實務上在具體個案上，對於實習醫師參與醫療行爲之程度有採寬廣空間，台灣台北地方法院103年醫易字學第1號刑事判決認爲：「實習醫師乃醫學系七年級學生，經由大學時期之醫師養成過程、基礎與臨床醫學教育及醫院見習課程，在現行體制下，醫師在醫院實習前須經過職前訓練，其內容包含基礎抽血、心電圖檢查、鼻胃管、導尿管等置放技巧，實習醫師於醫院實習時，為醫院成員之一，亦屬醫療團隊之一員，有執行基本醫療處置之能力，故鼻胃管之置放可由實習醫師進行，亦符合醫師法第28條之規定等節，有醫審會102年5月8日第1010426號鑑定書鑑定意見在卷可考，是在病人自拔鼻胃管之情況下，由實習醫師獨立判斷是否重新置放及執行鼻胃管之置放，應屬目前醫療實務上普遍接受且實行之情形。置放鼻胃管之醫囑原則上具有持續之性質，若是到期或脫落需要更換，沿用原有之醫囑繼續執行，屬醫療實務可接受之合理情形。」

80.哈佛管理學院，《高效團隊》，華亞出版，2006年3月初版一刷，頁67-68。

81.林洲富，〈探討消費者保護法對醫療行為之適用〉，中正大學法律學研究所碩士論文，2002年1月，頁31。

82.陳德人，〈在專業傲慢與關懷溝通〉，《台灣醫界》，第57卷第2期，2014年2月，頁49-50中，指出：「學習溝通時強調以關懷為出發點的『關懷溝通』將讓人更容易領悟牢記，使效益擴大延伸，進而促使眾所期待改善醫病關係中關鍵的和諧互信得以加速實現」，又在兒童病人及家屬的應對溝通乙文（台灣醫界，第55期卷第7期，2012年7月，頁57-58）中強調醫療人員如何與兒童病人和家屬相處應對，自然就成為兒童醫療工作時必修的課題。

83.葛謹隆，《台灣醫師制度與醫療糾紛案例注釋》，元照出版，2011年8月初版一刷，頁242-243。

84.葉重新，《教育心理學》，心理出版，2012年8月初版二刷，頁272。

85.游鴻裕，《人力資源管理新世紀觀點》，雙葉書廊，2009年8月初版二刷，頁327。

86.劉昭賢依其從事醫療工作之觀察，將病人歸類為理智型、神經型、自戀型、強迫型、靜默型、聒噪型、兄弟型及混和型，須採取不同策略，本「以客為尊，手心向上」，原則運用：(1)態度（Attitude）、(2)同步（Pacing）、(3)同理心（Empathy）、(4)團隊（Team），從自己做起，讓病人滿意（參見劉昭賢，待客的萬能鑰匙—認識顧客CHA CHA~CHA CHA，台中醫林，2001.7季刊，頁54）。

87.世界醫學教育聯盟及國內醫學教育均強調「真正醫師必須關懷人」，因此在學校基礎及適職教育中安排醫科學生接受基礎生物醫學科學、基礎行為社會科學、人文涵養、臨床技巧、溝通能力及醫學倫理等課程，期待醫科畢業生除備具精湛智能技術外，要有豐富人文涵養，視病猶親等正確觀念。

88.最高法院86年度台上字第56號民事判決。

89.最高法院97年度台上字第2346號刑事判決。

90.台灣台北地方法院103年度醫簡字第2號判決。

91.李源德，〈認清病例記載的真諦〉，聯合報2009年7月23日A19民意論壇。

92.邱清華，〈醫療、法律、消費者—重建醫病關係〉，《醫事法學》，第7卷2期，1999年6月。

93.張念中，《醫病溝通技巧70案例》，元照出版，頁196。施茂林，〈醫療文書與法律效果〉，收錄於氏主編《醫療衛生法規》，世一文化出版，2003年8月初版，頁923-925。

94.林正隆、施茂林，〈自來水品質安全與法律風險防範對策〉，同前註70，頁434-435。

95.曾品傑，〈我國醫療上告知說明義務之實務發展—最高法院相關判決注釋〉，《科技法學評論》，第9卷第1期，2012年6月15日，頁43。

96.黃丁全，同前註26，頁450-455。

97.施茂林，〈醫療過失高額賠償法律解碼〉，中華法律風險管理學會網站（網址：http://www.lrm.org.tw/index.php?option=com_content&view=article&id=668:2012-06-29-06-17-09&catid=50:articles&Itemid=90），最後瀏覽日：2015年8月31日。

98.台灣高等法院92年矚上訴字第1號刑事判決。

99.屈蓮、劉篤忠，《護理與法律新論》，新文京開發，2004年1月10日初版二刷，頁7-8。

100.監察院於調查北城婦幼醫院，崇愛診所等醫療傷亡事件後，提出報告，指明：「衛生署醫事鑑定小組鑑定疏失之案例，係國內醫療錯誤經驗分享之最佳教材，但衛生署未選取具有參考價值之醫療疏失鑑定案例彙編成輯，提供其他醫療院所或醫事人員引為借鑑。」「衛生署繼續匯集具有參考價值之醫療疏失鑑定案例，編輯成冊，供醫療院所及醫事人員引為借鑑，以保障人權。」（參見監察院人權保障工作彙總報告，監察院2005年1月7日初版，頁163-164）。

101.葉椒椒，《工作心理學》，五南圖書，2000年7月初版二刷，頁428、429、431。

102.蘇清泉，〈醫療糾紛簡介及預防〉，《日新2010年司法年刊》，台灣屏東地方法院檢察署，2010年8月，頁41。

103.近三十年來，本人經常受邀至機關、學校及社團做法律知識、法治教育、法律保護、司法保護專業法律、部門法律及法律風險等演講及專題報告或主題討論時，常主動要求邀請單位指明聽眾能受益及同仁最想了解之法律事項，再根據此項需求，擬定綱要教材，深入講演，一般反應良好、互動熱絡，聽眾也表示受益良好，又受邀單位無法提供演講合適之提綱時，本人會依其辦理之目的，聽演者之背景及受邀單位之性質，設定大綱，藉社會事例與司法實例深入淺出闡述，均能得到熱烈迴響。

104.施茂林，〈企業經營與法律風險管理之綜觀與微論〉，收錄於同前註70書，頁48-49。

105.施茂林，同前註11，頁13。

106.曾育裕，同前註33，頁131。

107.林恩偉，〈醫療機構法律風險研究—風險管理與救濟〉，收錄於東海大學等合辦「社會變遷與醫療法律發展」，國際學術研討會論文等，2014年5月17、18日，頁290-291。

108.陳俊男、廖宏茂，〈醫療院所預應式風險管理〉，《工業安全衛生月刊》，第290期，2013年，頁29-40。

109.施茂林，同前註104，頁59-60。

110.張志成、周談輝，《知識管理與創新》，全華科技圖書，2004年5月初版一刷，頁140-141。

111.屈蓮，《醫院行政與管理新論》，新文京開發，2002年1月初版，頁7-157、158。

112.施茂林，〈醫院管理與法律風險避讓探微〉，發表於張錦文基金會、中國醫藥大學共同主辦醫院管理研討會，2013年10月20日。

113.台北市護理師護士公會等，《護理專務與法律實務》，中華民國醫事法律學會，1996年8月版，頁312。

114.林志潔，〈何不推醫療強制險？〉，中國時報，A14時論廣場，2012年11月20日。

115.Rexford E. Santerre. Sephen P. Nenn著，鄭瑟薰、徐依珊、吳非凡譯，《醫療理論學》，新加坡商聖智學習公司，2008年7月初版一刷，頁309-310。

116.潘憶文、李妙純、李瑜芳、張育嘉、白格術、許良因、吳明彥，

《國際醫療制度》，華杏出版，2009年9月一版一刷，頁289。

117. 醫師專務責任保險之理賠項目爲，因執行醫師業務使病人體傷或死亡，依法應賠償之責任，主要給付項目爲第三人體傷或死亡。現在各保險公司之醫師專務責任保險內容各有特色，有將之區分爲三類：甲類爲牙醫、中醫；乙類爲一般內科、家庭醫學科、皮膚科；丙類爲小兒科、耳鼻喉科、眼科、精神科、腫瘤科、腎臟科、心臟科，每一事故保險金額亦有不同，醫師可依其專業與個人需要投保，有關自負額部分，會在保險契約上約明：「對於每一次事故依法應負之損害賠償責任及抗辯費用，本公司僅就超過本保險契約所載之自負額部分負賠償之責；若自負額度內之金額已由本公司先行墊付者，被保險人應返還之。如有其他保險同時應負賠償責任時，除另有約定外，應按各該保險契約所約定之自負額扣減。」又保險契約常會有除外條款，如：(1)任何被保險人之故意、不誠實、惡意行爲。(2)被保險人於執行業務時，因受酒類、毒品或麻醉劑之影響。(3)被保險人非基於診斷上或治療上之理由提供醫療服務。(4)任何與人工流產手術、結紮或與不孕症有關之治療手術。(5)被保險人爲達到第三人減肥之目的而建議或使用減肥藥物。(6)與嚴重急性呼吸道症候群（SARS）、後天免疫力缺乏症（AIDS）、禽流感（Avian Influenza or Bird-flu），或其病原體有關者。(7)因基因受損或操縱基因所致。(8)被保險人因牙醫業務行爲所爲之全身麻醉，或在全身性麻醉下所爲之牙醫業務行爲。(9)被保險人由於不正當治療、濫用鴉片、嗎啡等毒劑藥品所致者。同時，也約定對於下列賠償責任，保險公司不負賠償之責：(1)被保險人違反保密義務而引起之賠償責任。(2)任何罰金、罰鍰、違約金或懲罰性賠償金。(3)因血庫之經營所引發之賠償請求。(4)被保險人以契約或協議所承受之賠償責任。但縱無該項契約或協議存在時仍應由被保險人負賠償責任者，不在此限。

(5)被保險人因承諾醫療效果或包醫之後效果所發生之賠償責任。(6)被保險人被撤銷醫師資格、被撤銷開業執照，或受停業處分，而仍繼續執行醫師業務。(7)被保險人之僱用醫師獨立執行醫師業務。(8)被保險人之受僱人因執行職務而致死亡或受有體傷。(9)被保險人違反醫師法所規定之強制診療義務、被保險人執行未經主管機關許可之業務其他非法行爲所發生之賠償責任。(10)各種形態之汙染所致者。同時，保險公司也會要求：除必要之急診費用外，被保險人對於第三人就其責任所爲之承認、和解或賠償，未經本公司參與者，本公司不受拘束。保險公司經被保險人之委託抗辯或和解，就訴訟上之捨棄、承諾、撤回或和解，非經被保險人書面同意不得爲之。被保險人因處理民事賠償請求所生之抗辯費用，經本公司事前書面同意者，由本公司償還之。

118. 台中市醫師公會爲協助會員解決醫療爭議案件，減輕會員心理負擔與惶恐，並適當協助處理患者或家屬之訴求且分擔損失，訂頒會員互助金管理委員會組織辦法，自2007年7月開辦，已有900多人參加，所有會員皆可參加，年繳3,000元，對於發生醫療糾紛之會員，協助調處，但只負責民事和解部分，申請給付權益之案件限爲參加互助金之會員本人且需經本會調處乙次（含）以上，或經委員會認可之單位調處過亦可提出申請，但若與病人或家屬已談及和解卻無公正第三人時，院所可至公會並協同2位委員簽具和解書則亦可提出申請，由委員會審議補償，自和解適時成立後六個月內須提出互助金申請，具互助金會員資格。不行使則喪失權利。又補償金之最高額度每一案件爲新台幣30萬元，每一會員全年度最高額度爲新台幣50萬元，由出席委員三分之二委員同意決議之。凡受補助之會員該年度申請金額已達50萬元者，則其下一年度分擔金額調高至6,000元整，若該年度未再申請補助則隔年度恢復常規繳費，但申請次數累計至五次（含）者，則提委員會審核是否得繼續時，公會明確告知本互助並無法完全承包所有理賠，若有需要，自行投保醫療責任險。

119. 卓俊雄，〈兩岸醫療爭議事件處理機制之研究—兼論醫療補償互助會之屬性〉，社會變遷與醫療法治發展學術研討會論文集，東海大學，2014年5月17、18日，頁216。
120. 鄭燦堂，同前註71，頁488-489。
121. 宋明哲，《風險管理新論—全方位與整合》，五南圖書，2012年10月六版一刷，頁642-643。
122. 錢慶文，《醫療人力資源管理》，雙葉書廊，2007年2月初版二刷，頁2。
123. 伍忠賢，《策略管理》，三民書局，2002年初版一刷，頁457、466。
124. 戚樹誠，《組織行爲—台灣經驗與全球視野》，雙葉書廊，2010年7月初版一刷，頁480-481。
125. 施茂林，同前註112。
126. 陳志興、孟垂祥、周曾同，《醫院領導》，上海科學技術出版社，2002年10月一版一刷，頁623-624。
127. 施茂林，〈無機成長管理與醫院經營策略〉，中山醫學大學附設醫院專題演講，2009年9月2日。
128. 李納・貝瑞（Leonard L. Berry）、肯特・賽特曼（Kent D. Seltman）著，陳琇玲譯，《向梅約學管理—世界頂尖醫學中心的三贏哲學》，美商麥格羅・希爾國際公司台灣分公司，2009年11月初版六刷，頁87-88。
129. 許南雄，《人力資源管理—政府與企業機構人力管理新情勢》，華立圖書，2011年3月五版一刷，頁462-466。
130. 施茂林，〈醫療行爲之法律風險管理〉，杭州市醫院協會醫療研習會，2012年11月6日，頁7、8。

131. 施茂林，同前註112。
132. 台灣高等法院高雄分院96年度醫上訴字第4號刑事判決。
133. 台灣台北地方法院96年醫訴字第11號判決。
134. 最高法院94年台上字第2676號判決。
135. 最高法院86年台上字第3466號刑事判決要旨：「本件上訴人身為婦產科醫師，對於甫分娩之產婦，因產後所發生之變故危險率甚高，為其所能預見，則就被害人產後所能發生之危險，即負有防止及注意之義務，竟於被害人產後離開醫院返家休息顯未履行此等義務，致未能及時察覺施以急救，使被害人因而死亡，縱使被害人家屬未立刻告知護理人員，護理人員亦疏未及早發覺，上訴人仍無解其過失之刑責。上訴意旨猶執陳詞謂未能及早發現被害人子宮收縮不良引起急性產後出血，實乃產婦送回病房後病房護士之疏忽所致，應非上訴人之過失，就原判決已詳為說明之事項及原審採證認事職權之適法行使，任意指摘原判決違背法令，難認為有理由，應予駁回被告上訴。」
136. 何建志，《醫療法律與醫學倫理》，元照出版，2012年2月初版一刷，頁5、7。
137. 施茂林，〈醫療司法程序與訴訟攻防心法〉，中國醫藥大學專題演講，2013年6月15日。
138. 施茂林，〈醫病關係與法律風險之防範管理〉，發表於台中醫師公會、中華法律風險管理學會共同主辦醫療法律風險管理研討會，2012年9月16日。
139. 朱正一，《醫務管理制度組織與實務》，華泰文化，2006年1月初版，頁6、8。
140. 最高法院81年上字第1513號民事判決。
141. 黃丁全，《現代醫療與醫事法制之研究》，台灣高等法院高雄分院檢察署，1997年11月，頁224、229。

142.施茂林，同前註138。

143.施茂林，同前註127。

144.施茂林，同前註112、138。

145.名醫經過千錘百鍊，得到醫界與病人之高度肯定，絕大多數名醫對病人均親切有加，視病如親，惟從部分病人之反應，有些名醫會從良醫角色退位，經觀察與病人喜歡找上名醫，致門診與手術之病人超過負荷，所能使用之時間被迫縮減，影響問診與互動之密度；有則因眾星拱月，不自覺間權威感、優越感逐漸興起，與病人之距離感增大；有則病人眾多，不堪勞煩，耐心減低，服務力道不足，遠離視病猶親之情分而不知，可謂風險意識在醫病互動中不容忽視。

146.朱從龍，〈醫療糾紛的民刑事程序〉，發表於中華法律風險管理學會、中國醫藥大學合辦醫病關係協調處理研討會，2013年4月28日。

147.林恩瑋，同前註107，頁299。

148.邱文達，《醫院品實務管理》，合記圖書，2005年2月10日初版三刷，頁xvii。

149.李秀美、張鳳麟、馬淑清、許欽津，〈關懷理念在台灣之臨床實務與醫護教育的應用情形〉，《台灣生命倫理學刊》，第1期，財團法人台灣生命倫理學會，2011年1月，頁36、46-47。

150.魏麗敏、黃德祥，《諮商理論與技術》，五南圖書，1996年9月初版二刷，頁26。

151.施茂林，〈醫病關係與法律風險評量〉，中山醫學大學教材，2014年11月22日。

152.吳志正，《解讀醫病關係II—醫療責任體系篇》，2006年9月初版一刷，頁459-460。

153.黃鈺媖，〈病人提起醫療訴訟原因之實證分析—以婦產科醫療訴訟爲例〉，《全國律師》，2006年8月號，2006年8月12日，頁68-69。

154. 有關諮商、輔導、溝通與談判之專業書籍甚多，以醫師之資質經驗，要自行研讀尚無困難，如時間分配或業務繁忙，無暇閱讀，可參考一般性或較輕鬆寫法之談話藝術、人際溝通、溝通高手、談判要領、輔導技巧、諮商心法等類書籍，逐步增強此方面知能，利於醫療間之互動，減少醫病間之誤會。

155. 嚴和駿，〈心理治療〉，收錄於徐俊冕等著《醫學心理學》，五南圖書，2001年11月2版一刷，頁371、383-387。

156. 柯瑞（Corey G.）、柯瑞（Corey MS.）、卡華那（Cahauan P.）著，王志寰等譯，《諮商倫理》，新加坡商聖智公司，2011年3月1版三刷，頁14、118-119。

157. 張苙雲，《醫療與社會—醫療社會學的探討》，巨流圖書，2009年3月4版二刷，頁219-222、233。

158. 本人在法務部服務時，負責司法保護業務，爲培養輔導更生人、受保護管束人、收容人及犯罪被害人等專職人員或志工，經常舉辦各類人際溝通，心靈成長、價值重建、悲傷輔導、諮商輔導、心理治療、婚姻講座等職前、在職訓練，也常參加不同之犯保、更保、觀護人等研習活動，對於人際互動與溝通，有相當認識，本文有諸多論述即係個人之體會與心得。

159. 顏裕庭、黃明和等《全面醫療品質》，偉華書局，2003年4月1版五刷，頁209-210、254。

160. 劉樹泉，《醫療溝通與人際關係》，合記圖書出版，2004年2月10日初版一刷，頁29-30。

161. 張念中，同前註93，頁9、41、155、167、168。施茂林，同前註130。

162. 劉樹泉，同前註160，頁1、4、15-16。

163. 黃勝雄，〈醫院管理與醫德的維持〉，收錄於余玉眉、蔡篤堅主編之《台灣醫療道德之演變若干歷程及個案探討》，國家衛生研究院，2003年11月初版一刷，頁222-223。

164. 黃俊雄，〈醫療鑑定與醫病關係〉，《日新2010年司法年刊》，台灣屏東地方法院檢察署，2010年8月，頁36。

165. 醫病關係之協調信賴，關係同理（Empathy），無私關注（Unconditional Positive Regard）與誠實（Genuine）三要素，而邁向眞實之關係，需要眞誠與親善，表達視病如親，贏得病家接受、配合與信賴，參照宋麗玉、施教裕，《優勢觀點—社會工作理論與實務》，洪葉文化，2010年5月初版二刷，頁374、381。

166. 三國劉邵在人物誌中曰：「心質亮直，其儀勁固……心質平理，其儀安閑」，又曰：「夫客之動作，發乎心氣，心氣之徵，則聲變是也」、「慘懌之情在於色，態度之動在於容，緩急之狀在於言」，「普博周給，弘在覆裕……沉靜機密，精在玄微……樸質徑盡，質在中誠」，道出修養與口語表達之要領。

167. 戚樹誠，同前註124，頁310-319。

168. 葉玉珠、高源令、修慧蘭、曾慧敏、王珮玲、陳惠萍，《教育心理學》，心理出版社，2003年10月初版二刷，頁124-128。

169. 顏裕庭、黃明和、許葉貞，《醫院管理再造與新生—公辦民營醫院之經營》，合記圖書出版社，2005年8月10日初版一刷，頁294-295。

170. 盧美秀，《護理與法律》，華杏出版，1996年2月初版一刷，頁138。

171. 醫療糾紛之發生，不限於西醫之醫療行爲，即使中醫與牙醫醫療部分也有諸多醫療糾紛事件，茲舉本人於2014年3月21日爲中山醫學大學牙醫系同學專題演講「牙科醫療行爲法律風險與鑑定實務」所列牙醫發生醫療糾紛之案例供參考：

(1)補綴部分：①根管治療不徹底，再次疼痛。②不良添加物，引起發炎。③填補物不當，發炎疼痛。④技術不佳，咬牙重心偏失。⑤假牙不合，難以使用。⑥齒顎、顳顎關節處理不當。

(2)拔牙部分：①弄錯問題牙齒，拔錯牙齒。②他顆牙齒動搖，錯誤治療。③處理不良，牙齦腫脹疼痛。④手術不當，齒槽骨撕裂。⑤長出腫塊，出現牙齦癌。⑥拔牙後，二週不癒合。⑦一次多顆拔牙，造成感染。⑧全口拔牙不當，造成併發症。

(3)植牙部分：①植牙不良，動搖失敗。②未植骨粉，植牙不牢脫落。③穿透牙床，引致感染。④植牙引起中風。

(4)手術部分：①削骨手術不合預期。②正顎手術效果不佳。③口腔組織處理不當。④手術欠佳，咬合不準。

(5)口腔癌手術部分：①切除不徹底，再度發作。②縫合不確實，流血感染。③血液內流，血塊堵住咽喉。

(6)注射：①心臟內有口腔內之細菌。②針頭消毒不潔。③經驗不足，反覆注射，引起併發症。④誤用藥劑。

(7)痲醉部分：①全身痲醉發生休克。②痲醉量不足，病人疼痛難忍。③痲醉藥尚未發揮，進行手術。

(8)病人身體狀況部分：①未注意病人高血壓，即予治療。②病人患有糖尿病，造成截肢。③病人屬緊張型，造成休克。④病人疼痛高度敏感，手術休克。

(9)美容部分：①陶瓷貼片美觀不足。②冷膠處理不當。③噴砂處理失當。④美白失敗。

172 林恩瑋、陳奕彣，〈醫療機構法律風險研究：風險形成與確認〉，《醫療品質雜誌》，第7卷第6期，2013年，頁63-75。

173 施茂林，同前註112。

174 施茂林，同前註137。

175 發生醫療糾紛涉訟時，醫療團隊成員遭受重大壓力，積極構思有利於己之作法，蒐集相關事證，在接受訊問時，回答對自己有利之內容，其間難免影響其他醫護人員，甚且有意無意中凸顯同仁之缺失，透露出醫療過程橫向與縱向職務與合作有問題，茲舉例明之。案情爲有病人產後大量出血，住院醫師報告主治醫師，主治醫師未前來，僅指示住院醫師單獨處理，致延誤病情，未能及時醫救致死亡，檢查官訊問治療醫師：

Q：你是病患之主治醫師？

A：我是住院醫師，主治醫師是P。

Q：病人產後住院是你值班照顧？

A：我與P都在值班。

Q：你在婦產科擔任醫師多久？

A：已一年二個月，事實上，我的興趣是婦科。

Q：你是準備以婦科爲專業？

A：是。

Q：那你爲何要輪產科值班？

A：我只能照醫院規定辦理。

Q：對於產科，你經驗如何？

A：婦科比較強，產科是跟著學。

Q：P知道你的情形？

A：我常跟他聊天，他認爲產科變化多端，常有緊急情形，也鼓勵我走婦科。

Q：病人大量出血是常態嗎？

A：偶爾會有。

Q：你碰過幾個病人？

A：四個，但情況沒有這次嚴重。

Q：當時你如何處置？

A：我一方面緊急搶救，醫院方面要護士通知P趕來，但很久都沒來，最後護士報告P要我設法處置。

Q：P為何不來？

A：護士說他另有要事。

Q：值班可以翹班嗎？

A：就是嘛！如果他在，他有經驗，事情就可以控制住。

Q：你為何無法搶救？

A：出血大量又快，我心知不妙，要護士再催P，並在電話中問他怎麼處理，他告訴我止血方法，6分後再急救，血流不止，我已無能為力。

Q：你們何時通知P？

A：我在休息，護士call我，就趕來，發現出血量多，初步處理後，不到10分鐘叫護士通知P，護士說call我時，也call了P了。

Q：為何P認為你能處理 ？

A：他個性大而化之，在電話中說：不必大驚小怪，護士也有經驗，會控制住的。

Q：產婦死後，她家人有沒有責怪你？

A：他們家人有看到我很努力，沒指責什麼，但P不高興有責怪我，最氣人的是P被罵後，就說我平常不好好學習，笨手笨腳，好好一個人，只是出血就造成病人死亡，要負擔全部責任，到現在我覺得選錯科了。（摘自施茂林，同前註137）

176 施茂林，〈醫學倫理與醫療法律風險〉，台灣省醫學會年會演講大綱，2011年5月21日。

177 施茂林，〈醫療人員面對醫療糾紛之保護要領〉，台中榮民總醫院專題演講，2003年9月8日。

178 施茂林，〈法律風險與預測控管總說〉，發表於大同技術學院等合辦法律風險管理學術研討會，2011年10月18日，頁12。

179 施茂林，〈醫療糾紛處理實務〉，發表於中國醫藥大學舉辦醫病關係法律實務研討會，2004年6月5日，頁14。

180 施茂林，〈醫療司法訴訟攻防策略〉，發表於中國醫藥大學、中華法律風險管理學會等合辦醫療法律研討會，2014年2月13日，頁8-9。

181 施茂林，〈醫病關係與法律風險控管〉，彰化基督教醫院專題演講，2010年7月30日。張昭星，〈芻議醫療糾紛紓解之道〉，《台灣醫界》，第26卷第4期，頁8。

182 劉梅君，〈醫療糾紛不可承受之重〉，中國時報A4時論論壇，2012年5月4日。

183 施茂林，〈醫療糾紛與醫師自我保護〉，台灣台北地方法院、台灣板橋地方法院合辦司法相驗及法醫知能研習會專題演講，2002年7月14日。

184 蕭敏慧，〈醫療爭議下，身爲病家的悲哀〉，《全國律師》，2006年8月號，2006年8月18日，頁3-4。

185 許煜婕、楊俊彥〈醫療糾紛之相應對策—立法修正重點說明〉，收錄於施茂林主編《吹動法律風險管理新境》，中華法律風險管理學會，2015年9月12日初版，頁109-110、120。

186 最高法院100年台上第2010號民事判決。

187 黃俊雄，同前註164，頁32。

188 社會工作乃是現代社會經濟制度下，對不幸人員運用現代科學知識與方法，從生理、心理、社會、經濟、家庭、職業等了解個人或家庭失調緣故，再對症下藥、協助更生、適應環境、復歸社會、醫院社工人員擅長處理病人之行爲、情緒、免疫也協助病人對疾病處理能力，則扮演治療角色，對病人及家屬之社會與心理治療是醫療糾紛時，由社工人員先行出面溝通協調，甚爲適當，也是其特殊服務項目。參閱莫藜，《醫療福利》，亞太圖書出版社，2002年8月出版一刷，頁117-119、121。

189 林恩瑋，同前註107，頁293。

190 施茂林，於2013年9月11日在中國醫藥大學立夫教學大樓地下一樓國際會議廳舉辦第一屆台中醫法論壇「醫療糾紛處理之觀望與未來」以台中地院醫療試辦制度爲中心，主持第四場研討會之發言，參閱台灣法學雜誌，第244期，2014年3月15日，頁115。

191 林仁和，《社會心理學》，揚智文化事業，2001年5月初版一刷，頁238、245。

192 施茂林，〈醫學科技應用與法律風險〉，中國醫藥大學主題演講，2014年12月12日。

193 吳俊穎、楊增暐、賴惠蓁、陳榮基，〈醫療糾紛民事訴訟的損害賠償—法界學說實務見解及實證研究〉，《法學新論》，第36期，2012年6月，頁13-51。

194 朱柔若、林東龍，〈醫療公道如何討？台灣醫療糾紛處理機制弊病之探索〉，《醫事法學》，第11卷第4期（合訂本），2003年，頁31-61。

195 陳學德，〈醫療風險與糾紛管理〉，《月旦法學雜誌》，第223期，2013年12月，頁174。

196 陳學德，〈醫療風險與糾紛解決之道—從台灣台中地方法院試辦醫療制度談起〉，發表於中國法律諮詢中心、雲南法學會、中華法律風險管理學會、雲南大學等合辦兩岸法律風險管理研討會，2013年9月2日，該次研討會論文集，頁28-62。

197 施茂林，〈法律風險管理圖像與運用〉，發表於廣東中山大學法律風險管理論壇，2013年3月20日，頁17。

198 施茂林，〈法律風險管理總論與實務〉，廣東暨南大學法學院專題演講，2013年3月19日。

199 施茂林，同前註137、179。

200 施茂林，〈醫療擁抱法律之深度思維—從法律觀點談醫療發展趨勢〉，發表於台灣醫院協會，中華談判管理學會合辦重塑良好醫療就業環境系列活動—醫療糾紛與司法研討會，2013年3月16日。

201 林清鈞，〈醫事專業法庭成效初探〉，發表於台中榮民總醫院，東海大學，台中市醫師公會等合辦第二屆台中醫法論壇—台灣醫事專業法庭兼醫療風險與告知義務，2014年9月21日。

202 陳聰富，〈醫療糾紛調解制度之立法爭議〉，《月旦法學》，第213期，2013年1月5日，頁72。

203 施茂林，〈法律風險預測與管理—兼論律師職場運用心法〉，發表於台中律師公會，2011年4月23日。

204 甘添貴，〈醫療專務過失與刑事責任〉，日新2010司法年刊，台灣屏東地方法院，頁52。

205 葉家興，〈醫療疏失不是原罪〉，中國時報A15時報廣場，2012年7月18日。吳俊穎、陳榮基、賴惠蓁，〈醫療糾紛鑑定的未來—由專業鑑定探討醫療糾紛鑑定之興革；醫療糾紛重複鑑定之實證研究〉，均收錄於吳俊穎、陳榮基、楊增暐、賴惠蓁、吳佳勳合著《清官難斷醫務事？醫療過失與醫療糾紛鑑定》，元照出版，2012年6月初版一刷，頁165-214。

206 鑑定結果所呈現之鑑定意見，攸關檢察官與法官心證之形成，對醫師與病家之訴訟結果影響深遠，如以一次鑑定意見爲準，醫病雙方不一定認同，其經二次、三次，甚至十次鑑定，加上各次鑑定內容不一定會一致，內容齟齬矛盾，雙方攻防辛苦，其原因與檢察官或法官欠缺醫學專業知能有關，即使送鑑定也不易提出爭點請鑑定，縱有提出，有可能不是關鍵點，因之有鑑定必要時，其鑑定之問題宜由有醫學背景之專業人士協助提列，供司法官審認，再相互討論後，交由鑑定專家鑑定，如有再度鑑定時亦同，當多次鑑定意見不一時，由醫學專家與司法官多方研討，再採取適當之鑑定問題，不宜重複盲目送請鑑定，參照朱富美，〈以非訟方式解決醫療糾紛之研議—由德國「醫療糾紛鑑定委員會及醫療糾紛調解委員會」談起〉，《日新2010年司法年刊》，台灣屏東地方法院檢察署，頁76。

207 黃清濱，〈醫事糾紛鑑定現況對訴訟實務之影響〉，《台灣醫界》，第55卷第6期， 2012年7月，頁33。

208 張家琦，〈醫療糾紛鑑定程序中鑑定書定型化適用之可行性探討〉，《中律會訊》，第3卷第4期，台中律師公會，2000年12月，頁10。施茂林，〈醫療鑑定在司法訴訟之運作與實務〉，中山醫學大學演講，2014年3月20日。

209 張家琦，〈醫事糾紛鑑定之疏失判斷與法律責任〉，《台灣醫界》，第55卷第6期，2012年7月，頁32。

210 施茂林，同前註199。

211 施茂林，〈醫療鑑定與司法實務〉，中山醫學大學演講，2014年12月27日。

212 施茂林，〈從法律新世界談生命與醫療法律〉，發表於中山醫學大學附設醫師醫法研習會，2011年9月2日。

213 最高法院94年度醫上字第2號民事判決。

214 最高法院95年台上字第3884號民事判決。

215 傅篤誠，《非營利事業管理—議題導向與管理策略》，新文京出版，2002年9月初版，頁37-38。

216 高振山、楊曼君，〈風險管理推動實務〉，《研考雙日刊》，第30卷第2期，2006年，頁25-26。宋明哲，同前註121，頁185、217、663。

217 鄭凱文，〈調解及醫療風險分擔制度在醫院糾紛案件之適用〉，《法學叢刊》，第233期，2014年1月，頁31-32、83。

218 沈冠伶《訴訟權保障與裁判外紛爭處理》，元照出版，2006年4月初版1刷，頁288。蔡文斌〈從法律風險控管論多元化糾紛解決機制〉，收錄於施茂林主編同前註70，頁500-512。

219 李聖隆，〈醫療鑑定的法律解讀〉，《台中律師公會會訊雜誌》，第8卷第2期，2005年2月，頁5。

220 施茂林，〈醫療行爲之法律風險〉，彰化基督教醫院專題演講，2010年7月30日。

221 施茂林，同前註151、211。

222 如戴鐵雄醫師將其行醫多年所目睹之病人現象與醫治處理之過程，撰寫杏林蒐遺（《台灣醫界》，第54卷第5期，2011年，頁58-62）可看出病人百態，顯現醫師治療行爲之多面向與醫師從事醫療行爲之挑戰性。

223 有關醫療糾紛案件造成醫界之反彈與憂心，已有一定時間，法律學者專家與醫界亦常有論述，指明其影響性，有者更認爲「在刑法的枷鎖下，醫界已經是全國最大的犯罪集團，醫師在執業時，隨時要面對是否會造成醫療糾紛。」、「急重病人越來越沒有人願意處理，造成急診被輕症病人塞滿，急重症病人無後線醫師處理的困境。」、「不廢醫師刑責，全民重症等著看」、「急重症的病人只是『院外人球』變『院內人球』。最後，在無形的醫療浪費、人才流失及腐蝕醫療基礎下，台灣的醫療，將會走入更嚴重的黑暗期」（參見林杏麟、李維哲，〈緊急醫療崛起的背後：刑法造成台灣醫師沒有犯一次過失的機會〉，《台灣醫界》，第55卷第4期，2012年4月，頁48-49）。

224 施茂林，〈醫學倫理與醫療法律風險〉，中華法律風險管理學會網頁（網址：http://www.lrm.org.tw/index.php?option=com_content&view=article&id=431:2011-04-15-07-55-46&catid=50:articles&Itemid=90），最後瀏覽日，2015年8月31

日。

225 施茂林，〈醫療責任與醫療糾紛〉，中山醫學大學演講，2014年10月18日。

226 本人多次在醫學院、醫療院所，醫師演講會或醫學研討會與論壇中，強調：醫療不是公式，也非直線關係，是藝術，端看醫師如何構思與下筆，而藝術涵養不易是自己天生，常是學習而來，就靠醫師去體會與開創，經常獲得與會聽講之醫院主事者與醫師認同，並參閱謝炎堯醫師〈用藥審查制度透明嗎 ？醫學不是單純的科學，也是藝術〉，《台中醫林雜誌》，第86期，2015年4月，頁9。

227 伊東矖，〈從向家屬揭發開業醫不當的醫療報導讀起〉，《台灣醫界》，第25卷第8期，頁12。

第十章

醫療個資與隱私之法律風險防範管理

薛筱諭[*]、施茂林[**]

摘要

醫療機構內之醫療人員主宰著每個人之生、傷、病、老、死所面臨之診療醫治與照護，由於資訊科技進步快速，現今社會對於醫療品質，除要求技術精良之外，亦漸趨重視醫療隱私之權益保護，而在醫療結合網路與社群等新科技，病人隱私之保護不容忽視。對個人而言，醫療資料較一般資料更具私密性與敏感性，屬特種個資，倘任意蒐集、處理或利用，恐對病人造成難以彌補之傷害，嚴重時甚至導致社會多數人強烈不安。是以，醫療機構如何徹底落實病人醫療隱私保護之法律風險防範管理，實爲醫療機構須正視之課題。

有關病人隱私、秘密之保護，在諸多國際醫師宣言與文獻中，明白揭櫫其理念，如1948年世界醫學會在日內瓦召開大會時，公布周知的世界宣言（Declaration of Geneva），要求尊重病人秘密；1973年世界醫學會在慕尼黑通過「對醫療作業使用電腦的聲明」（Statement on the use of computers in medicine）建議電腦與電子資料處理病人資料時，應竭所能保衛病人之隱私權，防止外洩；1981年里斯本宣言（ Declaration of Lisbon ）指明病人有權要求醫師對其病情與病歷記錄保守秘密，我國醫師倫理規範亦載明醫師不得洩漏病人之秘密，護理倫理規範亦有此等精神。醫療隱私之保護既然如此重要，但醫療系統在規劃各類改革或改造策略與措施時，因欠缺風險意識未必會重視病人隱私問題。

個資法施行後，實有必要使醫療人員更了解個資法規範，俾能有助於制定或檢視修正內部之作業規範以符合法律要求，爲避免醫療人員於使用個人資料時，有動輒得咎之虞。因此本文係從醫療個資隱私與法律風險談起，再從司法審查實務探討解析其法律風險所在，接著探究個人資料保護法與醫療隱私規範，比較醫療機構實務上個人資料保護之作法與相關問題，剖繪醫療事務與隱私保護之要點，提出適宜醫療機構參用之法律風險防控對策，也就未來新科技資訊連結利用，提出隱私保護之問題，期能達成政府、醫療機構、病人隱私保護等多贏之目標。

關鍵字：隱私權、個人資料保護、電子病歷、資訊安全、法律風險管理

壹、引言

晚近科技快速發展，人類知識之累積、傳承、應用與創造俱連增進，各類知識之資料急速成長，也促導資訊之發達，將有意涵之資料轉化成為資訊，而資訊處理之重點在於儲存知識，使知識本質成為有系統化、結構化之資訊，有助於生活之便利與工商之便捷，然因資訊具有可多重複製特性，容易傳遞、輸送與交流，其內容也相對容易洩露，個人隱私資料也隨之容易被探索，也容易外洩[1]，而且個資之蒐集與利用可得到無窮商機，許多產業也常認為在競爭生態之中，挑戰之關鍵點在於「如何有效應用顧客之數據資料」，其中當然涵蓋個資隱私與外洩之可能性，凡此俱見個資與隱私保護，成為法律保護之重要課題[2]。

醫療機構內之醫療人員主宰著每個人之生、傷、病、老、死所面臨之診療醫治與照護，現今社會對於醫療品質除要求醫術精良之外，亦漸趨重視個人醫療隱私權益之保護。病人自初診掛號、就醫流程、診療程序等與醫療人員互動所產生的所有健康相關資訊，包含個人基本資料、病情主訴內容、病歷書面文字、醫事影像資訊等皆為醫療隱私之範圍[3]，而病人隱私之保護，於立法方面除了醫療法規有明確規範外，行政方面亦列為醫院評鑑與考核之重點項目[4]，足見醫療隱私保護之重要性與必要性已是趨勢潮流。

有關病人隱私、秘密之保護，在諸多國際醫師宣言與文獻中，明白揭櫫其理念，如1948年世界醫學會在日內瓦召開大會時，公布周知的世界宣言（Declaration of Geneva），要求尊重病人秘密；1973年世界醫學會在慕尼黑通過「對醫療作業使用電腦的聲明」（Statement on the use of computers in medicine）建議電腦與電子資料處理病人資料時，應竭所能保衛病人之隱私權，防止外洩；1981年里斯本宣言（Declaration of Lisbon）指明病人有權要求醫師對其病情與病歷記錄保守秘密，我國醫師倫理規範亦載明醫師不得洩漏病人之秘密，護理倫理規範亦有此等精神。

病人隱私，已成爲當前隱私權保護之重點，而隱私之範圍極爲廣泛，不僅限於個人資料保護法所指之個人資料一環，現列述其大要如圖10-1：

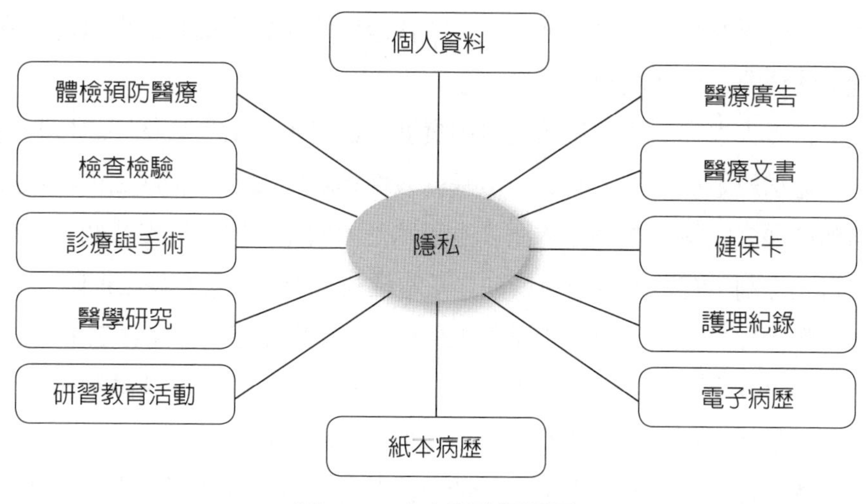

圖10-1　病人隱私涵攝圖

行政院衛生署（現爲衛生福利部）於2009年9月10日公告「『門診』醫療隱私維護規範」，嗣後有鑑於醫療隱私保護有擴大至醫療機構全院，包括門診、手術、住院之醫療期間皆有適用之必要，衛生福利部乃於2015年1月30日衛部醫字第1041660364A號函將其修正頒布爲「『醫療機構』醫療隱私維護規範」[5]，觀其目的係衛生福利部爲規範醫療機構之醫療人員於執行醫療業務時，應注意維護病人隱私，減少程序疑慮，以保障醫病雙方權益。醫療機構若違反上述規範，按醫療法第103條第1項第2款規定，處新台幣5萬以上25萬元以下罰鍰，同時亦列爲衛生局考核與評鑑項目，醫療環境及就醫程序應符合病人隱私權維護規範。

由於病人數量多，有醫師負擔奇重，一個一個問診花費時間長，乃有部分醫師以集中方式處理，一次約診多名病人同時問診，再分別下處方箋。本文作者於2015年某月間曾至某中醫診所就診，竟一次叫號病人5人以上入內待診，且病人主述病情症狀時，其他病人仍在旁等候耳聞，並無布簾隔開，此舉對於病人隱私權保障，已明顯有所侵害。是以，主管機關應落實稽核之程序，使各機療機構能正視並確實執行醫療機構醫療隱私維護規範之要求。

維護人性尊嚴與尊重人格自由發展，爲自由民主憲政秩序之核心價值，憲法對隱私權雖未明文，但基於人性尊嚴與個人主體性之維護及人格權發展之完整，並爲保障個人生活私密領域免於他人侵擾及個人資料之自主控制，隱私權爲不可或缺之基本權利，受憲法第22條之保障[6]，公民與政治權利國際公約第17條多亦寓其意旨，足見隱私權保護之重要[7]。

1890年美國聯邦大法官Louis Brandies將隱私權分爲身體隱私權、通訊隱私權、領域隱私權及資訊隱私權，讓隱私權之範圍逐步明確，惟隱私權之保護並非無限上綱，於涉及公共利益時得加以限制之，如何衡平公共利益、第三人利益及個人隱私之保護，是維護病人隱私權益將面臨到之問題，例如傳染病防治法第39條醫師報告義務、第40條醫療人員報告義務等，均明文規定須向主管機關報告醫師、法醫師等，發現傳染病或疑似傳染病時，應立即採行必要之感染控制措施，並報告當地主管機關。因此，個人醫療隱私之保護必須受公共安全及公眾利益之限制，原則上係依個案認定，衡量個人之隱私保護與公共利益，何者較值得受保護，而非一味的偏重個人之醫療隱私，以免失平。

雖然各國未必訂有統一之個人資料保護法規，然隱私之保護卻是各國皆認同應予保護之基本權利，並分別於不同領域中制定適當之隱私保護規範，例如美國係於醫療領域制定醫療資訊之隱私及資安保護，1996年的健康保險可攜式及責任法（Health Insurance Portability and Accountability Act of 1996, HIPAA）將病人健康資料隱私權加入保護範圍[8]，授權美國健康人類服務部，制定相關的行政命令。2003年其制定「個人可辨識健康資訊隱私標準」（Standards for Privacy of Individually Identifiable Health Information），簡稱隱私規則（Privacy Rule）與保護電子受保護健康資訊之資安標準（Security Standards for the Protection of Electronic Protected Health Information），簡稱資安規則（Security Rule）。2009年時，美國又通過「經濟和臨床健康之健康資訊科技法」（Health Information Technology for Economic and Clinical Health Act）簡稱HITECH法，修正隱私規則，加重違法之罰責及增加被涵蓋機構及商業夥伴之行為義務等[9]。

我國亦於1995年8月11日公布「電腦處理個人資料保護法」係鑑於電腦科技發展日新月異，個人資料如姓名、身分證字號經過電腦處理後，得以大量儲存及利用，若運用不妥，將嚴重侵害個人隱私權益，因當時法律尚不足以完全規範此種新科技附隨而來的弊端，乃制定該法。施行後，因保護客體僅限於電腦資料、非公務機關僅限於八大行業、對於特種個人資料保護不周、損害賠償機制不完善、當事人權利保護不足等原因，導致施行成效不彰[10]。嗣後，2010年4月27日立法院三讀通過「電腦處理個人資料保護法」修正草案，並更名為「個人資料保護法」（下簡稱個資法），同年5月26日經總統公布生效，其後於10月1日正式施行，足見醫療隱私及資安保護之重要性甚高。

醫療隱私之保護既然如此重要，但醫療系統在規劃各類改革或改造策略與措施時，因欠缺風險意識未必重視病人隱私問題。是以，可參採美國推行TQM「全面品質管理」計劃（Total Quality Management）強調醫方資料處理、蒐集、整體分析至報告與運用，審慎評量隱私權之維護[11]。

從社會事例觀察，醫療資料外洩事件仍層出不窮，顯示醫療隱私保護仍有改善空間。常見醫療隱私外洩情況如下：

(一)名人醫療問題

事件1.：台北一醫師在2014年10月的記者會中，爆出國安會秘書長，被醫院救了一命，引發病人隱私權討論[12]。

事件2.：2013年底，F1賽車冠軍，在法國東南部阿爾卑斯山脈渡假勝地，滑雪時不慎摔倒，頭部撞擊致重傷昏迷，腦部大量出血，性命垂危[13]。

事件3.：溫哥華衛生局女護士助理，因「好奇」，未經授權偷看5個著名傳媒人在溫哥華綜合醫院（VGH）的保密電子病歷，被依侵犯病人隱私而遭解僱[14]。

事件4.：知名減肥醫師，因公布其病人之病歷，違反醫師法第23條，侵犯病人隱私[15]。

事件5.：2006年台中市長選舉期間，多位醫師公布候選人病歷，嗣後該病歷外洩案的9名醫師，不服被醫懲會處分，提起行政訴訟。台北高等行政法院認爲，公布之醫師違反醫學倫理、破壞醫病關係，判決9人敗訴[16]。

(二)醫療人員行為個資外洩

事件1.：三軍總醫院醫護人員拍攝「整外忘年會短片」上傳網路，內容包含病人手術照片，還加上戲謔字幕，明顯侵害病人隱私權益[17]。

事件2.：林口長庚護理師，將病人精液檢驗單po臉書，雖未公布個人資料未違反個資法、護理人員法，但已違反該院護士倫理規範[18]。

事件3.：台東某醫院護理師在手術室協助病人進行心導管手術，趁病人麻醉且身插導管時，拿手機拍照po臉書打卡[19]。

事件4.：新北市某醫院護士，擅自將切腹病人肚破腸流照片上傳臉書，遭新北市衛生局裁處1萬2千元罰鍰及停業一個月的處分[20]。

事件5.：美國馬里蘭州約翰霍普金斯醫院負責營運之巴爾的摩約翰霍金斯社區醫學診所婦產科醫師，自2005年起涉嫌偷拍女性病人接受內診時密錄其私處[21]。

(三)醫療糾紛導致

病人爲應訴舉證之需，須將就診之醫療隱私資料陳述法院，期待法院能做出符合病人要求之判決，例如病人起訴某牙醫診所爲被告，判決內容即將病人醫療情形完全公開，該病人主張就診後出現：1.顳顎關節萎縮、2.牙床骨萎縮、3.右臉牙齦腫脹、4.刷牙時牙齦流血疼痛以致於無法進食、5.精神萎靡不振、6.右臉顏面神經麻痺有三叉神經疼痛不能張口及二側內耳不平衡、7.右側太陽穴顴骨及臉頰凹陷等傷害[22]，足見醫療糾紛亦爲隱私外洩原因之一。

(四)其他事例

事件1.：愛滋感染者權益促進會公布，近七成愛滋感染者人權受損，包括被拒絕醫療、警政、獄政或役政等，未經同意擅將疾病隱私曝光等[23]。

事件2.：Google眼鏡已被帶入臨床醫療或手術階段，搭配各種醫療軟體，成爲醫師看診治病的新利器。但有研究報告指出，Google眼鏡有電池續航力差、錄影難準確對焦，並且有揭露病人隱私與造成醫師分心的可能[24]。

事件3.：台大醫院舊院區眼科門診，有多位大陸醫療人員在國內旅行社帶領下，進入眼科門診參觀拍照，病人隱私受侵害[25]。

在現在資訊發達之際，隱私權中之資訊隱私權，最爲重要。蓋此項資訊自決權，對自身所有資料擁有控制權，非經本人允諾，不得任意蒐集、儲存、利用及傳遞。醫療機構擁有大量病人資料，凡處理醫療事務之人員如醫師、護理師、護士、行政人員、委外人員等，均會接觸病人之個人資料，病人受限於醫療體系環境，難以保護個人醫療隱私，例如醫療機構資料紙本、電子病歷管理、處方箋傳送、轉診資料傳遞、主管機關之稽查等，此種攸關病人一切資料之醫療隱私，皆與個人資料隱私權，密不可分，均需在法律保護之列。病人之醫療隱私除實體資料的形式保護外，更重要的是落實病人實質隱私保護，例如病人就診時的叫號不宜呼喚全名、公告預約病人次序之揭示牌不應揭露全名，而為宣導醫療技術與成果，亦不應公布相片或可推測出病人身分之資料。

近期病歷中文化入法議題，因立委提案又浮出檯面，台北市柯市長認為要實施病歷中文化，必須做好相關配套措施，才有可能實現此理想，目前暫不可行[26]。然醫界反對原因為：1.醫學專用名詞尚無翻譯中文之統一用詞；2.以中文字呈現病名，病人未必就能理解其內容；3.醫學教科書多為英文，病名中英轉換有困難；4.病歷中文化無法與國際接軌等[27]。另國民健康署署長於2015年1月18日在其臉書發文，認為病情皆以中文字呈現恐有侵害隱私權之虞，若持平看待病歷中文化，此政策亦有造成「醫病皆傷」之問題[28]。雖然病歷中文化有侵害病人之醫療隱私之虞，惟醫療隱私之保護主體應為病人而非病歷，其核心價值為維護病人之人性尊嚴。是以，當病人自身都無法理解其所患病症為何，對於病人而言，豈非喪失其自身使用病歷之權益。由此可見，目前病歷中文化入法，在醫界、法界、病人間，雖未有所共識，但至少在病人要求提供中文病歷時，醫療人員應開立中文病歷摘要[29]，醫療法施行細則第49條之1亦明文，必要時提供中文病歷摘要，係指病人要求提供病歷摘要時，除另有表示者外，應提供中文病歷摘要。如此始可更加保護及保障病人之病歷使用權與自主決定權。

隨著科技日新月異，電腦網路資訊流通快速，若無完善的資料安全管理措施，舉凡電腦程式、作業系統、資料庫系統、網路、應用程式、密碼設定等，均須注意防毒防駭，因此要先了解駭客是利用何種方式入侵，才能針對各項目進行有效防禦[30]，達到安全使用電腦系統完成記錄之功能，否則易造成侵害個人醫療隱私之問題。另外，若醫療從業人員缺乏法制觀念或經驗不足時，亦可能造成病人權益損害。因之，妥善運用病人資料庫與電腦科技之海量資料分析，常見如醫學研究或基因資訊研究等都涉及大量資料之運用，俾能同時創造醫療產業的經濟價值與衡平醫療隱私權益之保護，均爲目前極具重要性之議題[31]。

貳、醫療個資與隱私之法律風險

一、醫療契約

所謂契約，按民法第153條第1項規定，當事人互相表示意思一致者，無論其爲明示或默示，契約即爲成立，基於私法自治、契約自由原則，此時雙方當事人即應受該契約之拘束。契約自由包含：1.締約自由、2.相對人自由；3.內容自由、4.變更或廢棄自由、5.方式自由，然契約自由應受限制[32]，是以，有強制締約。

強制締約係指個人或企業負有應相對人之請求，與其訂立契約之義務，其情形有：1.公用事業之締約義務，如郵政業務、電信通訊、自來水供應、鐵路公路等。2.醫療契約之締結，如醫師法第21條、藥師法第12條等皆規定無正當理由，不得拒絕診斷、治療、檢驗與調劑等。醫療契約一般係由醫病雙方合意而成立，但從醫師法第21條之規定，可解釋爲強制締約之一種，違反之法律效果，其請求權基礎爲民法第184條第2項，違反保護他人之法律，致生損害於他人者，負損害賠償責任[33]。

醫療契約中當事人之醫方究爲醫師或醫療機構，係釐清醫療責任歸屬及權利義務主體之重要判斷依據，當事人通常係指醫療機構與病人，醫療機構內之醫師僅係因醫院與醫師之委任契約而爲醫療機構實施給付義務之人，其主給付義務爲診治病情，附隨義務則爲醫師對於病人隱私之保密義務等。是以，當債務不履行時，可以清楚知悉損害賠償之請求權人與相對人，究爲何人，就病人而言，通常係對醫療機構主張醫療契約之債務不履行，而當醫師有故意或過失時，亦可對其主張民法第184條第1項前段之侵權行爲等。另在醫療契約中，病人亦有協力義務，包括據實告知病情及遵從醫師指示服藥，若有違反，此時醫師僅就故意或重大過失負其責任。因此，醫療契約可以解爲是醫療人員與病人共同完成之雙務契約。

法律行爲從成立至發生效力，須檢視成立要件與生效要件，以醫療契約爲言，成立要件須有當事人、標的、意思表示，一般生效要件須當事人有行爲能力、標的須合法、可能、確定與意思表示健全無瑕疵。是以，醫療契約成立時點即成爲一重要依據，究應以「掛號時」或「主述病情時」爲成立時點較爲合理公平呢？考量人民生命、身體之基本權保障，應以「掛號完成時即成立醫療契約」較符合病人求醫就診之當事人權利保護[34]，當病人已到醫院完成掛號時，契約已成立，醫療機構及其醫療人員就有義務注意病人之情況並給予適當之救助。契約一旦成立且生效後，若無法履行，將有民法上債務不履行之問題存在。醫療機構需注意當醫療契約成立生效後，即有給付之問題，法律風險就有發生之可能，應多加留意。

醫療契約之性質有認爲委任契約或近似委任之無名契約等，契約之定性涉及契約應適用何種法律規範之問題，通常醫療契約之特色包含醫師之診治裁量權、醫療行爲原則有償、醫師之說明、告知及保密義務、醫師之善良管理人注意義務、不以治癒爲結果要件、須符合當時醫療技術水準等[35]，是以，就醫療契約之性質，通說認爲係屬於委任契約，惟因醫療行爲內容複雜，視醫療契約訂立之目的，個案判斷，較能符合當事人之眞意。

又醫療契約既然不以治癒爲要件，基於尊重病人自主權及醫病間信賴關係，病人對於醫療契約，原則上有任意終止該醫療契約之權利[36]，仍須受民法第549條規定之拘束[37]。惟醫師是否亦享有上開終止權，基於醫療契約爲強制締約之一種，且醫療契約可能涉及病人之生命與身體健康法益，因此應解爲醫師無任意終止病人醫療契約之權利，才不致對病人造成重大之不利益[38]。而醫師究於何時才能終止契約，應依個案情況，並就民法誠信原則及公共利益等爲判斷，例如病人不願配合診療或自行出院等情形，此時，應認醫師就本件醫療契約有終止權。

二、法律風險

法律風險在醫療機構體系中，係指於公營、民營醫療機構因法律規定或違法行爲，影響醫院經營與帶來民事賠償、刑事犯罪處罰與行政責任等法律責任或訴訟上受不利益判決，包括損失、增加之費用與成本、稅賦等，或有害及影響醫療作業及醫院經營之可能性[39]。就醫院經營而言，有內部風險與外部風險，內部爲人力、醫療、技術、營運、財務、管理、競爭等危機；外部風險與自然、政治、法律及社會危機有關，而內部風險常涉及法律風險[40]，再者醫療法律風險，亦可分爲二部分，其一爲法律制定與廢止所產生之風險，例如個人資料保護法之制定，將使得醫院之資訊管理成本增加，此爲法律本身產生之風險，醫療機構通常無法抗拒；其二爲經營行爲違反法律規定產生之風險，例如醫院聘任未具醫療人員資格者，違反醫療法第57條之規定；醫院於病人病危時仍要求簽立手術書，否則不予急救，違反醫療法第60、63條之規定。又如不當使用個資違反個資法義務，須負民、刑事責任皆屬之。

法律風險管理係運用科學方法，有效評估、防範與控制法律風險之發生或降低風險發生之危害性，其中最爲重要者，乃法律責任風險之控管。蓋因法律風險之存在，係環繞在法律責任所帶來之擔負責任之風險，若能有方法予以控管，防範法律責任風險之發生，必能降低法律風險發生所帶來之損害與禍害效應[41]，而法律風險管理之內容涵蓋法律風險之辨識、鑑別、規劃、控制與執行，直接或間接達成風險控管與降低風險之目標。法律風險管理之步驟，從實務而言，其流程可分爲法律風險管理目標、法律風險辨識、法律風險鑑別、法律風險評估、法律風險策略、法律風險控管、法律風險移轉、法律風險復原[42]。由於醫療機構面臨個人資料保護之法律風險時，因個資保護情況不同，在實施法律風險管理過程中，必須彈性靈活，交互運用其步驟，找出最有利之防範風險模式。由於個資洩漏、隱私被侵害，經常爲不可逆，而且造成嚴重損害，因之事前之保護與事前之危害評量防範措施，遠比事後積極之救濟重要，此亦爲法律風險管理最爲重要之心法[43]。

法律風險管理旨在做好法律風險之預防與控管，避免風險實現或降低風險產生之危害程度與防範再度發生相同風險，認識法律風險並落實法律風險管理正可使醫療機構達成其濟世救人及永續經營之目標。醫療機構主要面對的風險爲營運風險與法律風險，基本上皆與法律風險相牽連或以法律風險之形式體現，因此，法律風險在整體風險之重要性甚高。鑑於法律風險與法律責任實爲一體二面相互依存，若能重視法律風險之管理防阻法律責任之產生，做好法律風險管理工作，建立法律風險管理體系與機制，從員工、管理部門、經營群，以迄執行醫療業務之人員，均有法律風險觀念[44]，在實際工作之運用，必能提升醫療機構之效能，使其永續經營[45]。

三、醫療個資風險

有關醫療個人資料，依照個人資料保護法第2條第1款、個人資料保護法第4條第1項第5款之規定，其範圍甚廣，以圖例明之。

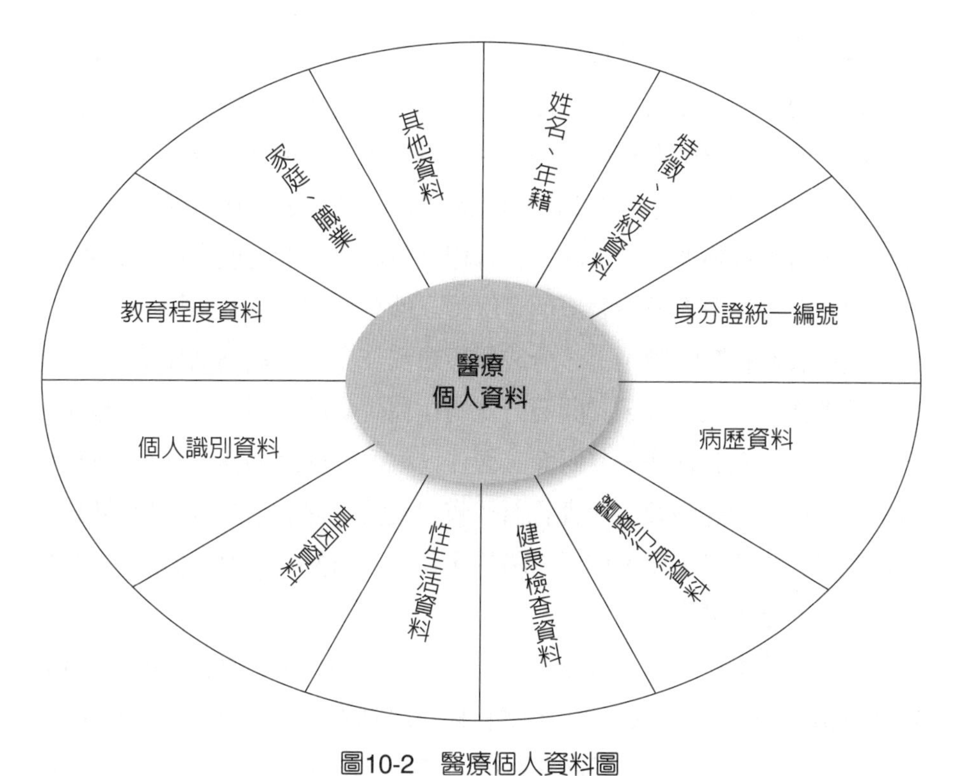

圖10-2　醫療個人資料圖

醫療個資風險評估係依個資數量換算發生之次數計算，個資當事人與醫療機構往來之緊密度，依訴訟率計算風險程度之高低。亦即資料多而重要性高者爲「高度風險」；資料少而重要性高者或資料多而重要性低者爲「中度風險」；資料少且重要性低者爲「低度風險」。按風險程度採取風險策略，高度風險可採保險措施；中度風險可採保險或控制作爲；低度風險可採自留方式爲之[46]。透過不斷的調整改善風險管理方式，思考資料保護流程可否再簡化、個資數量是否太多、資料文件保存是否完善等問題，達成資料風險控管，再將無法自行承擔之高風險部分採風險移轉之方式，如保險等，並同時規劃新的預防管理機制，以保障病人之資料安全。

由於醫療行爲通常在私下、不透明情況下，而非在公眾場所或公開情境中進行，所揭露者常是不輕易向人啓口之病痛或煎熬，甚且難以啓口之問題，具有強烈之私密性。是以，病人隱私權爲醫療關係中之主要議題，所有醫療個人資料之保護，亦爲人權考量重點，曾有學者對台灣地區933位現職醫護人員做過有關權利義務之看法，其中就病人隱私權部分，醫師較護理人員正向，教育程度較高和高階護理人員也比較正向，說明部分醫護人員對醫療個資保護之觀念大有改善空間[47]。

電腦設備在醫院應用上，分成醫療事務作業、醫療輔助作業及醫院行院管理作業三大系統，其開發方式有由醫院資訊部門開發，有委外開發，有則購買套裝軟體，其研發、製作、輸入及應用過程，就有個資外洩風險，而在作遠距教學、實證醫學資料交流、醫療諮詢以及提供研究人員供實證研究等，如未作保密措施，使用人員又欠缺保密觀念，亦均有洩漏個資之風險[48]。

由於人權進步快速，基本人權已成普世價值，大法官已釋明隱私權爲基本權之一，當人權越伸張，隱私權意識越強大時，正是法律風險之源[49]。就醫療人權而言，個資隱私更爲其重要內涵，個人資料保護法並非唯一保障醫療隱私之法律，對病人而言，其爲診療病情而提供之資訊有受到於法律上之保護必要[50]，在我國許多的醫療相關法令都有個資保護條款，如醫療法第72條的保密義務、醫師法第23條的保密義務、心理師法第17條、醫事放射師法第32條、物理治療師法第31條、護理人員法第28條、藥師法第14條的保密義務等，都訂有嚴密的規範。是以，個人資料保護倘若處理不慎，後續責任歸屬與求償問題，可能導致醫療機構鉅額賠償問題，而且醫療機構經營失敗，並非僅係由該機構承擔責任問題，往往尚需由國家社會付出極大的代價，足見法律風險管理之必要性與重要性。

參、醫療個資司法事件探討

個資外洩將可能面臨法律風險發生，進而產生訴訟事件，觀察目前國內違反個資法案件中發現，病人因為個人資料外洩而提告或集體求償者並不多，常見訴訟事件主要為涉及醫療糾紛而對簿公堂。實務上，醫療機構將病人個資外洩者，皆是遭主管機關衛生局裁罰，主要係以違反醫療法第72條之規定，依同法第103條第1項規定裁處罰鍰，及違反醫師法第23條之規定，依同法第25條移付懲戒、第29條裁處罰鍰等，顯示醫療機構、醫師及其護理人員不能輕忽醫療隱私洩漏之問題，始可防阻法律風險之發生。

觀察目前司法實務中，醫療機構因違反個人資料保護法之訴訟案件屈指可數，多為醫療糾紛之事件較多，與個資法有關者大多係因聲請法庭錄音光碟遭駁回居多[51]，本文為便於論述及參考，乃擇取因健保資料釋出給第三者[52]與醫療廣告[53]之司法訴訟，予以解析。

一、行政訴訟案件

(一)事實概述

上訴人（即原告）8人分別於101年5月9日、101年5月22日、101年6月26日，以郵局存證信函向被上訴人（即被告）衛生福利部中央健康保險署表示，拒絕被上訴人將其所蒐集上訴人之個人健保資料釋出給第三者，用於健保相關業務以外之目的等語。經被上訴人分別以101年6月14日健保企字第1010028005C號函、101年6月14日健保企字第1010028005D號函、101年6月14日健保企字第1010028005G號函、101年6月14日健保企字第1010028005M號函、101年7月9日健保企字第1010030867號函（以上合稱系爭函文）回覆上訴人等，略以：被上訴人因辦理全民健康保險業務，而擁有全國民眾之納保與就醫資料，為促進國內全民健康保險相關研究，以提升醫療衛生發展，對外提供利用時，均依行爲時電腦處理個人資料保護法（下稱修正前個資法）之規定辦理，並有嚴格之資料管理措施，以保障研究資料合法合理使用等語。上訴人等不服，提起訴願，均遭駁回，遂向台北高等行政法院提起行政訴訟，以102年度訴字第36號判決駁回，上訴人不服，乃提起本件上訴。

(二)訴訟攻防

1. 上訴人主張要旨

(1)上訴人爲被上訴人之被保險人，渠等至醫療院所就診時，醫療院所即將上訴人之就診醫療資料，向被上訴人申請給付健康保險應給付之金額，被上訴人因而取得上訴人之就醫與健康保險資料，然其自87年起，在欠缺法律授權依據或上訴人授權同意下，逕將蒐集之個人就醫與健康保險資料，委託輔助參加人國家衛生研究院建置「全民健康保險研究資料庫」，分爲非學術研究類及學術研究類；且自89年起，提供或販售個人就醫與健康保險資料庫加值服務予學界與生物技術產業使用。

(2)又被上訴人自98年3月起，在欠缺法律授權依據或上訴人之授權同意下，擅自將包含上訴人就醫與健康保險資料在內之個人就醫與健康保險資料，定期提供予輔助參加人所建置之「健康資料加值應用協作中心」（下稱協作中心），對外提供由被上訴人所蒐集的國人各類個人就醫與健康保險資料檔；嗣自100年起，提供之對象擴大至私立中國醫藥學院、國立台灣大學、台北醫學大學、國立成功大學等，使其得以成立研究分中心，對外提供個人就醫與健康保險資料檔。

(3)修正前個資法第8條之規定，被上訴人縱令得爲特定目的外之再利用，仍應符合「應於法令職掌必要範圍內爲之」之限制。被上訴人將健保資料以自己所稱的「私經濟行政」提供輔助參加人進行學術與商業性的再利用，並無任何法令職掌上之依據，即使健保主管機關，亦無全面取得健保資料之權限。

(4)被上訴人於蒐集之特定目的外，處理及利用上訴人健保資料之方式，實際上有害於「當事人之重大利益」依新個資法第11條第4項規定，不限於違法變更目的發生於特定目的消失後始得主張；縱令原始蒐集之特定目的尚未消失，一旦被上訴人違法變更目的而處理與利用個資，上訴人即可行使個人資料保護法第3條第4 款賦予之當事人停止請求權。

(5)縱認被上訴人之再利用合法，上訴人亦得基於資訊自主權，依新個資法第3條第4款之規定，「事後」請求停止原蒐集目的外之再利用，以保護個人資料之隱私安全。

2. 被上訴人抗辯要旨

(1)被上訴人以系爭函文針對其所掌管之全民健保資料，對外提供學術研究之法律依據及相關作業等提出說明，並未有針對公法上具體事件，作成決定或有其他公權力措施而對外直接發生法律效果之單方行政行爲，是系爭函文應爲觀念通知而非行政處分，上訴人不得對之提起訴願、行政訴訟。

(2)被上訴人爲促進國內全民健保相關研究，將其所蒐集之全民健保資料經過匿名等去個人化處理後，委託輔助參加人國家衛生研究院建置全民健保研究資料庫，對外提供學術研究利用，而該全民健保研究資料庫之全民健保資料之提供，除在確保民眾隱私權益及資料安全前提下進行，並有嚴格之資料管理措施，以保障研究資料被合法並合理使用，是不論依舊個資法第8條第7款或新個資法第16條第5款規定，均屬合法。

(3)被上訴人就上訴人之健保資料爲特定目的外利用之目的乃「基於公共利益爲統計或學術研究」，因此在「基於公共利益爲統計或學術研究」之目的消滅前，上訴人請求停止處理及利用，顯無所據。

(4)輔助參加人衛生福利部基於全民健保之主管機關身分，職務之必要，依新個資法第15條之規定，向上訴人間接蒐集全民健保資料，且依該法第8條及第9條之規定，免爲事前告知之義務。又協作中心乃輔助參加人衛生福利部基於其職掌所建置之單位，依新個資法第16條第5款之規定，將其所蒐集之全民健保資料提供予該中心爲利用，則此一利用行爲係輔助參加人衛生福利部所爲，並非被上訴人之利用行爲，被上訴人自無職權停止上級機關輔助參加人衛生福利部此一利用行爲。

(三)最高行政法院之判決

1. 主文

原判決廢棄，發回台北高等行政法院。

2. 理由意旨

(1)依新個資法第1、3、11、13、15、16條及施行細則第10條規定，公務機關如係執行該細則第10條所列法規所規定之職務，而有蒐集或處理個人資料之必要者，符合新個資法第15條之規定。另依新個資法第16條規定，公務機關對於個人資料之利用，原則應於執行法定職務必要範圍內爲之，並與蒐集之特定目的相符，否則，應符合新個資法第16條但書各款所列情形之一，始得爲特定目的外之利用；並應注意其手段有助於目的之達成，選擇對人民權益損害最少之方式，對人民權益造成之損害不得與欲達成目的之利益顯失衡平，且其利用不得逾越特定目的之必要範圍，應與蒐集之目的具有正當合理之關聯。

(2)修正公布之新個資法，除第6、54條外，於101年10月1日施行。

雖新個資法第6條第1項規定尚未施行，惟有關「醫療、基因、性生活、健康檢查及犯罪前科」等特種個人資料仍屬個人資料，其蒐集、處理、利用仍適用新個資法有關一般個人資料之規定，應依新個資法第15、16條規定辦理。前審法院以本件被上訴人所利用之個人健保資料，原屬敏感特種資料，不適用新個資法第6條規定，自不應適用新個資法第15、16條規定，仍應適用未區分敏感特種及一般資料之舊個資法第7、8條之相關規定等情，即有判決適用法規不當之違法。

(四)剖析

1. 系爭個人資料攸關個人隱私，其經蒐集、處理及利用之過程與結果均涉及人格權是否遭受侵害之疑慮，以病人至醫院求診治療，情非得已，而且個人之疾病、病情、痊癒狀況、診療過之過程等，通常不欲人知，防備他人了解刺探，保持個人健康之形象，從個人資料之保密程度應居前階段，是以，行政主管機關或公務機關對此之蒐集、處理及利用，應採嚴格之標準，以保障人民之資訊隱私權[54]。
2. 以就醫資料作系統性之研究，對於疾病之分類、引發原因、疾病輕重、治療效果等能有所斬獲，供治療技術、藥物研發、人體試驗等，大有助益，其供生物技術產業研究應用，更有效益，但已有多件類似之研究引發外界質疑：「我的資料，是我的事，不是作研究的題材」、「我的基因，不是你的專利」，似此將就醫資料供第三人研究參用，是否符合蒐集利用之本旨，不能無疑。
3. 健保局提供利用之健保個資雖經「加密」，仍存在識別個人之高度危險，而依「國家衛生研究院全民健康保險研究資料庫申請使用作業要點」第8 點第1 項及「全民健康保險研究資料庫加值服務申請原則」第9 點第1 項之規定，顯見被上訴人僅係透過法律責任之轉嫁（要求使用者不得進行個人辨識），而非在事實上已可確認「無害於當事人之重大利益」。而且事實上並未完全去除與個人之連結，仍可直接或間接識別特定當事人，加上透過代碼簿的解碼，不難得知個人基本資料、就醫紀錄及相關健康醫療資料之內容。可見縱然有去個人化之外觀行爲，仍無法防免個人資料洩漏之發生。

4. 司法院釋字第603號所揭明之「個人自主控制個人資料之資訊隱私權」應包含事前與事後控制權，後者不僅具有補充前者之功能，於前者無法實現時，亦具有獨立保障資訊自主權之功能。因此，新個資法第3條第4款之停止處理、蒐集及利用請求權，即爲憲法保障資訊自主之事後控制權，不僅不得預先拋棄或以特約限制，其法律限制亦應符合憲法第23條之比例原則。
5. 法務部101年7月30日法律字第10103106010號函示：主張若原始個資「非經當事人書面同意而蒐集」，則其目的外利用之範圍亦非當事人所得限制；然該函示之適用原應以目的外利用並未違法爲前提，否則無異於承認只要原始蒐集「未經當事人書面同意」，即可架空當事人對違法變更目的之停止處理與利用請求權；且該函示以「經當事人書面同意而蒐集」作爲當事人得依新個資法第11條第4項，主張停止利用請求權之要件，增加法律所無之限制，違反憲法第23條之「法律保留原則」。
6. 個人資料保護法於99年5月26日修正，其幅度不小，對於個人資料之蒐集、處理及利用有更明確與嚴格之規範，當個案涉及新舊法問題時，當以從新有利原則處理，本件個人健保資料雖屬新個資法第6條所稱「有關醫療或健康檢查」之個人資料，惟其蒐集、處理及利用，應依新個資法第15、16條規定辦理。
7. 比例原則係行政法上常用衡平手段與目的間是否不成比例，並應注意其手段有助於目的之達成，選擇對人民權益損害最少之方式，對人民權益造成之損害不得與欲達成目的之利益顯失衡平，且其利用不得逾越特定目的之必要範圍，應與蒐集之目的具有正當合理之關聯。

8. 就上述分析新舊法之適用，最高行政法院考量雖新個資法未施行，然依從新從優之法理，法律之適用原則，應以對人民最有利之方式為之，如此才能眞正達到保護人格權之隱私權，亦較符合現今國民法律情感。

二、民事訴訟事件

(一)事實概述

原告整形外科診所與被告於99年12月11日簽訂術後見證合作同意書（下稱系爭見證合約）。被告配合原告診所錄製網路宣傳影片（YouTube網站「絕色整型第二代人工進化女神—程○○」），影片中被告親自談論整型經過，且須配合原告診所之安排，接受財訊雜誌專訪，報導標題為「『舔舌妹』整型心得大公開」，內容載明「○○前往整型醫美中心進行大改造」，原告診所並將該專訪雜誌頁面翻攝張貼於診所宣傳網頁上。兩造對於原告為被告施作「隆鼻、隆乳、下巴」等整型技術療程，被告僅支付8萬元材料成本代價不爭執。

(二)訴訟攻防

1. 原告主張要旨

兩造於99年12月11日簽訂術後見證合作同意書，約定被告於術後配合原告在電視、平面媒體及網路為宣傳活動，並同意將肖像權（影音、術前術後照片）歸原告所有，被告於術後禁止與其他醫學美容或整型診所做宣傳配合工作，孰料被告竟拒絕依系爭同意書約定配合宣傳，更與訴外人進行整形美容宣傳之工作，顯已違反系爭約定，造成原告整型美容商機受損，所宣傳與廣告花費3,156,728元喪失效益，請求配合宣導，確認原告得使用被告之肖像權及被告應賠償3,606,728元予原告，及按年息5%計算之利息。

2. 被告抗辯要旨

(1)原告僅給付被告有關「隆鼻、隆乳、下巴」等三項整型手術療程，卻要求被告必須「終生」配合原告之宣傳活動，且無期限、次數及給付項目內容之限制，活動內容並由原告逕行決定，完全不須經被告同意，權利義務約定顯不相當，對被告顯失公平而無效。

(2)兩造系爭同意書第4條屬「競業禁止」條款，復無期間之約定，無異形同「永久剝奪」被告選擇以及職業活動之自由，且就「禁止之範圍、項目」亦無限制，違反實務上對於競業禁止條款之審查標準，亦顯失公平，應屬無效。

(3)被告僅以其他整型部位，未執原告施作成果爲其他同業宣傳，宣傳之療程項目亦不相同，即無妨害原告診所營業之可能，且被告於第三人診所施作之療程項目爲「自體脂肪移植塑臉」並未執原告絕色診所之醫療成果爲其他同業宣傳，亦與原告之利益並不衝突，被告並未違約，且被告就兩造契約之義務業已清償完畢，原告再主張受有手術費用損害，即無理由。

(三)台灣台北地方法院判決

1. 主文

原告之訴駁回。

2. 理由

(1)兩造簽訂之「術後見證合作同意書」，乃以應付費用作爲宣傳活動之代價，是就宣傳活動之部分，應適用民法關於委任之相關規定，原告主張系爭見證合約屬代言性質，與約定之性質不符，洵非有據。

(2)系爭見證合約第1、2條係約定「甲方提供乙方下列整形技術療程做爲媒體宣傳交換」。療程包括：「隆鼻、隆乳、下巴」、「乙方於術後配合甲方在電視、平面媒體及網路等各項宣傳活動」等情，乃被告同意將其個人之醫療資料提供予原告宣傳使用，但是，個人醫療資料較一般個人資料更具私密性與敏感性，乃屬特種個資，倘任意蒐集、處理或利用，恐有造成社會不安或對當事人造成難以彌補之傷害，故對於個人醫療資料原則上不得任意蒐集、處理或利用，縱使同意蒐集者使用，亦於蒐集前履行告知義務，就「蒐集之目的」、「資料之類別」、「資料利用之期間、地區、對象及方式」等部分告知當事人，始能落實當事人隱私權益之保障，惟系爭見證合約就「醫療資料類別」、「資料利用之期間、地區、對象及方式」等事項，卻完全付之闕如，若認爲原告因此內容空泛契約，即得無限制使用被告之醫療個資，無意使得被告陷於遭受難以彌補損害之重大危險，應可認定。

(3)系爭合約並無被告必須配合宣傳活動相關之「次數」、「期間」、「方式」等之約定，亦無具體之項目內容，無異形同要求需「終生」配合進行宣傳活動，而原告以「隆鼻、隆乳、下巴」整型之費用，即能要求被告「無限制」與「終生」爲原告進行宣傳活動之勞務，與勞務契約爲定期給付之性質相悖，且該契約，屬定型化契約，則系爭見證合約第1、2條約定，加重被告之責任，因而對被告之隱私權有重大不利益。

(4)系爭見證約定禁止被告與其他醫美診所進行宣傳配合的工作，但其約定對於限制被告之「期間」、「區域」、「活動範圍」

均付之闕如，此對於被告權利重大影響之限制，卻未爲合理必要範圍之限制而均爲禁止之約定，無異於剝奪被告選擇活動之自由，而系爭見證合約第3條約定「乙方同意將肖像權歸甲方所有」，該約款之目的顯係使被告之肖像權與被告分離而爲單獨讓與，難認爲有效。

(5)兩造簽訂系爭見證合約後，被告已依約爲原告診所錄製網路宣傳影片，並親自談論整型經過，經原告將之置放於YouTube網站上，以及配合原告診所安排接受財訊雜誌專訪，並無不配合原告宣傳之情事，原告亦以之爲廣告且廣泛使用，是故，原告以被告未履行契約，請求不完全給付之損害賠償，並無理由。

(四)剖析

1. 醫療機構與模特兒廣告代言，常透過合作關係共同獲取利益，然而訂定契約時應先考慮契約內容是否利於雙方及誠信原則等問題，醫療資料較一般個人資料更具私密性與敏感性，乃屬特種個資，倘任意蒐集、處理或利用，恐有造成社會不安或對當事人造成難以彌補之傷害，故對於個人醫療資料，原則上不得任意蒐集、處理或利用（個人資料保護法第6條立法理由參照），縱使同意蒐集者使用，亦於蒐集前履行告知義務，就「蒐集之目的」、「資料之類別」、「資料利用之期間、地區、對象及方式」等部分告知當事人，始能落實當事人隱私權益之保障（個人資料保護法第8條立法理由參照）。
2. 又競業禁止條款所限制之期間長短、區域、職業活動範圍應在合理範圍內及是否有代償措施等[55]，否則可按民法第247條之1之附合契約規定，契約條款內容之約定，如其情形顯失公平者，該部分無效，是以，醫療機構爲定型化契約條款時，亦應注意此等事項考量雙方之利益衡量，以免法律風險之發生。

3. 本件兩造有關「術後見證合作同意書」之法律性質爲何？又被告已否履行契約，是否配合原告廣告？被告抗辯系爭同意書第2條有違誠信原則，對被告是否顯失公平而爲無效，另是否不當剝奪被告自由權、工作權？原判決已有所論述，本文不再贅述。

肆、個資保護與醫療隱私法律規範

一、個人資料保護法

依我國個人資料保護法第2條第1項第1款之規定，個人資料係指自然人之姓名、出生年月日、國民身分證統一編號、護照號碼、特徵、指紋、婚姻、家庭、教育、職業、病歷、醫療、基因、性生活、健康檢查、犯罪前科、聯絡方式、財務情況、社會活動及其他得以直接或間接方式識別該個人之資料[56]。個資要件有二：1.自然人之個人資料、2.得以直接或間接方式識別特定個人之資料[57]。

個人資料保護法第2條之用詞定義，蒐集係指以任何方式取得個人資料。依蒐集之單位可區分爲公務機關、非公務機關，前者於醫療機構係指公營醫院，其蒐集處理必須有特定目的且職務範圍、書面同意、無侵害權益，始可爲之；後者則指民營機療機構，其蒐集處理，須有特定目的，且爲法定、契約、自行公開、公益、書面同意等方式[58]；處理係指爲建立或利用個人資料檔案所爲資料之記錄、輸入、儲存、編輯、更正、複製、檢索、刪除、輸出、連結或內部傳送；利用係指爲將蒐集之個人資料爲處理以外之使用。

個人資料保護法第3條第4、5款明定：當事人有請求停止蒐集、處理或利用與請求刪除之權利，且不得預先拋棄或以特約限制之。違反此一作爲義務，可按個人資料保護法第48條第1項第2款之規定處以罰鍰

[59]。有疑問的是醫療機構是否可因病人的要求刪除而立即處置呢？答案爲否定的，雖然個資法第3條有請求刪除個人資料之權利，惟於醫療法第70條規定病歷須保存七年[60]、護理人員法第25條規定[61]，護理人員執行業務時，應製作記錄，觀其立法意旨系考量醫療服務品質之提升。由於個資法之於醫療法係爲普通法，應優先適用醫療法之規定。

個人資料需予保護，而個資法之保護目的爲何？各國依其國情，所保護之個資內容各有不同，如歐盟將個人資料視爲與生俱來不可剝奪之權利且不得拋棄，但如美國則視其爲可任意拋棄之消費者權益。我國個資法基本上係採用歐盟模式，然仍有所差異，歐盟禁止個人資料處理洩漏種族、民族、政治立場、宗教、信仰、工會資格、健康與性生活之資料，我國個資法則將個人姓名或聯絡方式等視爲個人資料。又德國對於個人資料有多重模式之認定，設有Day Fine System，可將個人資料連線稅務機關等計算罰款[62]。由上可知，各國看待個人資料，係依其歷史背景、社會現況、國情等各方面爲據，訂定符合該國之法律規範，自有所不同。

在我國個資保護已成社會共識，惟因個人資料之種類、數量、範圍牽涉甚廣，某些特定個資可能涉及社會整體公共利益重大，例如公司員工的醫療健檢結果，若每項皆需再經由該員工書面同意，則將提高公司利用個資之成本與法律風險，爲建立社會一定之信賴關係，有必要清楚界定個資保護範圍[63]，俾公益與個人權益得以平衡。

醫療個資使用完畢須依醫療法保存七年，當逾保存期後，醫療機構必須先依保存期限做出區別，再將已屆保存期限之醫療資料做適當處理。紙本資料數量不多時，可採用碎紙機銷毀較爲便利，建議使用「碎斷式碎紙機」而非一般長條式碎紙機，其理由是碎斷式的紙張較不易復原，而長條式之文字可清楚看見。電子檔案銷毀時，除可使用消磁機進行消磁、進行低階格式化、泥水淹漬、火燒等物理方式來銷毀硬碟資料，始能達到眞正的刪除。惟若欲銷毀資料數量龐大，則可考慮找專業機密文件銷毀公司來處理。例如1999年5月在國道3號高速公路清水休息站附近開挖時，挖出大批桃園一醫院委託廢棄物公司處理之醫療文書，又如2006年有民眾發現新竹著名醫院丟棄的垃圾廢紙中，竟有20份登載著病人初診基本資料單、手術室手術記錄表、待銷毀病歷表、醫藥處方箋、血液生化、鏡檢報告單，登載資料都是病人病歷的原始紀錄，倘遭有心人士利用，該病人之醫療隱私即受侵害[64]。同時也提醒日後修法時能將此一立法漏洞修正，例如規定紙本病歷須進行燒毀或其他方式來完成刪除資料，以期明確。

二、醫療法規

醫療法令中涉及隱私保密義務的相關規範，如醫療法第72條、醫師法第23條、藥師法第14條、護理人員法第28條、心理師法第17條、營養師法第16條、職能治療師法第31條、醫事檢驗師法第32條、物理治療師法第31條、醫事放射師法第32條、呼吸治療師法第16條、精神衛生法第24條、傳染病防治法第10條、人體器官移植條例第10條之1第3項、人類免疫缺乏病毒傳染防治及感染者權益保障條例第14條、罕見疾病防治及藥物法第9條第2項等[65]，皆明文規定有對於因業務知悉或持有他人（個案當事人）之秘密，不得無故洩漏。醫療人員對此醫療契約而來之附隨義務，有遵守之義務[66]。

為整合運用醫療保健資源，有效推動癌症防治工作，減少癌症威脅，維護國民健康，政府允許癌症篩檢、試驗、研究、追蹤，建立資料庫等工作，在國家研究院設立癌症研究中心，且為建立癌症防治資料庫，癌症防治醫療機構應依癌症防治法第11條之規定，向受託之學術研究機構提報相關資料，涵蓋診斷、治療、後續確診，推定診斷為癌症之個案資料，死亡資料等，癌症篩檢機構亦需依第14條規定，提供確診，轉診資訊，凡此均涉及癌症病人之隱私，應建立安全管制機制，防止被竊、竄改、洩漏等情事。

有關從事取得、調查、分析、運用人體檢體或個人之生物行為、生理、心理、遺傳、醫學等有關資訊之研究，涉及個人隱私與權益，研究計畫主持人除需依人體研究法第12條之規定取得研究對象之同意外，應以可理解之方式告知第14條所列事項，包括個人資料保護機制，可預見之風險，研究材料之運用規劃，衛生福利部應予管理監督，研究材料於研究結束或保持期限屆至後，應即銷毀，而未去連結之研究材料之使用及提供國外研究使用時，需遵照人體研究法第19條之規定，以保障被研究人之權益及保護其隱私。

又從人體採集之細胞組織、器官、體液或經實驗操作所產生，足以辨識參與者生物特徵之衍生物質，統稱生物檢體，若設置生物資料庫應經主管機關許可，凡是生物資料庫需以代碼取代參與者姓名、統一編號、病歷號等可供辨識之個人資訊，使其編號達到難以辨識個人身分之程度，並採加密，去連結等措施，人體生物資料庫管理條例第3條第1、4、5、6、7款及第4條所明定，第12條規定：「採集、處理、儲存或使用生物檢體之人員，不得洩漏因業務而知悉，或持有參與者之秘密或其他個人資料、資訊」，行政院衛生署並頒布「人體生物資料庫資訊安全規範」，供設置者遵行設置生物資料庫者，依第13條之規定，應依該安全規範，訂定資訊安全管理規定，以保護參與者之隱私與資訊之安全。

上述規定並非無限上綱的保護個人醫療隱私，當涉及公共利益時，亦可依法加以限制之，如醫師法第15條之報告義務[67]、傳染病防治法第39條醫師報告義務[68]、同法第40條醫療人員報告義務[69]及人類免疫缺乏病毒傳染防治及感染者權益保障條例第13條醫療人員之通報義務[70]、同法第17條醫療人員發現感染者屍體之通報義務[71]等，均明文規定如有發現傳染病或疑似傳染病時，亦應立即採行必要之感染控制措施，並報告當地主管機關，醫事機構、醫師、法醫師等不得拒絕。而此時醫療機構及醫療人員之保密義務之衝突，即可主張「依法令行為」阻卻違法性[72]。

因此，個人醫療隱私之保護必須受公共安全及公眾利益之限制，原則上係依個案認定，衡量個人之隱私保護與公共利益，何者較值得受保護，而非一味的偏重個人之醫療隱私。然而當醫療人員須依法通報時，建議可先於適當時機婉轉讓病人了解問題之嚴重程度，踐行一定的醫病溝通，儘量將對病人的傷害降到最低，僅通報必要之醫療隱私資料，如此才能達成保護病人人性尊嚴的基本要求。

三、民法

醫療隱私在個資法中開宗明義就指出，以保護個人人格權爲目的，人格權一旦受侵害時，可依民法第184條侵權行爲請求損害賠償，其求償範圍則依同法第195條第1項規定侵害身體健康名譽或自由之非財產上之損害賠償[73]。又醫療行爲係爲債之關係，而債之核心在於給付，除給付義務之主給付及從給付義務外，還包括附隨義務及不眞正義務，而附隨義務之功能爲輔助實現主給付義務、保護他方當事人之人身或財產之利益，例如：醫師不得洩漏病人之隱私，即爲附隨義務之一種，違反時將構成民法第227條之不完全給付[74]。

四、刑法

醫療隱私於刑法係屬秘密法益，規定於分則第二十八章妨害秘密罪章，如有侵害時，涉及刑法第315條之1之妨害秘密罪、第315條之2圖利爲妨害秘密罪、第316條洩漏業務上知悉他人秘密罪等問題[75]。2005年修正時係考量社會結構的改變，一般人對於心理諮商之需求相較過去，顯得越來越多，且心理師於診療過程中，極易知悉對方之隱私，則諮商之需求者與心理師間應有極高的信賴關係，始能達心理諮商之目的。若心理師因業務而得知或持有他人秘密，竟任意洩漏，已屬危害個人隱私，實有加以處罰之必要，爰參諸原條文列舉處罰之業務，增訂心理師亦負有保守職業秘密之義務。又刑法第318條之1規定，無故洩漏因利用電腦或其他相關設備知悉或持有他人之秘密者，處二年以下有期徒刑、拘役或5,000元以下罰金。

上開條文中所提及之身體隱私部分，在醫療行爲中係爲最重要的，又刑法上之「秘密法益」係爲保護個人隱私或生活中私密領域不被他人無故侵擾[76]。應認爲係與個人資料有所區別者，刑法上對於秘密應從嚴認定，亦即個人私生活之通信秘密、因業務或職務知悉持有他人之秘密、工商秘密、妨害文件秘密、洩露電腦秘密罪等，於客觀上應有侵害隱私行爲，主觀上應具妨害隱私故意，且無正當理由而爲之者，始足當之。如若因疏忽誤認他人信件爲自己信件而將之開拆，即依刑法處罰，似矯枉過正，恐有令人陷入不安之情狀。

伍、醫療機構隱私保護作法與比較

我國醫療業者爲因應個人資料保護法之施行，紛紛建立病人資料保護措施，本文以台灣大學醫學院附設醫院[77]、成功大學醫學院附設醫院[78]及馬偕紀念醫院[79]爲例，比較其個人隱私保密政策，說明如下。

一、台灣大學醫學院附設醫院

(一)資料蒐集與運用

單純於其體系網站之瀏覽及檔案下載行爲，其體系網站不會蒐集任何有關個人之身分資料。於一般瀏覽時，伺服器會自行記錄相關行徑，包括使用者連線設備的IP位址、使用時間、使用的瀏覽器、瀏覽及點選資料紀錄等，此紀錄僅爲內部應用，做爲增進網站服務的參考依據，不對外公布。爲了提供最佳的互動照護服務，本體系網站部分服務內容可能會請使用者提供相關個人資料，包括：網路掛號、線上轉診掛號系統、用藥查詢、新生兒篩檢結果查詢、服務信箱、滿意度調查、電子報訂閱、線上收聽、線上視訊及Facebook等。除非取得使用者之同意或爲遵循相關法令規定、或爲遵從相關機關合法命令外，本體系網站不會將其個人資料揭露予第三人或使用於蒐集目的以外之其他用途。

(二)資料安全及保護方法

爲了確保本體系網站安全及持續營運，本體系網站主機均設有入侵偵測防禦系統、防火牆、防毒系統等相關資訊安全設備及必要的安全防護，對本體系網站及使用者個人資料做嚴格保護。網路安全保護措施，裝設防火牆設備，限制特定通訊埠的連結，防止非法入侵，以避免網站遭到非法使用，保障使用者的權益。利用弱點偵測軟體，不定期針對網路系統弱點掃描，並予以補強修正。任何未經授權而企圖破壞本體系網站機密性、完整性及可用性的行爲均被禁止，且可能觸犯法律。唯有經過授權的人員才能接觸使用者的個人資料及病歷相關資訊，相關處理人員皆簽有保密合約，如有違反保密義務者，將會受到相關的法律處分。本體系網站中之互動照護服務與使用者相關之個人資料，本體系網站已確保資料在傳輸過程中不被第三者非法擷取或入侵。

二、成功大學醫學院附設醫院

(一)資料蒐集與運用

本網站不會在未明確告知的情況下，蒐集使用者的任何個人資料。一般瀏覽：伺服器會自行記錄相關行徑，包括使用者連線設備的IP位址、使用時間、使用的瀏覽器、瀏覽及點選資料記錄等，做爲增進網站服務的參考依據，此記錄爲內部應用，不對外公布。線上活動：使用者在使用醫院之網站，所有資料將受到個資保護，例如網路掛號中所填寫之個人資料。意見反映（服務信箱、民意論壇）：使用者在使用訪客留言時，醫院會蒐集使用者之e-mail帳號，以便回信給使用者。醫院不會售出或借出使用者之個人資料，除非使用者同意，不會提供資料給其他人士或公司。

(二)與第三者共用個人資料之政策

醫院不會任意出售、出租、交換……等任何使用者的個人資料給其他團體或個人，但下開狀況，將依相關法令處理使用者的個人資料，這些狀況包括（但不限於）：司法單位透過合法程序要求醫院交付個人資料時，醫院將視司法單位適法性及是否遵照法定之程序，以及對醫院全球資訊網所有使用者安全考量，採行必要配合措施。當使用者在本網站的行爲可能損害或妨礙醫院權益或導致其他人遭受損害，經研判揭露使用者的個人資料是爲了辨識、聯絡或採取法律行動所必要時。

三、馬偕紀念醫院

(一)適用範圍

僅適用於本APP或本網站所涉及的個人資料蒐集、處理與利用，但不適用於經由本APP或本網站連結至其他網站。當使用者由本APP或本網站連結至其他網站進行活動時，網站有其個別的隱私權政策，其資料處理措施不適用本隱私權政策，馬偕紀念醫院不負任何連帶責任。

(二)個人資料之蒐集、處理及利用

本APP或本網站不會對於單純的瀏覽及檔案下載之行爲，蒐集任何可辨識使用者身分的個人資料，而使用者於一般瀏覽時，由伺服器會自行產生的相關日誌（LOG）紀錄，如上網設備的IP位址、連結網站時間、瀏覽器版本、瀏覽或使用的網頁資料等，此紀錄並無任何個人資料辨識，僅在便於馬偕紀念醫院增進本APP及本網站服務之參考依據。當使用者在本APP或本網站提供個人資料（包括但不限於姓名、身分證字號、出生年月日、病歷號碼）予馬偕紀念醫院，包括總院（台北、淡水院區）、台東分院、新竹分院等院區，並同意馬偕紀念醫院以下事項：1.特定目的：基於保健醫療服務，及其他經主管機關核可所定之業務等目的。2.地區：於中華民國境內（包含台澎金馬地區）蒐集、處理及利用使用者的個人資料。3.對象：馬偕紀念醫院或基於上述特定目的作業必要，供給第三方處理及利用。4.方式：以自動化機器或其他非自動化之利用方式。5.使用個人資料之期限：以完成前述特定目的之必要期間爲止，惟如法律另有規定或許可更長之期間者，不在此限。

(三)如果使用者不同意本聲明，請切勿在本APP或本網站上提供使用者的個人資料

如果使用者選擇不在本APP或本網站上提供相關個人資料，使用者將無法使用部分內容，例如：網路掛號服務等。

觀察上述三家醫療機構之隱私保密政策，與內容比較各有其作法與特色，其中以台灣大學附設醫院公布之隱私保護較爲完整，其次係爲馬偕紀念醫院，最後爲成大醫院。由於各醫療體系有其不同之宗旨、作法及目標，又有不同之規模，強調之醫療特性與專業強項亦有異，加以醫療機構之類別、地區及社區環境有差異性，自可依其任務、業務量及環境等規劃具體可行之方案。

目前大中型之醫院大多數已有訂頒其個人隱私之保護或保密措施，但未必嚴格執行，仍大有改善之空間，因之，已制訂隱私保密措施者，應務實執行。同時因法律修正必須與時俱進，始能符合人民法律感情，各醫療機構應隨時注意法令之增刪修改，以調整內部作業規範，始能達到法規遵循之要求。有關診所部分，亦不能忽略病人個資隱私之保護問題，而衛生主管機關爲落實個資法，訂定個資安全維護辦法供醫療院所遵循，徹底保障個資之安全。

陸、醫療事務與隱私保護剖繪

一、看診與醫療隱私

隱私權包括個人思想自由、身體自主、個人獨處、自我資訊控制，免於被監視自由以及居住安寧自由等。簡而言之，係指個人享有不受侵擾干預私人生活之權利，亦即個人生活私密領域享有自主權，且免於被他人侵擾，在個人醫療資訊更是隱私權重要標的，不論身體隱私、心理隱私、病歷等醫療資訊隱私均包含在內[80]。是以，醫護人員在醫療過程，有尊重及保護病人隱私權之義務。

(一)診內之醫療隱私

當醫師問診時，病人主訴症狀時，通常係基於資訊完整性而充分敘述自己身體的情狀，無非係希望能獲得醫師良好的醫護診治，於進行醫療過程及行為時，醫療機構及醫療人員必須排除與病人無關之人在診內之旁聽、觀看或其他影響病人醫療隱私之一切情事，以保障病人的醫療隱私，促使病人可以完全放心的將其身體情形毫無保留的完整敘述，幫助醫師正確判斷病情，並能對症下藥。

當醫師在問診時，門戶常有病人家屬啓門查詢、醫院人員送進病歷，或連繫檢驗等事情，門戶大開，從外面容易目睹診間內情況，不僅聲音外聞，病人接受醫師檢查觸診、聽診等動作亦容易為他人目擊，病人隱私無從保全。是以，醫療人員應謹愼門戶，視診療動作而有所配合，以防止隱私外漏之情事。又女性病人有解衣檢視聽診、內診等診療行為時，需隔離不相干人員，並拉閉布簾或遮隔裝置，不能全無遮飾，令病人曝光。曾有報載某牙醫於診療時誘病人脫衣，摸胸拍影帶，因此，診治時應有其他醫事人員陪同，且如需錄音或錄影，應先徵得病人之同意，始可保護病人之隱私[81]。又在手術過程，亦應有保護隱私之作法，不能因病人接受麻醉，已無知覺而不顧其隱私，而有所不當、不該之行爲。

曾有病人反應，醫師門診時，當著實習醫師護理人員面前，數落病人得病原因與不是，或指責病人未能配合醫囑，如同大人痛斥小孩，不顧病人顏面，有則在家屬面前，以有色眼神、言語解析該疾病之隱情，不僅病人毫無隱私，甚而延伸家庭風暴。又有於醫事檢驗報告出來後，爲求快速，就在多位病人或家屬前公布及說明其病因病情，致病人罹患疾病之相關隱私外洩，是以醫療人員需有正確之保護隱私觀念，心存「我只是在看病，不在管他人私生活」之觀念，相信就不致洩漏病人隱私。

在醫療機構內有實習醫師或學生之實習觀摩，也可能涉及隱私保護之問題。若未事先告知就診病人實習學生的出現，可能會導致醫療糾紛之發生。2011年發生在台北市立一家醫院，劉姓女子因咳嗽滲尿，到醫院檢查膀胱，但院方未予告知，也未獲其同意，檢查時讓3名男實習醫師在現場觀摩查看，讓她深感受辱及不安，一狀告上法院[82]。更有甚者，某醫師發現此類病症係特定行業容易罹患之病人，如梅毒、花柳病等，而以言詞說：「你們看！此特種行業的人就是會得此病」，將可能涉及刑法第309條之公然侮辱罪，是以當醫師之言行舉止涉及病人醫療隱私時，不可不愼。

醫師於診療行爲所拍攝的病人照片，可否留下自行應用，答案是不可以，除非該病人照片只有局部且已經過特殊處理，無法辨識或僅有抽象描述等，無法清楚知悉照片爲何人，而且係非惡意爲之，否則仍有可能涉及病人醫療隱私之侵害，而該醫師之行爲將有法律風險，況且現在社會科技發達，智慧型手機使用普及，當病人發現自己的隱私被侵害，可能會拍照申訴，不僅破壞醫病關係之和諧，亦會造成病人對醫師的不信任。

(二)診外之醫療隱私

醫療隱私的保護除於診療內應落實爲之，於診療以外隱私保密行爲，亦應等同視之。曾於新聞媒體上鬧得沸沸揚揚事件，某整型醫師將病人麻醉手術時的照片以手機通訊軟體傳給女友，藉此炫耀知名女藝人及模特兒等均爲其病人[83]，如此行爲已侵害病人之醫療隱私，若藉此誇大醫術或做爲醫療廣告之噱頭，以吸引病人求診，亦是侵害病人之醫療隱私之行爲。

醫護人員若將病人隱私當成茶餘飯後的話題，將嚴重侵害病人隱私；或因新聞媒體之發布，例如醫療糾紛、外界關注之事件、重大事故如八仙塵爆、車禍、火災、空難等，皆有可能涉及個人隱私之侵害，如有必要使大眾知悉，亦應審慎爲之，儘量保護病人之醫療隱私，才不致造成病人二度傷害。例如林姓名模在2005年7月於大連拍攝廣告時，不幸從馬背上跌落，跌落後，還被馬蹄踩傷、大嫂團金姓名人與號稱擁有32E豐滿上圍的宅男女神[84]也被爆出利用自體脂肪來隆乳等，皆顯示醫護人員於診外的私人行爲，也應留意自身之言行舉止，從內心應有保護病人之醫療隱私之認識與理解，並表現於外在之行爲，才不致有洩漏之情事發生。

又醫師爲教學之用，常會在診療過程中對於病人身體、醫療動作、病灶、組織、手術方法以及連續醫療行爲暨術後復原等歷程拍攝照片、錄影，部分醫師會告知病人與家屬其將有拍照行爲以及將作何用途，徵得病人同意或在病人不反對時，方行拍攝、錄影，有則事先既不告知即擅自拍照，顯然侵害病人之隱私權而不知；又拍照所得之影像，更需謹慎保管處理，如從事教學活動，需如同前述，作去除足以辨識特徵或某病人之處理，防止病人被曝光或被拼湊辨認，以保障病人權益。

醫院爲教育民眾，推廣衛生教育，或介紹醫療新知識、新技術，或行銷提高知名度等，常將醫院之個案或特別案例或醫學新成果對外公布宣教，其中常以病人之案例爲主題，以利說明或說服社會大眾。此時，應注意保障病人權益及隱私，除非經其本人充分了解意涵，且得其同意外，不能公布病人姓名、相片，亦不能由其中之描繪敘述或影像，得悉其爲何病人。另外，在接受媒體採訪或召開記者會時，亦同。

病人對就診與手術之隱私，最不願外洩而爲他人聞悉，其中關鍵部分乃在醫療機構與醫療人員有無風險意識，事實上，醫療機構或醫療人員存心或故意外洩病人隱私之情形，較爲少見，大部分係在非故意情況下而予洩漏，現舉多年蒐集與研究所得之事例，列述如下：

1. 醫療人員間討論病情。
2. 醫師集合數名病人，公開診療指名談論其中一人病情。
3. 看診、門診或手術中無保全阻隔設施，任人聞悉目睹。
4. 醫療人員在與病人談論診治時，以他人病情爲範例。
5. 與友人、無關係第三人描述、渲染、談論病人情形。
6. 在閒聊、聚會、餐會、聯誼等談論病人隱私作八卦資料。
7. 與人談話、電話、Line、e-mail、簡訊中有意或無意間論及病人病情。
8. 醫療人員在走道、迴廊、道路或公開場所討論病情。
9. 以病人案例召開記者會，接受訪問以及發表於醫學雜誌或媒體醫療版。
10. 醫院宣導或衛教時，公開或播放病人影片或病情資訊。
11. 在課堂授課、專題演講、討論或各類職前、在職訓練中討論病人病況與診療方法或檢討。
12. 在研討會、論壇、圓桌會議、座談會、演講會等研討、發表、演說。
13. 在報章媒體、週報、雜誌、學術刊物、衛教文書等報告、論述、發表文章等。
14. 醫療廣告、醫療訊息等列出病人術前術後對照資料、相片。

15.醫院合作之各類廠商由業務處理中得悉病人病歷等資料，而予洩漏。

醫療機構從上述外洩之情況，不難找出洩漏原委，進可依各該情形提出防範對策，儘量減少病人醫療隱私外洩之機會。

二、病歷與醫療隱私

醫師執行業務時，應製作病歷，其簽名或蓋章及加註執行年、月、日。此項病歷，除應於首頁載明病人姓名、出生年、月、日、性別及住址等基本資料外，其內容至少應載明下列事項：1.就診日期。2.主訴。3.檢查項目及結果。4.診斷或病名。5.治療、處置或用藥等情形。6.其他應記載事項。病歷由醫師執業之醫療機構依醫療法規定保存。醫療機構應建立清晰、詳實、完整之病歷。又所稱病歷，應包括下列各款之資料：1.醫師依醫師法執行業務所製作之病歷。2.各項檢查、檢驗報告資料。3.其他各類醫療人員執行業務所製作之紀錄。醫院對於病歷，應製作各項索引及統計分析，以利研究及查考。醫療機構應督導其所屬醫療人員於執行業務時，親自記載病歷或製作紀錄，並簽名或蓋章及加註執行年、月、日。前項病歷或紀錄如有增刪，應於增刪處簽名或蓋章及註明年、月、日；刪改部分，應以畫線去除，不得塗毀，醫師法第12條、醫療法第67條、第68條第1項、第2項分別定有明文。

病歷之記載，關係病人就診之相關資料及病人之權益，其記載由醫師爲之，故醫師執行業務時，有製作病歷之義務，並有增刪病歷之權限，其製作、增刪病歷無庸經過病人之同意，因之病歷有改作權，其未經原告同意所爲之增刪等更改，即非變造[85]。但需注意者，此增刪修改者爲錯誤或不正確之處，而非得隨意、隨時任意更改，其有非事實之增加、原無其事之製作或不存在之補強等行爲，都有可能涉及僞造或變造之責任[86]。

按醫療法第67條規定，病歷包括各項檢查及檢驗報告，然而就病歷內容與健康檢查內容之記載係有所不同。按醫師法第12條第2項規定，病歷除應於首頁載明病人姓名、出生年月日、性別及住址等基本資料外，應載有病人就診日期、主訴症狀、檢查項目及結果、診斷或病名、治療處置或用藥等情形、藥物過敏反應、處方箋開立及其他應記載事項內容；健康檢查則載有檢查時期、檢查項目、既往病歷、自覺病狀、學理檢查（頭頸部結膜、淋巴腺、甲狀腺）、呼吸系統、心臟系統〔心律、心雜音、消化系統（黃胆、肝臟、腹部）、身高、色盲、血壓、視力、神經系統（感覺、睡眠）、肌肉骨骼（四肢）、皮膚、體重、脈搏、腹圍、聽力檢查〕、尿液常規檢查（比重、酸鹼值反應、尿蛋白、尿糖、尿潛血、白血球脂、尿膽素原、尿膽紅素、亞硝酸、酮體）、血液常規檢查（紅血球、白血球、上皮細胞、血色素、白血球數、紅血球、血球容積比、平均血球容積、平均紅血球血色素量、平均紅血球血色素濃度、血小板）、胸部X光檢查、生化檢查（SGOT、SGPT、尿素氮、肌酸酐、尿酸、血糖、三酸甘油脂、膽固醇、高密度脂蛋白膽固醇）、A型肝炎抗體、傷寒及其他檢查項目，此等資料均涉及病人之隱私。

在個人資料保護法中，所稱醫療資料，應指所有因醫療行爲而涉及個人資料部分，包括在就診場所人身及書面病歷資料，而不能因同法第6條未列舉病歷資料，即解爲立法者將病歷排除在醫療資料之外[87]。是以，因醫療資料所涉範圍較廣，應認病歷資料亦包含在醫療資料之內，如此對於就診病人之醫療隱私權保護，於個資法上之規範，始爲完善周全。

(一)紙本病歷

早期醫療機構之病歷多以紙本方式保存，紙本病歷存放於病歷架所占空間龐大，易造成環境安全問題、病人資料蒐尋及大量病歷存取搬運不易，紙本病歷易受潮、且存放久遠的病歷易泛黃或因蠹蟲侵蛀產生不規則孔洞，使得紙本病歷無法永久保存，且手寫病歷有字體難以辨識之困難、無法識別等問題存在[88]。再者紙本保存不易，如遇水災，字體將因水之滲透而無法識別或被沖離毀損，火災使得紙本病歷付諸一炬，此皆係無法回復之不可抗力因素。

雖然紙本病歷有上述不易保存之問題，然而，目前醫療實務爲便利書寫記錄、醫療訴訟上之證據保全等因素仍會保存紙本病歷，在醫院就診時，常見由醫院工作人員或志工將病人之病歷以推車方式送到病歷，其隱密性低，此時推車管理是否有保護個資之措施，例如用檔案夾或其他方式將資料遮蔽使病人姓名等病歷資料不暴露在外，都是傳遞紙本病歷所會遇到的實際問題[89]。

病歷管理旨在達成快速、正確、有效率存取病人醫療資訊之目的，在醫療機構中，病歷管理部門可按組織圖區分爲門診組、檔案組、資料組、疾病分類組等，再依病歷給號方式，如多次號碼法、單一號碼法、身分證號碼法、出生年月日法等，而病歷檔案管理型態，可分爲集中式、階層式、分散式、控制式之分散式檔案管理法等，並將病歷分爲活動與不活動病歷等，做出不同的保管方法[90]，始可達到有效之病歷管理目標，此爲醫療機構應正視之問題。目前醫院實務爲節省空間，多將病歷倉儲外包，此時外包廠商亦爲醫療隱私須考量之風險之一。是以，建議應與外包廠商簽定隱私保密條款，以保障病人隱私權益。

病歷內容與隱私洩漏評量項目如下：

表10-1　病歷內容與隱私洩漏評量項目

項次	製作與傳送過程	洩漏可能情形
1	填寫與討論	(1)與醫療人員研究病情、副作用、可能變化等 (2)與病人、家屬交換意見、告知、解說 (3)無關第三人竊聽、在場聞悉 (4)記載不全或不滿意，任意丟棄
2	傳遞運送	(1)未加封、無任何保全措施 (2)工作人員隨意擺放 (3)推車放在公開通道，為人閱悉 (4)工作人員與人交談病歷資料 (5)為人竊看、竊取、影印
3	存放病歷室	(1)未訂立管理與查閱規則 (2)無秩序之存放 (3)未妥為保存 (4)門禁未管制 (5)熟識之人任意出入 (6)影印與無權閱讀之人 (7)他人竊盜、竊印、拍照 (8)工作人員外洩
4	調取	(1)無權查閱之人違規查閱 (2)非醫療行為之必要而私自調閱 (3)不當供研究單位使用 (4)運送診間外洩
5	銷毀	(1)承包廠商未依約銷毀、撕碎 (2)隨意棄置 (3)人工撕毀不全或草率 (4)當回收紙、二面紙使用 (5)販賣或供應供人參用

本評量項目與內容，係經長期觀察，並從諸多案例實務中，予以彙編，並予整理及分析而成，基本上從醫師製作紙本病歷完畢，由工作人員送至病歷室予以分類、整理及存放。嗣後，病人再次求診時，調取病歷供參，以迄銷毀，都有洩漏之可能性，醫院必須整體思考，訂出完整之管理機制；又護理紀錄等醫療文書亦有類似情形，可參考辦理。

公私部門因公私事務需要，需參閱病人就醫之病歷資料，衛生主管機關甚爲謹慎，採從嚴之立場解釋，如衛生署認爲醫師除依法陳述或報告義務外，並無對第三人提供病情資料之義務，除係衛生、治安、司法或司法警察機關調閱或經病人同意下或透過病人向醫院申請或提出足以認定病人同意之證明文件，不得隨意提供，其爲政府其他機關、民意代表、服務之部隊、保險公司、商業保險機構、律師事務所、鄉鎮市調解委員會等仍不得提供。同時，行政院衛生署對於郵政總局要求由該局通知各醫院診所，依郵政總局所提郵政簡易壽險被保人生前簽署之同意書，提供病歷資料，明文表示未便照辦[91]。

(二)電子病歷

個人資料保護法第6條規定，有關醫療、基因、性生活、健康檢查及犯罪前科之個人資料，不得蒐集、處理或利用。而醫療資料之記錄須以病歷呈現，病歷係記載病人醫療情形如各種檢驗、攝影、影像、診察、診斷、治療等之記錄文書，其形式除紙本病歷外，在資訊科技電子化潮流下，必然趨勢而發展出電子病歷。

電子病歷係以數位化之方式，記錄病人之就醫情況，可協助病人之就醫訊息在不同醫院間流通，減少重複用藥、重複處置及可提供不同專業間治療診斷之參考，在醫療資訊系統上占有重要地位[92]，其目標是保障電子病歷資料安全及促進電子病歷資料共享與跨院交換等[93]，電子病歷互通，將可減少健保資源浪費。衛生署（現爲衛生福利部）在推動醫院紙本病歷電子化多年，於2011年11月逐步實施「全國電子病歷及影像資訊網計畫」，在病人同意下，醫師可經電腦雲端連線調閱跨院之醫療影像、報告、血液檢驗、門診用藥等病歷資料[94]，對於醫療帶來便利性，也提供更多、更快、更具體之服務，但資訊安全與隱私維護是各方考量之問題，顯示醫療隱私保護之重要性。

在衛生福利部持續推動下，電子病歷推動現況如下[95]：

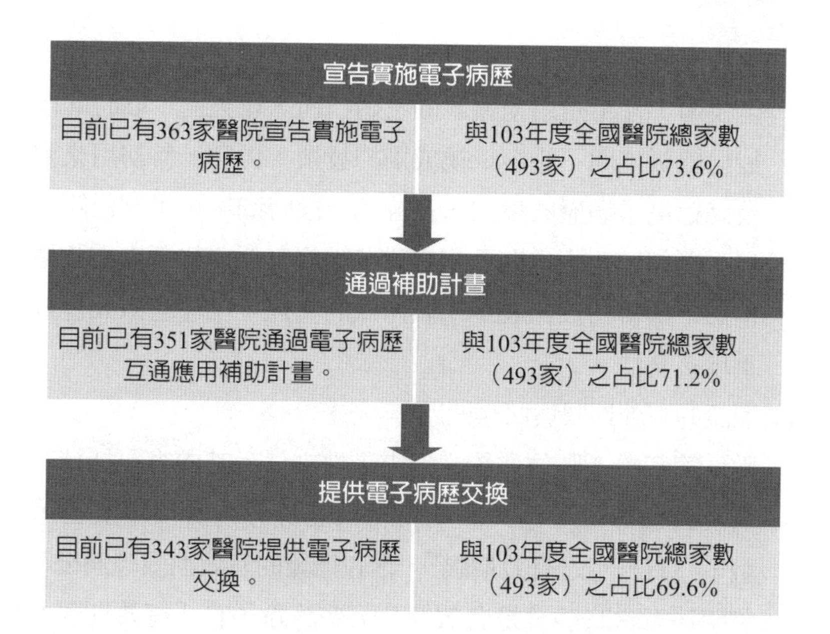

統計至103/12/31止

圖10-3　電子病歷現況成果圖　資料來源：衛生福利部

電子病歷內容的完整性，帶來便利卻也會因歷時久遠而面臨問題，以下就其優缺點分述之[96]：

1. **優點**

(1)病歷無紙化，減少醫療機構保存空間之占用。

(2)病歷資料蒐集、分析與統計更為快速。

(3)病歷可同時多人閱覽，減少手寫字體潦草不易辨識之問題。

(4)可整合不同醫療機構之診療資訊，使病歷更完整。

2. **缺點**

(1)醫療人員逾越授權目的，侵害病人隱私。

(2)遇有不法駭客，有洩密之虞。

(3)資訊科技的更新，資料無法重現

由於電腦相關技術日新月異，最初用來確保電子病歷儲存的安全技術，甚至是用來簽章的密碼技術，在經過一段時間後，可能已經版本間不相容或換成別的技術。再者，當初用來製作以及儲存電子病歷的格式，在經過一段時間後，可能已經無法重現，例如，新版本間不相容或已經沒有任何軟體支援該格式的情形；像當初以word第一版所做的文件，現在的word已經無法重現該文件。

(4)憑證的有效期限與狀態問題

數位簽章的「數位憑證」爲電子性文件，其內容包括持有人個資及公鑰等，可用以證明持有人之身分，其須經公正單位認證，亦有一定之有效期限[97]，惟在憑證的有效期限經過後，如何證明簽章當時憑證是有效的？另憑證除了有「有效期限」的問題外，可能因爲金鑰遺失、洩密等等的情況而被廢止或暫時停用，因此，若電子病歷製作完成後，憑證因上述原因已失效，負有舉證責任的一方應如何證明簽章當時所使用的憑證是有效的？

電子病歷之製作依醫療法第69條規定，醫療機構以電子文件方式製作及貯存之病歷，得免以書面方式製作，其資格條件與製作方式、內容及其他應遵行事項之辦法，由中央主管機關定之。又依醫療機構電子病歷製作及管理辦法[98]第3條規定，醫療機構電子病歷資訊系統（以下稱系統），應有符合下列規定之管理措施：1.訂有操作人員與系統建置、維護、稽核、管制之標準作業程序，並有執行紀錄可供查核。2.訂有電子病歷之存取、增刪、查閱、複製等使用權限之管控機制，並據以執行。3.於本法第70條所定病歷保存期間內，電子病歷之存取、增刪、查閱、複製等事項，及其執行人員、時間及內容保有完整紀錄，可供查核。4.訂有系統故障之緊急應變機制，並據以訓練，可供查核。5.訂有保障電子病歷資料安全之機制及有保持資訊系統時間正確之機制，並據以執行。

電子病歷涉及之法律問題有：1.病例格式：統一、方便及簽證之有效性。2.眞實內容之確保：造假、僞造、竄改、加工之法律責任。3.簽章：方法、效力與爭議之處理。4.取代紙張：可行性、保護與驗證之眞實性。5.證據問題：合法要件、舉證責任、證據能力及民事訴訟法第358條適用之疑問。6.管理權限：著作權、所有權、病人權益、授權與同意問題。7.個人資料保護：蒐集、處理、利用、責任之許可與限制。8.隱私保護：個人核心事項、保護之高權及法律之保障。

上述法律問題中，病人難以理解的可能是病歷著作權之問題，亦即病歷中既然皆記載病人之醫療資料，何以病歷著作權卻歸屬醫療人員？按我國著作權法之規定，著作權法要求作品而具有「原創性」，即同時具備「原始性」及「創作性」二個要件，原始性係指著作其獨立創作而成，非抄襲而來，創作性係指創作需具最低程度之創意，如此才是著作權法所保護之著作[99]。是以，病歷上文字或符號或圖形等，皆爲醫療人員基於專業知識爲記錄病人之就診情形製作而成，具有一定程度創作高度，且能表達作者個性，非機械性之記錄，故爲著作權法所保護之著作，其作者應解爲該製作病歷之醫療人員[100]。亦即病歷之著作權屬醫療人員或醫院；而病人具有病歷資訊使用權[101]，醫師並無拒絕病人本人閱覽病歷之權利。

有關醫療隱私保護問題，假設某醫院骨科醫師，看到知名女歌手前往整型科，基於好奇心遂依醫師權限查看女歌手之電子病歷資料，此時醫療機構是否設有查閱病歷的權限，將是影響其是否涉及侵害個資之問題？又醫院內的實習醫師是否可以任意查詢病人個資？目前我國實務上，醫療機構大多將醫療資料庫權限區分爲醫師（包含實習醫師）、護理人員，各有不同之病歷查閱權限，例如某甲至A醫院看診骨科之病歷，爲便利醫師之聯合診療，該骨科醫師可於病歷系統上查知其曾於A醫院中其他科別之過往病史。然就本文假設問題，因該醫師並非在診治女歌手，其無查閱女歌手病歷之必要性，更無查閱該女歌手病歷之權限，應認骨科醫師已侵害女歌手之醫療隱私。

因此，雖然電子病歷優點大於紙本病歷且已逐漸取代紙本病歷，上述問題只是其中之一項法律問題。是以，醫療機構在評估病歷保存方式時，應依實際情形規劃出適合該機構之存放模式，並隨時調整修正，亦應同時考量法律風險問題，始可達成最佳保存成效之目標。

(三)健保IC卡

健保IC卡已成為目前病人前往醫院求治之重要工具，其功能，乃係將病人以前的健保紙卡、兒童健康手冊、孕婦健康手冊和重大傷病證明卡等四種卡冊之看診與證明功能放在同一卡片上，接受醫療人員診治時僅需要攜帶同一張憑證[102]。此外，健保卡欄位內容完全實施後，除可記載持卡人的個人醫療費用、在保與繳費狀況外，保險對象亦可知悉自己花費之部分負擔。醫院可以由累計之部分負擔，收到規定之全年住院部分負擔上限，即可不再收取[103]。

健保卡關係病人就醫之隱私甚巨，需有良好之安全機制，目前之作法如下：

1. 整體安全機制

(1)契約規範

健保署與立約商簽訂之契約條款，第1條即明確規範立約商於履約期間所知悉或持有之健保署機密，均應保密不得洩漏。並要求立約商應與其員工及協力廠簽訂保密契約，使其對健保署負有與本約內容相同之保密義務。又於契約條款第11條明訂在契約有效期間，立約商如將卡片或保險對象基本資料外流，健保署得沒收保證金並終止或解除全部或部分契約，並請求立約商賠償。另在投標須知第4條明訂健保卡、安全模組、讀卡設備、應用系統、軟硬體設備，如係國外產品必須提出國外原廠出具之授權經銷代理證明文件及連帶保固證明文件。

(2)整體安全計畫

健保署要求立約商必須針對本專案提供整體系統安全政策，建立完善之管理機制。立約商提供了「整體安全計畫書」、「整體安全機制設計文件」與「整體安全政策管理使用者手冊」等文件，委請學者專家審定，並據以執行。

(3)成立健保卡資料安全防護小組

爲防止健保卡建置計劃資料外洩或被不當使用，健保署成立健保卡資料安全防護小組，監督一切安全相關事務。

2. 個人資料及隱私權保護機制

(1)存儲有限資料與管制用途配套

①不存放完整的病歷資料

健保卡現階段開放使用之欄位內容，僅限於取代紙卡原有功能，眾所關切之個人就醫隱私資料，僅係記錄並存放在各醫療院所製作之病歷中。並不涉及隱私。部分社會團體對於健保卡是否會侵犯個人隱私權，極爲關切，健保署已積極與各相關人權及病友團體開拓對談平台，持續溝通，以利未來存放用藥、檢驗、檢查等資料，保障民眾對醫療知的權益與自主管理權。且健保卡之記憶容量，包含內建程式與必要欄位規格，僅有36K位元之空間，無法存放病人於各醫療院所就診之所有病歷資料及檢驗檢查影像資料。設計之存放欄位內容僅止於健保業務中有利於民眾就診作業，能提升醫療照護品質與具有費用節流功能。

②不作健康保險與醫療保健目的以外之用途

健保卡的主要功能係在提供保險對象就醫時辨識身分之用，以便於醫療處置之正確判斷，目的單純明顯，並不做爲衛生行政及保健醫療服務等特定目的外之使用。

(2) 卡片操作安全機制嚴密，其除有扭索狀設計、彩虹紋、細微字、紫外線隱形印刷及光學變色油墨等多重防僞設計外；另照片背景亦有防僞處理，以防照片被取代冒用，較諸一般信用卡並不遜色。而且有多重保密安全機制保護個人隱私，晶片內儲存資料均經特殊保護機制處理。讀卡機加安全模組（SAM）卡，採嚴謹授權及相互認證機制，又須具有醫師卡始能讀取醫療資料。

健保卡設有密碼功能（Pin code），以個人密碼優於醫師卡之讀寫授權，民眾可選擇是否輸入密碼解密，一旦設定密碼，一般人或掛號人員即使有讀卡機及安全模組，亦無法讀取基本資料段以外之欄位資料，必須民眾同意輸入密碼，醫護人員始能開啓資料。在設計中，整體運作架構採用多道防火牆控制，並隨時監控網路作業情形，以期能及早發現安全缺失，並採用VPN封閉式專屬網路，不能由網際網路連結進入VPN，駭客將無從由外部入侵。另在健保署端之網路頻寬隨使用量自動調整，以確保網路傳輸品質，有效降低網路塞車機率。惟一般民眾對此機制，並不清楚，健保局應加強宣導，各醫院亦應督促同仁除醫療業務所需外，不得任意開啓閱讀個人資料。

健保卡僅儲存必要之慢性病用藥、某些特定疾病名稱或昂貴之檢驗檢查醫令，各該項目均以數字代碼登載（code），亂碼傳輸，而非以中文記載，同時 使用完善之病毒防治機制。並於使用端輔導使用防毒軟體 ，在危機處理及應變計畫方面，訂有危機處理應變計畫，明定危機種類、等級、認定與啓動程序，並組織危機應變小組，作爲緊急應變及危機處理機制之事前防範措施，於緊急危機（如天災、停電）發生後，亦建置有事後應變機制，所有醫療人員接觸資料設有權限劃分，任何接觸使用健保卡資料者，均會留存電子紀錄，便於追查，防止人員洩密情事發生。

目前我國健保署正在推動的「雲端藥歷檔」係以健保之保險對象（病人）至各醫療機構之就醫記錄，透過健保IC卡電子傳輸就醫資訊，蒐集整理病人之藥歷檔，並建置藥歷資訊查詢系統[104]，且將試行雲端藥歷系統註記病人查詢指標，其目的即希望避免重複處方與藥品交互作用、減少健保資源浪費等問題[105]。

有關健保署建置健保雲端藥歷查詢系統病人簽同意書事宜，衛生福利部說明要點摘錄如下：「民眾端選擇權：爲保障民眾有限制查詢其用藥紀錄之選擇權，可至區公所或各分區業務組進行健保卡密碼設定或解除作業」、「醫事服務機構注意事項：除線上查詢外，如醫事服務機構要批次下載病人用藥紀錄，須經病人簽署書面同意書後，始得下載」、「不得強制要求民眾提供健保卡密碼及無故拒絕提供醫療服務」、「醫事服務機構如要批次下載病人用藥紀錄，可向該分區業務組申請權限，備妥醫事服務機構用藥紀錄資訊檔使用同意書、資訊安全檢查表，通過權限後，則需病人簽署書面同意書，始得下載。」足見，我國醫療主管機關已相當重視病人之資訊自主權，應設立督導稽核機制，注意可能外洩等情事，隨時作必要之調整與修正。

健保IC卡之設計原係爲醫師爲請領健保署給付藥費，而須將病人用藥上傳健保署以利核發診療費用，然而現今雲端化整合之趨勢潮流下，資料庫整合與利用已成爲必然之方向，因此醫療隱私之保護就顯得更加重要。近來中央健保局陸續發現民眾持僞造健保卡求診，如該醫療院所缺乏相關驗證技術，將有危害病人醫療隱私及醫療機構資訊安全之問題，爲維持醫療秩序正常發展，醫師公會全國聯合會建議中央健保局就健保IC卡僞造事件研議防範措施，中央健保局函覆：目前所查獲之僞造健保IC卡，均爲變造外觀個人資料，並未發現健保IC卡晶片遭破解之情事，而健保IC卡針對卡體及資訊安全，均設有嚴密之防僞及保密機制，只要醫事機構依照全民健康保險醫療辦法，於保險對象就醫時，確實核對其身分，病人之隱私及醫療機構之資訊安全皆可獲得充分之保障。

雲端藥歷資料庫給予醫師極大的權限，然而醫師可否任意下載病人資料呢？基於病人之醫療隱私保護，不得任意下載病人之醫療資料。例外於獲得病人之同意或基於法定等原因才可下載，如此才能達到病人之醫療隱私保護，建立良好醫病關係，提升醫病信任基礎，使病人獲得最好之診治。各醫院不能忽略此部分個資保護之必要性與重要性。

三、醫療廣告與醫療隱私

醫療廣告是由可識別的廣告主，對產品、服務等標的物，觸動消費者內心期待，進而採取實際行動之進行付費方式，其目的爲增加醫療營業收入。醫療廣告不實用詞舉凡「無刀近視雷射手術【美國太空人指定使用】」，「專門植牙全國第一名，歡迎任何難植牙者來種」、「技術高超的植牙醫師可以在條件不良的牙骨床上植牙」等，皆被衛生主管機關認定無法提供舉證資料證明內容爲眞實，違反醫療法之規定。

醫療廣告之管理，歷年來中央衛生主管機關爲因應國內醫療作業現況及醫政管理之需，曾做諸多函釋，例如：於民國97年12月30日衛署醫字第0970219512號函[106]，指出醫療廣告如強調最高級及排名等敘述性名詞或類似聳動用語之宣傳（如「國內首例」、「唯一」、「首創」、「第一例」、「診治病例最多」、「全世界第幾台儀器」、「最專業」、「保證」、「完全根治」、「最優」、「最大」、「永不復發」……等），將依醫療法第86條第1項第7款「以其不正當方式爲宣傳」查處認定，而依同法第103條規定裁罰[107]。經核此等誇大、聳動、刺激之廣告內容，常會有意無意或影射出就診病人之個人資訊、就醫情況，以強化其效果，此已涉及個資與隱私問題。

醫療廣告之定義，除按醫療法第9條規定[108]外，行政院衛生署食品藥物管理局，消字第 1000059135 號函曾對醫療廣告做出函釋，指除客觀上須有刊登醫療廣告資訊之行爲外，主觀上並須有宣傳醫療業務以達招徠患者醫療爲目的[109]。醫療法第五章爲醫療廣告之專章，包含醫療廣告主體限制爲醫療機構始得爲之、醫療廣告內容、方式之禁止、醫療廣告之擬制。又103年1月24日衛部醫字第 1031660048號，醫療法第85條第1項第6款所定容許登載或播放之醫療廣告事項[110]。鑑於醫療廣告旨在招徠病人，是否眞實攸關病人就醫之研判，而以其他病人資料相片等爲媒介強化廣告效果，主管機關應從嚴把關。

從台北高等行政法院第101年度訴字第1480號判決[111]顯示，原告爲新北市診所醫師經民眾檢舉，由向台北市政府衛生局上網查證，該診所於刊登三種優惠方案大放送之廣告，顯係以不正當方法招攬醫療業務，裁處罰鍰新台幣5萬元。原告不服經提起行政訴訟，判決：醫療法第61條第1項規定即係針對醫療行銷的管制規範。又行政院衛生署94年3月17日衛署醫字第0940203047號公告醫療法第61條第1項禁止以不正當方法招攬病人。乃主管機關就醫療機構所定之不正當方法招攬病人之例示，核未逾法律規定範圍，自得援用，乃判決予以駁回[112]。

從此案例不難發現，法院在爲判斷醫療機構所爲醫療行銷的管制密度上，是無法與其他商品或服務相提並論，而必須從嚴認定之，並考量醫療促銷可能引起民眾接受不必要的醫療服務，增加風險和造成浪費醫療資源。醫療機構在爲醫療廣告行銷時，除遵循醫療法第9條、第61條第1項[113]、第85條[114]、第86條[115]、第87條[116]之醫療廣告相關規定外。若涉及廣告不實，除醫療法第103條[117]、第104條[118]之處罰規定外，亦會涉及消費者保護法第22、23條、公平交易法第21條、刑法第339條詐欺罪及民法第184條侵權行爲等問題，其中，以非事實之醫療病人資料刊登廣告或移花接木列出病人個資或竄改就醫事實，影射某病人就醫或利用他人相片影像僞造就醫或以不同科別混淆病人醫療效果等，均屬廣告內容不實，此等攸關個資與隱私保護之問題。因此，醫療機構於廣告行銷時需謹愼評估後爲之，以免法律風險發生。

當前係行銷至上時代，任何商品無不傾其全力藉由各式各類廣告手法行銷，其中以消費者之代言、服用效果、見證等最有效果，此在醫療廣告上，尤其有效，坊間各類平面、電子媒體即運用醫院診療方式、技術、效果搭配病人圖景或代言或見證等，加強一般人印象，進而至醫院求治診療。

醫療廣告與隱私有關內容：1.廣告中經同意刊登個人資訊、相片等，除有惡意、不法濫用或違背個人原先應允內容外，尚無問題。2.廣告中未經同意刊登個人資訊、相片等，有違規問題。3.影射、暗示個人資訊、相片等，有違規問題。4.引借他人資訊，作負面報導，有侵害甚而有妨害名譽問題。2015年因違反醫療廣告受台北市政府衛生局裁處之醫療機構中，於網站上查獲某醫療院所宣稱PRP功能可使細胞回春，並刊登術前術後照片，被依違反醫療法第86條裁處罰鍰。違規醫療廣告處罰原則，目前仍係依據衛生福利部（前行政院衛生署）2008年10月9日衛署醫字第0970215445號函修正公布之違規醫療廣告處理原則辦理[119]，是以，醫療機構爲廣告時，應特別留意，以免遭罰，主管機關亦應盡其督導之責。

當發現自己成爲醫學美容廣告主角時該如何處理呢？可向衛生福利部醫事機構開業登記資料查詢醫療機構、醫療人員執業資料查詢醫師資格是否合法，並要求出示醫療器材的衛生署許可證號。如欲爲醫療美容之診療時，應事前充分與醫師溝通，釐清自己先天或後天皮膚狀況是否適合此療程，治療前建議先簽訂儀療契約書，詳實記載收費額度、副作用等，治療中醫美材料要當場開封，治療後要求將就醫病歷影印留存[120]，以保障自身醫療之權益。

四、醫學研究與醫療隱私

醫學研究大致可分爲臨床醫學、實驗醫學、病理學，而涉及醫學研究之法律規範，除個資法第6條特種個人資料之保護外，還包括醫療法第8條之人體試驗。所謂人體試驗係指醫療機構依醫學理論於人體施行新技術、新藥品、新醫療器材及學名藥生體可用率、生體相等性之試驗研究。然而醫學研究不僅限於人體試驗，舉凡病歷資料研究、檢體研究、問卷調查等皆包括在內；人體研究法第21條規定，研究主持人及研究有關人員，有保密義務；人體生物資料庫管理條例第18條規定，編碼加密去連結等之保密措施 ，上述之醫學研究皆會涉及病人之醫療隱私保護之問題，實有必要以法律明文規範之[121]。

由於醫療機構必須透過醫學研究才能增進全體社會利益，然而，研究時通常涉及大量病人隱私資料之處理、運算等而成爲可利用之「醫療資訊」。以本文前舉司法案例中，被上訴人逕將蒐集之個人就醫與健康保險資料，委託輔助參加人國家衛生研究院建置「全民健康保險研究資料庫」；且自2000年起，提供或販售個人就醫與健康保險資料庫加值服務予學界與生物技術產業使用，即爲個資利用問題，更涉及法律許可之問題時，各研究單位在使用個資時，宜謹愼爲之，以免訟累。個資法第6條第1項第4款明文規定，有關醫療、基因、性生活、健康檢查及犯罪前科之個人資料，不得蒐集。但公務機關或學術研究機構基於醫療、衛生或犯罪預防之目的，爲統計或學術研究而有必要，且經一定程序所爲蒐集、處理或利用者。是以，原則上不可任意蒐集、處理或利用個人之醫療敏感資料，以免違反個人資料保護法之規定，但例外爲醫學研究等涉及公共利益之情形時，則可以蒐集、處理或利用。

醫學研究中的基因資訊（Genetic Information）研究，足以揭露遺傳特徵之訊息，因個人基因皆有其獨特性，可呈現個人生物訊息[122]，是目前科學家最想解密的一個區塊。因此，基因資訊之保護相對於其他醫療訊息更爲重要。基因隱私在於基因資訊中具有「 別性」、「預測性」、「遺傳性」、「永久性」、「標籤性」及「敏感性」之特性不同於一般隱私[123]，足見保護之必要性甚高。然而，在國外銷售研究用人體生物檢體網站上卻發現有阿美族、泰雅族人的基因檢體與細胞販售，已明顯侵害當初受試者之醫療隱私[124]。

基因係個資法第2條第1款保護之個人資料，因個人資料中所涉及醫療資訊者將有助於醫學研究之推展，目前我國台灣人體生物資料庫（Taiwan Biobank）主要爲結合基因與其他醫學資訊，針對本土常見疾病進行大規模的世代研究與病例對照研究。其須遵循之法規爲人體生物資料庫管理條例。而有疑慮的是此資料庫之建置是否合乎憲法上所保障之人民之基本權利？又是否有充分之法律授權？與國際上所規範之基因與健康資訊是否可以相提並論[125]？均需釐清。

基因研究中所涉及之人體試驗告知後同意，係指醫師有義務以病人得以完全了解之語言，主動告知病人病情、治療方案、治療方案之風險與利益、不治療之後果，以利病人自行做出適當之醫療選擇[126]。然有疑義者，係告知之程度，是否僅於病人了解其試驗可能產生之風險？或者必須告知病人後續試驗資料將如何利用？其程度上差別將會造成病人決定同意與否之考量，亦即告知立場係以病人之醫療隱私爲立基點或是以醫學研究爲立基點，可能有不同結果產生，因此基於個資法保護人格權之立法意旨觀之，應以保護病人個人之醫療隱私之立場爲告知準則，對於病人之隱私權益保護才算完備。否則告知不明、論述不清、目的隱瞞、個資濫用時，必發生法律爭議。當研究結果公布時，涉及之個人必產生抗議質疑，曾發生基因研究公布後，相關人員抗爭：「我的基因，不是你的財產」、「我的基因，不是你的專利」，即爲適例。

由於，基因資訊關係到個人之遺傳訊息、患病可能與健康情形，如帶有缺陷的基因在遭受披露之後是否會造成標籤化[127]。又基因資訊具有永久性，可能涉及整個族群及家庭的基因隱私，因此是否只要獲得當事人同意即可進行醫學研究，實有疑義？基因研究影響的範圍甚大，不只限於受試者個人，甚至將擴大爲基因族群的世代子孫等。是以，進行醫學研究時，必須當事人以書面同意且實際知悉後續資料之利用行爲及研究結果當事人可爲適當之查詢或不願知悉之權利與告知停止利用該資訊，且將受試者資料去識別化並採取完善的保護措施等，才不致侵害病人醫療隱私之權益。美國最高法院曾判決，人體基因排序爲大自然產物，不得申請專利[128]，可爲參酌。

醫師爲發表文章，可能將其看診心得蒐集整理做爲發表醫學研究之論文或期刊，由其歷年所看診病人統計分析來達成其發表研究成果之目的，透過臨床病歷資訊的蒐集，研究人員醫師可由相關病歷尋找出有用的規則或是藉由資訊整合機制來發掘新的知識。在國內通過國際人權兩公約後，基於人權的保障，醫療資訊之利用應以徵得當事人同意爲前提[129]。亦有學者認爲人體研究係醫學研究法益與隱私權保護法益之衝突其解決方式可遵循：1.本人選擇原則、2.告知後同意、3.保密原則、4.蒐集目的限制原則[130]。本文作者認爲除應徹底落實學者建議之方式外，亦應本於保護病人隱私權利而以良好診治態度和溫和的溝通方式來進行診療，確實隔離無關之第三者，達到落實醫療隱私保護，建立良好醫病關係，創造優良的醫療環境，達成多贏的目標。

五、保險理賠與醫療隱私

風險移轉最直接的方式，即是透過投保「保險」的手段，將可能發生之風險轉嫁保險公司承擔。按我國保險法第1條規定，保險係當事人約定，一方交付保險費於他方，他方對於因不可預料或不可抗力之事故所致之損害，負擔賠償財物之行爲。依據壽險公會統計資料顯示，民國104年1-3月壽險業總保費收入達649,045百萬元[131]，足見我國國人已知以投保方式移轉風險之發生。是以，醫療人員在面臨保險從業人員爲服務保戶而申請病人之醫療隱私資料時，應如何兼顧醫療隱私保護與病人受保險理賠之利益，此問題對於病人權益之保障非常重要。

保險公司爲達成醫療理賠之業務需要而向醫療機構申請醫療保戶病情資料，所涉及醫療隱私問題，已有行政函釋，如75年4月2日衛署醫字第578914號函，人壽保險公司因業務需要，要求醫院提供保戶病情資料，以透過病人或其家屬親自向醫院提出申請爲原則，惟醫院基於便民，憑保險公司所提足以認定病人同意之證明文件得提供病情資料。又如75年9月27日衛署醫字第622609號函，醫院診所是否同意依人壽保險公司所提病人簽署之同意書而提供病情資料，應由醫師自行考量決定，尚不宜通盤硬性規定。再如80年8月13日衛署醫字第963605號函，惟所稱足資認定已獲病人同意之證明文件，至少應有病人親自簽署之書面同意文件，且該書面文件並經載明病人同意提供之特定之病情資料者，始足當之，以杜爭議[132]。

又醫療法上所稱親屬之範圍爲何，83年4月15日衛署醫字第83012995號函：所稱親屬，凡直系、旁系血親及姻親均屬之。醫院應以取得病人同意爲原則，但病人爲未成年人或病重無法爲意思表示時，由配偶及親屬爲之，並以在場者爲準，優先順序如下：1.配偶。2.父母。3.成年子女。4.成年兄弟姊妹。5.祖父母。6.成年之其他親屬；前開同一順序有數人時，以親等近者爲先，親等相同者，以年長者爲先。至養子女與養父母之關係，除法律另有規定外，與婚生子女同，民法第1077條定有明文，因此，養兄弟姐妹應包含於親屬之範圍內。

由上述之行政函釋中，可歸整依循之原則供辦，當醫療機構面臨保險公司因業務之需要申請病人之病情資料，可以酌參辦理：

(一) 原則由病人親自申請，例外由配偶、親屬等人申請，均應注意申請者之身分，並要求提出足以認定病人同意之證明文件。

(二) 申請文件應載明病人同意提供特定之病情資料範圍。

(三) 醫師有決定是否提供該病人資料之裁量權。

(四) 單純查詢保戶是否醫院病人，而未涉及病情資料之查詢，應可告知。

六、醫療隱私保密之例外

醫療隱私保密對於醫療人員而言是項難題，例如病人甲罹患癌症末期，其家屬要求不要告知病人甲，此時醫療人員是否可以不告訴病人嗎？按基於醫師之說明義務，病人有權了解自身醫療情況[133]，病人甲仍要求醫療人員告知病情，醫療人員應該即刻告知，否則病人連自身的醫療情形皆被矇在鼓裡，醫師違反說明義務，對於病人而言相當於已喪失其自主決定權？因此，當家屬要求不要告知病人本人，醫療人員應與家屬溝通，使家屬理解後續病人須配合醫治等情，有必要讓病人了解自身病情，以利後續病症之治療，且可透過家屬於適當時機，以適當方法告知病人其自身之病症，除可減少糾紛產生，並可使病人能即時獲得適當之治療[134]。

由於醫療隱私可能涉及公共利益或造成社會安全等問題，因此在個資法中第6條即定有特種個人資料之保護與例外[135]、第20條中也明文規定非公務機關利用個人資料之限制及除外情形[136]，另外於特定法律中亦規定有醫療保密之例外，如傳染病防治法第39條醫師報告義務、第40條醫療人員報告義務及第41、42條之通知義務等，均明文規定醫師、法醫師等須向主管機關報告。因此，個人醫療隱私之保護必須受公共安全及公眾利益之限制，而且，個資法第3條雖規定有請求刪除個人資料之權，但醫療法規定一般病歷保存七年，應解為特別法之規定。因之，醫療人員判斷時，原則上係依個案認定，衡量個人之隱私保護與公共利益，何者較值得受保護，而非一味僅偏重個人之醫療隱私，而置公共利益於不顧。

又行政執行單位調取病人個資時，醫療機構得否提供就醫時留之個人聯絡資料，法務部於102年10月31日法律字第10203511120號函釋：「執行機關於辦理行政執行案件之法定職務必要範圍內，向醫療機構查調義務人通訊地址，應符合個資法第15條第1款之規定。對於受調查之醫療機構（公立及私立）而言，提供上開個人資料予執行機關，亦可認符合個資法第16條但書第2款及第20條第1項但書第2款之規定，尚無屬醫療法第72條所定『無故洩漏』」之問題存在。

在傳染病防治法中，將「通報」義務依專業性分成「通知」及「報告」兩類，並分別加以規範[137]：

(一)報告義務人：醫師、法醫師及其他醫療人員等專業人員

傳染病防治法第39條第1項規定，當醫師在診治病人或醫師、法醫師在檢驗屍體，依其專業判斷，如發現傳染病或疑似傳染病時，應立即採行必要之感染控制措施，並報告當地主管機關。而同法第40條則針對醫師及法醫師以外之其他醫療人員，在執行業務時，發現傳染病或疑似傳染病病人或其屍體時，應即報告醫師或報告當地主管機關，如有違反涉有行政責任。

有關傳染病之報告時限與防治措施，列表如下：

表10-2　傳染病之報告時限與防治措施

類別	建議傳染病名稱	報告時限	病人處置措施	屍體處置
第四類	疱疹B病毒感染症 鉤端螺旋體病 類鼻疽 肉毒桿菌中毒 NDM-1腸道菌感染症	24小時	必要時，得於指定隔離治療機構施行隔離治療	火化或報請地方主管機關核准後深埋
	侵襲性肺炎鏈球菌感染症 Q熱 地方性斑疹傷寒 萊姆病 兔熱病 恙蟲病 水痘 貓抓病 弓形蟲感染症 流感併發症	1週內		
	庫賈氏病	1個月		

第五類	馬堡病毒出血熱 黃熱病 伊波拉病毒出血熱 拉薩熱、裂谷熱	24小時	指定隔離治療機構施行隔離治療	24小時內入殮並火化

(二)通知義務人

依據傳染病防治法第41條及第42條規定，下列之人，發現疑似傳染病病人或其屍體時，應於24小時內通知當地主管機關：

1. 病人或死者之親屬或同居人。
2. 旅館或店舖之負責人。
3. 運輸工具之所有人、管理人或駕駛人。
4. 機關、學校、學前教（托）育機構、事業、工廠、礦場、寺院、教堂、殯葬服務業或其他公共場所之負責人或管理人。
5. 安養機構、養護機構、長期照顧機構、安置（教養）機構、矯正機關及其他類似場所之負責人或管理人。
6. 旅行業代表人、導遊或領隊人員。
7. 村（里）長、鄰長、村（里）幹事、警察或消防人員。

(三)據實陳述之義務

為了確實與及時掌握疫情，傳染病防治法第31條更針對傳染病病人及其家屬規範了「據實陳述」之義務，應就醫療機構人員詢問相關病史、就醫紀錄、接觸史、旅遊史及其他與傳染病有關之事項，據實陳述。

(四)緊急醫療救護法第19條規定應通知之傳染病範圍

行政院衛生署於中華民國97年1月18日以署授疾字第0970000008號公告，緊急醫療救護法第19條規定應通知之傳染病範圍：鼠疫、狂犬病、炭疽病、天花、嚴重急性呼吸道症候群、H5N1流感、傷寒、副傷寒、桿菌性痢疾、阿米巴性痢疾、急性病毒性A型肝炎、腸道出血性大腸桿菌感染症、漢他病毒症候群、霍亂、白喉、流行性腦脊髓膜炎、麻疹、德國麻疹、疱疹B病毒感染症、馬堡病毒出血熱、伊波拉病毒出血熱、拉薩熱等。

由上可知，醫療隱私保密之義務並非絕對的無限上綱，仍受有限制，當涉及公共利益時或爲保護第三人免於危險之利益大於保密義務時，醫療人員即依法負有通知義務[138]。又個資法中之例外規定，多爲抽象性或原則性之不確定法律概念，亦即何爲「公共利益」何爲「重大危害」 並無明確之界定，難以單憑法律用語爲認定，需藉由習慣法或法理或行政機關等，依個案認定並做出解釋。是以，醫療機構之從業人員如何在病人隱私保護與保密例外間做出平衡與判斷，此時，醫療人員應先推定對病人皆負有保密義務，於事涉公共利益時，須依法律之規範，負通報之責，平時應多了解法律規範，於具體個案判斷時，除有賴個人能力與經驗積累之實力，如有法律疑慮時，應請教法律專業人士。

柒、法律風險防控對策

一、個資之風險管理機制

風險包含事件發生之機率高低與事件發生導致之損害程度[139]，做好法律風險之預防與控管，避免風險實現或降低風險產生之危害程度與防範再度發生相同風險。爲預防法律風險之產生，可先爲風險評估之計算，個資風險評估爲個資保護之運作基礎，依其風險高低做出分級並確定因應措施，將可有效防阻及降低風險造成之危害。如使用現代資訊高度運算能力，計算管理個資之風險值（Value at Risk），對於法律風險管理策略，有相當大助力[140]。

風險之評估，首先應界定個人資料之範圍，再進行個資數量盤點。個資風險評估係依個資數量換算發生之次數計算、個資當事人與醫療機構往來之緊密度，計算出「高度風險」、「中度風險」與「低度風險」，分別採取因應對策，低度風險可採自留方式爲之[141]。此種評量涉及風險胃納問題，蓋風險胃納係指願意且能承受之情況，各公、私企業機構因其組織、資源、預算、目標差異等有其不同之情況，作出合於其目的與評估之胃納程度，即使政府機關有公權力、豐富資源、龐大支援力量等，仍存有風險胃納之衡量[142]。此在規範、資源不同之醫療院所更需作好風險胃納之評估。

醫院對於個資法之範圍與因應，應建立風險評估及管理機制或納至全醫院之法律風險管理機制內，檢測出法律風險源，法律風險事項，盤點現有管理之風險盲點，訂定個人資料安全維護計畫及管理辦法，從個資之書寫、傳送、保管、存放及檔案都納入其中管理[143]，而其涵蓋之個人資訊應包括防止、被竊取、竄改、毀損、滅失及洩漏紙本、磁碟、磁帶、光碟片、微縮片、積體電路晶片、電腦或自動化機器設備等媒介物，依其所訂之安全稽核機制，定期或不定期查察是否落實執行所訂之維護計畫或業務終止後，個人資料處理方法等相關事項。更要教育全體醫療人員與員工一個重要的觀念：「法律風險管控不是單一同仁，或少數部門的責任」、「是全體同仁每一個均需分別負責或共同承擔之責任」，主事者有正確之法律風險意識，經常提醒員工須有法律風險意識，並依制定之管控措施落實執行[144]。

透過不斷的調整改善風險管理方式，檢視安全維護計畫是否周全[145]？思考資料保護流程可否再簡化？個資數量是否太多？資料文件保存是否完善？病歷之使用、傳遞、發給是否保護周密等問題？達成個資風險控管，將無法自行承擔之高風險部分洽投合適之保險種類以移轉風險，同時應隨時修正規劃，做出更適合現況的預防管理機制，以保障病人之資料安全。

二、醫療管理之法律風險防範

由於醫療行政事務涉及範圍廣大，必須藉由醫院全體人員共同努力才能給予病人完整的醫療隱私保護，可分為下列情況：

(一)醫療機構管理責任

醫療機構應對個人資料採取適當的安全措施，防止個人資料被毀損、竊取、竄改或洩漏，依個資法施行細則第12條規定，安全措施得包括11項必要措施，成立個資法保護及管理工作推動小組，配置管理之人員及相當資源、事故之預防、通報及應變機制。個資盤點及風險評鑑，建立個資清冊，界定個人資料之範圍，進行風險評鑑，包含個人資料之風險評估及管理機制、外洩機率高低、可能外洩情況、影響當事人權利等[146]。

現舉某醫學中心之法律風險管理模式供參：

1. 措施一

(1)成立個資法保護及管理工作推動小組，配置管理之人員及相當資源，規劃事故之預防、通報及應變機制[147]。

(2)個資盤點及風險評鑑

①建立個資清冊，界定個人資料之範圍，先進行外部溝通、資料交換部分，再檢討作業流程，查看有無個資之蒐集與利用問題。

②進行風險評鑑，設計個人資料之風險評估及管理機制，評估外洩機率之高低，檢視可能外洩之問題，衡量外洩後對當事人權利影響程度，設定損害可能度及容許範圍。

2. 措施二

(1)各單位自行稽核：建立個人資料蒐集、處理及利用之內部管理程序，實施內部之自我稽核，院方制定自評表進行自我管理。

(2)建立資料安全機制，並委請外部稽核。

3. 措施三

(1)加強認知宣導及教育訓練，成立個資推動專區，辦理各式訓練，包括內部種子及員工全員研訓。

(2)指定各部門主管及資安部門，負責評量、盤點與執行。

4. 措施四

資安部門具體因應作為：

(1)盤點電腦個人資料檔案。

(2)使用記錄、軌跡及證據之保存。

(3)定期實施帳號全線清查。

(4)進行跨分院醫院病歷查詢審核（需病人同意書）。

(5)禁止共用帳號。

法律風險管理體系建立後，能否有效實施？是否能發揮原設定目的？重要關鍵在於醫院經營與管理層，尤其是院長與主管級有正確之認知與正向之倫理價值觀念，除管理各部門做好醫療工作，善盡照顧病人職務外，應重視醫院形象與評價，培養優秀組織文化，建立共同價值觀念，有關病人個資與隱私之風險管理，可併至醫療院所設置之法律風險管理體系或機制內運作，其中員工觀念之建立，最為重要，應教育全體員工以保護病人隱私為念，則在醫療事務之執行過程中，必能減少外洩、不當使用病人隱私個資等情事，有助維護病人權益[148]。

(二)醫師

醫師面對病人求診時，必須詳實詢問其症狀，是以對病人醫療隱私了解最鉅細靡遺的專業人員，因為病人為獲得良好診治，通常對醫師不會有所保留，故醫師自身應有更高保護病人隱私之要求，保護病人的隱私應謹言慎行，提升自我之職業道德。醫師平時除不應隨意談論病人病情外，亦不可將其醫師權限任意授予他人獲悉病人隱私，以杜爭議。

醫師與家屬之間常有溝通需求，此時，醫師應立於保護病人隱私，事先詢問病人是否願意讓家屬知悉其病情，願意告知的程度範圍等。對於名人就診而必須接受媒體採訪時，也應點到為止，對於病人隱私部分應儘量予以保護。

(三)護理人員

護理人員不應在開放空間或電梯內談論病人病情，病歷要妥善擺放護理站、行動護理車，涉及病人隱私之單據資料面要朝下擺放，電腦存取病歷資料之帳號密碼自己保管，電腦資訊系統使用完畢應確實登出，勿將病人資料留在電腦畫面上，設定一定時間內未使用電腦系統，則畫面自動上鎖，不定期變更使用者密碼等[149]。

護理站個資管理：1.交班資料管理及訪客詢問的對應、2.不在網路分享傳輸病人相關影片或訊息、3.對於學術蒐集相關資料，應遵守個資法要求，在特定目的內使用、4.病歷使用原則：未經病人同意不得將病歷透露給第三者、病歷不隨意擺放於開放空間、病歷攜出、複製、資料申請要遵照院方規定、用於教學研究或醫院評鑑資料需去除可辨識個人身分的資料。住院病人訪客管理，放置住院病人的旋轉盤可使用霧面玻璃做為屏障；護理人員送藥予病人服用或傷口換藥時，應口頭知會病人。若將拉簾拉開進行護理工作時，於離開病房時，應將拉簾立即拉上，以保障病人隱私。

(四)資訊部門

醫療機構的資訊室內，除必要之使用記錄、軌跡資料及證據之保存外，亦應做好下列事項：1.盤點電腦個人資料檔案，2.建立新增、刪除、修改、查詢、列印、匯出等紀錄留存，3.定期與不定期帳號全線清查，4.跨分院醫院病歷查詢審核統整（需病人同意書），5.禁止公用帳號（公用電腦作業系統除外），6.各單位自行稽核，建立個人資料蒐集、處理及利用之內部管理程序，內部自我稽核，由醫療機構制定自評表進行自我管理，建立資料安全稽核機制、個資法保護及管理工作推動小組等方式，保護病人之醫療隱私。

(五)醫院其他人員

醫療機構之掛號櫃檯與批價櫃檯的行政人員，是接觸病人最頻繁之處，例如初診病人的個人資料製作，若涉及病人證件列印、重複影印，印製錯誤之病歷、檢查報告等應確實將資料以碎紙機碎斷銷毀。又一般醫療機構之清潔皆委外清掃，應告知清潔人員於門診時間結束，病人離去後，始可進入診間進行打掃清理環境，確實做好保護病人之隱私保護。

(六)委外廠商

醫療機構合作廠商，包含藥廠業務、醫療器材業務、環保回收廠商或其他合作對象，均有可能接觸到醫療機構之個人資料，因此在處理此部分之醫護人員，除在合約上加上保密條款外，亦應設立一定權責劃分機制，如此才不會輕易侵害病人之醫療隱私。

三、資訊系統管理之法律風險控管作法

電腦資訊系統為現今科技發達社會中，醫療機構處理病人資料不可或缺之工具，主要目的為整合醫療照護流程與行政管理及蒐集、存取、傳遞醫療照護程序的一切資訊[150]，然幾乎所有的病人資料處理皆須藉由操作電腦系統來完成建檔、存檔、歸檔等作業流程，舉凡程式、作業系統、資料庫系統、網路、應用程式、密碼設定等均須注意安全使用，是以資訊管理與安全防護更顯重要，設定原則建議採行「先禁止、後開

放」之操作模式[151]，亦即於一開始先將所有服務及應用程式關閉，必要時才開放特定權限使用，使得以開啓利用。

資訊管理是組織的功能，組織所有與病人護理、監督、支援過程中之資訊使用，要有效達成須訂立資訊管理計劃，策略計劃是方法的概要，包括一切行動流程，應根據組織變化之需要訂定且應與時俱進不斷修正，才能達成目的[152]。以目前大部分醫療院所對個資與隱私之保護工作，常常忽略資資訊系統之管理最爲關鍵，從購置機器、軟體、安裝試車、運用使用、機密等級區分、使用者權限控管等，均與安全維護息息相關，是以，爲做好隱私保護工作，需施於個資資訊安全教育，做好督導措施，督促同仁常保風險意識。

資訊安全事件可大分爲兩類，一是人爲因素、二是軟硬體設備之安全防護。其中人爲因素部分，外部人員約10%，其餘90%主要來自內部人員係個資外洩之主因[153]，醫療機構應更注意病人個人資料之維護管理，建立安全及可信賴的資訊系統環境是個資保護中重要的一環。醫療系統潛在風險，除了隱密性資料須做更多保護措施，尚有資料完整性問題與系統有效性。此外，醫療系統亦需建立資源存取控制表，並將資訊做分類處理，如此將可有效降低風險發生[154]。

由於，資訊安全問題時常受到駭客挑戰及病毒攻擊，醫療機構必須做好安全措施，包括資料隱密性、完整性、可驗證性以及系統可用性[155]。對於資通安全攻擊，在作法上應訂立資訊安全政策時，必須了解醫療機構流程之運作及其所須採取之保護層級[156]，且考量安全政策涵蓋範圍與形成階層結構之安全政策，制定上應以全面性共同標準爲原則，由上而下落實施行，也應訂定危機管理計畫以防患未然。政策之制定應依資訊重要程度來分析風險，制定風險評估方法與威脅分析、弱點分析、受害與風險分析，善用加密技術與數位簽章之認證，亦應架構金鑰安全機制[157]。

當駭客或內部人員透過網路、連接線與連接點，對關鍵數位資產發動或導致蓄意或非蓄意的資通安全危害，對此資通安全攻擊（Cyber Attack），需作資通安全評鑑（Cyber Security Assessment），初始關鍵數位資產資通安全計畫與後續年度之審查，以評鑑關鍵數位資產資通安全計畫之適當性，採取防禦保護策略（Defense-in-Depth Protective Strategies），利用備援與多重功能的安全管控措施，以建立多層防禦來保護關鍵數位資產。在深度防禦防護策略下，單一保護策略或安全管控措施的失效須不會導致危害安全、對安全重要、保安或緊急應變功能[158]。

實務上，當駭客要入侵電腦系統時，須先找到攻擊目標的IP位址，因此如何隱藏上網IP位址之方法有：1.使用代理伺服器。2.使用網路防護工具。3.使用防火牆軟體。3.設定限制外訪。4.使用可協助隱藏IP之軟體。5.使用虛擬IP位址。6.使用跳板程式上網[159]。上述安全對策中以「人」爲其重要關鍵，是以適時的進行教育訓練及人事制度之審核與心理照顧，可有助於安全對策之施行，而當政策實施一段時間後，應針對實施情形予以檢查及彈性更新，並定期檢討與進行安全監察，避免法律風險產生，俾使達成資訊安全之目的。

維護資訊安全（Information Protection），如同保護財產安全不受侵犯、濫用、惡用等，其安全目標在於保護資訊之機密性、整體性與可取用性，需從實體安全、資料安全、程式安全與系統安全著手[160]，防阻遭受竊取、盜用、濫用、外洩、不受干預以及資訊攻擊，就資訊攻擊，常面對資訊攔截（Interception）、資訊阻斷（Interruption）、攻擊侵入（Penetration）、資訊捏造（Fabrication）等威脅，應體認其對病人個資侵害之嚴重性，需從電腦系統建置起，即將資訊安全列爲軸心事項，設計安全程式，防免程式瑕疵（Program Flaws），力求作業系統、資料庫安全中機密性、完整性、存取控制及可用性等[161]，有效設計多層式防火牆並使用兩個防火牆，一個用來保護內部網路，另一個用來保衛網站伺服器[162]，例如由兩個封包過濾路由器及堡壘主機組成之「遮護子網路防火牆[163]」比一般防火牆來得更安全，完備資料加密措施，設立安全偵防系統（Intrusion Detection Systems），對於駭客等級侵害者，採取防堵（Preventing）、阻擾（Deterring）、欺敵（Reflecting）、偵搜及修復（Recovering）等措施，使達到資料周密安全保護之目標[164]。

除選用合法之軟硬體設備，可加裝防偷窺電腦螢幕保護貼，保障個人隱私、有效防止資料機密被窺視外，醫療機構應設立權限管控[165]，並定期實施個資保護教育，例如安全使用電腦方法，以密碼設定而言，每一台電腦設備應設定密碼，密碼長度至少包含英文大小寫、數字、特殊字元組合在8字元以上，增加破解密碼之因難度[166]，並且定期於6個月更新密碼一次，密碼設定後應妥善保管帳號及密碼，不隨意透漏或提供給他人使用，懷疑密碼外洩，立即變更密碼，於檔案使用中，可採檔案僞裝隱身術，如改造資料夾圖示進行僞裝、用印表機或圖片來隱藏重要資料，於離開時將資料庫上鎖等方法[167]。保持良好的電腦系統使用習慣，可降低因電腦系統使用外洩個資之風險。

美國醫療機構「社區衛生系統」（Community Health Systems）表示，疑似遭到中國駭客入侵該系統，竊取了大約450萬病人資料[168]。因此，如何完善且即時更新醫療機構資料儲存系統之網路安全，實爲必要機制。由於駭客程式經常隨著所下載的應用程式進入電腦，面對駭客侵入之防範措施，應避免下載來源不明或未經認證的exe檔案及軟體。電腦定期進行更新，加裝具防火牆功能之IP分享器，並看護防火牆的執行狀況[169]，加裝防毒軟體，或使用線上掃毒除駭服務，定期掃描電腦檔案。 我國有某知名醫院，爲達個人資料保護之法規遵循，於電腦網路系統就設定連線於資料庫時，就無法對外上網；亦有醫院則係設定於病歷下載頻繁時，會發出訊息通知個資專案小組，有助其能立即查知個資是否有外洩之問題。

醫療機構所保存管理之病歷等，都是關係病人隱私之資料，醫院爲有效管理、防止洩漏或被盜取、盜用或濫用，防止不法侵害之行爲發生，因此需有管理機制，必要時，得使用電腦鑑識（Computer Forensics）調查，而為防止離職員工所使用PC洩漏訊息，技巧性調查其PC。另外，平常即需加強宣導保密之重要性，也揭示使用電腦鑑識技術之作法，提醒醫療機構之員工不要有不法侵害之情事[170]。

捌、結論

現今社會科技日趨進步，國民越來越長壽，依2013年我國內政部統計處全世界主要國家平均餘命於208國排名第33名，我國兩性之平均餘命為80歲，男為77歲、女為83歲[171]，由此可見，我國醫療品質與競爭力在世界上已有一定地位，國民對於醫療需求將有增無減，醫療機構因應需求之增加，必會擴大規模，醫療業務量增多，病人醫療隱私個人資料也會越來越多。

醫療與新科技結合，已為必然趨勢，態樣多元且複雜，除透過智慧型手機、手錶、藍芽裝置等，未來甚至直接在人體植入醫療設備，即可連線到醫療雲端系統[172]。例如現行智慧型手機已有超過17,000個醫療APP[173]，再如衛生署推出之台灣醫療旅遊APP提供民眾便利且即時之醫療旅遊資訊，又如2014年美國食品藥品管理局（Food and Drug Administration, FDA）批准使用的行動醫療App達30多種，行動應用商店中有近10萬個健康類應用，其中15%應用為健康產業、醫療教育、行動診斷相關健康管理[174]。由此可知，保護個人醫療隱私之面向必須多方考量，除醫療人員管理外，亦應顧及資訊科技設備之安全性等相關問題，如此才能防阻醫療科技結合應用下，所產生之個人醫療隱私風險。例如美國醫師開發的「Figure1醫療影像分享App」使用者可藉由上傳病人病灶影像尋求其他醫師之協助，雖內建可除去洩漏病人身分之功能，卻仍遭質疑有侵害病人隱私權之虞[175]。

麥肯錫管理顧問集團2013年發布有研究報告，透過教育、能源、健康領域之開放資料，每年可釋出3兆美元之商機，其中健康大數據潛在價值數為3,000億美元至4,500億美元，當中有大量醫療機構與病人之紀錄，醫療保險費用、藥品成效與副作用、保健與公共衛生資料。因之，在企業追求高利潤下，對於與醫療與健康有關之個資，將成為重要之資源，很明顯地病人個資與隱私之保護更形重要[176]。全世界各地普遍認知到病人個資與隱私保護之重要性，已逐漸在法制與法律中規範保護原則與作法，我國在90年代後戡亂時期法制建設工程白皮書中，列明保障個人隱私及限制個人資料流通之基本原則，並制定個人資料保護法[177]。

病人就醫之資訊為個資保護之典型事項，醫療體系對於病人所有就醫、檢查、檢驗、諮詢等資料皆應注意隱私保護，即如社政機構、司法機關等調取醫療資料時，應予注意其法令依據，於回復時，提醒防範洩密發生[178]。又衛生主管機關為統計及維護國人健康與公共衛生推展之必要，也常函示各醫療院所應予配合，提供包括病歷等相關資料，各醫療院所會遵守辦理[179]。再如諸多運用健保資料之政策，也涉及個資問題[180]，則在提供與分析、運用之過程也須有保護病人隱私之正確認知，防範洩漏之情事。為避免各醫療機構有引言所提及的不顧病人隱私權益的叫號方式，建議主管機關除應確實監督轄下各縣市政府衛生局的定期稽核檢查，亦可採取策略聯盟方式與財團法人或大專院校相關科系的學校成立不定期稽核小組，發揮主動查察之精神，達成規範一次一人就診，隔離不相關第三人在場之看診環境，徹底落實對病人之隱私權益保護。

醫療糾紛中常見因有實習護士在場，而未告知病人及其家屬，導致病人隱私權益受侵害之情事，建議護校實習學生進病房前，應先徵得病人及其家屬之事前同意，於進入病房後，也應再次告知與解說，於實習進行中，應有病人家屬之陪同，實習結束後，如有任何疑問，醫師、實習學生之老師應一同與病人及其家屬進行溝通了解，如此將可減少實習的醫療糾紛問題。有學者認為，加強醫病溝通、避免以訴訟方式解決醫療糾紛等，可降低醫療機構之法律風險，實值認同[181]。

隨著網際網路之快速發展，電子商務之蓬勃生長，電子病歷已成為醫界新趨勢，此種整合電腦設備與通訊網路，提供病人多元化與便捷之醫療服務，對醫療機構與病人均有重大實益，有關病人之個人資料保密因電子病歷之易傳輸性而顯得更加重要，尤其在確認身分、簽章等部分更不容有個資外洩情形[182]。隨著資訊科技之發達，內外環境經常變動，法律風險管理制度成為一長期性，基礎性之工作，也只有形成法律風險管理之長效機制，才能眞正實現對法律風險有效管理與調控，同時運用資訊技術，快速處理大量資訊，化為有用之商機，自然可以提高資訊化之效能。例如應用資訊與通信科技（Information and Communication Technology）來簡化醫療作業程序，達到雲端醫療與遠距照護，ICT與雲端科技整合應用於醫療監測將成為全球醫療發展新趨勢[183]。現已有醫院利用雲端科技正在規劃整合創新智慧醫療系統之應用，將連結及運用眾多醫療資料，其中包括病人個人資料，亦涉及隱私權之保障，自應列為重點考量事項，因之，醫療院所各類病歷報告、醫囑單、查核表、通知單、移診單等文書與資訊，均涉及病人之隱私，不容忽視，納入保護之範圍，以免影響病人權益[184]。

再者，資料運算在大數據匯流時代更為容易，大數據具有資料量大、處理速度快、資料多元化等特性。醫療數據之預測性分析應用，將有助於健康管理，對於不可逆之疾病若能及時透過科學模型預測解析，將有助於醫師之診療，可收事半功倍之效[185]。資訊雲端化之整合迅速，個資與隱私之保護更形重要[186]，當台灣部分醫院正在推動智慧型醫院過程，有識之士已考量及個資與隱私保護為重要議題。因之，醫療機構對上述動態、滾動式之運作，需提高風險控制能力[187]，醫療機構對此保護措施需更為周全穩固，當然相關之法律風險必須詳為評量識別及確認，預防風險發生。

醫療機構面臨醫療個資法律風險管理，可藉由法律風險預測、確認、評估、決策、移轉及監測控制等方式[188]，來預防法律風險之產生，先為風險評估之計算，再依其風險高低做出分級並確定因應措施，將可有效防阻及降低風險造成之危害。如使用現代資訊高度運算能力，計算出管理個人資料之風險值（Value at Risk），對於法律風險管理策略，有相當大助力[189]，並將法律風險管理與危機管理融入企業經營體系與工作流程中，由醫療機構經營者或專業經理人將之擬定計畫或手冊並擔任總領導，指導機構全力推動既定工作及事務，並擇定小組成員負責實施計劃規劃推動、協調、管控、檢驗等事務，全面了解法律風險事項，分析危險因子，探求可能風險機率高低，督促專責單位重視，採取預防措施，以利落實執行[190]。當然要發揮保護病人隱私最大效能，在於有高層人員負責主政，以收統合督導改正之立即效果，一般可由副院長兼任，亦可指定高階之適合主管負責，當醫院有法律風險管理專門部門或人員時，亦可併在其中，統一管理。

眾所皆知，觀念引導行為，任何人若有正確之理念，並能促發正向之行為，以病人隱私保護為例，醫療人員具有保障病人個資與隱私之認知，必能在醫療行為與過程，隨時注意病人隱私之維護，不致有意或不經意洩漏病人之隱私，傷及人格、損及名譽；反之，若缺乏保護隱私意識，常會有涉及侵害隱私之情事，甚而不自覺或誤以為其言行並無不當。因之，培養醫療人員具有此種風險意識與修養，應列為核心事項，隨時提醒、檢討與督導[191]。

又醫療法規對醫療人員有諸多保守秘密義務之規定，但為督促醫療人員能常將之存入我心，與其簽訂保密協議，維護病人個資與隱私之特別約定，亦為可考量之方式。現代風險管理最高目標在於利益最大化，而損失最小化僅是最低目標，因之，風險管理顯然不是消極之管理方式，而是積極性、快速性、連動性之管理[192]。就法律風險管理而言，也在創造最大效益，而非以減少損失與降低損害為本。因此，醫療體系應有基本之戰略思維，才不致落入低階目標之層次，使法律風險管理效益弱化，既無法保護病人隱私安全，亦可能帶來巨大之法律責任。

法律風險會流動，從實際案例中顯示，高風險社會不會消失，反而風險會增大，要測量法律風險要有方法與技巧[193]，資訊安全之防護，更是法律風險管裡之重點，避免有竊取、盜製等侵權行爲發生[194]。當醫療體系爲因應整體社經發展趨勢之變化，就需有效建立健全法律風險防範機制，醫療院所亦要加快建立現代企業制度、完善法人治理結構，使法律風險防範成爲企業內部控制體系之重要組成部分，隨時發揮法律風險避讓與控制之效能，並提供經營團隊參考決策及應變策略[195]，達成政府主管機關確實督導醫療機構遵法，進而保障人民醫療隱私權益、增進醫病信任關係。

註　釋

* 薛筱諭，中華法律風險管理學會學術委員會研究員。

** 施茂林，亞洲大學財經法律學系講座教授、中山醫學大學講座教授、中華法律風險管理學會理事長。

1. 外洩事件層出不窮，如警員為討債集團查詢客戶個人資料，供催討債務，先後洩密12次（參閱聯合報2014年10月18日大台中綜合新聞）；桃園一國中老師在課堂以20元之代價要學生填寫連絡電話等外洩隱私（參閱自由時報2014年10月20日生活新聞A10版）；南韓自2014年以來，5,000萬人口中，有近八成身分證號碼等個資自銀行等機構遭竊外洩，導致南韓考量全面換新身分證（參閱自由時報2014年10月15日國際萬象版A12版）。香港八達通卡公司於2010年7月26日承認自2002年起將用戶資料轉售給六家公司，自2006年起向信諾等二家保險公司出售近200萬名客戶資訊，獲利4,400萬港元（旺報2010年7月29日C12社會探索版）；社群網站龍頭臉書（Facebook）為廣告宣傳目的，瀏覽用戶寄給他人關於網站連結之私人通訊內容，統計網頁按讚次數之連結，侵害個人隱私權，美國加州奧克蘭地區法院判決須面對訴訟（參閱自由時報2014年12月26日C1聚富版）；美國第二大醫療保險公司Anthem遭駭客侵入，高達8,000萬筆個資遭竊，推測攻擊目的，並非單純圖利（參閱自由時報2015年2月7日，A14國際新聞版）。
2. 張吉成、周談輝，《知識管理與創新》，全華科技圖書，2004年5月初版一刷，頁46-48。
3. 陳仲嶙，〈醫療隱私的法規範現況〉，《醫事法學》，第11卷第2期，2003年6月，頁36-37。
4. 陳櫻琴、黃于玉、顏忠漢，《醫療法律》，五南圖書，2007年6月4版，頁95-103。

5. 衛部醫字第1041660364A號函，醫療機構醫療隱私維護規範：一、衛生福利部爲規範醫療機構之醫療人員於執行醫療業務時，應注意維護病人 隱私，減少程序疑慮，以保障醫病雙方權益，特訂定本規範。二、醫療機構應依本規範之規定辦理，並督導醫療人員於執行醫療業務時，確實遵守下列事項：(一)與病人作病情說明及溝通，或於執行觸診診療行爲及徵詢病人同意之過程中，均應考量到環境及個人隱私之保護。(二)病人就診時，應確實隔離其他不相關人員；於診療過程，醫病雙方如需錄音或錄影，應先徵得對方之同意。(三)門診診間及諮詢會談場所應爲單診間，且有適當之隔音；診間入口並應有門隔開，且對於診間之設計，應有具體確保病人隱私之設施。(四)進行檢查及處置之場所，應至少有布簾隔開，且視檢查及處置之種類，儘量設置個別房間；檢查台應備有被單、治療巾等，對於身體私密部位之檢查，並應有避免過度暴露之措施。(五)診療過程，對於特殊檢查及處置，應依病人及處置之需要，安排適當人員陪同，且有合適之醫療人員在場，並於檢查及處置過程中隨時觀察、注意隱私之維護。(六)於診療過程中呼喚病人時，宜顧慮其權利及尊嚴；候診區就診名單之公布，應尊重病人之意願，以不呈現全名爲原則。(七)教學醫院之教學門診應有明顯標示，對實（見）習學生在旁，應事先充分告知病人；爲考量病人隱私，對於身體私密部位之檢查，應徵得病人之同意。三、醫療機構應依前點各款事項，訂定具體規定及完備各種設施、設備或物品；且除確保病人之隱私外，亦應保障醫療人員之相對權益。四、醫療機構應遵守性別工作平等法及性騷擾防治法規定，建立性騷擾防治及保護之申訴管道，及指定專責人員（單位）受理申訴，並明定處理程序，處理申訴及檢討改進診療流程。
6. 參照司法院大法官釋字第585、603號解釋文。

7. 隱私權係個人私密事不願爲人知悉與分享，包括個人私事、資訊及個人空間，具體而言包括個人生活安寧權、個人生活秘密權、個人通信秘密權及個人隱私自主利用權，參見郭鵬主編，《電子商務法》，北京出版社，2013年4月，頁134-135。
8. 麥可・波特（Michael E. Porter）、伊莉莎白・泰絲柏格（Elizabeth Olmsted Teisberg），李振昌、羅耀宗、王智弘《醫療革命》，遠見天下文化出版，2014年9月一版二刷，頁139。
9. 楊智傑，〈美國醫療資訊保護法規之初探─以HIPAA/HITECH之隱私規則與資安規則爲中心〉，《軍法專刊》，第60卷第5期，2014年10月，頁79-116。
10. 李震山，〈「電腦處理個人資料保護法」之回顧與前瞻〉，《中正大學法學集刊》，第14期，2003年12月，頁35-82。
11. 顏裕庭、黃明和、牟聯瑞、許素貞，《全面醫療品質管理》，偉華書局，2003年4月一版五刷，頁61-89。
12. 中時電子報，http://www.chinatimes.com/newspapers/20141004000314-260102，2014年10月4日。
13. 中時電子報，http://www.chinatimes.com/realtimenews/20131230001127-260401，2013年12月30日。
14. 大紀元電子報，http://www.epochtimes.com/b5/12/12/9/n3748291.htm，2012年12月9日。
15. 自由時報電子報，http://news.ltn.com.tw/news/politics/breakingnews/296315，2009年11月19日。
16. 蘋果日報，http://www.appledaily.com.tw/appledaily/article/headline/20080111/30160085/，2008年1月11日。
17. 東森電子報，http://www.ettoday.net/news/20150407/489286.htm，2015年4月7日。
18. 蘋果電子報，http://www.appledaily.com.tw/appledaily/article/head-

line/20140728/35985781/，2014年7月28日。

19.蘋果電子報，http://www.appledaily.com.tw/appledaily/article/headline/20140313/35697376/，2014年3月13日。

20.蘋果電子報，http://www.appledaily.com.tw/appledaily/article/headline/20110714/33527457/，2011年7月14日。

21 自由時報，2014年7月23日，A11國際新聞版。

22.台灣台北地方法院第103年度醫字第44號民事判決。

23.中央社，https://tw.news.yahoo.com/%E9%86%AB%E7%99%82%E5%8F%8A%E9%9A%B1%E7%A7%81-%E6%84%9B%E6%BB%8B%E6%84%9F%E6%9F%93%E8%80%85%E6%98%93%E5%8F%97%E4%BE%B5%E5%AE%B3-125013929.html，2014年12月19日。

24.台灣醒報，https://anntw.com/articles/20140603-kHHc，2014年6月3日。

25.自由電子報，http://news.ltn.com.tw/news/life/paper/322616，2009年7月28日。

26.中時電子報，http://www.chinatimes.com/newspapers/20150118000279-260102，2015年1月18日。

27.曾淑瑜，《醫療倫理與法律》，元照出版，2010年4月初版一刷，頁341-342。

28.風傳媒網址，http://www.storm.mg/article/40015，2015年1月18日。

29.中國時報，http://delightdetox1268.pixnet.net/blog/post/280276088-%E6%B3%95%E4%BB%A4%E8%A6%8F%E5%AE%9A%EF%BC%9A%E7%97%85%E6%AD%B7%E6%91%98%E8%A6%81%E5%BE%97%E7%94%A8%E4%B8%AD%E6%96%87%E9%96%8B，2010年3月14日。

30.程秉輝、John Hawke，《網路釣魚+側錄+間諜+詐騙+毒駭》，旗標出版，2008年7月初版，頁1-2-1-11。

31.羅時芳、吳周燕，〈海量資料（big data）分析應用於醫療產業之前景〉，《經濟部電子報》，第259期，2014年12月25日。

32.黃立，〈契約自由的限制〉，《月旦法學雜誌》，第125期，2005年10月，頁5-22。

33.王澤鑑，《債法原理》，三民書局，2012年3月增訂3版，頁80-87。

34.黃丁全，《醫事法》，元照出版，2000年7月初版一刷，頁246。

35.李志宏、施肇榮，〈醫事服務機構與保險對象的法律關係—醫療契約〉（上），《台灣醫界》，第51卷第5期，2008年5月，頁42-45。

36.陳鈺雄、劉庭妤，〈從「個人資料保護法」看病人資訊自主權與資訊隱私權之保護〉，《月旦民商法雜誌》，第34期，2011年12月，頁41-43。

37.民法第549條規定，當事人之任何一方，得隨時終止委任契約。當事人之一方，於不利於他方之時期終止契約者，應負損害賠償責任。但因非可歸責於該當事人之事由，致不得不終止契約者，不在此限。

38.阮富枝，〈醫療行爲之民事責任〉，《法學叢刊》，第58卷第2期，2013年4月，頁67。

39.施茂林，〈法律風險管理體用矩陣與連動議題之研究〉收錄於氏主編《法律風險管理跨領域融合新論》，五南圖書，2013年9月初版一刷，頁4-36。

40.陳瑞、周林毅，《風險評估與決策管理》，五南圖書，2007年3月初版一刷，頁493-498。

41.方國輝，《企業法律責任及法律控管之研究》，收錄於唐淑美主編《法律風險管理》，華藝出版，2011年7月2版，頁193-195。

42.宋明哲，《風險管理新論—全方位與整合》，五南圖書，2012年

10月6版一刷，頁187-480。

43.施茂林，〈法律風險管理之課題與圖像〉，收錄於氏主編《工商事業活動與法律風險管理》，五南圖書，2014年11月初版一刷，頁8-9。

44.黃丁全，同前註34，頁336。

45.施茂林，同前註39，頁12-17。

46.施茂林，同前註39，頁7-14。

47.陳楚杰，《醫院組織與管理》，合記書局，2013年1月10版，頁424-426。

48.張苙雲，《醫療與社會—醫療社會學的探索》，巨流圖書，2009年3月4版二刷，頁217。

49.鄭燦堂，《風險管理》，五南圖書，2010年10月3版一刷，頁4-5。

50.楊秀儀，〈論健全病歷制度之建立及健康資訊隱私權保護〉，《法學叢刊》，第57卷第1期，2012年1月，頁45。

51.駁回理由是庭訊筆錄及錄音光碟內容涉及該案件當事人個人隱私，法庭錄音含有參與法庭活動之人之聲紋及情感活動等內容，交付法庭錄音光碟或數位錄音涉及其人格權等基本權之保障，應以法律明文規定或由法律明確授權。法庭錄音光碟之內容係當事人及其他在場人員之錄音資料，要屬個人資料保護法第2條第1款所稱個人資料，且於技術上尚無法將當事人與其他在場人員之錄音資料分離，故其提供拷貝燒錄亦屬公務機關對於保有個人資料之利用，依個人資料保護法第16條規定，應於執行法定職務必要範圍內爲之，並與蒐集之特定目的相符；如爲特定目的外之利用，應符合個人資料保護法第16條但書各款情形之一，始得爲之。惟無論係特定目的範圍內或特定目的外之利用，均應遵循個人資料保護法第5條規定，不得逾越特定目的之必要範圍（最高行政法院，103年度判字第53號判決參照）。

52.最高行政法院第103年度判字第600號判決參照。

53.台灣台北地方法院101年度訴字第4472號判決參照。

54.詹鎮榮，〈公務機關間個人資料之傳遞〉，《法學叢刊》，第60卷第1期，2015年1月，頁24。

55.勞動部競業禁止參考手冊，http://www.mol.gov.tw/cht/index.php?code=list&ids=528（最後瀏覽日2015年5月22日）。

56.個人資料保護法條文參照，立法院法律系統網址：http://lis.ly.gov.tw/lgcgi/lglaw?@143:1804289383:f:NO%3DC701829*%20OR%20NO%3DC001829%20OR%20NO%3DC101829$$4$$$NO（最後瀏覽日2015年5月23日）。

57.范姜眞媺，〈個人資料自主權之保護與個人資料之合理利用〉，《法學叢刊》，第57卷第1期，2012年1月，頁80。

58.許文義，《個人資料保護法論》，三民書局，2001年1月初版一刷，台北，頁284-286。

59.個人資料保護法第48條規定，非公務機關有下列情事之一者，由中央目的事業主管機關或直轄市、縣（市）政府限期改正，屆期未改正者，按次處新台幣2萬元以上20萬元以下罰鍰：

一、違反第8條或第9條規定。

二、違反第10條、第11條、第12條或第13條規定。

三、違反第20條第2項或第3項規定。

四、違反第27條第1項或未依第2項訂定個人資料檔案安全維護計畫或業務終止後個人資料處理方法。

60.醫療法第70條規定，醫療機構之病歷，應指定適當場所及人員保管，並至少保存七年。但未成年者之病歷，至少應保存至其成年後七年；人體試驗之病歷，應永久保存。醫療機構因故未能繼續開業，其病歷應交由承接者依規定保存；無承接者時，病人或其代理人得要求醫療機構交付病歷；其餘病歷應繼續保存六個月以上，始得銷毀。醫療機構具有正當理由無法保存病歷時，由地方主管機關保存。醫療機構對於逾保存期限得銷毀之病歷，其銷毀方式應確保病歷內容無洩漏之虞。

61.護理人員法第25條規定，護理人員執行業務時，應製作紀錄。前項紀錄應由該護理人員執業之機構依醫療法第70條辦理。

62.蘋果日報，http://www.appledaily.com.tw/realtimenews/article/new/20150505/604195/，2015年5月5日。

63.范姜真媺，同前註57，頁91-120。

64.蘋果電子報，http://www.appledaily.com.tw/appledaily/article/headline/20060305/2446096/，2006年3月5日。

65.楊哲銘，《臨床案例醫療法律》，五南圖書，2009年2月3版，頁172-176。

66.吳志正，《解讀醫病關係I》，元照出版，2006年9月初版一刷，頁394。

67.醫師法第15條：醫師診治病人或檢驗屍體，發現罹患傳染病或疑似罹患傳染病時，應依傳染病防治法規定辦理。

68.傳染病防治法第39條：醫師診治病人或醫師、法醫師檢驗、解剖屍體，發現傳染病或疑似傳染病時，應立即採行必要之感染控制措施，並報告當地主管機關。

前項病例之報告，第一類、第二類傳染病，應於二十四小時內完成；第三類傳染病應於一週內完成，必要時，中央主管機關得調整之；第四類、第五類傳染病之報告，依中央主管機關公告之期限及規定方式爲之。

醫師對外說明相關個案病情時，應先向當地主管機關報告並獲證實，始得爲之。

醫事機構、醫師、法醫師及相關機關（構）應依主管機關之要求，提供傳染病病人或疑似疫苗接種後產生不良反應個案之就醫紀錄、病歷、相關檢驗結果、治療情形及解剖鑑定報告等資料，不得拒絕、規避或妨礙。中央主管機關為控制流行疫情，得公布因傳染病或疫苗接種死亡之資料，不受偵查不公開之限制。

69.傳染病防治法第40條：醫師以外醫療人員執行業務，發現傳染病或疑似傳染病病人或其屍體時，應即報告醫師或依前條第2項規定報告當地主管機關。醫事機構應指定專責人員負責督促所屬醫療人員，依前項或前條規定辦理。

70.人類免疫缺乏病毒傳染防治及感染者權益保障條例第13條：醫療人員發現感染者應於二十四小時內向地方主管機關通報；其通報程序與內容，由中央主管機關訂定之。

主管機關為防治需要，得要求醫事機構、醫師或法醫師限期提供感染者之相關檢驗結果及治療情形，醫事機構、醫師或法醫師不得拒絕、規避或妨礙。

71.人類免疫缺乏病毒傳染防治及感染者權益保障條例第17條：醫療人員發現感染者之屍體，應於一週內向地方主管機關通報，地方主管機關接獲通報時，應立即指定醫療機構依防疫需要及家屬意見進行適當處理。

72.靳宗立，〈醫療行為與犯罪評價之探討—以醫療法規與刑法「法令行為」為中心〉，《法學論著》，第53卷第3期，2007年6月，頁53-70。

73.陳聰富，〈人格權的保護〉，《月旦法學教室》，第132期，2013年10月，頁42-53。

74.王澤鑑，《民法概要》，三民書局，2008年8月增訂新版，頁161-170。

75.靳宗立，同前註72，頁53-70。

76.林山田，《刑法各罪論（上冊）》，元照出版，2006年11月五版二修，頁273-285。

77. 台灣大學醫學院附設醫院網址：http://www.ntuh.gov.tw/information/%E9%9A%B1%E7%A7%81%E6%AC%8A%E4%BF%9D%E8%AD%B7%E5%8F%8A%E8%B3%87%E8%A8%8A%E5%AE%89%E5%85%A8%E6%94%BF%E7%AD%96.aspx（最後瀏覽日2015年6月23日）。

78. 成功大學醫學院附設醫院網址：http://www.hosp.ncku.edu.tw/nckm/safe.htm（最後瀏覽日2015年6月23日）。

79. 馬偕紀念醫院網址：http://www.mmh.org.tw/privacy.html（最後瀏覽日2015年6月23日）。

80. 葛謹，《台灣醫師制度與醫療糾紛案例評釋》，元照出版，2011年8月初版一刷，台北，頁163-165。

81. 自由時報，2010年5月21日，B1社會地方版。

82. 奇摩新聞網址：https://tw.news.yahoo.com/%E5%A5%B3%E5%AD%90%E6%AA%A2%E6%9F%A5%E8%86%80%E8%83%B1-3%E7%94%B7%E5%AF%A6%E7%BF%92%E9%86%AB%E7%94%9F%E8%A7%80%E6%91%A9-20110407-203000-288.html，2011年4月8日。

83. 自由時報，http://news.ltn.com.tw/news/society/paper/634274/print，2012年11月29日。

84. 亞洲醫療網報，http://asia-e-medical.com/news_view_746.html，2011年10月13日。

85. 台灣桃園地方法院103年度訴字第836號民事判決意旨：被告2人增刪系爭病歷，合乎個人資料保護法、醫師法及醫療法上相關規定，本無須經過原告同意，並未侵害原告之權利，原告亦未受有損害，即不構成侵權行爲，原告本於侵權行爲之法律關係，請求被告2人連帶給付100萬元，及自起訴狀繕本送達之翌日起至清償日止，按週年利率5%計算之利息，爲無理由，應予駁回。

86.張念中，《醫病關係溝通技巧70案例》，元照出版，2001年3月初版一刷，頁195-196。

87.范姜眞媺，同前註57，頁83-84。

88.陳楚材，《醫院組織與管理》，合記書局，2013年1月10版，頁316。

89.莊靜薇、范碧玉、楊銘欽，〈跨越病歷資訊管理新時代—談紙本病歷數位化之策略〉，《病歷資訊管理》，第9卷第2期，2010年7月1日，頁72-83。

90.朱正一，《醫務管理制度、組織與實務》，華泰文化，2006年1月初版，頁248-273。

91.行政院衛生署75年4月2日衛署醫字第578914號函、75年9月27日衛署醫字第622609號函、76年1月27日衛署醫字第634452號函、76年10月16日衛署醫字第689435號函、79年6月12日衛署醫字第882678號函、79年10月26日衛署醫字第910516號函、80年4月19日衛署醫字第931599號函、80年6月26日衛署醫字第945743號函、80年8月13日衛署醫字第963605號函、80年11月14日衛署醫字第977960號函、83年8月13日衛署醫字第8143158號函、83年4月15日衛署醫字第83012995號函、84年7月3日衛署醫字第84031045號函、85年3月27日衛署醫字第85015256號函、85年7月22日衛署醫字第85044610號函、87年7月16日衛署醫字第87026590號函。

92.潘憶文、李妙純、李瑜芳、張育嘉、白裕彬、許良因、吳明彥，《國際醫療制度》，華杏出版，2009年9月1版一刷，頁19。

93.陳正美、徐建業，〈美、台、中電子病歷評價體系之比較研究〉，《病歷資訊管理》，第11卷第2期，2013年2月，頁44-53。

94.自由時報，2011年8月10日，A7生活新聞版。

95.衛生福利部網址：http://emr.mohw.gov.tw/introduction.aspx（最後瀏

覽日2015年7月12日）。

96.范碧玉，《病歷資訊管理學》，范碧玉自版，2012年2月修訂版2刷，頁207-234。

97.粘添壽、吳順裕，《資訊與網路安全技術》，旗標出版，2004年12月初版，頁7-14-7-22。

98.行政院衛生署衛署，98年8月11日，醫字第0980261732號令修正發布全文8條。

99.簡啓煜，《著作權法案例解析》，元照出版，2011年8月2版一刷，頁50-52。

100.何建志，《醫療法律與醫學倫理》，元照出版，2012年2月初版一刷，頁115-116。

101.姜東山，《病歷權利歸屬認知之研究》，高雄醫學大學公共衛生學研究所碩士在職專班學位論文，2002年，頁1-73。

102.健保卡印有個人相片；卡片上並嵌有一張IC晶片，IC晶片內規劃有「個人基本資料」、「健保資料」、「醫療專區」及「衛生行政專區」等四種不同類別資料存放區段，可透過讀卡機進行「讀」、「寫」功能，卡片下角則有卡片流水號。

基本資料			健保資料			醫療專區資料			衛生行政專區資料	
1	卡片號碼		1	保險人代碼	★◎	1	門診處方箋	◎	1	預防接種資料
2	姓名		2	保險對象身分註記	★◎	2	長期處方箋		2	同意器官捐贈註記
3	身分證明文件號碼		3	卡片有效期限	★◎	3	重要處方項目		3	同意安寧緩和醫療註記
4	出生年、月、日	★	4	重大傷病註記	★◎	4	過敏藥物			
5	性別		5	就醫可用次數						
6	發卡日期		6	最近一次就醫序號						
7	照片	◎	7	新生兒依附註記						
8	卡片註銷註記	◎	8	就醫類別						

基本資料		健保資料			醫療專區資料			衛生行政專區資料		
		◎	9	新生兒就醫註記						
		◎	10	就診日期時間						
		◎	11	補卡註記						
		◎	12	就醫序號						
		◎	13	保險醫事服務機構代碼						
		★◎	14	主、次診斷碼						
		◎	15	就醫醫療費用紀錄						
			16	就醫累計資料						
			17	醫療費用總累計						
			18	個人保險費						
		◎	19	保健服務紀錄						
		◎	20	緊急聯絡電話						
		◎	21	孕婦產前檢查						
		★	22	其他就醫需要之註記						

（附註）：

(1)◎為保險醫事服務機構登錄之就醫紀錄。

(2)★為保險醫事服務機構需使用醫事人員卡讀取之就醫紀錄。

(3)無標示為保險人登錄之資料。

103. 衛生福利部中央健康保險署網址：http://www.nhi.gov.tw/webdata/webdata.aspx?menu=23&menu_id=817&WD_ID=196&webdata_id=918（最後瀏覽日2015年5月25日）。

104. 中央健康保險局網址：http://www.nhi.gov.tw/epaper/ItemDetail.aspx?DataID=3558&IsWebData=0&ItemTypeID=3&PapersID=312&PicID=（最後瀏覽日2015年5月29日）。

105. 一、雲端藥歷查詢問題與說明

(一)雲端藥歷系統查詢率與特定類別病人查詢率之計算方式。

說明：

1.門診病人健保雲端藥歷系統查詢率。

2.門診特定類別病人健保雲端藥歷系統查詢率。

特定類別病人：

(二)以急性診療爲主之診所，慢性病患人數偏低，另外以處置爲主之專科診所如眼科，即使有中高齡病患，但開立口服用藥比率不高，建議醫師開立藥品予病人時，查詢雲端藥歷資料。如有所述之情形，在不影響看診時間狀況下，請醫師於開立處方時，針對特定類別病人或初診患者列爲優先查詢或必查對象。

(三)對於「雲端藥歷系統特別類定病人查詢率」需大於30%之要求，請考量該目標是否過於嚴格。

(四)爲免重複給藥與藥品交互作用，系統自動比對處方資料，於線上即時提示用藥重複與交互作用之藥品。

(五)依據104年家庭醫師整合性照護計畫之評核指標，是否所有參與之診所皆要申請加入「鼓勵院所即時查詢病患就醫資訊方案」，另外「健保雲端藥歷系統」查詢率之評核方式爲何？

1. 評核方式

(1)分子：醫療群內診所之門診病人查詢健保雲端藥歷系統人數（不限於會員）。

(2)分母：醫療群內診所之門診病人數（不限於會員）。

2. 指標達成率

(1)季指標平均值達當年西醫基層診所查詢率70百分位，得分10分。

(2)季指標平均值<當年全部西醫基層診所查詢率70百分

位，但≧當年全部西醫基層診所查詢率60百分位，得5分。

(六)因網路故障無法連結VPN查詢雲端藥歷資料，請排除此段時間的查詢率統計，以免影響相關指標達成率。

(七)目前雲端藥歷資料有二天左右的空窗期，對於該段期間頻繁跨院就醫者，無法即時管理其用藥重複情形。

106. 台北市政府衛生局網址：http://www.health.gov.tw/Default.aspx?tabid=728&mid=3213&itemid=32728（最後瀏覽日2015年5月23日）。

107. 醫療法第103條規定，有下列情形之一者，處新台幣5萬元以上25萬元以下罰鍰：

一、違反第15條第1項、第17條第2項、第22條第2項、第23條第4項、第5項、第57條第1項、第61條、第63條第1項、第64條、第72條、第85條、第86條規定或擅自變更核准之廣告內容。

二、違反中央主管機關依第62條第2項、第93條第2項規定所定之辦法。

三、醫療機構聘僱或容留未具醫師以外之醫療人員資格者，執行應由特定醫療人員執行之業務。

醫療廣告違反第85、86條規定或擅自變更核准內容者，除依前項規定處罰外，其有下列情形之一者，得處一個月以上一年以下停業處分或廢止其開業執照，並由中央主管機關吊銷其負責醫師之醫師證書一年：一、內容虛僞、誇張、歪曲事實或有傷風化。二、以非法墮胎爲宣傳。三、一年內已受處罰3次。

108. 醫療法第9條規定，本法所稱醫療廣告，係指利用傳播媒體或其他方法，宣傳醫療業務，以達招徠患者醫療爲目的之行爲。

109. 行政院衛生署食品藥物管理局，消字第1000059135號。

110. 衛部醫字第1031660048號，醫療法第85條第1項第6款所定容許登載或播放之醫療廣告事項如下：一、醫療廣告之內容，在符合醫學倫理，傳遞正確醫療資訊，提供就醫指引，維護病人安全爲原則下，得予容許登載或播放之項目如下：(一)疾病名稱。(二)診療項目、檢查及檢驗項目。(三)醫療儀器及經完成人體檢驗之醫療技術。(四)醫療費用。二、醫療機構對於國際醫療服務有關事項之廣告，應就其內容事前報由所在地主管機關許可：(一)分項醫療服務或組合式醫療服務項目、費用及其優惠措施之說明。(二)結合相關業者共同提供之服務項目、費用及其優惠措施之說明。(三)其他有關服務特色之說明。三、醫療機構有具醫師、中醫師或牙醫師多重醫療人員資格者辦理執業登記，其登記類別以外之醫師、中醫師或牙醫師類別未有專任人員登記執業，於該醫療機構符合多重醫療人員資格者執業管理辦法規定時，得於市招之醫療機構名稱後以較小字體，加註「兼辦自費西醫（中醫或牙醫）診療，服務」字樣。爲使廣告中滲加病人個人資訊，主管機關宜更明確限制。

111. 司法院法學檢索系統網址：http://jirs.judicial.gov.tw/Index.htm（最後瀏覽日2015年4月3日）。

112. 台北高等行政法院第101年度訴字第1480號判決參照。

113. 醫療法第61條第1項規定，醫療機構，不得以中央主管機關公告禁止之不正當方法，招攬病人。

114. 醫療法第85條規定，醫療廣告，其內容以下列事項爲限：

一、醫療機構之名稱、開業執照字號、地址、電話及交通路線。

二、醫師之姓名、性別、學歷、經歷及其醫師、專科醫師證書字號。

三、全民健康保險及其他非商業性保險之特約醫院、診所字樣。

四、診療科別及診療時間。

五、開業、歇業、停業、復業、遷移及其年、月、日。

六、其他經中央主管機關公告容許登載或播放事項。

115.醫療法第86條規定，醫療廣告不得以下列方式爲之：

一、假借他人名義爲宣傳。

二、利用出售或贈與醫療刊物爲宣傳。

三、以公開祖傳秘方或公開答問爲宣傳。

四、摘錄醫學刊物內容爲宣傳。

五、藉採訪或報導爲宣傳。

六、與違反前條規定內容之廣告聯合或並排爲宣傳。

七、以其他不正當方式爲宣傳。

116.醫療法第86條規定，廣告內容暗示或影射醫療業務者，視爲醫療廣告。醫學新知或研究報告之發表、病人衛生教育、學術性刊物，未涉及招徠醫療業務者，不視爲醫療廣告。

117.違反醫療法第103條規定，得處以新台幣5萬元以上25萬元以下罰鍰。

118.醫療法第103條規定，違反第84條規定爲醫療廣告者，處新台幣5萬元以上25萬元以下罰鍰。

119.行政院衛生署97年10月9日衛署醫字第0970215445號函修正頒布，一、違規廣告之處理：以每日爲一行爲，同日刊登數種報紙，以每報爲一行爲，每一行爲應處一罰。二、違規廣告次數之認定：以處分之次數計算，但同日刊登數種報紙或同日刊登（播）於報紙、有線電視、電腦網際網路之違規行爲，若其廣告內容相同者，以一次計算；後處分之違規行爲發生於處分書送達之前者，不予計次。三、違規廣告處罰額度：(一)第一次：每一行爲處以新台幣5萬元罰鍰，如有醫療法第103條第2項各款情形之一者，則應從重裁處。(二)第二次：每一行爲處以新台幣10萬元罰鍰，如有醫療法第103條第2項各款情形之一者，則應從重裁處。(三)第三次：處以新台幣15萬元罰鍰，如有醫療法第103條第2項各款情形之一者，則應從重裁處。(四)第四次：處以新台幣25萬元罰鍰，如有醫療法第103條第2項各款情形之一者，並予停業或廢止開業執照處分；其情節重大者，應並予廢止開業執照。(五)醫療機構刊播違規醫療廣告受廢止開業執照處分者，依醫療法第110條規定，其負責醫師於一年內不得在原址或其他處所申請設立醫療機構。(六)（下略）。

120. 自由時報，2013年3月5日，A7生活新聞版。
121. 林志六，〈生醫研究之管理〉，《台灣醫界》，第54卷第3期，2011年3月，頁42-45。
122. 林子儀，〈基因資訊與基因隱私權—從保障隱私權的觀點論基因資訊的利用與法的規制〉，《當代公法新論（中）—翁岳生教授七秩誕辰祝壽論文集》，元照出版，2002年7月，頁701。
123. 林維信，〈基因資訊保護之研究—以個人資料保護法草案爲中心〉，《科技法學新論》，第4卷第1期，2007年2月，頁153-216。
124. 自由時報，2011年3月8日，A9生活新聞版。
125. 劉靜怡，〈隱私權保障與生醫科技時代〉，《月旦法學教室》，第60期，2007年10月，頁30-41。
126. 楊秀儀，〈論病人自主權—我國法上「告知後同意」之請求權基礎探討〉，《台大法學論叢》，第36卷第2期，2007年6月，頁230。
127. 何建志，《基因歧視與法律對策》，元照出版，2003年9月初版一刷，頁153-157。
128. 經濟日報，2012年6月15日，A8國際企業版。
129. 聯合電子報，http://udn.com/NEWS/SOCIETY/SOC6/8662934.shtml?ch=rss_latest，2014年5月9日。

130. 潘維大，〈基因醫學研究的法律問題〉，《台灣法學雜誌》，第179期，2011年7月1日，頁35-40。

131. 中華民國人壽保險商業同業公會網址：http://www.lia-roc.org.tw/index03/index03.asp（最後瀏覽日2015年4月3日）。

132. 施茂林，《醫療衛生法規》，世一文化，2003年8月初版，頁137-141。

133. 劉鑫、王岳、李大平，《醫事法學》，中央人民大學出版社，2009年5月第1版，頁12-29。

134. 楊哲銘，《臨床案例醫療法律》，五南圖書，2012年1月5版一刷，頁172-176。

135. 個人資料保護法第6條：「有關醫療、基因、性生活、健康檢查及犯罪前科之個人資料，不得蒐集、處理或利用。但有下列情形之一者，不在此限：一、法律明文規定。二、公務機關執行法定職務或非公務機關履行法定義務所必要，且有適當安全維護措施。三、當事人自行公開或其他已合法公開之個人資料。四、公務機關或學術研究機構基於醫療、衛生或犯罪預防之目的，為統計或學術研究而有必要，且經一定程序所為蒐集、處理或利用之個人資料。前項第四款個人資料蒐集、處理或利用之範圍、程序及其他應遵行事項之辦法，由中央目的事業主管機關會同法務部定之。」

136. 個人資料保護法第20條：「非公務機關對個人資料之利用，除第6條第1項所規定資料外，應於蒐集之特定目的必要範圍內為之。但有下列情形之一者，得為特定目的外之利用：一、法律明文規定。二、為增進公共利益。三、為免除當事人之生命、身體、自由或財產上之危險。四、為防止他人權益之重大危害。五、公務機關或學術研究機構基於公共利益為統計或學術研究而有必要，且資料經過提供者處理後或蒐集者依其揭露方式無從識別特定之當事人。六、經當事人書面同意。」

137.衛生福利部疾病管制署網址：http://www.cdc.gov.tw/professional/lawinfo.aspx?treeid=10e4730dbc2eb10f&nowtreeid=6148422bb300180e&tid=1946227285AD406F（最後瀏覽日2015年5月17日）。

138.林欣柔，〈隱私與公益的拔河─論醫病關係中的保密義務〉，《全國律師》，第10卷第8期，2006年8月15日，頁47-56。

139.Moya Conrick，張顯洋審閱《健康資訊管理─利用科技來改變健康照護》，新加坡商湯姆生亞洲出版，2007年10月初版一刷，頁145-148。

140.周大慶、沈大白、張大成、敬永康、柯瓊鳳，《風險管理新標竿─風險值理論與應用》，智勝文化，2002年2月初版，頁11-13。

141.施茂林，同前註39，頁7-14。

142.宋明哲，〈公共風險管理─ERM架構〉，財團法人台灣金融研訓院，2015年2月初版，頁113-118。

143.目前有許多行業都由主管機關訂立個資安全維護計畫與管理辦法，要求及督促業者做好風險管理工作，例如：中央銀行為督促票據交換所維護其保有個人資料之安全訂定之「票據交換所個人資料檔案安全維護計畫辦法」；另於2014年12月間要求未來金融機構利用民眾電話、出生年與身分證字號等作跨業行銷時，需取得當事人之同意，以保障個人隱私。交通部訂定「船舶運送業個人維護計畫及處理辦法」「郵政業個人資料檔案安全維護計畫辦法」「旅行業個人資料檔案安全維護計畫及處理辦法」；公平交易委員會訂定「多層次傳銷訂定個人資料檔案安全維護計畫及業務終止後個人資料處理方法作業辦法」；金融監督管理委員會訂定「金融監督管理委員會指定非公務機關個人資料檔案安全維護辦法」；教育部為使發行機構或委託機構於訂定計畫時可依法行政，訂定「運動彩券業個人資料檔案安全維護計畫實施辦法」；

財政部鑑於公益彩券發行機構爲執行業務需要，保有大量個人資料爲維護資料之安全性與正確性，並建立對個人資料之管理、稽核、保存及改善機制，依個人資料保護法第27條之規定之授權，訂定「公益彩券發行機構個人資料檔案安全維護管理辦法」，以強化發行機構對於個人資料之保護措施。是以，衛生福利部亦應訂立此類法規要求醫療體系辦理，各醫療院所亦可自行訂定個資安全維護與管理辦法供員工遵循。

144. 施茂林，同前註39，頁36。

145. 訂定之維護計畫內容，應包括下列項目：

(1)界定個人資料之範圍並定期清查。

(2)個人資料之風險評估及管理機制。

(3)事故之預防、通報及應變機制。

(4)個人資料蒐集、處理、利用及運送之內部管理程序。

(5)設備安全管理、資料安全管理及人員管理措施。

(6)設立資料安全稽核機制。

(7)辦理個人資料認知宣導及教育訓練。

(8)使用紀錄、軌跡資料及證據保存。

(9)超過期限之個人資料處理方法。

(10)個人資料安全維護之整體持續改善。

146. 美國1996年通過聯邦法律—健康保險可攜式與責任法（Health Insurance Portability and Accountability Act，簡稱HIPAA）要求健康保險（包括心理健康醫療）提供者確保病人記錄與健康資訊的隱私，提出管理程序：認證、聯盟間安全協議、應變計畫、處理紀錄的正式機制、使用者權限、內部稽核、人員安全、安全組態管理、安全事件處理程序、安全管理程序、結束程序以及訓練等十二項。在實體防護方面，有四種規範，分別爲指定安全責任、媒體控管、實體使用控制、工作站管理政策。

147. 保護及管理工作推動小組之主要任務如下：

(1)醫療個人資料之制作、保存等處理流程與方法。

(2)規劃、訂定、修正與執行維護計畫。

(3)訂定個人資料保護管理政策，將其所蒐集、處理及利用個人資料之依據、特定目的及其他相關保護事項，公告使其所屬人員均明確了解。

(4)定期對所屬人員施以基礎認知宣導或專業教育訓練，使其明瞭個人資料保護相關法令之規定、所屬人員之責任範圍及各種個人資料保護事項之方法或管理措施。

(5)檢視蒐集、處理個人資料之特定目的，以及是否符合免告知之事由，並予改正。

(6)要求所屬人員負有保密義務，及予以督導。

(7)所屬人員離職或完成受指派工作後，應將其執行業務所持有之個人資料辦理交接，亦不得私自持有複製物而繼續使用該個人資料。

148.施茂林，同前註43，頁68-70。

149.魯晏汝，〈從日常作業及廢紙再利用談資安議題〉，資訊安全宣導，2013年9月，頁1-3。

150.吳仁和、陳翰容、沈德村、洪誌隆、林麗敏，《醫療資訊管理》，智勝文化，2013年7月再版，頁246-278。

151.Julia H. Allen著，孫宇安譯《CERT網路與系統安全實務》，台灣培生教育出版，2002年10月初版一刷，頁2-23-2-27。

152.McLellon & Marrel著，王俊文審校《醫療資訊管理》，新加坡商湯姆生亞洲出版，2004年11月初版，頁44-47。

153.洪良明，〈從風險管理與法令遵循談個人資料保護新法之因應策略〉，《內部稽核》，第78期，2012年4月，頁43-48。

154.Christopher M.King, Curtis E. Dalton, T. Ertem Osmanoglu 著，溫健

碩譯《企業網路安全設計》，偉華書局，2001年7月初版一刷，頁170-177。

155. 朱延智，《企業危機管理》，五南圖書，20012年3月4版一刷，頁439-441。

156. Paul E. Proctor & F. Christian Byrnes著，黃彥達譯《資訊安全最佳實務》，藍鯨出版，2004年1月初版，頁47-51。

157. 岸田明，《學資訊安全的第一本書》，博碩文化，2003年10月初版，頁106-204。

158. 參見行政院原子能委員會2015年6月17日頒布「核能電廠關建數位資產資通安全計畫審查導則」。

159. 程秉輝、John Hawke，《網路釣魚+側錄+間諜+詐騙+毒駭》，旗標出版，2008年7月初版，頁2-7-2-15。

160. 吳昭新、李友專、邱文達、郭旭崧、唐大鈿等著，《醫療資訊管理學》，偉華書局，2001年7月初版一刷，頁170-177。

161. Atul Kahate著，楊政穎譯，《網路安全與密碼學》，美商麥格羅．希爾國際出版，2007年1月初版，頁1-2-1-8。

162. Simson Garfinkel with Gene Spafford著，李國熙、陳永旺譯，《電子商務與網路安全》，美商歐萊禮出版，1999年12月初版，頁22-25。

163. 鍾慶豐，《近代網路安全》，儒林圖書，2005年6月初版一刷，頁8-23-8-25。

164. 賈蓉生、許世豪、林金池、賈敏原，《資訊與網路安全—基礎系統資訊安全技術與實務》，博碩文化，2013年8月，頁1-2-6-35。

165. 黃明祥、林詠章，《資訊與網路安全概論》，美商麥格羅．希爾國際出版，2007年1月2版一刷，頁43-72。

166. 賴溪松、葉育斌，《資訊安全入門》，全華科技圖書，2003年2月初版，頁160-174。

167. PCuSER研究室，《駭客任務！個人隱私資料保密》，電腦人文化，2008年9月初版一刷，頁2-1-2-37。
168. PChome個人新聞台，http://mypaper.pchome.com.tw/smallfower140814/post/1329566451，2014年8月19日。
169. 李蔚澤、胡銘珍，《網路安全最佳化(第三版)》，碁峰資訊，2001年12月初版，頁160-177。
170. 林佳瑩，〈藉由電腦鑑識進行企業風險管理〉，《日新司法年刊》，台灣屏東地方法院檢察署出版，第10期，2014年1月，頁323-325。
171. 內政部統計處網址，http://www.moi.gov.tw/stat/life.aspx（最後瀏覽日2015年4月3日）。
172. T客邦，http://www.techbang.com/posts/16066-when-the-digital-medical-technology-behind-security-risks（最後瀏覽日2015年7月12日）。
173. 陳東宏，〈上APP健康自我管理〉，《台中醫林》，第75期，2012年7月，頁26-27。
174. 中時電子報，http://www.chinatimes.com/newspapers/20150412000093-260204，2015年4月12日。
175. 台灣醒報，https://anntw.com/articles/20150504-B6wc，2015年5月4日。
176. 喬爾・吉林（Joel Gurin）、譯者李芳齡，《開放資料大商機》，時報出版，2015年4月初版，頁23-235。
177. 施茂林，〈台灣法制建設工程之回顧與展望〉發表於亞洲大學、海峽兩岸關係法學研究會、台灣法學研究交流協會等合辦《兩岸民商財經法制發展學術研討會》，收錄於論文集，2015年6月9日，頁15。
178. 各縣市家庭暴力及性侵害防治中心為公務部門，且為兒童及少年福利與權益保障法之主管機關，向兒少外傷及精神疾病就醫之醫療院所調閱病歷等相關紀錄，依據兒童及少年福利與權益保障法第70條第2項：「直轄市、縣（市）主管機關、受其委託之機構、團體或專業人員進行訪視、調查及處遇時，兒童及少年之父母、監護人、其他實際照顧兒童及少年之人、師長、雇主、醫療人員及其他有關之人應予配合並提供相關資料」及行政程序法第40條：「行政機關基於調查事實及證據之必要，得要求當事人或第三人提供必要之文書、資料或物品」得向醫院調閱病例摘要等相關資料。又衛生福利部2014年11月14日衛部護字第1031461382號函釋：為能及時有效獲取個案及其關係人相關資訊，以正確研判兒少之人身安全及受虐風險，據以提供確切之處遇服務，各直轄市、縣（市）政府應視個案需求，依循「各直轄市、縣（市）政府兒少保護案件社政主管機關請求其他機關行政協助流程」提出相關紀錄申請。

179.如衛生福利部國民健康署出生通報作業工作手冊中「接生醫療院所之權責及注意事項」規範，對於活產及胎齡滿20週以上或出生體重滿500公克以上之胎兒死亡，接生人應依兒童及少年福利與權益保障法第14條第1項規定：「胎兒出生後7日內，接生人應將其出生之相關資料通報衛生主管機關備查；其為死產者，亦同。」為避免死產、流產之病患因妊娠週數判別方式不同以致影響妊娠週數推算之差異，故建議將病患之病歷複製本一併交付轉診醫院，以利轉診醫院之醫師準確評估病患病情、判斷治療方針及後續行政作業處理。又如「全民健康保險醫療品質資訊公開辦法」涉及醫院、牙醫、中醫等醫療組織，有關注射劑、抗生素使用率、用藥量、藥品量、急診率、住院率、牙位再補率、根管治療完成率、牙周病執行率、中醫就診率、重疊率以及糖尿病、膝關節手術、子宮肌瘤手術、消化性潰瘍疾病、氣喘疾病、急性心肌梗塞疾病、鼻竇炎等就醫、住院比率、發生率、感染率、檢查比率等，也需注意避免由之可推知係何病人或家屬。

180. 衛生福利部於2014年10月2日在行政院第3418號院會中陳報「智慧型『健康管理存摺』創新計畫」時，院會決定：「因應我國邁入高齡社會，國民的健康管理是施政上的優先考量，爲了提升民眾建立健康自主管理意識，衛生福利部從民眾角度規劃智慧型『健康管理存摺』，應用現代資訊雲端科技，將全民健康保險服務及健康促進產業相關資訊逐步整合，以提升民眾健康、減少醫療不必要支出，共同帶動資訊產業發展」（參見行政院第20卷第195期公報）。

181. 林恩瑋，〈醫療機構法律風險管理之調查研究—以台中市私立區域醫院、醫學中心近年來發展爲例〉，《醫事法學》，第21卷第2期，2014年12月，頁18-19。

182. 王文宇，《民商法理論與經濟分析》，元照出版，2000年5月1版，頁353-358。

183. DigiTimes電子時報，http://www.digitimes.com.tw/tw/dt/n/shwnws.asp?CnlID=13&Cat=25&id=343939，2013年8月1日。

184. 施茂林，〈醫療衛生資訊與法律〉，中山醫學大學演講，2015年1月10日。

185. 許詩典，〈醫療大數據Medical Big Date〉，《聯新醫管》，第102期，2015年3月，頁6。

186. 台灣數位匯流發展協會公布「2014上半年數位匯流大調查」，在台灣的整體網路環境安全性上，58.6% 信心，27.9%有信心，13.5%無明確意見；與2013年12月底相比， 信心比例上升7.1個百分點。若網路基礎設施相關資料外洩，有69%擔心會影響國家安全，22.8%不擔心，8.3%無明確意見。隨著數位資訊科技爆炸性的發展，資安產業發展不論在行動通訊、雲端未來或各種數位內容產業上，皆不可忽視，顯示個資保護之急迫性。（參見立法院財團法人電信技術中心2015年度預算審查報告，總統府第7179號公報）。

187. 陳麗潔，《企業法律風險管理的創新與實踐—用管理的方法解決法律問題》，北京法律出版社，2012年4月修訂版，頁199-200。

188. 宋明哲，同前註42，頁187-480。

189. 同前註140。

190. 施茂林，同前註39，頁34-35。

191. 林正隆、施茂林，《自來水品質安全與法律風險防範對策》，同前註43，頁434-435。

192. 盧林，《制度轉型及風險管理》，上海人民出版社，2010年1月1版一刷，頁8。

193. 向飛、陳友春，《企業法律風險評估》，中國法律出版社，2007年2月1版二刷，頁350。

194. 2010年華爾街日報調查發現，愈來愈多資料追蹤業者會透過微軟MSN.COM電腦內安裝侵入式追蹤檔，以了解及預測消費者的網路活動，探測消費者之興趣與活動，對於病人醫療行爲就醫習性、醫療名稱、病歷內容、醫治方法、治療結果等，更具有參考價值，顯然有其商業利益，尤其電子病歷雲端化，又無法百分之百安全，則擷取、盜取及以不法方式探得醫療資訊，將會日漸增多，醫院及衛生主管機關需預爲因應。

195. 施茂林，〈無機成長管理與醫院經營管理策略〉中山醫學大學附設醫院，2009年9月2日；施茂林，〈法律風險綜觀與發展趨向〉發表於中華談判管理學會、中華法律風險管理學會、中華民國工商協會等合辦《風險管理談判研討會》，2013年2月23日。

國家圖書館出版品預行編目資料

醫病關係與法律風險管理防範／施茂林編著.
——初版.——臺北市：五南，2015.10
面；　公分
ISBN 978-957-11-8348-0（平裝）

1.醫事法規　2.風險管理　3.論述分析

412.21　　104019157

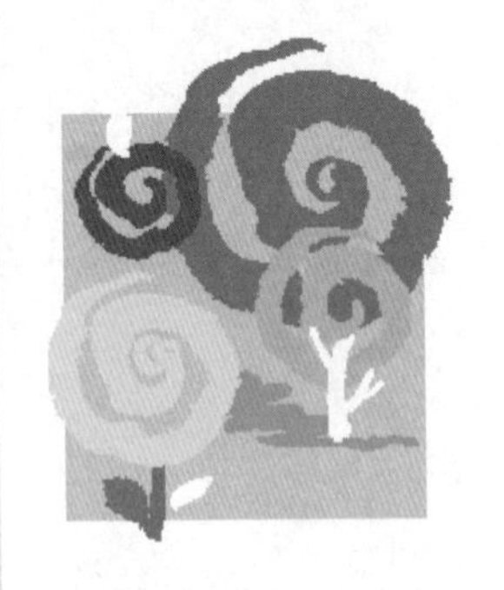

1FTY

醫病關係與法律風險管理防範

作　　者— 施茂林 編著
策　　劃— 中華法律風險管理學會
發 行 人— 楊榮川
發 經 理— 楊士清
總 編 輯— 楊秀麗
主　　編— 侯家嵐
責任編輯— 侯家嵐
文字校對— 許宸瑞
封面設計— 盧盈良
出 版 者— 五南圖書出版股份有限公司
地　　址：106台北市大安區和平東路二段339號4樓
電　　話：(02)2705-5066　　傳　　真：(02)2706-6100
網　　址：https://www.wunan.com.tw
電子郵件：wunan@wunan.com.tw
劃撥帳號：01068953
戶　　名：五南圖書出版股份有限公司
法律顧問　林勝安律師事務所　林勝安律師
出版日期　2015年10月初版一刷
　　　　　2020年12月初版四刷
定　　價　新臺幣750元

經典永恆・名著常在

五十週年的獻禮——經典名著文庫

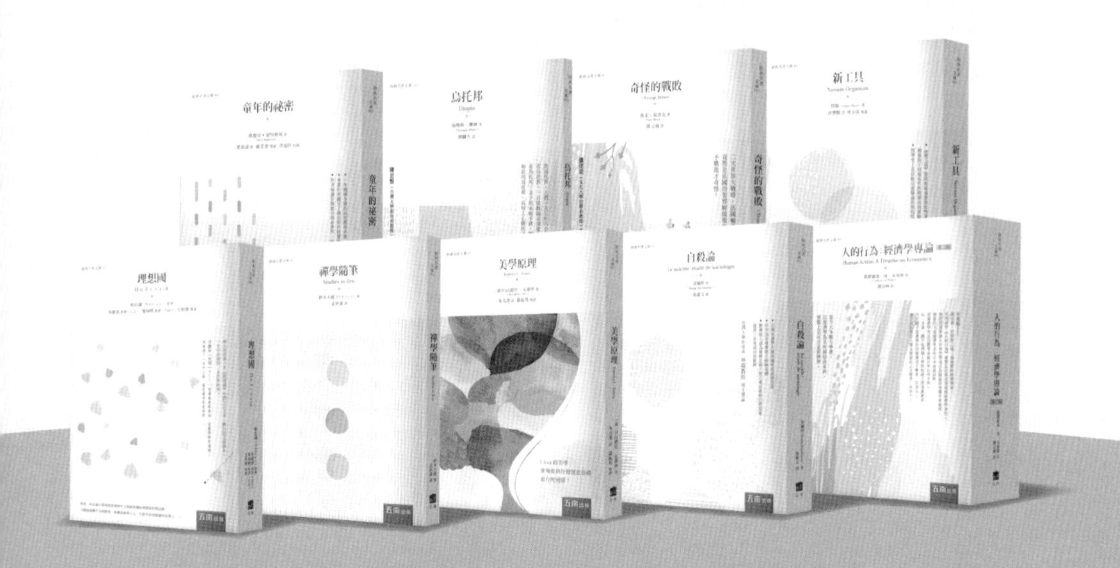

五南，五十年了，半個世紀，人生旅程的一大半，走過來了。
思索著，邁向百年的未來歷程，能為知識界、文化學術界作些什麼？
在速食文化的生態下，有什麼值得讓人雋永品味的？

歷代經典・當今名著，經過時間的洗禮，千錘百鍊，流傳至今，光芒耀人；
不僅使我們能領悟前人的智慧，同時也增深加廣我們思考的深度與視野。
我們決心投入巨資，有計畫的系統梳選，成立「經典名著文庫」，
希望收入古今中外思想性的、充滿睿智與獨見的經典、名著。
這是一項理想性的、永續性的巨大出版工程。
不在意讀者的眾寡，只考慮它的學術價值，力求完整展現先哲思想的軌跡；
為知識界開啟一片智慧之窗，營造一座百花綻放的世界文明公園，
任君遨遊、取菁吸蜜、嘉惠學子！